최신 공중보건학

김영규 · 김정현 · 고재문 · 박경진
박성관 · 박재산 · 윤선경 · 오영주 _{공 저}

도서출판 효 일

머리말

공중보건학은 모든 사람의 건강을 유지하고 증진시키는 데 필요한 방법을 연구하고 실천하는 학문으로 사회과학과 자연과학이 통합된 종합과학이며 응용과학이다. 또한 다양한 학문 분야의 협동과 활용을 필요로 하기 때문에 그 범위는 상당히 광범위하고, 앞으로도 많은 분야가 공중보건학의 범위에 포함될 전망이다. 이런 이유로 공중보건학을 한 권의 책으로 저술하기란 어쩌면 불가능한 일인지도 모른다.

그럼에도 불구하고 굳이 본서를 내놓게 된 이유는 다음과 같다.

필자가 몇 년간 공중보건학을 강의해 오면서 느낀 것은, 공중보건학은 그 학문 성격상 각 장마다 내용이 서로 판이하게 틀리기 때문에 각 장이 시작될 때 기본개념 설명을 충분히 하지 않고는 학생들이 곧 싫증을 느끼거나 내용을 이해하는데 어려움을 겪는다는 점이다. 그런데도 시중에 나와 있는 책들 대부분이 기본개념의 설명보다는 오히려 내용요약에만 중점을 두고 있다.

본서는 전체적으로 각 장마다 기본개념 설명에 치중하고자 했으며, 특히 학생들이 대체적으로 힘들어하는 부분인 제2장 환경위생, 제3장 환경보전, 제6장 역학, 제18장 보건통계에서 되도록 쉽게 설명하려고 노력하였다.

본서는 필자 한 사람의 결과물이 아니며 보건학을 전공하신 몇 분과 대학의 보건 관련 학과의 교수님들이 참여해서 이루어 놓은 노력의 산물이며, 보건관련 학과의 교양과목 혹은 전공필수과목의 한 학기 교재용이나 보건관련 국가고시 수험서에 적합하리라는 생각이 든다. 아무쪼록 이 책을 읽는 독자들에게 조금이나마 도움이 될 수 있기를 바라며, 미비한 점은 앞으로 계속 보완해 나아갈 계획이다.

끝으로 본서 출판에 여러모로 심혈을 기울여 주신 도서출판 효일의 김홍용 사장님과 임직원 여러분께 깊은 감사를 드린다.

저자대표. 김 영 규

차 례

제 3 장   환경보전 / 87

제 4 장   식품위생 / 125

제 5 장   산업보건 / 159

제 6 장   역 학 / 201

제 7 장   전염병 관리 / 217

제 8 장   전염병 관리 각론 / 241

제 13 장 성인병 관리 / 347

제 14 장 노인보건 / 361

제 15 장 학교보건 / 367

제 16 장 보건교육 / 377

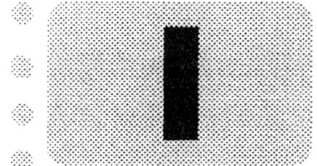

공중보건학의 개념

제1절 건강 및 질병에 대한 개념

1. 건강의 정의

공중보건학의 궁극적 목표이면서 인류가 염원하고 있는 건강의 개념은 대단히 중요하면서도 그것을 정의하기란 결코 쉬운 일이 아니다.

현재 가장 널리 받아들여지고 또 기준이 되는 세계보건기구(WHO, 1948) 헌장에 규정된 건강의 정의는 다음과 같다.

"Health is a state of complete physical, mental and social well-being and not merely the absence of disease or infirmity."

즉, "건강이란 질병이 없거나 허약하지 않을 뿐만 아니라 육체적·정신적·사회적 안녕이 완전한 상태"이다. WHO는 이러한 상태란 우리가 계속적인 노력으로 성취하고자 방향을 설정해 놓은 이상적 목표이며, 건강이란 상대적인 개념으로 주어진 유전적·환경적 조건에서 신체의 각 부위가 적절하게 기능을 발휘할 수 있는 개체의 상태 혹은 자질을 의미한다고 부연하고 있다.

WHO의 정의 중에서 사회적 안녕(social well-being)이란 사회복지제도나 사회보장
제도가 완비된 곳에 산다는 뜻이 아니라, 복잡한 사회환경 속에서 **각자의** 기능과
역할을 충실히 수행해 갈 수 있는 만족스런 상태의 생활을 의미하는 이른바 생활개
념인 것이다. 즉, 인간의 건강이란 신체적·정신적·사회적으로 상호 밀접한 관련을
지닌다고 할 수 있다.

건강의 정의는 시대와 역사의 변천에 따라 변화하여 왔으며 같은 시대라 할지라
도 개인이나 집단의 문화적 상태에 따라 다르다. 학자들에 따라서도 건강의 정의는
매우 다양한데 몇몇 학자들의 건강의 정의를 소개하면 다음과 같다.

- Claude Bernard(1859) : 건강이란 외부환경의 변동에 대하여 내부환경의 항상
  성(恒常性)이 유지되는 상태이다.
- Wylie : 건강이란 유기체가 외부환경 조건에 부단히 잘 적응하여 나아가는 것이다.
- H.E. Sigerist : 자연과 문화·습관과의 제약하에서 일정한 리듬 속에 살고 있는
  우리들의 신체가 생활상의 요구에 잘 견디고 여러 가지 생활조건의 변화에 대하
  여 일정한 범위 내에서 신속히 적응할 수 있도록 내부 제기관의 조화와 통일이
  유지되는 상태이다.
- Talcott Parson : 건강이란 각 개개인이 사회적인 역할과 임무를 효과적으로 수
  행할 수 있는 최적의 상태이다.
- Newman : 단순히 질병이 없다는 것만으로 건강이라 할 수 없고 모든 자질, 기
  능, 능력이 신체적으로나 정신적으로 또는 도덕적인 면에서도 최고로 발달하고
  완전히 조화된 인간만이 진실한 건강자이다.
- C.C. Wilson : 건강이란 행복하고 성공된 생활을 조성하는 인체의 상태로서 비
  록 신체장애가 있다고 하더라도 건강하다고 할 수 있는 경우가 있다. 오늘날 의
  학기술로는 아무데도 이상이 없고, 심리적으로 문제가 없으며, 사회적으로 훌륭한
  일을 해낼 수 있다고 생각되는 사람도 본인이 충족감을 느끼지 못하고 살 보람을
  찾지 못한다면 주관적으로 보아 건강하다고 할 수 없다.
- Dr. Walsh, Mc Dermott : 건강이란 그 자신이 특수한 환경 속에서 효과적으로
  그 기능을 발휘할 수 있는 능력이다.

옥스퍼드 사전에 의하면 "건강이란 한 개체가 필요에 따라 효율적으로 기능을 이
행하는 상태인 신체의 건전"이라고 해석되어 있다. 그 의미를 풀어보면 건강이란

상태는 광범위하게 변동하는 환경조건에 직면해서 신체기능을 효율적으로 해낼 수 있는 능력, 즉 환경에의 적응능력이라고 할 수 있다. 이러한 관점에서의 건강은 적응능력의 표현이 되며 질병이란 이 적응의 실패라고 풀이된 것이다.

건강의 정의를 시대적 흐름과 학문영역의 확대에 기초를 두어 분류하면 다음의 네 가지로 구분된다.

첫째, 인간의 해부구조와 생리기능이 정상 범위에 있는 상태를 건강이라 하고, 이 범위를 일탈한 것을 질병이라고 하였다. 이는 생의학적 이론을 기초로 정의된 것이며, 병원에서 질병을 치료하는 과정에서 흔히 사용되고 있다. 일반적으로는 질병이 없는 상태를 건강이라고 한다. 이러한 정의에 의해서 건강을 지키려면 인간이 가지고 있는 해부구조를 머리끝에서 발끝까지 정상으로 유지해야 하며 생리기능에 문제가 없도록 관리해야 한다.

둘째, 질병이 없을 뿐 아니라 신체적·정신적·사회적으로 안녕한 상태를 건강이라고 하였다. 해부구조나 생리기능은 정상이라 하더라도 정신적·사회적으로 불편하면 건강하다고 할 수 없다는 것이다.

셋째, 인간이 신체적·정신적·사회적으로 환경에 적응하여 최적의 편안함을 유지하는 상태를 건강이라고 하였다. 이는 환경에 대한 인간의 적응 정도로 건강상태를 측정하는 것이다. 인간이 최상의 안녕상태를 유지하려면 환경과의 끊임없는 상호작용이 긍정적인 방향으로 이루어져야 한다. 건강을 환경과의 적응이라는 관점으로 이해하는 것이다. 이러한 논리는 생태학적 논리와 적응이론을 기초로 하고 있다.

넷째, 인간이 자신의 신체적, 정서적, 정신적, 사회적, 영적 안녕상태를 유지하기 위해 최대의 잠재력을 발휘한 상태를 건강이라고 하였다. 인간은 스스로 자신의 건강을 관리할 수 있는 능력을 가지고 있으며, 이 능력의 개발정도에 따라 건강의 척도가 달라진다는 논리이다. 이는 기능이론을 기초로 하고 있으며 인간을 능동적이고 건강관리에 잠재력을 지닌 존재로 규명하고 있다.

2. 질병의 발생

의학사전에 정의된 질병은 "전신 혹은 신체의 일부분을 침해하여 특정 증상을 발현케 하는 불편한 상태이며, 이 상태의 원인, 병리 그리고 예후는 잘 알려진 것일 수도 있고 전혀 모를 수도 있다."라고 해설되어 있다.

질병의 발생은 3가지 요인에 의하여 결정된다. 인간이라는 숙주(host), 질병의 원인이 되는 병인(agent) 및 인간 주위를 둘러싼 환경(environment)이 그것이다. 이들 3가지 요인간의 상호작용이 인간 숙주에게 불리하게 영향을 미칠 때 질병이 발생하게 되는 것이다. 질병발생의 설명모형은 제6장 역학의 단원에서 자세히 살펴보기로 하자.

3. 질병의 자연사와 예방수준 및 대책

질병의 자연사란 질병의 자연적인 발생과정과 진행과정 및 그 과정의 결과를 의미한다. 즉, 그 질병과 관련하여 의학적 처치를 하지 않은 자연상태에서의 감수성이 있는 시기, 증상이 나타나기 전의 시기, 증상이 나타난 시기, 불구가 되는 시기와 사망에 이르는 시기까지의 모든 정보를 말한다.

Leavell과 Clark의 질병의 자연사와 예방수준 및 대책을 살펴보면 다음과 같다.

1) 제 Ⅰ 기 : 비병원성기 - 적극적 예방-환경위생, 건강증진

비병원성기로서 병에 걸리지 않는 시기이다. 이 시기에는 환경을 개선하여 인간에게 유리하게 또는 병인에게는 불리하게 하거나, 적절한 운동이나 균형 있는 식생활 등으로 건강을 증진시키는 적극적인 예방의 시기이다.

2) 제 Ⅱ 기 : 초기병원성기 - 소극적 예방-특수예방, 예방접종

초기병원성기로서 생물학적 방안의 특수예방이나 예방접종을 이용한 예방법을 사용하는 소극적인 예방의 시기이다.

3) 제 Ⅲ 기 : 불현성감염기 - 중증화의 예방-조기진단, 집단정기검진

불현성감염기로서 이미 감염은 되었으나 증상이 나타나지 않는 시기이다. 조기에 병을 진단하여 치료를 받거나 조기에 집단검진을 통하여 병을 진단·치료함으로써 더 이상 중증으로 되는 것을 예방하는 시기이다.

4) 제 Ⅳ 기 : 발현성감염(질환)기 – 진단과 치료-악화방지, 장애의 제한을 위한 치료

발현성감염(질환)기로서 감염되어 증상이 나타난 시기로 진단과 치료를 하게 된다.

5) 제 Ⅴ 기 : 회복기 – 무(불구)능력의 예방-재활, 사회생활복귀

회복기로서 질병에 이환되어 회복되거나 불구 또는 사망에 이르게 되는 시기이다. 질병으로 인한 후유증이나 불구가 될 경우 잘 회복되도록 잔여기능을 최대로 재활시켜서 사회생활에 완전복귀할 수 있도록 하는 불구능력의 예방시기이다.

Leavell과 Clark 교수는 질병예방의 수준을 1차, 2차, 3차적 예방의 세 가지 차원으로 나누어 설명하였다.

- 1차 예방 : 질병발생의 자극이 있는 시기로 비병원성기와 초기병원성기의 적극적 예방과 소극적 예방이 여기에 포함된다.
- 2차 예방 : 불현성감염기와 발현성감염(질환)기의 예방수준에서 질병의 중증화를 예방하거나 병의 악화를 지연시키며 효율적인 치료가 필요한 단계이다.
- 3차 예방 : 회복기의 예방수준에서 무(불구)능력을 예방하거나 불구된 기능을 재활시켜서 사회생활에 잘 적응할 수 있도록 하는 재활의학적 예방활동이 필요한 단계이다.

예전에는 의료가 발현성감염(질환)기에서 진단과 특히 치료에 중점을 두었으나, 현대 의료는 적극적 예방에서 재활에 이르는 각 수준을 전부 연계하여 다루는 총괄적 의료이다. 즉, 질병의 치료뿐만 아니라 예방, 재활, 건강증진활동 등 인간의 전 생애적 생활개념의 건강관리를 목적으로 하는 포(총)괄적 보건의료(comprehensive health care)이다.

제 2 절 공중보건학의 정의

공중보건학은 19세기 산업혁명에 뒤따른 도시화와 산업화로 인해 밀집된 비위생적 환경에서 유발되곤 하던 전염병의 만연을 막기 위한 위생(hygiene) 개념으로 출발하였다. 위생이라는 용어는 희랍신화에서 유래되었는데, 질병을 치료하기도 하고 악역(惡疫)을 주기도 하는 전지전능한 신으로 숭배하던 Appolo의 아들 Aesculapius (의학의 신)에게 Hygiea라는 딸이 있었다. 그녀는 건강의 여신으로 불리웠는데 이탈리아의 의학자 Galenus(A.D. 130~200)가 그녀의 이름을 따서 'Hygiene'이라는 말을 사용한 것이 효시가 되었다. 중국의 고서인 「장자(莊子)」에서도 '위생(衛生)'이라는 말이 사용되었는데 이것은 같은 의미로 사용되어 왔다.

공중보건학의 정의는 학자에 따라 다양한 정의를 내리고 있으나 1920년대 C. E. A. Winslow(1877~1957)의 정의가 가장 포괄적이면서 많이 인용되고 있다. Winslow 에 의하면,

"Public health is the art and science of preventing disease, prolonging life and promoting physical and mental efficiency through organized community effort for

(a) the sanitation of the environment,

(b) the control of communicable infections,

(c) the education of the individual in personal hygiene,

(d) the organization of medical and nursing services for early diagnosis and preventive treatment of disease, and

(e) the development of the social machinery to insure everyone a standard of living adequate for the maintenance of health, so organizing these benefits as to enable every citizen to realize his birthright of health and longevity."

즉, "공중보건학이란 조직적인 지역사회의 노력에 의하여 질병을 예방하고 수명을 연장시키며 육체적·정신적 효율을 증진시키는 기술이며 과학이다. 즉, (a) 환경위생관리, (b) 전염병관리, (c) 개인위생에 대한 보건교육, (d) 질병의 조기진단과 치료를 위한 의료 및 간호사업의 체계화, 그리고 (e) 모든 사람들이 자신의 건강을 유지하는 데 적합한 생활수준을 보장받도록 사회제도를 발전시킴으로써 체계화된 혜택들로 인해 건강과 장수라는 생득권을 실현가능케 하는 데 있다."라고 하였다. 여기서 말하는 "지역사회(community)란 동일한 일반 규범 아래 공통된 관심과 조직을 가지는 어느 정도 한정된, 공동이익을 위해 서로 협조하고 노력하는 사회적 집단"을 의미한다.

Winslow의 공중보건학 정의는, 공중보건을 개인위생이나 건강에 장애가 되는 것

에 대한 예방을 위주로 한 초기의 학자들의 정의보다 종합적이고 미래지향적인 뜻을 포함하고 있다.

첫째, 공중보건의 대상(단위)은 개인이 아니라 지역주민(집단)이다.

둘째, 공중보건학의 목적은 ① 질병예방, ② 수명연장, ③ 육체적 · 정신적 효율의 증진이다.

셋째, 이러한 목적을 달성하기 위한 접근방법은 개인이나 일부 전문가의 노력에만 의존하는 것이 아니라, 여러 사람이 모여서 조직화된 지역사회의 노력으로 달성 가능하다.

넷째, 공중보건(사업)의 궁극적인 목표는 모든 지역주민의 '건강과 장수'라는 생득권 실현에 있다.

그러나 Winslow의 정의는 80여 년이 지난 오늘날 다소의 수정이 요구된다. 왜냐하면 현대의 주요 보건문제(health problem)는 전염병이 아니라 주로 퇴행성질환, 예를 들면 암, 뇌혈관질환, 심장순환기계질환, 고혈압성질환, 만성신질환, 만성호흡기계질환 등이기 때문이다.

　　　수정 내용 : (a) 환경위생관리는 ……………………… 환경관리로
　　　　　　　　　(b) 전염병관리는 ……………………… 질병관리로
　　　　　　　　　(c) 개인위생에 대한 보건교육은 …………………………
　　　　　　　　　　　…… 건강과 관련된 행태에 대한 보건교육으로
　　　　　　　　　(d) 의료 및 간호사업은 …………… 보건의료사업으로

한편 1948년에 미국 의학협회는 함축성 있는 정의를 내놓았다.

"공중보건학이란 조직적인 지역사회의 노력으로 주민들의 건강을 유지하고 보호하며 증진시키는 기술이며 과학이다."

제 3 절　공중보건학의 범위

공중보건학은 다양한 학문분야, 예를 들면 의학, 생물학, 사회학, 정치학, 경영학,

공학, 경제학 등 여러 학문의 활용과 협동을 필요로 하는 종합과학이다.

공중보건학에서 연구되는 전문분야에는 환경보건학, 보건행정학, 보건통계학, 보건인구학, 역학, 산업보건학, 보건교육학, 보건영양학, 보건사회학, 보건경제학, 보건생태학, 보건행태학, 보건간호학, 정신보건학 등이 있다.

이들 공중보건학의 제분야를 보면, 학문의 이론적 개념 틀에 의해서 각 분야가 발전해 왔다기보다는 그때그때 필요에 의해서 발생한 것이다.

공중보건학은 모든 사람의 건강을 유지하고 증진시키는 데 필요한 방법을 연구하고 실천하는 학문으로서 그 범위는 광범위하여 앞으로 연구하여야 할 학문도 다양하다. 앞으로 많은 분야가 공중보건학의 범위에 포함될 것이다.

제4절　공중보건학의 발전사

공중보건학이 학문으로 체계를 갖춘 것은 18세기 후반 산업혁명 이후에 근로자들의 질병과 비위생적 생활로 발생되는 질병을 피하고자 한 데서 시작하여 19세기에 들어와 부상하기 시작했다. 급진적인 발전은 20세기에 들어서면서 이룩되었다고 할 수 있으며, 의학과 보건학이 내면적인 관계를 통하여 함께 발전되어 왔다고 할 수 있다.

그 발전과정을 학자에 따라서는 고대 - 중세 - 근세 - 근대 - 현대 등으로 구분하기도 하고, 장기설기(1850~1880) - 질병관리기(1880~1920) - 건강증진기(1920~1960) - 사회적정비기(1960년 이후) 등으로 나누어 설명하기도 하지만, 일반적으로 ① 고대기, ② 중세기, ③ 여명기, ④ 확립기, ⑤ 발전기 등으로 나누어 설명한다.

1. 고대기(기원 전~서기 500년)

공중보건 활동의 역사는 원시 고대문명시대부터 시작된다. 지구상에 인류가 출현한 것은 50만 년 전이라고 하지만 어떤 형태로든 인간이 병고와 사고로부터 피하고자 노력한 흔적이 남아 있다. 미신적 혹은 종교적으로 인간의 건강문제를 해결하고

자 접근한 이집트시대의 급·배수시설 흔적, 바빌로니아를 지배한 Hammurabi 대왕의 법전에는 의사의 지위, 의료제도, 진료, 보수, 과오 등에 대한 제규정이 있었다. 그리고 도시의 건축, 도로, 배수, 급수 등 도시계획에 관한 기록이 있고, 그리스시대의 Corpus Hippocraticum 전집(70권)에는 오염된 공기를 '장기'라 하고 이 장기가 우리 몸에 들어가면 질병이 야기된다는 장기설(瘴氣設, miasma theory)과, 인체는 혈액, 점액, 황담집 및 흙담집을 가지고 있다는 4액체설이 있었고, 이 4액체설은 그 뒤로도 Galenus에 의하여 계승 발전되었다. 로마시대에는 그리스의 보건을 계승하는 것이 대부분이었고 대규모 상·하수도, 공동 목욕탕, 급수 등 보건위생 시설에 괄목할 만한 발전을 하였다.

2. 중세기(500~1500년)

서 로마제국이 멸망(473년)하고 13세기 문예부흥시기까지를 중세기라 하며, 이 중 초반기를 암흑시대(476~1000년)라고 한다. 희랍시대는 신화적인 측면과 합리적이고 과학적인 두 개의 사상이 함께 있었으나, 중세기는 서구문명이 혼란 속에 있었던 암흑기로서 모든 것에 대하여 영적인 것을 중요시하던 때이므로, 사람의 질병은 인간의 죄에 대한 신의 벌로 악마에 사로잡힘으로써 발생한다고 하여 모든 것을 선악설에 의존하는 종교적인 사상이 지배적이었다. 특히 그리스나 로마의 주민생활양식이 물질적인 사치에 치우쳤으며, 생활양식도 비위생적인 면이 많았기 때문에 전염병의 유행은 범발성(pandemic transmission)적이었다. 2세기경 이탈리아에 침입한 나병은 6세기에 이르러 전 유럽에 파급되었으며, 6~7세기에는 회교가 생겨나 마호메트 출생지인 메타를 순례하는 것이 유행하여 많은 사람들의 이동으로 콜레라가 널리 퍼지게 되었다. 십자군 대이동(11세기 말~13세기)으로 콜레라, 나병이 전세계로 퍼져나갔다. 그리고 14세기에는 유럽의 대도시에 페스트가 유행하여 수많은 사람이 희생되기도 했다.

이로 인하여 Rogusa(1370년)에서는 하나의 예방대책으로 페스트 유행지에서 돌아온 여행자를 2개월 동안 검역을 실시하였는데, 이것이 기록상으로 나타난 최초의 검역방법이었다. 그리고 1383년 Marseilles에서는 최초의 검역법이 통과되었고 검역소가 설치되었으나 질병발생의 원인과 본체, 전파방법을 몰라 큰 성과를 거두지는 못했다.

그러나 이 시대에는 방역의사, 빈민구제의사, 경찰의(警察醫) 및 감정의(鑑定醫) 등의 활동이 활발했으며, 불결물 제거법, 급수법, 식품경찰, 시가청소법, 건축위생법 등을 제정하기도 했다. 중세 후기에는 인간의 건강을 위하여 공동의 노력을 기울인 역사적 흔적이 보이며 이는 곧 공중보건학의 시초가 되었다고 할 수 있다.

3. 여명기(1500~1850년)

이 시기는 문예부흥(1453~1600)으로 중세의 침체에서 벗어나 프랑스 혁명과 영국의 산업혁명(1760~1830)으로 봉건사회가 붕괴되고 근대적인 경제사회로 진전하는 시기로서, 근대과학기술의 태동으로 전염성 질환의 원인과 본체를 규명하였고, 공중보건의 발전에 있어서도 중요한 시기라 할 수 있다.

이탈리아의 Fracastro(1437~1553)가 주장한 종(種)의 존재 확인을 Leeuwen Hock (1632~1723)의 현미경 발견으로 증명하였으며, Sydenham의 임상소견에 의한 질병 분류, 유행병 발생의 자연사기록 등은 의학에 있어서 중요한 사건이었다. 이 시기의 질병발생 양상은 발진티푸스, 괴혈병, 수구, 성홍열, 매독이 유행하였으며 두창, 페스트가 중세기를 거쳐 계속 유행하였다.

영국의 통계학자 Petty William(1623~1687)에 의한 인구와 사망, 질병, 기타 생리적 통계에 관한 업적 등은 신뢰할 수 있는 통계수치로서 정부의 정착 확립의 기본이 된다는 것을 역설하여 보건행정면의 과학화를 뒷받침하였다.

근세에 이르러 직업형태의 변화에 주목한 이탈리아 의사 Ramazzini(1633~1714)는 직업병에 관한 집대성인 *De Mrobis Artificum Diatriba*를 발간하여 임상의학적 접근법에 의한 공중보건학의 선구적인 저작이 되었다.

18세기에는 영국을 비롯하여 서구 각국에서 인구가 증가하고 산업발달로 인구의 급속한 도시집중현상을 볼 수 있었다. 이로 인하여 질병발생이 증가하고, 특히 영아사망률이 높아짐으로 인해 모자보건이 발달하게 되었다. 이 시기의 이환율, 사망률의 차이가 주목되었고 그 결과 급수, 배수설비가 발달됨으로써 여러 보건시설이 정비되었다. 그리고 이 때 가장 무서운 전염병이었던 두창을 예방하기 위해서 E. Jenner(1749~1823)는 우두종두법(1798)을 개발하였다.

근대 공중보건은 영국의 산업혁명을 계기로 발전하였다고 할 수 있다. 영국에서 이루어진 산업혁명(1760~1830)은 도시의 급속한 발전, 노동자의 비위생적 집단생활,

교통의 발달 등으로 전염병의 유행을 유발하였고, 건강에 대하여 심각한 위협을 주게
되었다. Edwin Chadwick(1800~1875)는 1837~1838년에 London을 중심으로 크게 유
행한 열병의 참상을 조사하여 Fever Report를 작성하여 정부에 보고하였다. 이 보고
서는 위생개혁의 중요성, 지역 공중보건 활동의 중요성, 이를 위한 중앙과 지방을
일괄하는 보건행정기구의 필요성을 제시함으로써 1848년에는 세계 최초의 공중보건
법(Public Health Act)이 제정되었으며, 이 법에 근거하여 공중보건국과 지방보건국이
설치되고, 1919년에 세계 최초의 보건부(Ministry of Health)가 설치됨으로써 보건행정
의 기틀이 마련되었다.

또한 미국에서는 Lemuel Shattuck(1793~1859)가 1842년에 보건분야의 지침서라
불리는 "Report of the sanitary commission of Massachusetts"를 제출하였는데, 그 내용
은 ① 중앙 및 지방보건국 설치, ② 보건정보 교환체계, ③ 위생감시제도 확립, ④
매연공해대책, ⑤ 도시 및 건물위생관리, ⑥ 정기신체검사, ⑦ 결핵 및 정신병 관리,
⑧ 학교보건, ⑨ 보건교육, ⑩ 예방사업 등등 보건행정, 위생관리, 건강관리, 질병관
리 등으로 이 보고서는 미국 공중보건역사의 이정표가 되었다.

4. 확립기(1850~1900년)

이 시기는 영국, 독일, 프랑스 등의 국가에서 세균학 및 면역분야의 많은 업적들
이 있었으며, 예방 의학적 사상이 싹트기 시작한 시기이다. 영국의 John Snow(1813~
1858)의 콜레라에 관한 역학조사보고서에 따르면 London에 콜레라가 유행하였을 때
사망자의 발생장소를 지도상에 표시하여 봄으로써 사망자가 Broad Street를 중심으
로 발생하고 있으며, 동 지역 내의 공동우물에 의한 것임을 입증하여 그 우물을 폐
쇄함으로써 유행이 종식되었다. 이 보고서가 전염병 감염설을 입증하는 동기가 되
었으며, 오늘날에는 역학조사의 좋은 실례로 남아 있다. 또한 독일의 Bismarck에 의
해 세계 최초의 근로자 질병보호법(1883년)이 제정되어 사회보장 제도를 마련하는
계기가 되었으며, 1866년에는 독일의 Max von Pettenkofer(1818~1901)에 의해 뮌헨
대학에 최초로 위생학교실이 창립됨으로써 실험위생학의 기초를 확립하게 되었다.
1862년에는 영국 Livapool시에서 Rathborne이라는 간호사에 의해 방문간호사업을 시
작함으로써 오늘날 보건소제도의 효시가 되었다.

그 밖에 현대의학의 창시자라 할 수 있는 프랑스의 L. Pasteur(1822~1895)는

Anthrax균(1877), 닭 Cholera균(1880)의 발견과 광견병 항혈청을 개발(1883)하였으며, 독일의 R. Koch(1843~1910)는 Tetanus균(1878), 결핵균(1882), Cholera균(1883)을 발견하였고, Ehrlick(1854~1915)는 매독치료제인 Salvarsan을 발명하여 화학요법이 시작되었으며, 그 밖에 수많은 세균이 발견되고 백신이 개발되어 질병예방의 기틀이 확립되었다.

이리하여 세균학, 면역학이 발달되고, 이 시기에 여러 가지 전염병의 병원체가 구명되어 근대 예방의학 발전의 기초가 되었다. 이러한 지식은 20세기 초에 이르자 공중보건사업의 과학화에 결정적인 영향을 주었다.

5. 발전기(1900년 이후)

확립기에는 영국, 독일, 프랑스 등의 국가들이 보건의료 분야의 여러 가지 업적들을 남겼으나, 발전기에는 영국과 미국을 중심으로 급진적 발전을 가져왔다. 20세기에 들어서면서 미국에서는 환경위생과 검역 등 공중보건의 단계에서 모자보건, 학교보건, 보건부 사업 등 대인보건으로 발전되었다. 특히 보건학의 전문적 분화와 체계적 통합이 동시에 이루어지고, 보건소제도의 보급에 따른 지역사회 보건문제를 해결해 가는 지역사회 보건관리와 국제적 차원에서 국가의 협력을 통해 보건문제를 해결하고자 하는 WHO, UNEP 등 국제보건, 환경기구가 발전되었다. 영국은 제2차 세계대전 이후 세계에서 최초로 사회보장제도를 채택한 나라로서 "요람에서 무덤까지(from the cradle to the grave)"라는 목표를 향해 사회보장제도가 발전되어 왔다. 특히 의료보험과 같은 보험제도나 의료보호와 같은 공적 부조를 통한 사회보장제도가 발전되었으며, 환경오염문제를 해결하기 위한 국제적인 노력도 커졌다.

또한 인구의 질적, 양적 관리를 위한 모자보건이나 가족계획사업도 급진적인 발전이 이룩되고 있으며, 악성신생물의 극복을 위한 유전공학적인 접근도 크게 발전되고 있다. 1940년대에 각종의 항생물질, 즉 Penicillin(Fleming), Streptomycin(Wachsman), Aureomycin 등의 출현은 많은 생명을 구하였다. 특히 모성 및 유아사망률은 급진적인 감소를 보았다. 또 혈액응고 저지물질로서 Heparin, Dicumarol 등이 발견되었으며, Wassermann에 의한 매독진단법, Landsteiner에 의한 혈액형의 발견은 인류에 많은 도움을 주었다.

국제인간환경회의(1972)는 스웨덴의 스톡홀름에서 "The only one earth"라는 슬로

건을 내걸고 오직 하나뿐인 지구를 오염으로부터 수호할 것을 다짐하는 인간환경선언을 하였으며, 1973년에는 케냐의 나이로비에서 환경오염문제를 해결하기 위한 UN 산하의 국제환경전담기구인 유엔환경계획(UNEP)이 설립되었다. United Nations Environment Program은 국제적 합의를 모색하기 위하여 1992년 6월에 브라질의 리오에서 소위 "지구환경정상회담"이라는 환경과 개발에 관한 유엔환경회의(UNCED)를 개최하여 1972년 스톡홀름의 환경선언을 재확인하고, 인류의 이익과 환경개발체계의 범세계적 통합을 위한 "리오선언" 및 그 행동강령을 채택하는 등 지구환경보전을 위한 적극적인 노력이 추진되고 있다. WHO는 1977년 "Health for all by the year 2000"라는 인류건강 실현목표를 설정하고, 1978년 구 소련(지금의 카자흐스탄) Alma-Ata 회의에서는 이를 실현하는 최선의 접근 방법은 일차보건의료(primary health care)라는 데 의견을 같이 하였으며, 1981년에는 전 인류의 건강증진을 위한 세계전략이 마련되었다. 이 목표를 실현하기 위해 WHO와 각국은 각각 실천전략을 개발하여 실천에 옮기고 있다.

20세기에는 보건학의 이론이 과학적으로 확립되었고, 이를 기초로 보건사업은 전문적이고 체계적이며 통합적으로 이루어져 가고 있다.

2 환경위생

1. 환경위생의 개념

인간의 삶은 환경과 불가분의 관계에 있다. 인간은 환경에 의하여 생명을 유지하여 왔고 생명유지를 위해 주위환경에 적응하며 진화되어 왔다. 생명유지에 부적합한 환경을 개선하여 질병으로부터 건강을 유지하려는 노력은 인류역사와 더불어 계속되어 왔다.

환경위생은 인간과 환경과의 관계를 과학적으로 규명하고 이를 개선하여 인간이 쾌적한 생활을 영위할 수 있도록 연구하는 학문이라 할 수 있다.

세계보건기구(World Health Organization ; WHO)의 환경위생전문위원회(Expert Committee on Environmental Sanitation)는 환경위생(environmental sanitation)을 다음과 같이 정의하고 있다.

"Environmental sanitation means the control of all those factors in man's physical environment which exercise or may exercise a deleterious effect on his physical development, health and survival."

"환경위생이란 인간의 신체발육, 건강 및 생존에 유해한 영향을 미치거나 미칠 가능성이 있는 인간의 물리적 생활환경에 있어서의 모든 요소를 통제하는 것이다."

즉, 환경위생이란 인간의 신체발육, 건강 및 생존에 유해한 영향을 미치는 환경요인을 과학적으로 분석·검토하는 분야인 실험위생학, 생리위생학, 인간생태학과 어떤 유해한 환경요인을 인위적인 노력에 의해 통제하거나 개선하려는 분야인 위생공학을 포괄적으로 수용하여 인체 생존에 가장 유리하고 적합한 인공적 환경을 조성하는 실천적 분야라고 할 수 있다.

환경위생학의 주요한 문제는 이화학적으로 환경이 인간생활, 특히 인체의 생리기능에 미치는 영향을 연구하는 것이며, 환경위생학에서 취급하는 이화학적 환경에 대한 연구는 그 자체의 연구라기보다는 그것이 인간의 생리기능에 어떻게 작용하는가를 규명하고 그것의 개선 방법을 연구하고 실천하는 것이다.

2. 환경위생의 역사

19세기 후반 독일의 Max von Pettenkofer(1618~1901)는 당시 유럽 각 도시의 비위생적인 생활상태로 장티푸스와 콜레라가 많이 발생하였고, 보건위생 문제가 심각해지자 이에 대한 관심을 갖게 되어 전염병 예방과 위생상태의 개선을 모색하게 되었다. 그 해결방법으로 의식주의 개선을 제안하였고, 생활환경 중의 이화학적 환경이 인체에 미치는 영향을 과학적으로 규명하는 등 환경위생학의 선구자로서의 터전을 닦았다. 이 연구방법은 전염병 퇴치의 목적을 달성하기에는 크게 미흡하였고, Koch나 Pasteur가 세균학의 원리를 적용함으로써 환경위생학의 목적을 충족시킬 수 있는 실험위생학이 발달되어 인간생태학과 생리위생학적 영역으로 발전하였다.

그러나 이렇게 발전된 실험위생학은 의식주의 이화학적 연구로 진보하여 인간의 건강을 유지하기 위한 인간 주위의 환경에 대한 분석 목적은 달성할 수 있었으나 보다 좋은 인간환경으로 개선하고자 하는 목적에는 부족하였다.

20세기부터 미국에서 발달한 토목공학, 기계공학, 전자공학, 건축학 등의 생활과학의 발전으로 미국의 Massachusetts 공과대학의 교수였던 Sedwick에 의해 위생공학(sanitary engineering)이 체계화됨으로써 오늘날의 환경위생학(environmental sanitation)을 더욱 발전시키는 데 기초가 되었다.

3. 환경위생의 범위

인간주위의 환경을 그 요인에 따라 분류하면 크게 자연적 환경과 사회적 환경으로 나눌 수 있는데, 그 내용은 다음과 같다

(1) 자연적 환경

■이화학적 환경 : 공기(기온, 기습, 기류, 기압, 매연, 가스, 공기조성, 공기이온), 물(강수, 수량, 수질, 지표수, 지하수), 토지(지온, 지균, 토지조성), 빛(광선, 자외선, 적외선, 방사선), 소리(음향, 소음, 잡음)
■생물학적 환경 : 설치류(rodents), 모기, 파리 등 유해곤충과 절지동물, 병원성 미생물 등

(2) 사회적 환경

■인위적 환경 : 의복, 식생활, 주택, 위생시설 등
■사회적 환경 : 정치, 경제, 종교, 교육 등

환경위생의 영역은 사회적 환경인 정치, 경제, 종교, 교육을 제외한 나머지 생활환경의 여러 요인들과 인간 생활과의 관계를 규명하고 보다 좋은 환경을 개선하는 것이다.

환경위생이란 주로 이화학, 생물학, 의학, 공학의 기초적인 원리 위에서 성립될 수 있다. 즉, 인간 주위의 자연적 환경과 사회적 환경조건을 인체의 건강과 질병과의 관계로 규명하기 위해서는 이화학적, 생물학적, 의학적인 측면에서 연구되어야 하고, 이러한 조건의 환경개선이나 보완은 위생공학적인 원리나 기술에 의하여 연구되어야만 환경위생 개선사업을 실현시킬 수 있다.

또한 종래의 위생학은 주로 자연환경이 인체에 미치는 영향과 인위적 환경인 의복, 식생활, 주택, 위생시설 등을 대상으로 의식주의 개선을 도모하고 건강의 유지, 증진을 목적으로 하는 개인위생이 주가 되었으나, 현대의 위생학은 이와 같은 개인위생은 물론 한 걸음 더 나아가서 개인이나 가정이 사회 공동체의 구성원이란 점을 고려하여 지역사회 전체를 대상으로 하고 있다.

제2절 기 후

1. 기후의 분류 및 특징

1) 기후요소

기후(climate)의 요소로는 기온, 기습, 기류, 기압, 풍향, 풍속, 강수, 강설, 일조량 등을 들 수 있으며, 이 중 기온, 기습, 기류를 기후의 3대 요소라 한다. 기후라 함은 정상상태에 있어서의 대기현상의 종합된 평균상태, 즉 대기의 종합적인 현상이라고 정의할 수 있다. 또한 기후의 인자로는 위도, 해발, 토질, 지형, 수륙분포, 해류 등을 들 수 있는데, 이러한 인자가 기후의 요소와 결부되어서 여러 가지 기후형태를 조성한다. 이러한 점에서 기후를 다음과 같이 분류한다.

- 대륙성 기후 : 일교차가 크고, 여름에는 고온저기압이 잘 형성되며, 겨울에는 맑은 날이 많은 것이 특징이다.
- 해양성 기후 : 기온변화가 육지보다 적고 완만하며, 고습다우성이며, 자외선량과 오존량이 많은 것이 특징이다.
- 사막기후 : 대륙성 기후의 극단기후 특성이 있다.
- 산악기후 : 풍량이 많으며, 자외선과 오존량이 많은 것이 특징이다.
- 산림기후 : 온화하고 온도교차가 적으며, 습도가 비교적 높은 것이 특징이다.

2) 기단(air mass)

기단이란 대륙권 내에 형성되는데 물리학적으로 동일 성질을 가진 공기덩어리로서, 온기단과 냉기단으로 구분한다. 온기단이 냉기단으로 이동하면 온난전선, 그 반대이면 한랭전선이라 하는데, 한랭전선은 보통 다습하며, 가벼운 온난전선을 밀어 올려 비를 내리게 한다.

3) 기후대

태양복사의 강약에 의한 위도의 고저에 따라서 비슷한 기후현상이 나타나는 연속

지역을 구분할 수 있는데, 이를 기후대(climate zone)라 한다. 보통 기후대는 위도나 등온선으로 구분하며, 위도 23.5°를 기준으로 온대와 한대로 나누는 것을 물리적 기후대라 한다. 그러나 물리적 기후대로는 기후가 일치하지 않기 때문에 연평균기온 20℃의 등온선을 기준으로 열대와 온대로 나누며, 가장 따뜻한 달의 월평균 기온이 10℃인 등온선을 기준으로 온대지역과 한대지역으로 나누게 된다.

기후대의 특성은 다양한데, 월평균 기온을 중심으로 5개의 기후대로 구분할 수 있다.

- 열내 : 모든 달의 평균기온이 20℃ 이상인 지역을 말한다.
- 아열대 : 1년 중 4~11개월이 월평균 20℃ 이상인 지역을 말한다.
- 온내 : 1년 중 4~12개월이 월평균 10~12℃이고, 나머지 달이 10℃ 이하인 지역을 말한다.
- 안내 : 1년 중 1~4개월이 월평균 10~20℃이고, 나머지 달이 10℃ 이하인 지역을 말한다.
- 극내 : 모든 달이 10℃ 이하인 지역을 말한다.

4) 기후순화

외부환경의 변동이 장시간 계속되면, 생리적인 적응을 거쳐 내부환경의 변화에 의하여 새로운 적응한도가 성립되는 현상을 순화(acclimatization) 현상이라 한다. 지구상에 생존하는 대부분의 생물들은 어느 정도의 기후나 온도에 대해서 적응해 가며 살아가는 순응현상이 생기게 되는데, 이를 기후순화 현상이라 한다. 즉, 각자가 살던 지역으로부터 다른 지역으로 이주했을 때 새로운 환경조건에 적응하여 기능적 변화를 일으키는 현상으로, 개인순응과 종족순응이 있는데, 기후 순화대상에 따라 다음과 같이 나눌 수 있다.

- 내싱적 순응 : 새로운 환경조건에 대해 세포나 기관이 적용하는 현상
- 자극적 순응 : 환경자극에 의해 저하되었던 기능이 회복됨으로써 순응하는 현상
- 수동적 순응 : 약한 개체가 최적의 기후를 찾아서 순응해 가는 현상

기후순화에 대한 예를 들면, 온대주민의 열대기후순화 및 한대기후순화, 열대주민의 온한대기후순화, 한대주민의 온열대기후순화 및 저지주민의 고지순화, 고지주민의 저지순화 등이 있는데, 가장 문제되는 것이 온대주민의 열대기후순화이다. 동식

물은 순화능력이 적기 때문에 기후에 지배되나, 인간은 생존에 부적당한 곳에서도 의복이나 주거설비에 의하여 인공적으로 기후에 순화할 수 있기 때문에 전세계에 분포하고 있다.

일반적으로 열대지방에 순화될 수 있는 사람은 ① 만성질환이 없는 자, ② 심장이 강한 자, ③ 발한이 왕성한 자, ④ 청장년자, ⑤ 단련을 받고 인내심이 강한 자 등이며, 순화가 곤란한 사람은 ① 비만한 자, ② 심한 음주자, ③ 위장이 약한 자, ④ 신경과민한 자 등이다.

2. 기후와 건강

개인에 따라서 정도의 차이가 있지만 기후에 따라서 기분이 달라지고 건강도 달라진다. 전염병 환자의 발생수를 보면 여름에 이질, 장티푸스, 파라티푸스, 뇌염, 소아마비, 결핵 등이 많이 발생하는데, 여름이 병원체의 증식과 체력의 소모에 크게 영향을 미치기 때문이다. 반대로 가을부터 겨울에 걸쳐서 주로 발생하는 전염병은 성홍열, 디프테리아 등이다. 때로는 변절기에 다발 하거나 병상이 악화되며 사망하는 예도 있다.

기후특성과 질병발생은 상호 연관관계가 있는데 풍토병, 계절병, 기상병으로 구분할 수 있다.

■ 풍토병 : 어느 지역의 기후 또는 기후로 인한 조건 때문에 그 지역에 주로 발병하는 질병으로 열대지방의 말라리아, 수면병, 콜레라 등이 있다.

■ 계절병 : 계절에 따라 주로 발생하는 질병으로 여름철에는 뇌염, 장티푸스, 이질, 장염, 말라리아 등 소화기계 전염병의 유행이 많고, 겨울철에는 천식, 인플루엔자 등 호흡기계 질병이 많으며, 봄철에는 홍역, 결핵 등이 많다.

■ 기상병 : 기후상태, 즉 기상변화에 따라 질병이 발생하거나 기존의 질병이 악화되는 것으로 류머티스가 전형적이며, 심근경색, 협심증, 기관지염, 천식 등이 있다.

제 3 절 태양광선

태양광선은 우리로 하여금 대상물을 보게 해주며, 이화학적으로는 1초당 186,000 마일의 속도로 우주를 달리는 전자파(electromagnetic wave)이다. 태양과 지구 간의 92,900,000마일을 8분간에 달리는 셈이다. 태양은 전자에너지의 원천이 되며, 그 복사선은 파장에 따라서 광범한 스펙트럼(spectrum) 분포의 복사선을 방출한다. 그 양상은 무지개에서 잘 나타난다. 태양복사선은 단파인 X선에서부터 장파까지 파장범위가 넓지만 전체의 99%는 자외선과 적외선의 범위이고, 그 중 50% 가량이 가시광선이다. 태양복사선이 지구표면에 도달하는 것은 가시광선과 적외선이 약 45% 정도이며, 자외선은 약 10% 정도이다. 일반적으로 복사선은 파장에 따라 표 2-1과 같이 나눌 수 있다.

◇ 표 2-1 복사선의 파장 ◇

종류	파장(Angstrom : Å)
우주선	0.0005 Å
γ - 선	0.010~1.40 Å
X-선	10~150 Å
자외선	4,000 Å 이하
가시광선	4,000~7,700 Å
적외선	7,800 Å 이상
헬츠파(radio파)	2.20×10^6 Å 이상

1. 자외선(紫外線 : ultra violet ray)

자외선은 1801년에 J.W. Ritter와 Wollaston에 의하여 발견되었으며, 100~3,970 Å 파장의 전자파를 총칭하는 것이다. 인간에 대한 자외선의 응용은 Niels Finsen에 의해 과학적 기초를 가지게 되었는데, 그는 유럽 등 북방에서는 일광을 충분히 이용할 수 없다는 점을 들어 인공광선의 사용을 창안하였다. 그리고 Domo Arla는 자외선 중 2,900~3,100 Å의 것이 인체에 대하여 유익하다는 것을 밝혔으며, 그의 이름을 따서 이것을 Domo선 또는 생명선(Vital ray)이라고도 한다.

1) 자외선량

자외선은 직사광선에 함유되어 지표에 도달하는데, 기층상부의 O_3에 의해서 단파장 부분이 흡수되고 대기의 오염도에 따라서 에너지량이 감소된다. 또 구름과 눈으로부터도 반사하기 때문에 구름이 없을 때보다 높은 구름이 있는 맑은 날씨에 자외선량이 풍부하고, 적도·열대지방에 많고, 고위도일수록 감소한다. 또한 동일지점에서도 정오에 가장 많고, 태양의 위치가 낮아짐에 따라 적어진다. 일반적으로 12월에 가장 적고 7~8월에 가장 많으며, 고지일수록 많고 또 시골지방보다 대도시에서 적다.

2) 자외선 지수

일반적으로 자외선량에 따라 10단계로 구분하여 지수로 예보하는데, 자외선 지수 2.0 미만에서는 노출된 피부가 타는 데 60분 정도 소요되지만, 7.0에서는 30분, 9.0 이상에서는 10분 정도 소요되기 때문에 7.0 이상인 경우는 양산, 모자, 선글라스 등의 착용을 권고하고 있다.

3) 인체에 대한 작용

인체에 자외선이 미치는 영향은 부정적인 영향으로 피부의 홍반 및 색소 침착을 일으키며, 심할 때는 부종, 수포형성, 피부박리 등을 일으킬 수 있으며, 결막염, 설안염, 백내장도 발생시킬 수 있다. 긍정적인 영향으로는 Dorno선에 의하여 체내에 비타민 D를 생성하여 구루병을 예방하고, 피부결핵, 관절염의 치료작용도 있으며, 신진대사 및 적혈구 생성을 촉진하며, 혈압강하 작용을 하고, 살균작용(2,600~2,800Å)도 강하다.

2. 가시광선(可視光線 : visible ray)

가시광선은 망막을 자극, 광 감각을 일으키는 것으로 물체의 식별은 물론 색채를 구별할 수 있도록 한다. 파장은 약 3,900~7,700Å의 범위인데, 상당한 개인차가 있으며, 최대강도는 4,800Å 부근이다.

가시광선이 망막에 도달하는 광선량은 동공의 확대, 수축에 의하여 조절되기 때문에 일반적으로 큰 불편을 느끼지 않지만 조명이 불충분할 때에는 시력저하, 눈의 피로, 근시 등을 초래한다. 너무 강렬할 때에는 망막을 자극하여 시력장애를 일으키며, 어두운 곳에서는 암순응능력저하 등이 생긴다.

3. 적외선(赤外線 : infra red ray)

적외선은 파장이 7,800Å 이상인 복사선으로서 열작용을 하기 때문에 열선이라고도 하며, 가시광선에 비하여 조직 깊숙이 도달한다. 피부에서 일부가 반사되고 나머지가 흡수되는데, 피부에서의 반사는 피부색에 의한 차이가 크다. 즉, 백인 피부에서의 반사가 크다. 적외선은 피부에 흡수되어 피부온도를 상승시키며, 조사부위의 온도가 상승하면 홍반, 혈관의 확장이 일어난다. 혈관확장은 혈액량의 증가를 가져와서 대사를 왕성하게 한다. 3,000mμ 이하의 적외선은 진통작용이 있고 또 염증성 산물의 흡수를 촉진한다. 한편, 과량 조사시는 두통, 현기증, 열경련, 열사병의 원인이 되기도 한다.

제 4 절 온열환경

1. 온열조건

인체는 사계절을 통하여 약 36.5℃로 유지되는 까닭에 항온동물이라고 불린다. 이와 같이 체온이 일정하게 유지되는 것은 체내에서 체온조절이 수행되기 때문이다. 체온조절에는 체내에서 열을 생산하여 조절하는 방법과 체내의 열을 외부에 방열하여 조절하는 방법 두 가지가 있다. 전자는 주로 근육에서 시행되고, 후자는 피부나 호흡을 통하여 이루어지는데, 피부로부터는 복사, 전도, 증발에 의하여 시행된다. 복사에 의한 방열은 한랭할 때에 크며, 더울 때에는 거의 0이 된다. 기온과 피부온도가 같게 되면 전도에 의한 방열은 0이 된다. 또 증발에 의한 방열은 한랭시와 쾌적한 온도대에서는 전 방열량의 1/4 정도이지만, 32℃ 이상에서는 크게 된다. 그런데 체온조절로서의 방열에 영향을 미치는 외적 조건으로는 기온, 기습, 기류, 복사열의 4인자가 관여하는데, 이를 4대 온열요소 또는 온열인자라 하며, 이들의 종합적인 상태를 온열상태 또는 온열조건이라 한다.

1) 기 온

기온이라 함은 대기의 온도를 말하는 것이며, 기온에 대처하기 위하여 인류는 여러 가지 방법을 강구해 왔으며, 가옥이나 의복은 그 좋은 예가 된다.

(1) 기온의 측정

일반적으로 기온이란 인간이 호흡하는 위치인 지상 1.5m에서의 온도를 말하지만, 이 온도는 기온과 주위의 복사 온도를 합친 것으로서 엄밀한 의미에서는 기온이 아니다. 예컨대 온도계는 일광이 조사하는 곳에서는 기온보다 높은 온도를 표시하며, 주위가 저온인 벽에서는 실제보다 낮은 온도를 나타낸다.

그러므로 실제 기온을 측정하기 위해서는 복사의 영향을 제거하고 공기량을 크게 하기 위한 측정기구가 사용되어야 한다. 일반적으로 수은온도계를 사용하는데, 이상저온에는 알코올온도계, 측정장소의 접근이 곤란할 때는 전기온도계 등이 사용된다. 하루 기온의 측정은 6회(2시, 6시, 10시, 14시, 18시, 22시) 또는 3회(6시, 14시, 22시) 측정하여 평균한다. 기온은 ℃ 또는 ℉로 나타내며 $℃=5/9(℉-32)$의 관계로 표시할 수 있다.

(2) 적정 실내온도

실내의 적정온도 및 활동에 적합한 온도는 18±2℃이고, 침실은 15±1℃이며, 병실의 최적온도는 21±2℃이다.

(3) 일교차

하루 중의 최저기온은 일출 30분 전이며, 최고는 오후 2시경이다. 이 차이를 일교차라고 하는데, 이것은 지형에 따라서 다르다. 예컨대 주위가 산악인 분지에서는 크고, 수목이 많으면 적고, 내륙에서는 해안에 비하여 크다.

(4) 연교차

1년 중 최고기온과 최저기온과의 기온차를 연교차라 하는데, 적도지방에서는 춘분과 추분 때 최고온도이고, 동지와 하지일 때 최저온도이며, 연교차는 극히 적다. 온대지방에서는 최고는 8월, 최저는 1월이고 연교차가 큰 편이다. 한대지방에서는 최고는 7월, 최저는 1월이며, 연교차가 가장 크다.

2) 기습(air humidity)

기습(습도)은 일정온도의 공기 중에 포함될 수 있는 수분량을 말하며, 온도 상승에 따라서 공기 중에 함유될 수 있는 수증기량은 최대 한계량인 포화습도보다는 낮기 때문에 이를 백분율로 표시하여 상대습도, 비교습도 또는 습도라고 한다. 기습의 변화는 극단의 경우 외에는 온도의 변화만큼 인체에 직접적으로 영향을 주지 않지만, 습도는 인체의 체열방열에 영향을 미쳐 습도가 높을 때는 불쾌감을 느끼고, 습도가 낮을 때는 상쾌감을 느끼게 되어 느낌의 온도라고 말하기도 한다.

(1) 기습의 측정

■ 절대습도 : 공기 중에는 수분이 포함되어 있으며 이 수분은 장력을 가지고 있다. 장력은 수분의 양에 비례하므로 수분의 양을 표시하는 데 장력을 이용한다. 일반적으로는 장력은 수은주를 올리는 높이를 mm 단위로 표시함으로써 측정하는데, 때로는 공기 1m^3 중의 수분의 중량을 g 단위로 나타내기도 한다. 이러한 장력 또는 중력이 절대습도(absolute humidity)이다. 즉, 현재 공기 1m^3 중에 함유된 수증기량 또는 수증기 장력을 말한다.

■ 포화습도 : 특정 공기가 함유할 수 있는 수증기량에는 한계가 있는데, 이 한계에 도달했을 때를 포화상태라고 하고, 이때의 공기 중 수증기량(g)이나 수증기장력(mmHg)을 그 공기의 포화습도라고 한다.

■ 상대습도 : 절대습도의 대소는 공기의 건습과는 일치하지 않는 경우가 많다. 따라서 습도를 표시하기 위해서는 공기의 건습정도를 나타내는 상대습도(비교습도, relative humidity, R.F.)가 이용되는 것이 보통이다. 이것은 어떤 온도 t에서의 절대습도 f의 그 온도에서의 포화습도 F에 대한 백분비로 표시된다. 즉, 일정온도에서 현재 공기 1m^{3}가 포화상태에서 함유할 수 있는 수증기량과 실제 그 속에 함유하고 있는 수증기량과의 비를 %로 표시한 것이다.

$$R.F. = \frac{f}{F} \times 100 \text{이다.}$$

■ 포차 : 포화습도(F)와 절대습도(f)의 차를 포차(deficiency of saturation)라고 한다. 공기의 다른 조건, 즉 기압, 기류, 표면의 성질 등이 같은 경우에는 포차가 클수록 증발이 왕성하며, 습한 것이 건조하게 되기 쉽다. 또 같은 포차에서 습도는 저온일수록 낮고 온도가 상승하면 높아진다. 그러므로 기온이 낮을 때에는 온도가 상당히 높아도 난방을 하여 기온을 올리면 습도는 현저하게 내려간다.

(2) 기습과 건강

사람에게 쾌적한 습도는 40~70%의 범위로서 15℃에서는 70~80%, 18~20℃에서는 60~70%, 24℃ 이상에서는 40~60%가 적절하다. 실내의 공기가 너무 건조하면 호흡기계질병이, 너무 습하면 피부질환이 발생하기 쉬우므로 건조한 시기나 겨울철 실내에서는 인공적인 가습이 필요하며, 우기에는 습기를 제거하는 것이 필요하다.

3) 기류(air movement)

기류는 공기의 움직임, 즉 바람이라 하는데 주로 기압의 차와 기온의 차에 의해서 형성된다.

기류의 강도를 풍속이라 하며, 이것은 초당 기류의 속도를 나타내는 것으로 m/sec로 표시한다. 매초 0.5m 이하의 기류는 인체에 대하여 바람으로서의 느낌을 주지 않아 불감기류라 한다. 0.1m/sec의 경우는 무풍상태, 14~17m/sec의 경우는 질풍, 30m/sec 이상의 풍속은 태풍이라 한다.

해안 지방에서는 낮에는 바다로부터 육지를 향하여 부는 해풍이 일어나고, 밤에는 육지로부터 바다를 향하여 부는 육풍이 일어난다. 계곡에서는 주간에는 산을 향하여 바람이 불고, 밤에는 산에서 바람이 분다. 대륙과 해양 사이에서는 여름과 겨울에 반대방향의 바람이 분다. 이것을 계절풍(monsoon)이라고 부른다.

기류는 신체의 신진대사와 방열작용을 촉진시키고 가옥 내 자연환기의 원동력이며, 대기의 확산과 희석에 영향을 미쳐 기후변화의 원동력이 된다. 실내에서 쾌적한 기류는 0.2~0.3m/sec이고, 실외에서는 1m/sec 정도이다.

4) 복사열(radiant heat)

복사열이란 주로 태양의 적외선에 의한 열과, 온도 차이에 의해서 물체로부터의 발열 두 가지의 경우가 있다. 인체는 실외에서는 항상 직접적인 태양의 복사열과 가열된 주위의 물체로부터의 방열에 의한 복사열을 받아 실제의 기온보다 높은 온감(溫感)을 느낀다. 인체의 열복사는 주위온도와 피부온도가 같을 때는 일어나지 않고, 주위온도가 낮으면 체열의 방열이 커진다. 복사열은 거리의 제곱에 비례해서 온도가 감소되는데, 사람 주위의 물체의 온도가 기온과 큰 차이가 없으면 일정한 거리에 떨어진 곳에서는 복사열의 영향은 거의 없다.

2. 온열요소의 종합

1) 쾌감대(comfort zone)

일반적으로 성인이 안정한 상태에서 쾌감을 느낄 수 있는 온도 범위는 17~18℃이고, 습도는 60~65%일 때이지만, 기온, 기습, 기류의 종합적인 작용에 의하여 쾌감과 불쾌감을 느끼게 되며, 신체적 조건, 의복의 착용상태, 활동량 등 여러 가지 여건에 따라서 각각 달라진다. Hill과 Shephard는 온도와 습도의 관계에서 가장 쾌감을 느낄 수 있는 점을 쾌감점이라고 하였으며, 이 점을 연결한 선을 쾌감선이라고 하였다.

그림 2-1에서 ABDC의 사선을 그은 부분은 쾌감대에 해당되며, XY 점선은 쾌감점의 연결선으로서 쾌감선이라 하며, 쾌감대는 이 쾌감선을 중심으로 상하로 분포

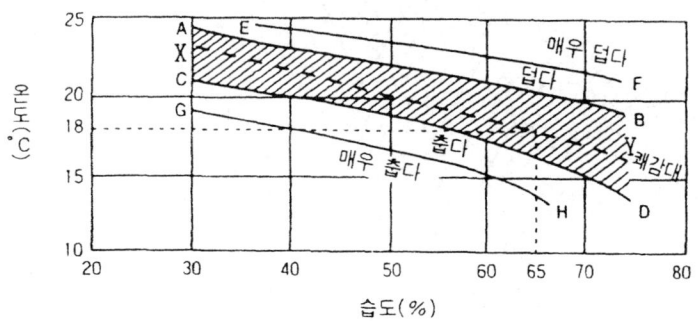

◇ 그림 2-1 실내에 있어서의 쾌감대와 온·습도와의 관계(무풍, 안정시) ◇

되어 있으며, 온도가 18℃일 때 습도가 65%, 20℃일 때는 50%의 습도가 가장 쾌적한 상태라 할 수 있다. 또한 쾌감대는 작업량, 개인차, 습구온도, 의복의 착용상태 등에 따라 차이가 있으며, 동양인은 서양인에 비하여 쾌감대가 저온 쪽으로 분포되어 있는 것으로 알려져 있다.

2) 감각온도(실효온도, 체감온도, effective temperature)

온열요소의 작용을 하나의 종합된 척도(열온지수)로서 표시하려는 목적으로 Yaglou와 Houghton, Miller는 감각온도라는 것을 창안하였다. 그들은 다수의 피험자에 관하여 그 체감을 기초로 하여 감각온도를 만들어 냈다.

예컨대 어떤 방의 감각온도가 20℃라고 하는 것은 그 방에 있을 때의 한랭의 느낌이 기온 20℃(건구온도), 기습 100%, 무풍의 방에 있는 것과 같다는 의미이다.

실제로 감각온도는 건구온도, 습구온도, 기류의 세 가지를 Yaglou의 감각온도표에 적용하여 직선으로 연결함으로써 구해진다. Yaglou에 의하면 우리에게 쾌적한 온도

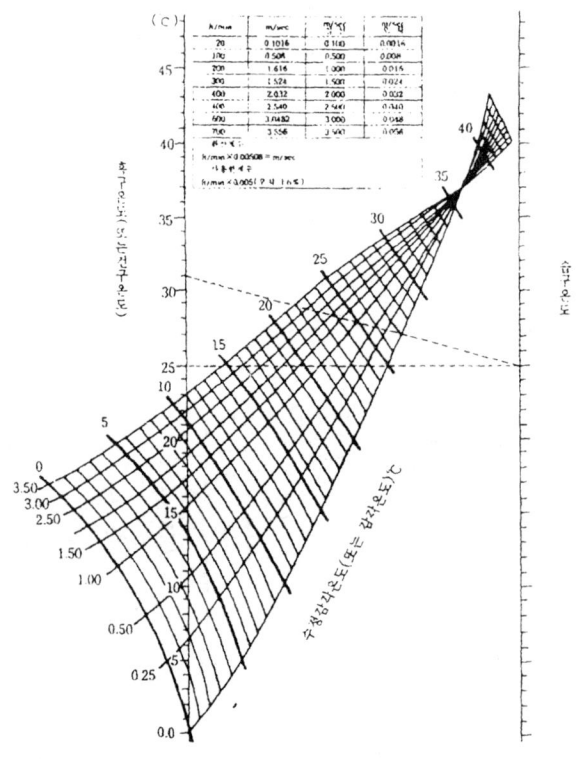

◇ 그림 2-2 **감각온도표(상의를 입었을 경우)** ◇

는 보통 복장시에 18~22℃(감각온도) 범위이다. 이 쾌적온도(comfort zone)는 작업,
피복상태, 개성, 습관 등에 따라서 달라진다.

그러나 앞에 설명한 감각온도에는 복사온도가 고려되어 있지 않은 관계로 Bedford
는 등온온도(equivalent warmth, equivalent temperature)라는 것을 제창하였다.

기온, 기습, 기류와 주위 물건의 온도, 즉 평균복사온도를 측정하고 피험자로 하
여금 이때의 쾌적도에 관한 투표를 하게 하여, 그 결과를 통계적으로 처리하여 그
린 바 있다. 그러나 감각온도나 등온온도가 고온일 경우에는 사용이 부적당하다. 이
밖에도 Gagge는 표준작용온도(standard operative temperature)라는 것을 제창하고 있
으나, 일반적으로 가장 잘 사용되는 것은 역시 감각온도이다.

Yaglou와 Drinker(1928)에 의하면 여름철 쾌감 감각온도는 18~26℃이고, 겨울철은
15.6~23.3℃이며, 최적감각온도(optimum effective temperature)는 겨울철이 18.9℃, 여
름철이 21.7℃인데 여름보다 겨울이 낮은 것은 기후에 대한 순화현상 때문이다.

3) 불쾌지수(Discomfort Index : DI)

불쾌지수는 원래 기온의 변화에 따라 공장, 사무실 등에서 전력소모를 알기 위하
여 사용했던 것으로, E.C. Thom 등에 의해서 제창되었다. 불쾌지수는 기류 및 복사
열이 고려되어 있지 않아 감각온도와 차이가 있을 수 있는 결점이 있기 때문에 실
내에서만 적용되며, 다음 식에 의하여 얻어진다.

$$DI = (건구온도 ℃ + 습구온도 ℃) \times 0.72 + 40.6$$
$$= (건구온도 °F + 습구온도 °F) \times 0.4 + 15$$

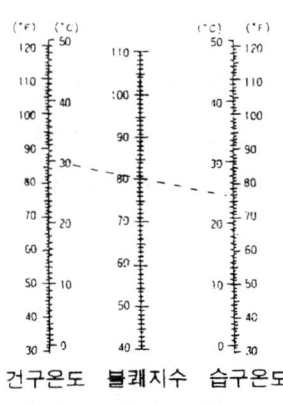

건구온도 불쾌지수 습구온도
◇ 그림 2-3 불쾌지수 산출도표 ◇

불쾌지수는 고온다습할수록 높으며, 민족에 따라서 다를 수 있는데, 즉 서양인에 비해서 동양인이 불쾌정도가 낮다는 보고도 있다. 그 관계는 다음과 같다.

DI ≥ 70 : 다소 불쾌(10% 정도의 사람이 불쾌)

DI ≥ 75 : 50% 사람이 불쾌

DI ≥ 80 : 거의 모든 사람이 불쾌

DI ≥ 85 : 매우 불쾌(모든 사람이 견딜 수 없는 상태)

4) 카타온도계(Kata thermometer)

온열지수를 측정하려는 여러 시도 중 대표적인 것이 카타온도계(Kata thermometer)이다. 이것은 Leonard Hill이 고안한 것이며, 일종의 알코올 온도계이다. 냉각력을 온열지수로 하는 것인데, 냉각력이란 기온, 기습이 낮고 기류가 클 때에는 인체의 체온방열량이 증가하는데, 인체의 체온방열량을 늘이는, 즉 인체로부터 열을 뺏는 힘을 말하는 것이다.

Hill은 인간이 추위와 더위를 느끼는 것은 신체로부터의 발열량에 의해 결정된다고 보고, 인체모형의 일종인 알코올 카타온도계를 고안하였다. 그 원리는 알코올주가 37.8℃(100°F)에서 35℃(95°F)까지 하강하는 시간을 측정하여 단위시간에 단위면적에서 손실되는 열량($kcal/cm^2 \cdot sec$)을 계산하는 것으로, 손실되는 열량을 냉각력이라 한다. 카타온도계는 냉각력을 구하면 풍속을 알 수 있으므로, 불감기류와 같은 미풍을 정확히 측정할 수 있기 때문에 실내의 기류 등 기류측정의 미풍계로도 사용된다.

3. 체온조절

인간은 항상 체온을 일정하게 유지하는 항온동물로서 체온은 36.5℃를 유지하는데, 체온을 유지하는 기전은, 첫째 화학적 조절기능으로서 체내에서 열 생산을 하는 것과 둘째 이화학적 조절기능으로서 피부로부터 복사, 대류, 전도, 증발에 의한 열 발산 기능이 있다.

1) 정상 체온

정상체온의 범위는 36.1~37.2℃ 사이이며, 평상시 36.5℃를 유지하고 있다. 이 범위

를 벗어나면 인체는 생리적 이상을 초래하게 된다. 체온이 42℃ 이상이 되면 신경조
직의 기능마비가 오고 30℃ 이하로 떨어지면 기관의 기능이 상실되어 회복불능 상태
가 되어 항상성이 파괴된다.

2) 체온조절기능

인체는 신진대사와 외부로부터의 전도-대류, 복사에 의해서 열을 받고, 전도-대류,
증발-대류, 복사에 의해서 열을 발산한다. 인체와 환경 사이의 열교환은 다음과 같
은 식이 성립된다.

$$S = M \quad W + R + C - E$$

S : 인체에 저장되는 열

M : 신진대사에 의해 생산되는 열

W : 외부 작업을 성취하는 데 이용한 열

R : 복사에 의한 열

C : 전도-대류에 의해 교환되는 열

E : 증발-대류에 의해 발산되는 열

체온조절은 시상하부의 체온조절중추에 의해서 조절되는 것이며, 말초혈관의 수
축과 확장, 한선의 발한작용, 골격근의 열생산 및 각종 호르몬의 작용으로 체온조절
이 이루어진다. 체온생산은 골격근에서 59.5%로 가장 높고 간장, 신장, 심장, 호흡
순이며, 열발산은 피부에서의 복사 및 전도가 가장 많고(73.0%), 피부에서의 증발,
폐포증발, 호기가온(呼氣加溫), 소변 및 대변(1.8%) 순이다. 또한 체온은 수면시 하강
하고, 오후 3~5시에는 높아진다.

3) 지적온도(optimum temperature)

체온조절에 있어서 가장 적절한 온도 또는 이상적 온열조건을 지적(최적)온도라
한다. 이것은 작업의 강도에 따라서도 달라지는데, 근육을 사용하는 작업에 있어서
는 지적온도가 낮은 방향으로 이동한다. 또 성, 연령, 의복, 음식물 등에 따라서도
달라진다. 일반적인 최적온도는 여름은 21~22℃, 겨울은 18~21℃인데 겨울의 최적
온도가 낮은 것은 순화현상 때문이다.

최적온도에는 ① 주관적 최적온도(쾌적 감각온도)가 있는데 이는 감각적으로 가장 쾌적하게 느끼는 온도를 말한다. ② 생산적 최적온도는 생산능률을 가장 최대로 올릴 수 있는 온도를 말하며, ③ 생리적 최적온도는 최소의 에너지로 최대의 기능을 발휘할 수 있는 온도로 기능적 온도라고도 한다.

제 5 절 공 기

공기란 지구를 둘러싸고 있는 대기의 하부층을 구성하고 있는 기체로서, 공기는 물 및 음식물과 더불어 인간의 생명을 유지하는 데 없어서는 안되는 절대적 3대 요소 중의 하나이다. 성인이 하루에 필요한 음용수는 2L, 음식물은 1.5kg이 필요하지만, 공기는 13kL가 필요하며, 물 없이는 5일, 물만 있으면 1개월까지도 생존할 수 있지만, 공기가 없는 상태에서는 단 5분도 살아남기가 어렵기 때문에 생명유지의 3대 요소 중에서 공기는 가장 중요한 요소이다.

1. 공기의 정상성분

온도 0℃, 기압 760mmHg의 건조상태에서의 공기의 정상 화학적 성분을 보면 표 2-2와 같다. 99% 전후가 질소와 산소로 구성되어 있으며, 다른 화학성분이 1%를 차지하고 있다.

1) 산소(oxygen)

공기 중에서 인간생활과 가장 관계 깊은 것은 산소인데 생체의 호흡이나 연소에 의해 소비되지만 식물의 동화작용에 의하여 산소를 공기 중에 배출하고 또한 기류에 의해 지구상의 공기이동이 생겨 조절되므로 대체로 지구상의 전 표면은 거의 같은 공기 성분을 가지게 된다. 원래 인체는 21% 정도의 산소를 함유하는 공기 중에

◇ 표 2-2 공기의 화학적 성분 ◇

성 분	화학기호	용량(%)
질소	N_2	78.08
산소	O_2	20.94
이산화탄소	CO_2	0.03~0.04
아르곤	Ar	0.94
수소	H_2	미량
네온	Ne	미량
헬륨	He	미량
크세논	Xe	미량
오존	O_3	미량
과산화수소	H_2O_2	미량
기타		

◇ 표 2-3 호흡기의 조성 ◇

	산소(%)	질소(%)	이산화탄소(%)
흡기	20.94	78.08	0.03
호기	17.0	79.0	4.0

서 가장 좋은 작용을 하도록 되어 있지만, 산소의 실제 함량이 달라진다고 해도 별로 큰 이상을 초래하지는 않는다.

인체에 있어서는 1회 호흡마다 4~5%의 산소가 폐에서 소실되고 이산화탄소가 증가하는데, 그 내용을 보면 표 2-3과 같다. 성인은 안정상태에서 1일 약 550~600L의 산소를 필요로 하나 산소감소에 대한 저항력은 상당히 크며, 인간이 감당할 수 있는 산소의 변동범위는 15~27% 정도이다. 하지만 산소가 결핍된 상태에서는 저산소증(hypoxia)이 올 수 있는데, 11~12%가 되면 위험성이 있고, 7% 이하가 되면 사망한다. 고농도의 산소에서는 산소중독(oxygen poison)이 있다.

2) 질소(nitrogen)

공기의 약 78%를 차지하는 질소는 공기 중에 가장 많으며, 불활성 기체로서 정상기압에서는 인체에 직접적인 피해를 주지 않지만, 고기압 환경이나 감압시에는 영향을 준다. 4기압 이상(수중 30m 이상)에서 잠수작업이나 잠함작업을 할 때에 질소가스는 중추신경계에 마취작용을 일으키며, 10기압 이상(수중 120m 이상)에서는 의식상실을 초래할 수 있다. 고압상태에서 저압으로 급격한 감압시에는 체액 및 지방에 용해되어 있던 질소가 기포를 형성하여 모세혈관에 혈전(血栓)현상을 일으키는데, 이를 감압병(**減壓病**, decompression sickness) 또는 잠함병(**潛函病**, caisson disease)이라 한다.

3) 이산화탄소(carbon dioxide)

공기 중에는 0.03~0.04%가 함유되어 있으며, 원칙적으로 비독성 가스이다. 하지만 이산화탄소는 호흡과 깊은 관계를 가진다. 즉, 이산화탄소는 생체 내의 연소에 의하여 산출되며, 호흡과 함께 배출된다. 또한 다량의 에너지를 요하는 일을 하면 이산화탄소의 배출량도 커지지만 대체로 성인은 안정시 호기 중에 4% 전후의 이산화탄소를 배출한다. 안정상태에서 작업을 할 경우에는 시간당 12~20L 정도의 이산화탄소를 배출하며, 따라서 작은 방에서 다수가 모여 있을 때에는 이산화탄소 농도가 증가한다. 그러나 실제로 이산화탄소 중독은 거의 없으며, 많은 사람이 모여 있을 경우에도 이산화탄소 농도는 크게 증가하지는 않는다.

일반적으로 이산화탄소만을 생각한다면 3% 이상이 되면 불쾌감이 오며, 5% 이상이 되면 호흡중추가 자극되어서 호흡수가 증가되고, 10% 전후에서 호흡곤란이 와서 사망하게 된다고 한다. 하지만 가정이나 일반 장소에서 이산화탄소 때문에 직접적 피해를 가져오는 일은 없으며, 이산화탄소는 실내 공기오염이나 환기의 판정을 결정하는 척도의 하나로서 이용된다.

환기의 판정기준으로서 Pettenkofer는 0.07%, Flugge는 0.1%, Pietchel은 0.15%를 한계점으로 지적한 바 있으나, 일반적으로 이산화탄소의 실내 서한량(상한량)은 0.1%(1,000 ppm)이다. 많은 나라에서 노동이나 광산규칙상 1.0~1.5%를 허용한계로 하고 있다.

4) 일산화탄소(carbon monoxide)

일산화탄소(CO)는 무색, 무취이며, 자극성이 없는 기체로서, 공기 중의 비중은 0.976으로 공기보다는 가벼운 기체로 물질이 불완전 연소할 때 많이 발생되는데, $CO_2 + C = 2CO$의 형태로도 발생된다.

CO는 산소에 비해서 혈중의 헤모글로빈(Hb)과의 친화성이 210~300배나 강해서, HbO_2의 형성을 방해하여, 혈중의 O_2의 농도를 저하시킴으로써 결과적으로 조직세포에 공급할 O_2의 부족을 초래하게 되어 무산소증(anoxia)을 일으키므로, 이를 일산화탄소의 이중작용(二重作用)이라 한다.

일산화탄소 중독(CO poisoning)은 흡기 중 CO 가스가 0.05~0.1% 이상이면 중독을 일으키는데, CO의 최고 허용한도는 1시간 기준으로는 400ppm, 8시간 기준으로는 0.01%(100ppm)로 하고 있으며, 1,000ppm 이상에서는 생명이 위험하다.

2. 공기와 건강

1) 군집독(crowd poisoning)

군집독이란 실내에 다수인이 밀집해 있을 때 공기의 물리적·화학적 조성이 문제가 되어 불쾌감, 두통, 권태, 현기증, 구토, 식욕저하 등의 생리적 현상을 일으키는 것을 말한다. 군집독의 예방은 적절한 환기를 시키는 것이 필요하다.

군집독에 의한 사건은 일명 블랙홀(Black Hole) 참극이라 명명된 미국의 한 형무소에서 발생한 사건으로, 146명의 죄수 중 123명이 하룻밤 사이에 고온, 고습, 유해가스의 축적에 의해 질식 사망한 예가 대표적이다.

2) 공기의 자정작용(自淨作用)

공기는 여러 가지 환경적 요인에 의하여 오염되고 있지만, 공기 스스로 자체 정화작용이라는 작용을 거쳐 오염을 피하고 있는데, 이를 자정작용(autopurification)이라 한다.

동물의 호흡이나 물질의 연소에 의하여 CO_2는 증가하고, 산소는 부족해지는 반면에, 식물의 탄소동화작용은 O_2를 생산하고, CO_2를 사용하게 되는 등 다음과 같은 자정작용이 이루어진다.

① 공기의 자체 희석작용
② 강우, 강설 등에 의하여 분진이나 용해성 가스의 세정작용
③ 산소, 오존 및 과산화수소 등에 의한 산화작용
④ 태양광선 중 자외선에 의한 살균작용
⑤ 식물의 탄소동화작용에 의한 CO_2와 O_2의 교환작용 등

제 6 절　　물

1. 물의 생리적 작용

인체의 약 60~70%는 수분으로 구성되어 있다. 특히 젊을수록 수분의 비율은 증가하는데, 영·유아에 있어서는 70% 이상을 차지하고 있다. 성인에 있어서는 약 40%가 세포 내에 있으며, 20%는 조직 내, 5%는 혈액 내에 있는 것으로 알려져 있다.

인체의 수분이 10% 상실되면 이상이 오고, 20~22% 상실되면 생명의 위험을 초래한다. 절식의 기록으로는 60일 정도이지만, 절수의 경우는 2일 만에 사망했다는 보고가 있다.

물은 신장 이외로부터도 부단히 배설되며, 이것을 보충하기 위해서 일정량의 물이 필요하게 된다. 그 양은 보통 2~3L인데, 고온, 맹훈련의 경우 등 발한이 증가할 때에는 5L이상이 필요하게 되기도 한다. 특히 청소년은 성인보다 다량의 물이 필요하다.

2. 물의 이용

물은 인간에게 생리적으로 요구될 뿐만 아니라 ① 가정(생활)용수, ② 공업용수, ③ 농업용수, ④ 소화용수로도 필요하다. 가정용수라 함은 음료, 요리, 취사, 세척, 목욕 등에 사용되는 물을 말하며, 1일 1인당 50L정도이고, 수세시설이 있는 곳에서는 18~20L가 더 필요하게 된다. 한편 물의 사용량은 급수보급률, 공업의 종류, 문화의 정도, 기후, 낭비의 정도 등에 따라서 변화하는데 문명수준의 척도로서 취급되는 경우가 많다. 우리나라의 경우 생활용수는 절대량은 증가하였으나 전체 중 차지하는 비중은 일정한 반면에, 공업용수의 비중은 절대량에 있어서나 전체 중 점유하는 비율에 있어서나 급격히 증가하고 있다.

3. 우리나라의 급수실태

우리나라의 강수량은 연평균 1,159mm 정도이나 심한 계절적 편차를 보이고 있어

6~9월에 연강수량의 2/3가 집중되는 강수분포를 보이고 있다. 이런 이유로 우리나라는 수자원 확보면에서 불리한 강수여건을 갖고 있다. 수자원의 부존량은 전 국토면적에 평균 강수량을 곱하여 추산하는데, 남한의 면적이 98,477km²이고 연평균 강수량이 1,159mm이므로 우리나라의 수자원의 총량은 1,140억 ton으로 추정하고 있다. 그 중 42%에 해당하는 478억 ton은 지하침투나 증발로 인해 손실되고, 하천을 통해 유출되는 양은 약 58%인 662억 ton으로 추정된다.

우리나라에 상수도가 설치된 것은 1905년에 구역급수와 선박급수를 위하여 급수시설을 한 것이 처음인데, 실질적으로 우리 국민에 대한 상수도는 1908년 뚝섬에 수원지를 설치하고 한강수를 처리하여 급수를 시작한 때가 시초이다.

1998년 말 현재 전국 인구 4,717만 명의 85.2%인 4,019만 명에게 수돗물을 공급하고 있으며, 1일 1인당 급수량은 395L이다.

> **중수도**
> 산업의 발전, 도시화 및 생활수준의 향상 등으로 물의 수요가 늘어나고 있어 물의 기근현상이 증대될 것이 예상되어 물을 절약하는 전략의 개발이 요구되고 있다. 이때 나타난 것이 중수도 개념이다. 수돗물로서 공급되고 있는 많은 용수 중에서 용용에 적합할 정도로 청결하지 않더라도, 위생상 큰 문제가 되지 않는 수세식 화장실용수, 청소용수, 조경용수, 소방용수, 세차용수, 살수용수 등은 용용수 수준의 수질이 아니더라도 문제가 없기 때문에 그 사용목적에 적합한 물을 생산, 공급함으로써 물의 생산비용을 절감할 필요가 있다는 것이다. 중수도의 개념은 중수의 수질이 상수와 하수의 중간위치에 있기 때문에 중수도라는 용어가 사용되는 것이라고 할 수 있다.

4. 물의 성질

1) 물의 성분

천연수는 각각 그 성질이 다르고, 여러 가지 물질을 함유하지만 주요한 것을 보면 기체로는 O_2, N_2, CO_2, CH_4, H_2S, HCl, SO_2, SO_3, 염류용질로서는 Al, Ca, Fe, Mg, K, Na, Si 등을 들 수 있는데, Ca, Mg, Fe, Al은 물의 경도를 높이고 ① CO_2, HCl, H_2S, ② $CaCO_3$, $MgCO_3$, $KHCO_3$, Na_2CO_3 등은 물의 pH에 관계한다. 이 중 ①을 많이 함유하는 것은 산성을 나타내고, ②를 많이 함유하는 것은 알칼리성을 보인다.

◇ 표 2-4 우리나라 상수도 보급률 ◇

구 분	'92	'93	'94	'95	'96	'97	'98
총인구(만 명)	4,457	4,508	4,551	4,597	4,643	4,688	4,717
급수인구(만 명)	3,564	3,657	3,735	3,811	3,882	3,961	4,019
보급률(%)	80.0	81.1	82.1	82.9	83.6	84.5	85.2
시설용량(만 톤/일)	1,879	2,010	2,097	2,184	2,291	2,396	2,569
급수량(만 톤/일)	1,372	1,439	1,523	1,518	1,588	1,619	1,587
1일 1인당 급수량(L)	385	394	408	398	409	409	395

2) 물의 경도(硬度, hardness)

물의 경도 원인으로는 물에 용입한 Ca과 Mg이 주가 되는데, 일반적으로 중탄산염, 탄산염, 황산염의 형식으로 유입한다. 물의 경도가 높으면 물맛이 나쁘고 비누의 거품이 일어나기 힘들며, 때로는 보일러 등 파이프 내측에 침적되어 결석을 일으키는 등 일상생활에 불편을 초래할 뿐만 아니라 공업용수로서의 피해도 크기 때문에 경우에 따라서는 거액의 비용을 들여서 물을 연화(軟化)한다.

물 1m^3 중 산화칼슘 10g을 함유할 때를 경도 1이라고 한다. 즉, 10ppm의 CaO 양이 경도 1이다. 물의 연화법으로는 가열하거나, $Na_2 \cdot Al_2O_4 \cdot 2SiO_2$이 주성분인 zeolite를 사용한다.

3) 물의 유용한 용존물질

인체의 골격 발육은 물과 관계가 깊으며, 특히 Ca, Mg이 중요하게 관계하고 있다. 인체 골격의 Ca와 Mg의 비율은 약 5 : 1인데, 물에 용존하는 Ca, Mg의 비율도 대체로 같은 비율이다. 또한 불소도 관심이 되고 있는데 불소가 많으면 반상치(fluorosis)가 발생한다고 알려졌으나, 반대로 전혀 없을 경우에는 충치의 원인이 된다. 따라서 수돗물 중에 적정한 불소를 혼입하여 충치예방을 실시하기도 한다.

4) 물의 pH

일반적으로 우리나라의 물의 pH는 6~8이다. pH가 낮으면 금속류의 부식이 일어나기 쉽다.

5) 물의 온도

음료수로서의 적온은 7~12℃이다. 15~20℃ 정도의 물은 미지근한 느낌을 준다. 태양열의 투과도는 토지에 있어서는 비교적 낮아서 8~10m에서는 거의 영향을 받지 않지만 수온은 10~20m 정도에 이르기까지 다소 영향을 받는다.

6) 수중세균

지표수로서 세균을 함유하지 않는 것은 없다. 특히 가축의 분변은 중요한 세균학적 수질 오염원이 된다.

7) 물의 자정작용(autopurification of water)

지표수가 자연적으로 정화되는 것으로, 다음과 같은 것에 의해 이루어진다.

- 물리학적 작용 : 희석, 분쇄, 침전 등
- 화학적 작용 : 폭기(aeration)에 의한 유기물산화분해, 2가의 철화합물은 산화되어 3가의 철화합물이 되고 침전, 용해성의 Ca, Mg 등의 중탄산염은 CO_2 유리에 따라서 불용성탄산염이 되어서 침전한다. 또 자외선에 의한 살균도 있다.
- 생물학적 작용 : 미생물에 의한 유기물의 분해, 수중동물에 의한 미생물의 포식 등이 있다.

5. 물과 건강

물은 수인성 전염병 발생에 깊은 관계가 있으며, 기생충질병의 전염원으로서도 작용하며, 각종 중금속의 오염으로 인한 질병의 발생원인이 되기도 한다.

1) 수인성질병의 전염원

물이 전염병 발생에 관계가 있다는 것이 미생물학적으로 증명된 것은 1884년에 Koch가 콜레라균(*vibrio*)을 수중에서 발견했고, 1887년에 Brovadel이 티푸스균에 오염된 물로 장티푸스가 발생한 사실을 발표한 이후부터이다. 수중에서 볼 수 있는 균 중 병원체로 될 수 있는 수인성질병은 장티푸스균, 파라티푸스균, 콜레라균, 이질균 등이다. 그러나 물에서 그 병원체들은 증가하는 것이 아니라 감소하는데, 그 이유로 는 영양원의 부족, 다른 균에 잡혀 먹히거나, 일광의 작용에 의한 사멸, 온도의 부 적당 등 때문이다. 물에 의한 전염병 발생의 특징은 ① 유행지역과 음료수 사용구 역의 일치, ② 음료수 중에 동일 병원체의 존재, ③ 수도유행의 경우는 환자 발생이 폭발적으로 생긴다. ④ 일반적으로 발병률과 치명률이 낮고 2차 감염의 환자 발생 은 거의 볼 수 없다는 것이다.

2) 기생충질병의 전염원

물과 관련 있는 기생충으로는 간흡충, 폐흡충, 광절열두조충, 주혈흡충 등이 있으 며, 회충, 편충 등도 수질의 오염으로 전염될 수 있다.

3) 중금속, 농약 등 유해물질의 오염원

산업장에서 유출되는 유해물질로는 수은, 카드뮴, 유기인, 페놀, 비소 등이 있으 며, 산업장의 화학물질의 사용 증가로 배출량이나 종류에서 계속 증가되는 경향이 있으며, 이들 유해물질은 각종 중독성 질환을 일으킨다. 한편으로 농작물 생산성 향 상을 위한 농약의 사용 증가도 중요한 수질오염원이 되고 있다.

4) 기타

(1) 수도열(Hannover fever water fever)

1926년 독일의 Hannover시에서 수도 오염으로 장티푸스 환자 2,500명이 발생하기 전에 그 10배에 달하는 발열 설사 환자가 발생했다. 이는 장티푸스와 관계없이 발 생한 것으로 그 원인은 대장균 및 잡균 때문인 것으로 알려졌으며, 이와 같이 대장 균이나 잡균에 의한 발열현상을 수도열이라고 한다.

(2) Mills-Reincke현상

1893년 미국의 Mills는 Massachusetts주의 Lawrence시에서 수도에 여과지를 만들어

강물을 정화하여 여과·급수한 결과 수도열뿐만 아니라 장티푸스, 이질, 설사, 장염 등의 수인성질병 환자와 일반인의 사망률이 감소되는 것을 확인하였다. 같은 해에 독일의 Reincke도 Hamburg시에서 Elbe강의 물을 여과하여 급수한 결과 같은 결과를 얻게 되었다. 그 Sedwik와 MacNut에 의해서 이러한 현상을 Mills-Reincke 현상이라 하였다.

6. 먹는 물의 수질기준

2000년 7월 1일 이후 시행 중인 우리나라 먹는 물의 수질기준은 다음과 같다.

1) 미생물에 관한 기준(2종)

■ 일반세균(표준 한천 배지 내에서 성장하여 집락을 형성할 수 있는 중온성균을 말한다)은 1mℓ 중 100CFU(Colony Forming Unit)를 넘지 아니할 것. 일반세균은 공기 또는 물속에서 병원성 내지 비병원성균 등을 총괄적으로 포함하는 것으로서, 대장균, 효모, 사상균 등을 포함한 모든 세균을 말하며, 인체에 직접 유해한 것은 아니지만 다른 미생물의 존재를 추측할 수 있기 때문에 오염지표로 사용된다. 또한 일반세균은 멸균여부 판단의 척도가 될 뿐만 아니라 정수처리 공정(응집, 여과, 소독과정)의 처리 효율에 대한 지표가 된다.

■ 대장균군(젖당을 분해하여 산과 가스를 발생하는 그람음성, 무아포성 간균으로 호기성 또는 통성혐기성균을 말한다)은 50mL에서 검출되지 아니할 것. 대장균 자체는 인체에 유해하지 않지만, 대장균의 검출은 분변오염의 지표로서 소화기계 병원균에 의한 오염을 추측할 수 있으며, 검출방법이 간단하고 정확하기 때문에 수질오염의 지표로서 중요시된다.

우리나라는 검수 10mL씩 5본이 전부 음성이어야 한다고 규정하고 있으나 일반적으로 검수 100mL당 대장균군수, 즉 최확수(最確數, MPN : Most Probable Number)를 사용하여 대장균지수(E. coli index)로 나타낸다. 여기서 최확수란 대장균 검사에서 추정시험, 확정시험, 완전시험을 거쳐서 검수 100mL 중 이론상 있을 수 있는 대장균수를 말하며, 대장균지수란 대장균이 검출된 최소 검수량의 역수(逆數)로서 예를 들면 검수 10mL 중 대장균이 양성이면 대장균지수는 0.1이 된다.

2) 건강상 유해영향 무기물질에 관한 기준(11종)

■ 납은 0.05mg/L를 넘지 아니할 것

■ 불소는 1.5mg/L를 넘지 아니할 것

■ 비소는 0.05mg/L를 넘지 아니할 것

■ 세레늄은 0.01mg/L를 넘지 아니할 것

■ 수은은 0.001mg/L를 넘지 아니할 것

■ 시안은 0.01mg/L를 넘지 아니할 것

■ 6가크롬은 0.05mg/L를 넘지 아니할 것

■ 암모니아성질소는 0.5mg/L를 넘지 아니할 것

■ 질산성질소는 10mg/L를 넘지 아니할 것

■ 카드뮴은 0.01mg/L를 넘지 아니할 것

■ 보론(붕소, Boron)은 0.3mg/L를 넘지 아니할 것

3) 건강상 유해영향 유기물질에 관한 기준(18종)

■ 페놀은 0.005mg/L를 넘지 아니할 것

■ 총 트리할로메탄은 0.1mg/L를 넘지 아니할 것

■ 다이아지논은 0.02mg/L를 넘지 아니할 것

■ 파라티온은 0.06mg/L를 넘지 아니할 것

■ 말라티온은 0.25mg/L를 넘지 아니할 것

■ 페니트로티온은 0.04mg/L를 넘지 아니할 것

■ 카바릴은 0.07mg/L를 넘지 아니할 것

■ 1,1,1-트리클로로에탄은 0.1mg/L를 넘지 아니할 것

■ 테트라클로로에틸렌은 0.01mg/L를 넘지 아니할 것

■ 트리클로로에틸렌은 0.03mg/L를 넘지 아니할 것

■ 디클로로메탄은 0.02mg/L를 넘지 아니할 것

■ 벤젠은 0.01mg/L를 넘지 아니할 것

■ 톨루엔은 0.7mg/L를 넘지 아니할 것

■ 에틸벤젠은 0.3mg/L를 넘지 아니할 것

■ 크실렌은 0.5mg/L를 넘지 아니할 것

- 1,1-디클로로에틸렌은 0.03mg/L를 넘지 아니할 것
- 사염화 탄소는 0.002mg/L를 넘지 아니할 것
- 클로로포름은 0.08mg/L를 넘지 아니할 것

4) 심미적 영향물질에 관한 기준(16종)

- 경도는 300mg/L를 넘지 아니할 것. 다만 샘물의 경우에는 그러하지 아니하다.
- 과망간산칼륨소비량은 10mg/L를 넘지 아니할 것. 과망간산칼륨($KMnO_4$) 소비량이란 수중에 산화되기 쉬운 유기성 물질(제1철염, 아질산염, 황화물 등)에 의하여 소비되는 과망간산칼륨의 양을 뜻한다. 즉, 수중의 유기물을 양적으로 추측하는 시험으로 유기물의 산화 정도에 따라 과망간산칼륨이 소비됨으로써 그 소비량에 따라 수중의 유기물의 양을 간접적으로 추정할 수 있다.
- 냄새와 맛은 소독으로 인한 냄새와 맛 이외의 냄새와 맛이 있어서는 아니될 것
- 동은 1mg/L를 넘지 아니할 것
- 색도는 5도를 넘지 아니할 것
- 세제(음이온계면활성제)는 0.5mg/L를 넘지 아니할 것. 다만, 샘물 및 먹는 샘물의 경우에는 검출되지 아니할 것
- 수소이온농도는 pH 5.8 내지 8.5이어야 할 것
- 아연은 1mg/L를 넘지 아니할 것
- 염소이온은 250mg/L를 넘지 아니할 것
- 증발잔류물은 500mg/L를 넘지 아니할 것
- 철 및 망간은 각각 0.3mg/L를 넘지 아니할 것
- 탁도는 1 NTU(Nephelometric Turbidity Unit)를 넘지 아니할 것. 수돗물의 경우에는 0.5NTU를 넘지 않아야 한다(2000. 7. 1부터 시행).
- 황산이온은 200mg/L를 넘지 아니할 것
- 알루미늄은 0.2mg/L를 넘지 아니할 것

먹는 물 수질의 안전성 확보를 위해 먹는 물 공급시설의 유형에 따라 표 2-5와 같이 검사주기와 검사항목이 구분된 수질검사제도가 있다.

◇ 표 2-5 먹는 물 수질검사 기준 ◇

구　　분		항목수	항　　목	검사의무자	검사주기
수도	⊙ 정수장			일반수도 사업자	
	일일검사	6	색도, 탁도, 냄새, 맛, pH, 잔류염소		매일 1회 이상
	주간검사	6	대장균군, 일반세균, 암모니아성질소, 질산성질소, 과망간산칼륨소비량, 증발잔류물		매주 1회 이상
	월간검사	47	먹는 물 수질기준 전 항목		매월 1회 이상
	⊙ 수도꼭지	3	일반세균, 대장균군, 잔류염소	일반수도 사업자	매월 1회 이상
간이상수도 및 전용상수도		6	색도, 탁도, 냄새, 맛, 암모니아성질소, 질산성질소, 일반세균, 대장균군	일반수도 사업자, 전용상수도 사업자	매분기 1회 이상
먹는 물 공동 시설	⊙ 분기검사	6	일반세균, 대장균군, 암모니아성질소, 질산성질소, 과망간산칼륨소비량, 증발잔류물	시·도지사	매분기 1회 이상
	⊙ 연간검사	47	먹는 물 수질기준 전 항목(THM 제외), 여시니아균		매년 1회 (단, 여시니아균은 매년 2회)

7. 상수의 생산

1) 수원(source of water)

■ 천수(눈, 비) : 비나 눈으로 내리는 물을 말하며, 매연, 분진, 세균의 오염이 많다. 천수는 지표수나 지하수를 얻지 못하는 경우에 한하여 이용되며, 열대지방이나 섬에서 일정한 집수지를 이용하여 사용된다.

■ 지표수 : 하천, 호수의 물을 말한다. 우리나라 상수도의 대부분은 지표수를 사용하고 있다.

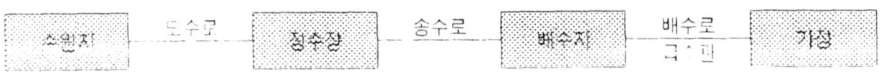

◇ 그림 2-4 상수의 생산과정 ◇

■지하수 : 샘, 우물물 등이 그 예이며, 수도시설이 없는 곳에서는 대부분이 이에 의존한다. 유기물이나 미생물의 오염은 적고 탁도가 낮으나 경도가 높다.

■복류수(river bed water) : 복류수는 지하수면이 하천수와 밀착해서 있는 것을 말하는데, 지하수와는 달리 확실한 흐름이 있고, 지표수와의 교환이 이루어져 수질적으로는 지표수와 거의 비슷하며, 탁도는 지표수보다 낮다.

2) 상수의 공급과정

상수도의 공급은 수원지에서 도수로를 통해 정수장에서 정수과정을 거쳐 송수로를 따라 배수지에 공급되고 배수로를 따라 가정까지 공급하면 가정에서 급수관을 통해 공급받아 사용한다.

8. 물의 정화

물에 대한 인공적 정화법은 침전(sedimentation), 여과(filtration), 소독(disinfection)의 순서로 실시한다.

1) 침전

■보통침전 : 침전지에서 유속을 극히 느리게 하거나 또는 침전지 내에서 정지상태로 두면 물보다 비중이 무거운 부유물은 전부 침전되어 색도, 탁도, 세균 등이 감소된다.

■약품침전 : 보통침전에 의한 방법으로는 직경이 작은 것이나, 비중이 작은 것은 침전하지 않으므로 약품을 가하여 불용성 응집물인 floc을 형성, 침전시키는 것이 약품침전이다. 보통 황산알루미늄 $Al_2(SO_4)_3 \cdot 18H_2O$가 응집제(coagulant)로서 사용된다. 이것은 수중에 용존하는 탄산염 또는 중탄산염과 화합하여 수산화알루미늄이 생기게 된다. 이 수산화알루미늄은 선모상의 응집물이며 floc이라고 불리는데, 이것이 침강할 때 다른 수중부유물을 흡착하여 침전한다. 약품침전법은 급속여과법과 병용되는데, 심한 강우 후 물이 오염되어 있을 때에는 완속여과법에서도 사용된다. 기타 다른 응집제로서는 황산반토, 염화제이철, 황산제이철, 황산제일철, 알루미늄산소다 등이 사용되며, 약품의 양은 보통 5~35ppm 정도 사용한다.

2) 여과

■ 완속여과법(slow filtration) : 1829년에 영국에서 시작되었으며, 영국식 여과법이라고도 한다.

① 침전법(sedimentation basis) : 원수를 침전지에 넣어서 12~40시간 정치하거나 한쪽으로부터 조용히 유입시키고 다른 쪽으로부터 유출시키면 부유물은 점차로 침전해서 물은 투명하게 된다. 원수에 콜로이드상의 부유물이 많거나 심하게 혼탁되어 있을 때에는 명반을 1 : 35,000 내지 1 : 140,000 의 비율로 가하여 침전을 촉진시킨다. 원수를 이와 같이 하여 정치하면 색, 탁도는 50~95% 감소되고 균수는 40~95% 감소된다. 또 암모니아성질소는 30~60% 감소된다. 한편 정치 중에 수질이 평균화되는데, 침전지 내에 정치되는 동안에 침전, 평균화(equalization), 균감소(devitalization)의 세 가지 과정에 의하여 수질이 개선되는 것이다.

② 여과지(filter bed) : 상층은 고운 모래(직경 : 0.25~0.3mm)를 사용하고 하층일수록 입자가 큰 것을 쓰며 최하층에는 자갈을 둔다. 이 모래층까지의 수심이 약 1m 정도가 되면 수압에 의하여 물은 모래 사이를 통하여 여과된다. 여과가 계속되면 모래층 상부에 부유물 축적에 의한 막이 생기는데 이를 여과막(dirt-cover) 또는 생물막(vital layer)이라고 하며, 이 막이 세균, 조류, 부유물 등의 여과작용을 한다.

③ 여과속도와 사용일수 : 일반적으로 4~5m/L일이 적절하며, 원수의 수질이 양호하고 특별한 지장이 없을 때에는 8m/L일의 한도 내에서도 사용할 수 있다. 여과지의 사용기간은 1~2개월을 기준으로 하며, 원수가 양호할 경우 5~6개월도 사용할 수 있다.

④ 여과막의 제거 : 여과가 장기간 계속되면 여과막 때문에 모래 사이가 막히게 된다. 이런 때에는 가는 모래층의 상부를 떼어내고(보통 1~2cm) 새로운 가는 모래로 대체한다.

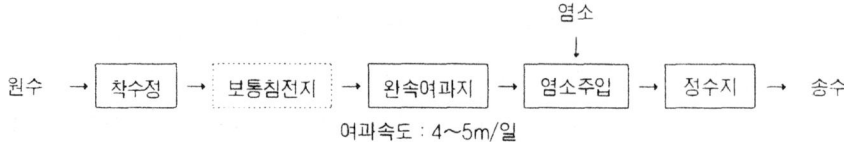

◇ 그림 2-5   완속여과법 ◇

■ 급속여과법(rapid filtration) : 1872년에 미국에서 시작된 것이며, 미국식 여과법이라고도 한다. 우리나라에서는 대부분 이 여과법을 사용한다.

① 침전지 : 침전을 촉진시키기 위하여 침전제가 사용되는데, 보통 이 목적으로는 명반($Al_2(SO_4)_3K_2SO_424H_2O$)이 이용된다. 수중에서는 $3Ca(HCO_3)_2 + Al_2(SO_4)_3 = 3CaSO_4 + 2Al(OH)_3 + 6H_2O$로 되어 침전한다.

② 여과지 : 완속여과법보다 더 거친 모래를 사용하며, 모래층은 55~70cm, 자갈층은 25~60cm 정도의 두께이며, 모래층 위와 수심은 1.2~1.5m이다. 여과막이 빨리 두꺼워지므로 보통 1일 1회 밑으로부터 위로 뿜어 올리는 압축공기에 의하여 역류 세척한다.

③ 여과속도 : 여과속도는 120~150m/일로 유지하는데, 완속법의 약 40~50배에 달한다. 여과막은 주로 무기물로 구성되지만 완속 때와 같이 미생물이 증식할 여유가 없다.

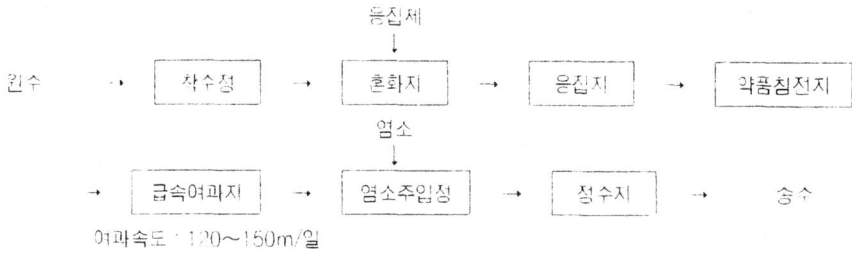

◇ 그림 2-6 급속여과법 ◇

◇ 표 2-6 완속여과와 급속여과의 차이점 ◇

구 분	완 속 여 과	급 속 여 과
예비적 처리(침전법)	보통침전	약품침전
여과속도	4~5m/day	120~150m/day
생물막 제거법	상부사면 대치	역류세척
1회 사용회수	20~60일	12시간 ~3일
세균제거율	98~99%	95~98%
혼탁도와 색도가 심할 때	-	급속여과가 좋음
이끼류의 발생이 쉬운 장소	-	급속여과가 좋음
수면이 동결되기 쉬운 장소	-	급속여과가 좋음
소요면적	광대한 면적 필요	-
건설비용	많이 든다	-
경상비용		많이 든다

3) 소독

물의 정수과정 중 침전이나 여과를 거치는 동안 세균의 95~99%가 제거되는데 원수가 깨끗하면 침전이나 여과를 생략할 수도 있으나 소독은 반드시 실시하여야 한다.

물의 소독에는 ① 열처리법, ② 자외선 소독법, ③ 오존 소독법이 사용될 수 있으나, 상수소독에는 ④ 염소소독이 주로 사용된다.

(1) 열처리법

소독의 의미에서 보면 끓이는 것이 최고이지만 75℃에서 15분 정도면 대부분의 병원균은 사멸한다. 가장 간단한 방법이지만 소규모의 음료수에만 적용된다.

(2) 자외선

파장 250~280㎚ 사이의 것을 사용하나 투과력이 약하며 물에 혼탁이나 색도가 있을 때에는 수표면에만 소독된다.

(3) 화학적 방법

할로겐류(특히 염소), 과망간산칼륨, 오존 등이 사용되지만 염소소독이 가장 많이 이용된다. 그 이유는 냄새가 강하고 트리할로메탄(trihalomethane : THAM) 발생 등 독성이 있는 단점이 있으나 소독력이 강하고, 잔류효과가 우수하며, 조작이 간편하고, 가격이 저렴한 장점이 있기 때문이다.

- ■염소소독 : 음용수의 소독에 쓰이는 염소제는 액화염소, 이산화염소, 표백분을 사용하도록 규정되어 있으며, 상수의 소독에는 주로 액화염소를 사용하고 있다.

  ① 소독의 원리 : 염소의 살균효과는 그 화학반응을 지배하는 요소인 농도, 반응시간, 온도, pH 및 수량에 따라 좌우된다. 일반적으로 온도, 반응시간, 염소의 농도가 증가하면 살균효과는 증가한다.

  염소는 수중에서 가수분해하여 염산(HCl)과 차아염소산(HOCl)이 되고, 이때 생성된 HOCl과 OCl⁻ 첨가를 유리유효염소(free available chlorine)라 하며, HOCl이나 OCl⁻ 모두 살균력은 있으나 HOCl이 살균력이 더 크다.

$$Cl_2 + H_2O \leftrightarrow HCl + HOCl$$
$$HOCl \leftrightarrow H^+ + OCl^-$$

살균기전은 $HOCl$과 OCl^-의 발생기산소에 의해서 살균이 이루어진다는 설과 세균의 세포막이 단백질과 아미노산으로 이루어져 있어 염소가 세포의 화학적 성질을 변화시켜서 살균작용을 한다는 생화학 반응설이 있다.

② 잔류염소(residual chlorine) : 수중에 암모니아 화합물이 존재하는 경우에 염소처리를 하면 수중에 있는 암모니아가 염소나 차아염소산과 반응하여 다음의 화학반응식과 같이 chloramine을 생성하는데 이를 결합형잔류염소(combined residual chlorine)라 한다.

$$NH_3 + HOCl \rightarrow NH_2Cl + H_2O \text{ monochloramine : pH 8.5 이상}$$
$$NH_2Cl + HOCl \rightarrow NHCl_2 + H_2O \text{ dichloramine : pH 8.5~4.5}$$
$$NHCl_2 + HOCl \rightarrow NCl_3 + H_2O \text{ trichloramine : pH 4.5 이하}$$

한편, 유리상태인 차아염소산($HOCl$)이나 염소, OCl^-을 유리형잔류염소(free residual chlorine)라 한다. 즉, 잔류염소는 염소를 주입하였을 때에 염소요구량에 의해 소모되고 남아 있는 염소를 말하는 것이다. 일반적으로 유리형잔류염소는 결합형잔류염소에 비해 소독력이 강하므로 유리잔류염소는 0.2mg/L로 가능하며, 결합잔류염소의 경우에는 0.4mg/L 정도가 필요하다. 따라서 상수도에 대한 잔류염소기준도 이 이상을 요구하고 있다.

③ 불연속점염소소독(break point chlorination) : 물에 염소주입량을 증가시키면서 잔류염소량을 측정하면 수질에 따라 세 가지 형태로 나타난다(그림 2-7). I형

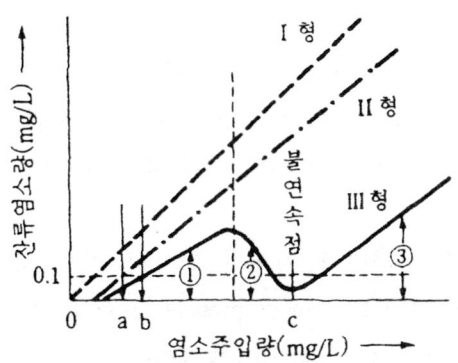

① monochloramine
② mono + dichloramine
③ free + combined chlorine : Residual

◇ 그림 2-7 잔류염소곡선의 불연속점 ◇

은 증류수와 같이 순수한 물인 경우에 나타나는 형태이며, II형은 어느 정도의 유기물을 함유하는 경우에 나타나고, III형은 암모니아 화합물을 함유한 물에서 볼 수 있다. 특히 III형의 경우 암모니아 화합물이 함유된 물은 어느 정도까지는 주입염소량에 따라 잔류염소가 증가하지만, 최대점에 도달한 후에는 잔류염소가 감소하여 거의 0의 상태로 된다. 결합형잔류염소가 0이 되는 점을 불연속점(break point)이라 하며, 불연속점까지의 주입염소량을 물의 염소요구량이라 한다. 불연속점 염소처리법은 불연속점 이상으로 염소량을 주입하여 유리잔류염소가 검출되도록 염소를 주입하는 방법을 말한다.

④ 부활현상(after growth) : 염소소독된 물에서의 세균은 거의 0에 가깝게 감소되는데, 어떤 경우에는 염소처리 얼마 후에 세균이 평상시보다 증가하는 경우가 있다. 이런 현상을 부활현상이라 하며 잔존한 세균이 포식생물의 제거로 다시 증식하는 경우, 조류 등의 사멸로 영양원의 증가로 인한 잔존세균의 증식, 포자형성균이 발아 증식하는 경우 등에 의해 발생한다.

9. 수영장 위생

수영장은 다수인이 사용하기 때문에 각종 소화기계 질병, 안질환(결막염), 이비인후계 질병 및 피부병 등의 전염원이 될 수 있다. 수영장에는 자연수영장과 인공수영장이 있다. 자연수영장에는 하천수, 호수, 강물 및 바닷물을 이용한 수영장이 있으며, 인공수영장은 풀(pool)이 있다.

■ 자연수영장 : 자연수영장의 오염원은 분뇨의 해양 및 강물투기, 도시하수, 공장폐수의 유입, 해수욕장의 영업소로부터의 오염원에 의한 오염, 가축 사육장으로부터의 오물의 유입 등을 들 수 있으며, 사람들의 과밀 수영에 의한 오염도 문제가 될 수 있다.

해수욕장의 수질기준은 국가마다 차이가 있으나 미국 공중위생협회의 기준에 의하면 100cc당 대장균군수(MPN : most probable number)가 1,000을 초과하지 말아야 하며, 일반세균수는 200/mL 이하이어야 한다.

■ 인공수영장 : 인공수영장은 좁은 지역에 많은 사람이 밀집함에 따라 특히 위생관리가 요구되고 있으며, 하절기에 눈병 등이 유행의 원인이 되고 있다.

① 인공수영장의 오염원
- 사용수 자체의 오염 : 상수나 지하수의 경우보다 오염된 하천의 물을 사용할 경우
- 외부환경에 의한 오염 : 공장지대에서 발생하는 매연, 분진 등에 의한 오염
- 입욕자에 대한 오염 : 인공수영장의 오염으로서 가장 문제가 되는 것으로 사람 간의 수인성전염병, 기생충증, 결핵균 등의 전염 및 소변, 분변, 객담 등에 의한 오염

② 수영장의 시설 및 설비기준(공중위생법)
- 수영조 : 바닥면적은 $100m^2$ 이상, 물의 깊이는 0.9~2.7m, 물의 정화설비는 순환 여과식, 배수구(물을 완전히 배출할 수 있을 것)가 있어야 한다.
- 탈의실 및 화장실 : 탈의실, 화장실, 세정장을 거치도록 시설하여야 하며, 실내 수영장의 조도는 100Lux 이상이어야 한다.
- 기타 부대시설 : 감시탑 및 응급구호소를 설치한다.

③ 수영장의 위생관리는 입영자와 수질관리로 대별할 수 있다. 입영자의 위생관리 로는 결핵, 방광염, 신장염, 피부병 및 안질환 등의 환자는 입영을 금지하도록 한다.

④ 수영장의 수질기준(공중위생법)
- 유리잔류염소 : 0.4~0.6mg/L(결합형 0.7~1.0mg/L)를 유지하도록 한다. 다만, 오 존소독 등으로 사전처리를 하는 경우는 유리잔류염소 0.2~0.4mg/L를 유지하여 야 한다.
- pH : 5.8~8.6
- 탁도 : 5도 이하
- 과망간산칼륨 소비량 : 12mg/L이하
- 일반세균검사 : 욕수를 동시에 여러 장소에서 10병 이상 채취하여 1mL당 200 이상이 검출된 것이 15% 이내일 것
- 대장균군 : 10mL 5개 중 확정시험 양성이 3개 이하

원수의 수질기준

① 색도 : 5도 이하	② 탁도 : 2도 이하
③ 수소이온농도 : 5.8~8.6	④ 과망간산칼륨 소비량 : 10mg/L 이하
⑤ 대장균군 : 50mL에서 검출되지 아니할 것	

욕조수의 수질기준

① 탁도 : 3도 이하	② 과망간산칼륨 소비량 : 25mg/mL 이하
③ 대장균군 : 1mL 중에서 1 이하	

10. 공중목욕장 위생

공중목욕장은 다수인이 한정된 수조를 이용함으로써 오염이 되기 쉽고, 성병, 피부병, 트리코모나스 등이 전염되기 쉬우며, 대장균이나 일반세균도 전염될 수 있다.

공중목욕장의 위생관리는 입욕 인원의 증가에 따라 탁도, 과망간산칼륨 소비량, 대장균 등이 증가하며, 탈의실의 불결로 인한 질병의 전파도 발생할 수 있다. 물의 소독은 표백분 간헐 투입보다는 적정 잔류염소의 연속주입법이 바람직하다.

공중목욕장의 시설은 욕실과 탈의실에는 바닥면적의 1/20에 해당하는 창문을 설치하여 환기와 채광이 이루어지도록 하며, 화장실은 수세식으로 하는 등의 시설을 갖추어야 한다. 수질기준은 공중위생법에 의하여 규제를 받으며, 온천수의 경우에는 대장균에 대한 수질기준만 적용한다.

제 7 절 주택보건

1. 주택의 기본조건

주택이라 함은 국소적인 장소를 제공, 사람을 자연의 영향에서 보호하고 일상생활을 평안하게 하며 건강을 유지시키기 위한 것으로 인간이 살아가는 데 가족관계의 유지, 휴식, 수면 등 생활에 있어서 가장 기본이 되는 공간이다. 인간은 일생 중 2/3 내지 4/5의 시간을 이 속에서 지내게 마련이므로 보건학적으로도 의미가 크다. 기본적으로 갖추어야 할 조건으로는 ① 건강성, ② 안전성, ③ 기능성, ④ 쾌적성 등을 들 수 있으며, 이를 주택의 기본 4대 요소라 할 수 있다. 이러한 요소를 갖출 수 있는 주택의 기본적 조건으로 첫째, 주택이란 외부 기후를 인위적으로 조절하여 여름은 서늘하게, 겨울은 따뜻하게 유지되어야 한다. 둘째, 생리적으로 적합하고, 심리적으로 안정감을 느낄 수 있어야 한다. 셋째, 일상생활을 편리하게 하며, 건강하고 즐거운 생활을 영위할 수 있어야 한다. 넷째, 경제적이고 능률적인 생활을 할 수 있어야 한다. 다섯째, 질병발생이나 사고발생의 요인이 없어야 한다. 여섯째, 안전과 보안 및 재해를 방지할 수 있어야 한다.

2. 주택의 보건학적 구비조건

1) 부지(敷地)

지면은 비교적 높으며, 지질이 양호하고 공기가 깨끗하며 한적해야 한다. 여기에 환경조건은 한적하고, 교통이 편리하며, 환경오염원이 없는 곳이어야 하며, 지하수위는 최소 1.5m 이상이어야 하며, 3m 정도인 곳이 좋다. 그리고 하수처리가 잘 되어야 한다.

2) 일반구조

주택의 구조는 각 지방의 기후, 생활습관에 따라 다른데, 기후에 순응할 수 있고, 편리하며 쾌적하고, 위생적이며, 경제적인 구조이어야 한다. 지붕은 방습, 방한, 방열을 잘 할 수 있도록 되어야 하고, 벽은 방서, 방한, 방화, 방습, 방음 등이 고려되어야 하며, 거실의 천정 높이는 2.1m 정도가 적당하고, 너무 높거나 너무 낮아도 좋지 않으며, 거실 및 방의 배치는 남향으로 하고 잘 쓰지 않는 방은 북쪽으로 한다.

3) 채광 및 조명

주택의 채광은 신체적 건강과 생리작용에 중요하며, 부적당한 조명은 시각기관에 아주 나쁜 영향을 미칠 뿐만 아니라 정신건강에도 유해한 영향을 미친다. 충분한 빛을 얻기 위하여 남향을 원칙으로 하는 것이 좋다. 조명은 태양광선을 이용한 자연조명과 인공조명으로 구분된다.

(1) 자연조명
자연조명은 주간조명이라고도 하며, 이는 태양을 광원으로 하여 옥내의 직접조명, 옥내반사, 옥외반사 등의 종합적 작용으로 이루어진다. 자연채광으로는 100~1000럭스가 적당하며, 그 이상은 불필요하다.
주택의 자연조명에서 고려되어야 할 사항들에는 다음과 같은 것이 있다.

■ 창의 방향 : 거실은 남향이 좋으며, 조명의 평등을 요하는 작업실은 동북 또는 북향이 좋다. 주택의 일조량은 하루에 최소 4시간 이상이어야 하는데, 남향은 여름에 일조량이 최저가 되고, 겨울에는 방 안쪽까지 입사되어 최대가 되며, 봄과 가을에는 중간 정도가 된다.

■ 창의 면적 : 거실면적의 1/7~1/5이 적당하며, 같은 면적에서는 창이 세로로 긴 것이 조도를 균등히 할 수 있어서 좋다. 우리나라의 경우 바닥면적의 1/10 이상을 확보하도록 되어 있다.

■ 거실의 안쪽길이 : 보통 거실의 안쪽길이는 바닥에서 창틀 상단 높이의 1.5배 이하인 것이 적당하다.

■ 개각과 입사각 : 보통 개각은 4~5°, 입사각은 28° 이상이 좋으며, 개각과 입사각이 클수록 밝다.

■ 차광방법 : 빛의 양이 많으면 커튼이나 기타 차광물을 사용하여 빛의 양을 조절한다. 벽의 색도 방안의 밝기에 작용하므로 빛의 양에 따라 벽지를 선택하여야 하는데, 흰색의 반사율은 70~80%, 회색은 15~55%, 진한 녹색은 10~20%이다.

(2) 인공조명

현재의 인공조명 대부분이 전기 에너지를 이용한 조명방법을 쓰고 있으며, 종류에는 백열등, 아크등, 수은등 및 형광등이 있다. 형광등은 백열등에 비해 2.1~2.2배의 효율을 얻을 수 있고, 전력소모도 1/3~1/2에 지나지 않고 수명도 길기 때문에 사무실, 거실 등 광범위하게 사용된다.

■ 인공조명방법
① 직접조명 : 조명효율이 크고 경제적이기는 하지만 눈부심을 일으키고, 강한 음영으로 불쾌감을 준다.
② 간접조명 : 반사에 의한 산광상태로 온화하며, 음영이나 눈부심도 생기지 않으나 조명효율이 낮고, 설비 유지비가 다소 비싸다.
③ 반간접조명 : 직접조명과 간접조명의 절충식으로 반투명의 역반사 광에 의해 작업면상에 오는 광선의 1/2 이상을 간접광, 나머지를 직접광에 의존하는 방법으로 가장 위생적인 방법이다.

■ 인공조명에서 고려되어야 할 사항

① 조도는 작업상 충분할 것

② 광색은 주광색에 가까울 것

③ 유해가스가 발생되지 않을 것

④ 폭발, 발화의 위험이 없을 것

⑤ 취급이 간편하고 가격이 저렴할 것

⑥ 조도는 균등할 것

⑦ 광원은 작업상 간접조명이 좋으며, 좌상방에서 비치는 것이 좋다.

■ 권장조명 : 불충분한 조도나 부적당한 조도는 피로를 유발하며 작업능률을 저하시키므로, 각 작업의 종류에 따라 알맞은 조도를 선택하여야 할 것이다. 권장조명의 내용은 표 2-7과 같다.

■ 조도의 단위 및 측정방법 : 광속은 광원에서 단위시간에 나오는 빛의 양을 말하며, 단위표시는 1umen으로 하며, 1촉광에서 나오는 광원은 12.56lumen이다. 조도란 단위면적에서 투사되는 광속의 밀도를 말하는데, 단위면적(lm^2)에 1lumen의 광속이 투사되는 것을 1 Lux라고 하며, 이것은 1촉광의 광원이 1 m 거리에서 평면상에 평등하게 분포되어 있는 경우의 조도를 말한다.

조도를 측정하는 조도계에는 selenium 광전지를 이용하여 측정하는 광전지 조도계(photocell illuminometer), 금속 전극에 빛을 조사하면 전자가 튀어나오는 것을 이용한 광전관 조도계(phototube illuminometer) 및 정밀조도계인 맥베스 조도계(Macbeth illuminometer) 등이 있다.

◇ 표 2-7 권장조명 ◇

조도범위	장소
1,500 ~ 700	정밀작업, 분만 · 응급실
700 ~ 300	강의실, 검사실, 도서관
300 ~ 150	회의실
150 ~ 70	거실, 식당, 강당
70 ~ 30	현관
30 ~ 15	복도, 창고
15 ~ 7	침실
7 ~ 3	차고

■ 조명과 건강 : 부적당한 조명 하에서 장기간 작업할 때는 다음과 같은 장애가 올
  수 있다.
  ① 가성근시(假性近視) : 특히 조도가 낮을 때 양 눈의 시력조절을 위한 안내압(眼
    內壓)이 항진되며, 모양근이 피로하게 되어 발생한다.
  ② 안정피로(眼精疲勞) : 조도부족이나 눈부심이 심할 때 대상물의 식별을 위하여
    눈을 너무 무리하게 사용하여 발생한다.
  ③ 안구진탕증(眼球振盪症) : 부적당한 조명 하에서 안구가 좌우 상하로 부단히
    동요하는 현상인데, 탄광부 등에서 볼 수 있다.
  ④ 전광성 안염, 백내장의 원인이 될 수 있다.
  ⑤ 작업능률 저하 및 재해발생 등이 있을 수 있다.

4) 환기

  환기란 실내의 오염된 공기를 내보내고 실외의 신선한 공기가 들어오게 하는 것
을 말한다.
  환기의 기초가 되는 인체의 생리에 관한 수치는 1인 1시간에 대하여, ① 호흡공
기량 $0.5m^3$, ② 이산화탄소 배설량 $0.02 \sim 0.25m^3$, ③ 방열열량 $100 \sim 150cal$, ④ 수증
기 방산량 $40 \sim 50g$, ⑤ 산소소비량 $0.023 \sim 0.03m^3$ 등이다. 환기방법으로는 자연환기와
인공환기의 두 가지가 있다.

■ 자연환기 : 자연적으로 환기가 되는 것으로 실내외의 기압차, 기온차, 기체의 확
  산성 등이 원동력이 된다. 자연현상이기 때문에 계획적으로 환기량을 결정하거나
  임의로 조절하기가 곤란하지만, 일반주택에서는 거의 이 방법에 의존하고 있다.
    무풍시의 환기는 주로 온도차에 의한다. 실내의 기온이 외부 기온보다 높을 때
  에는 실내공기가 팽창하여 상승하고 실내의 상부기압이 증가하여, 공기가 밖으로
  나가 환기가 이루어지는데, 이와 같은 환기를 중력환기라 한다. 따라서 중간에 내
  외의 기압차가 없는 중간대가 생기며, 이를 중성대라 한다. 한편, 실내의 기온이
  외부 기온보다 높을 때에 자연환기를 하려면 될 수 있는 대로 높은 곳에 있는 창
  을 이용하는 것이 좋다. 또 바람이 있을 때에는 모든 창을 밀폐해도 환기가 촉진
  된다. 온도차에 의한 환기와 풍력에 의한 환기의 어느 쪽이 더 큰 것인가는 온도
  차의 대소, 풍속의 대소에 따라 달라지지만, 일반적으로 난방이 필요하지 않은 계

절에는 풍력에 의한 환기가 크며, 기온이 낮은 계절에는 온도차에 의한 환기가 크다.

■ 인공환기 : 큰 건물, 주방, 극장, 공장 등에 있어서 자연환기만으로 불충분할 경우에는 기계력을 이용한 인공적 환기가 필요하다. 인공환기 방법은 공기조종법(carrier식), 배기(흡인)식 환기법, 송기식 환기법, 평형식 환기법 등이 있다. 인공환기법의 보조환기법으로 지붕이나 천정을 이용한 자연환기에 의한 옥배환기법(**星背換氣法**)을 병행하기도 한다. 배기식 환기법은 오염물 배기나 처리에 유효하며, 송기식 환기법은 오염물 제거에는 효과가 없으나 신선한 공기를 공급하여 주며 오염물을 희석시킨다. 효과적인 것은 급배기를 함께 할 수 있는 평형식 환기법이다. 공기조종법은 공기의 온·습도를 조정할 수 있고 배기의 오염물을 처리하는 여과설비를 갖추고 있어 가장 이상적인 방법이다.

■ 필요환기량(required amount of ventilation)의 산출법 : 필요환기량이란 1시간 내에 실내에서 교환되어야 하는 공기량을 말하는데, 공기 중의 CO_2의 농도를 지표로 할 때에 1인 1시간당 필요환기량은 다음 식에 의하여 산출된다.

$$V = \frac{K}{C_0 - C}$$

V : 1인당 소요 환기량(m^3/hr)

K : 1인 1시간당 방출 CO_2량

C_0 : CO_2의 서한량(0.1%)

C : CO_2의 실외농도(0.3%)

이 때 , K=22.6L(Rubner에 의함),

$$V = \frac{2.26}{0.1 - 0.03} \fallingdotseq 32.3(m^3)$$

이다. 그러므로 가령 $10m^3$의 거실이라면 32.3/10 = 3.23(회) $15m^3$의 거실이라면 32.3/15 = 2.16(회)이다. 즉, 1시간에 각각 2회 및 3회의 환기가 필요한 것이다.

◇ 표 2-8   적정 실내온도 ◇

구분	온도(℃)
거실, 사무실	18~20
침실	14~16
욕실, 병실	20~22
강당	16~18
대합실	10~15

5) 실내 온도조절

일반적으로 의복에 의한 체온조절 범위가 10~26℃이므로 쾌적한 실내온도의 조절을 위하여 10℃ 이하에서는 난방을, 26℃ 이상에서는 냉방을 해야 한다.

(1) 적정 실내 온·습도

실내의 최적온도는 일반적으로 18±2℃의 범위이고, 침실의 적정온도는 15±1℃이지만 실내온도가 일정하여야 하며, 두부와 발의 온도차가 2~3℃ 이하이어야 하며, 실내습도는 40~70% 범위가 가장 적당하다.

(2) 난방

태양열에 의한 자연난방도 생각되지만 일반적으로는 인공적 난방이 문제된다. 여기에는 국소난방과 중앙난방의 두 가지가 있다.

■ 국소난방(local heating) : 과거 우리나라의 대표적 난방법인 온돌에 의한 난방이 해당되며, 온원을 실내에 두는 방법을 말한다. 이외에 국소 난방법으로는 화로, 스토브, 난로, 페치카 등이 사용된다. 화재 및 안전사고의 위험이 크다.

■ 중앙난방(central heating) : 방열장치를 일정한 장소에 설치, 발생되는 열을 배관 등을 이용하여 각 실에 보내는 방법인데, 이 방법이 광범위하게 응용되어서 열이 각개 건물에 배급된 때에는 지역난방이라고 한다. 중앙난방법에는 ① 공기조절법(carrier system), ② 온수난방법, ③ 증기난방법 등이 있다.

(3) 냉방

국소냉방법에는 room cooler, air conditioner, 선풍기 등이 있으며, 중앙냉방법에는 carrier system이 있다. air conditioner는 냉각공기에 의하여 냉방하는 방법으로 비교적 작은 규모의 실내에 적합하며, carrier system은 냉·난방에 모두 사용되는데 공기의 세정작용까지 되어 위생적이다. 냉방시 실내외의 온도차는 5~7℃ 이내가 좋으며, 10℃ 이상의 차이는 건강상 해롭기 때문에 냉방시는 실내외의 온도차가 5~7℃ 이상 되지 않도록 조정해야 한다. 냉방에 노출되는 시간이 너무 많거나 실내외의 온도차이가 너무 심할 경우 냉방병에 걸릴 수 있는데, 증상으로는 감기증세의 지속이나 소변량의 증가, 요통·신경통, 생리불순 및 위장장애가 있다.

제 8 절　의복보건

1. 의복의 정의 및 필요성

의복이란 체표면과 의복 내외 표면에 한정된 공간 전체를 말하는 것으로, 의복위생은 복장을 구성하는 각 피복재료가 함유한 공기는 물론 피복과 피복간에 개재된 공기층까지도 포함하는 개념이다.

의복은 일반적으로, ① 장식, ② 위엄, ③ 수치심, ④ 예의, ⑤ 체온조절, ⑥ 신체보호 등의 목적으로 필요하며, 기능상으로는 ① 체온조절 기능의 보조, ② 피부의 보호 등의 목적으로 필요하다.

2. 의복기후

의복에 의해 기온을 조절할 수 있는 외기온도의 범위는 10~26℃(18±8℃)이며, 안정시 의복기후의 기온이 30℃ 이하에서는 냉감을, 34℃ 이상에서는 더운감을 느끼게 한다. 의복과 체표 사이에는 의복기후가 형성되는데, 쾌감을 줄 수 있는 조건은 ① 안정시는 온도가 32±1℃이고, 습도는 50±10%이며, 기류는 10cm/sec일 때이고, ② 보행시는 평균기온 30±1℃이고, 습도는 45±10%이며, 기류는 40cm/sec일 때이다.

3. 의복의 위생학적 성질

의복은 ① 온도조절능력이 우수할 것, ② 피부의 감촉이 좋을 것, ③ 더럽혀지지 않을 것, ④ 세탁에 적합할 것, ⑤ 가벼울 것, ⑥ 외래의 위험에 대한 방어력이 강할 것, ⑦ 신체활동에 적합할 것 등이 요구되며, 이상과 같은 요구를 충족시키는 사항을 보건학적 견지에서 보면 의복의 열전도성, 방한력, 흡습성, 흡수성 등으로 구분할 수 있다.

1) 의복의 열전도성

피부로부터의 열을 외부로 방출하는 데는 의복의 열전도성이 중요한 역할을 담당한다. 추울 때는 보온을 위해서 의복의 열전도율이 작을 필요가 있는데, 의복의 열전도율이 작다는 것은 보온력이 크다는 것을 의미하며, 이 열전도성은 함기성과 반비례한다. 동물 털의 열전도율은 6.1, 견직물 19.2, 마직 29.5, 함기량은 모피 98%, 모직 90%, 무명 70~80%, 마직 50% 정도이다.

2) 의복의 방한력

방한력이란 열 차단력을 말하는데, 방한력의 단위는 CLO가 사용되고 있다. 1 CLO는 기온 21℃, 기습 50% 이하, 기류 10cm/sec에서 피부 온도가 33℃로 유지될 때의 의복의 방한력을 말한다. 나체시(0 CLO)의 적당한 기온은 30℃이므로 1 CLO의 보온성은 9℃에 해당되고, 2 CLO의 의복 착용시는 12℃가 적당하지만 기류, 기습에 따라 다르다.

방한력이 가장 좋은 것은 4~4.5 CLO이고 방한화 2.5 CLO, 방한장갑 2 CLO, 보통 작업복 1 CLO이다.

3) 흡습성

흡습성이란 공기 중의 수증기를 흡수하는 능력으로 포화수증기 100%인 경우, 동물의 털은 28%, 견사 17%, 목면 및 마직은 12%의 수분을 흡수한다.

4) 흡수성

흡수성은 물에 습윤되는 성질을 말하며, 일반적으로 인조섬유가 수분을 제일 잘 흡수하며, 다음은 식물성 섬유, 동물성 섬유 순이다. 흡수성은 흡습성의 반대이기 때문에 손수건 및 타올 등은 목면류를 사용하고, 외투나 코트 등은 양모나 견직물 등을 사용한다.

4. 의복과 건강

의복의 중량은 의복을 착용하였을 때 혈액순환이나 호흡의 방해 등이 있어서는 안되며, 신체적 활동이 자유스러워야 한다. 가능하면 가벼워야 하며, 총 중량이 5kg을 초과하면 활동이 부자유스럽다. 의복의 지나친 후착(厚着)은 체열방열, 신진대사, 피부저항력 등에 장애를 일으켜 울열증이 생길 수 있으며, 영유아는 울열성 이질이 생길 수도 있다. 또한 의복에 의한 피복압은 인체의 혈액순환, 각 부위의 운동에 밀접한 관계가 있으므로 여자의 경우 코르셋, 치마끈, 남자의 경우 넥타이, 구두끈 등에 의한 지나친 압박을 삼가하여야 한다.

의복의 오염이나 병원균에 오염되지 않도록 하여야 하며, 잠옷을 입을 경우 침실의 온도는 2~3℃ 낮은 편이 좋고, 모자도 방한·방서의 역할을 하는 데 가벼운 것이 좋으며, 양말은 여름에는 견직이나 목면이 적당하며, 통기성이 있어야 하고, 방한화는 1kg 이하로 2.5 CLO가 좋다.

제9절 구충·구서

인간과 가축에 직접·간접으로 피해를 주거나 질병을 매개함으로써 건강을 해치는 곤충류 및 설치류에 대한 생태를 파악하고 이들에 의한 피해를 사전에 예방하고자 하는 작업이 구충·구서(驅蟲·驅鼠)이다.

위생해충은 인간에게 질병을 매개하는 것 이외에 질병과는 직접적인 관계가 없으나 혐오감을 주는 곤충도 포함하여, 실제적으로는 절족동물이나 설치류의 일부를 포함하여 다루고 있다.

위생해충의 종류에는 절족동물로 곤충강, 거미강, 게새우강, 지네강, 노래기강 등이 있으며, 곤충강에는 바퀴목, 파리목, 이목, 벼룩목, 나비목, 벌목 등이 있는데 우리나라에서 가장 문제가 되고 있는 것은 파리, 모기, 바퀴 등이다. 그리고 쥐에 대한 구제도 넓은 의미에서 다루고 있다.

1. 구충 · 구서의 일반적 원칙

구충 · 구서에는 4가지 지켜야 할 원칙이 있다.

- 발생원 및 서식처의 제거 : 가장 근본적인 대책이며, 가장 중요한 원칙이다. 쓰레기장이나 화장실의 구더기, 하수구나 방화수통의 장구벌레, 집안의 쥐 서식처 등을 제거하여야 한다.
- 발생초기에 실시 : 해충의 증식은 기하급수적이므로 발생초기에 구제하는 것은 성충을 구제하는 것의 수십 배의 효과를 기대할 수 있다.
- 생태, 습성에 따라서 실시 : 구제효과는 대상동물의 생태, 습성을 정확히 파악함으로써 효과적인 구제책이 강구될 수 있다.
- 광범위하게 동시에 실시 : 이웃집 모기나 파리가 날아오지 않는다는 보장이 없는 한 어느 한 가정의 노력만으로 효과를 기대할 수 없으므로, 일정한 시각에 동시에 시작하는 것도 이 원칙에 의한 것이라 할 수 있다.

2. 위생해충의 피해와 구제방법

해충에 의한 보건위생상 피해는 직접적인 피해와 간접적인 피해로 구분할 수 있다.

1) 직접적피해

- 곤충에 물렸을 때의 피부조직의 기계적 외상

■ 병원성균의 2차적 감염
■ 인체에 독성물질의 주입에 의한 피해
■ 흡혈 및 영양물질의 탈취
■ 체내 기생에 의한 피해
■ 피부염, 알레르기
■ 수면방해

2) 간접적피해

① 질병의 기계적 전파, ② 질병의 생물학적 전파, ③ 정신적, 경제적 피해 등이 있다.

3) 위생해충의 일반적 구제법

■ 환경적 방법 : 발생원 및 서식처 제거
■ 물리적 방법 : 유문등 사용, 각종 트랩, 끈끈이 사용
■ 화학적 방법 : 속효성 및 잔효성 살충제 분무
■ 생물학적 방법 : 천적이용, 불임웅충 방사법 등

위생해충의 구제에 가장 많이 사용되는 것은 살충제인데, 살충제의 조건은 첫째, 인축에 대한 독성이 낮거나 없어야 하며, 둘째 방제대상 해충에는 살충효과가 커야 하고, 셋째 환경오염 및 악취가 없어야 하며, 넷째 살충작용의 범위가 좁아야 하고, 다섯째 살충제의 물리적 성질이 양호해야 한다.

세계보건기구 매개종생태 및 구제 전문위원회(1983년)에 의하면 효과적으로 구제할 수 있는 경제성을 고려한 모든 기술과 관리의 방법으로 통합적 방법을 추천하는데, 즉 물리적, 화학적, 생물학적 방법 중 두 가지 이상의 방법을 사용하는 것을 말한다.

3. 위생해충의 생태

1) 파리(housefly)

우리나라에는 19개 과의 파리종이 있으며, 이 중 보건학상 문제가 되고 가장 많

이 활동하는 것은 집파리(*Musca domestica*)이다. 집파리에는 큰집파리(*Musca stabulans*), 공주집파리(*Fania canicularis*), 금파리(*Lucilia caesar*), 쉬파리(*Sarocophaga sp.*), 쇠파리(*Stomoxys calciterans*)가 있으며, 이외에도 작은집파리, 들집파리, 검정공주집파리 등이 있다.

(1) 파리의 생태
■발생장소 : 집파리는 변소보다 쓰레기장이나 퇴비장에 잘 발생하고, 쉬파리, 큰검정파리는 변소, 쓰레기장, 동물 시체 등에서 잘 발생한다.
■파리의 기호 : 집파리는 음식물을 즐기며, 금파리, 쉬파리는 생선을 즐기고 쇠파리는 동물의 피를 흡혈한다.
■파리의 활동성 : 주간 활동성으로, 오전 10시부터 오후 2시 사이에 가장 활발하다.
■생활환 : 파리류는 모두 완전변태를 하는 곤충으로 알 → 유충(구더기) → 번데기 → 성충으로 발육한다. 알의 부화기간은 6~24시간이고, 유충기간은 3~4일에서 10여 일 정도이며, 번데기 기간은 종류에 따라 4~5일에서 2~3주이다.

(2) 파리에 의한 피해
파리는 음식물이나 분비물 등을 섭취하고 먹이를 취할 때는 소낭(crop)의 내용물을 토하고, 발톱 아래에 있는 강모가 점착성이 있어 병원체를 묻혀서 운반하기에 적합한 형태를 갖고 있으므로 전파를 잘 한다. 파리류가 매개하는 질병에는 다음과 같은 것이 있다.

■소화기계 전염병 : 장티푸스, 파라티푸스, 이질, 콜레라, 식중독균 등의 전파
■호흡기계 전염병 : 결핵, 디프테리아 등의 전파
■기생충 질환 : 회충, 편충, 요충, 촌충 등의 전파
■소아마비, 화농균 등의 전파와 흡혈에 의한 피해, 승저증(蠅蛆症 : 인체조직에 파리의 유충이 기생하므로 발생)이 있을 수 있으며, 불쾌감을 주고 수면방해를 한다.

(3) 파리의 구제방법
파리는 종류에 따라서 생태나 습성에 따라 차이가 있을 수 있으나 일반적으로 다음과 같이 요약할 수 있다.

■환경적 방법(서식처 및 발생원 제거) : 근본적인 방법으로 부엌(취사실)의 청결, 화

장실의 관리, 쓰레기장 관리, 퇴비장 관리, 하수구의 청결 등이 필요하다.

■ 유충구제법 : 발생초기에 구제한다는 뜻으로 볼 때 의미가 크며, 살충제 및 생석회 등이 이용된다.

■ 기계적 방법(이학적 방법) : 성충구제법으로 파리통, 파리채, 끈끈이 테이프법 등이 있다.

■ 성충구제법(화학적 방법) : 속효성 살충제 분무법이 있다.

2) 모기(mosquitos)

우리나라에 서식하는 모기의 종류는 현재 3속 51종으로 기록되어 있으며, 그 이상 서식하는 것으로 본다. 그 중에서 질병매개 작용을 하는 종류는 ① 중국얼룩날개모기(*Anopheles sinensis*), ② 작은빨간집모기(*Culex tritaeniorhynchus*), ③ 토고숲모기(*Aedes togoi*) 등과 빨간집모기, 한국얼룩날개모기, 얼룩날개집모기 등 많은 종이 보고 되었다.

(1) 모기의 생태

모기는 일반적으로 여름철에 많이 발생하는데, 완전변태 곤충으로 그 생활환은 그림 2-8과 같다. 유충과 번데기는 수중에서 보내는데 유충은 4회 탈피하며, 학질모기, 집모기 등은 성충으로 월동하는데, 주로 암놈이 굴속, 동굴, 볏집속 등에서 월동하지만 숲모기속은 알로 월동한다. 웅충은 20~30마리 또는 수백 마리가 모여 있는데, 암모기가 특유의 비상음을 듣고 찾아들어 교미한다. 암놈만이 산란하기 위하여 흡혈을 하며, 흡혈활동 시간에 따라 주간활동성과 야간활동성으로 나누어진다.

(2) 모기에 의한 피해

인간의 건강에 있어 모기에 의한 가장 큰 피해는 전염병의 전파이며, 모기가 매

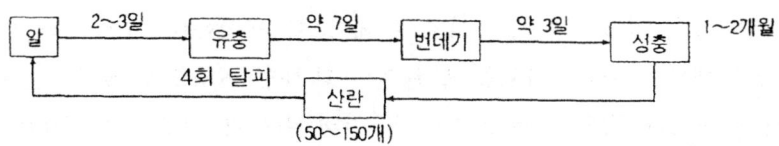

◇ 그림 2-8 학질모기의 생활사 ◇

개하는 대표적인 전염병은 말라리아(중국얼룩날개모기), 일본뇌염(작은빨간집모기), 사상충증(토고숲모기), 황열, 뎅기열(Aedes aegypti) 등이 있으나, 우리나라에서는 말라리아, 말레이사상충증 및 일본뇌염 등이 보고되었다. 그 밖에 피부교자, 흡혈 및 수면방해 등의 피해를 준다.

(3) 모기의 구제와 관리방법

■ 환경적 방법 : 발생지의 제거로, 방화수통, 하수구, 고인물 등이 장기간 정체하지 않도록 해야 한다.

■ 유충 구제방법 : 모기의 유충은 일반적으로 흐르는 물에는 산란하지 않고 정체되어 있는 수역에 산란한다. 따라서 유충구제는 석유를 수표면에 도포함으로써 유충의 호흡장애를 일으키게 하는 방법과 유충의 충체에 permethrin, S-biollin, fenitrothion, dieldrin 등의 살충제를 침투시키는 방법이 있다.

■ 성충 구제법 : 속효성 살충제 공간살포법(space spray)으로 분무기 사용이나 연무법 등이 사용되는데, 주로 속효성 살충제인 pyrethrin, allethrin, DDVP, lindane 등이 사용된다. 또한 잔효성 살충제의 잔류분무(residual spray)로 permethrin 등 피레스로이드계 살충제를 사용한다.

■ 기타 : 기피제로 몸에 바르는 것이나 모기향 등이 사용된다.

3) 바퀴(cockroach)

원시적 형태의 곤충인 바퀴는 약 4,000여 종이 알려졌으나, 우리나라에서는 4속 7종이 보고되었으며, 가주성 바퀴로는 독일바퀴(*Blattella germanica*), 일본바퀴(*Periplaneta japonica*), 이질바퀴(*Periplaneta americana*), 먹바퀴(*Periplaneta fuligionosa*) 등이 있으나, 독일바퀴(*Blattella germanica*)가 제일 흔한 종류이다.

(1) 바퀴의 생태

바퀴는 야생종이 많으며, 가주성 바퀴는 온도, 습도가 1년 내내 유지되는 음식점, 주점, 다방, 과자점, 식품점, 병원, 아파트 등에 많이 서식한다. 또한 야간활동성이고 잡식성이며 군거생활을 한다. 바퀴는 불완전 변태하는 곤충으로 알은 난협 속에 있으며, 부화된 유충은 바퀴의 종류에 따라서 변태 횟수가 다르나 6~10회 탈피한다. 바퀴의 생활환은 그림 2-9와 같다. 성충이 되면 교미활동을 하고 암놈은 죽을 때까

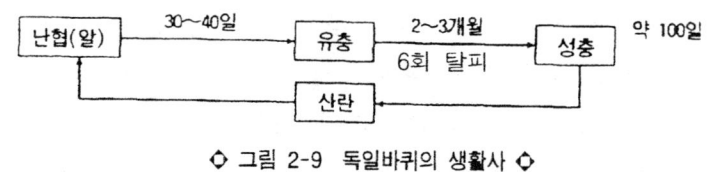

◇ 그림 2-9 독일바퀴의 생활사 ◇

지 산란을 계속하며, 수명은 3~4개월에서 1년 이상으로 종류에 따라 다르다.

(2) 바퀴에 의한 피해

바퀴는 일반적으로 불쾌감이나 공포감을 일으키며, 바퀴에게 물려서 상처가 나거나 피부질환을 일으키기도 한다. 또한 특이체질의 경우 알레르기(allergy) 반응을 일으켜 호흡기 질환을 일으키기도 하며, 바퀴의 체표나 다리의 극모 등에 의한 병원체의 전파나 반소화물을 토해 내서 병원체를 전파하기도 한다. 대표적인 전파전염병에는 소화기계 전염병인 세균성이질, 콜레라, 장티푸스, 살모넬라, 유행성 간염 및 소아마비 등과 호흡기계 질병인 결핵, 디프테리아, 기생충 질병인 회충, 구충, 아메바성 이질 등이 있다.

(3) 바퀴의 구제

바퀴는 대형 해충으로 야간활동성이어서 구제가 잘 되지 않으며, 번식력이 강해서 일시적인 구제로는 효과가 없으며, 성충은 물론 난협까지 완전히 박멸하지 않으면 빨리 번식한다.

■ 유인에 의한 접착제 사용법
■ 붕산(40%) 또는 아비산석회(5%), 불화소다(20%) 등과 찐 감자 및 설탕을 혼합하여 독제로 사용한다.
■ 서식처 제거나 공장 등에서는 열탕수 분무법이 사용된다.
■ 살충제(permetrin, S-biollin, bioresmethrin, phenothrin, fenitrothion 등) 분무에 의한 구제방법이 있으며, 가장 많이 이용되고 있다.

4. 쥐의 특성과 구제법

우리나라에 서식하는 쥐는 모두 15종이 기록되어 있고, 가주성(家住性)쥐, 반가주성쥐 및 야서성(野棲性)쥐로 분류된다. 가주성쥐인 지붕쥐(*Rattus rattus*), 시궁쥐(*R. norvegicus*), 생쥐(*Mus musculus*) 등 3종이 사람과 가장 밀접한 관계를 가지고 있어 곡물의 피해와 질병매개, 위생해충(벼룩)의 서식처 역할 등을 한다. 야서성쥐에는 등줄쥐, 흰넓적다리붉은쥐, 뫼밭쥐, 갈밭쥐, 쇠갈밭쥐 등이 있으며, 주로 농작물의 피해나 유행성출혈열 전파와 관계가 있다.

1) 가주성쥐의 특성

■ 시궁쥐(brown rat, Norway rat) : 집쥐라고도 하며, 체중이 400~500g 정도로 몸이 큰 종류로서 몸통보다 꼬리가 약 10% 정도 짧은 것이 지붕쥐와 구별된다. 부엌, 축사, 경작지, 하수구, 쓰레기통 등에 서식한다.

■ 지붕쥐(roof rat) : 곰쥐라고도 하는데 집쥐보다 약간 작으며, 꼬리가 몸통보다 길고 주로 천정, 벽틈, 곡물창고 등에 서식하는데, 수직 등반을 잘 해서 파이프나 벽을 타고 잘 올라간다.

■ 생쥐(house mouse) : 주로 인가나 들에 살며 농작물 보관소, 농경지에 많이 서식하는 작은 쥐로서 몸통과 꼬리의 길이가 비슷하며, 머리에 비해 귀가 크고 발이 작은 것이 특징인데, 시궁쥐와 지붕쥐의 새끼는 귀가 작기 때문에 생쥐와 구별된다.

2) 쥐가 전파할 수 있는 질병

■ 세균성 질병 : 페스트, 와일씨병, 서교열, 살모넬라증
■ 리케치성 질병 : 발진열, 쯔쯔가무시병
■ 바이러스성 질병 : 유행성출혈열
■ 기생충 질병 : 아메바성이질, 선모충증

3) 쥐의 구제법

■ 환경적 방법 : 서식처의 제거방법이나 방서장치를 하는 것이 최선의 방법으로 식당, 식량창고, 쓰레기장 등의 환경개선으로 쥐가 서식할 수 없도록 하는 것이 선행되어야 한다.

■ 포서기 이용법 : 압살법, 포서망법 등 쥐덫을 이용하여 구제한다.

■ 천적 이용법 : 고양이의 사육법

■ 살서제 이용법 : 곡물, 생선 등 미끼(bait)에 기름, 설탕 등을 첨가하고 살서제인 황인 8%, 비소화합물, ANTU(α-naphthyl-thiourea), 불화질산소다, warfrin 등을 첨가하여 사용하거나, 훈연제로 아황산가스, 이황화탄소, 일산화탄소, 청산, 수소가스 등을 이용하여 구제한다.

제10절 소 독

1. 소독의 정의

인간을 포함한 모든 생물은 자연환경 조건에 적응하고 순화되므로, 불리한 환경에 대해서도 이겨낼 수 있는 저항력을 형성하여 생존해 간다. 미생물의 경우에 있어 생존에 필요한 기본요소는 영양소, 온도, 습도, pH, 산소유무 등이다.

소독(disinfection)이란 위의 미생물의 생존환경이나 생명현상을 크게 변화시키는 조작으로, 병원미생물의 생활력을 파괴 또는 멸살시켜 감염 및 증식력을 없애는 조작이다. 병원균은 존재할 수 있지만 질병을 일으킬 수 없는 상태로 만드는 것을 말한다.

멸균(sterilization)이란 강한 살균력을 작용시켜, 모든 미생물의 영양형은 물론 포자까지도 멸살 또는 파괴시키는 조작으로, 멸균은 소독을 의미하지만 소독은 멸균을 의미하지는 않는다. 방부(antiseptic)란 미생물의 발육과 생활작용을 저지 또는 정지시켜 부패(putrefaction)나 발효(fermentation)를 방지하는 조작으로, 방부가 소독이 될 수는 없으나, 소독은 방부가 될 수 있다. 따라서 그 작용을 강도 순으로 보면 멸균, 소독, 방부의 순이라 할 수 있다.

2. 소독방법

소독방법을 결정할 때는 ① 전염병이 소화기계 전염병인지, 호흡기계 전염병인지

또는 곤충이 매개하는 전염병인지를 알아야 하고, ② 전염병이 직접전파인지 간접
전파인지를 확인해야 한다. ③ 병원체는 세균인지 바이러스인지 또는 포자형성균인
지 아닌지를 알아야 하며, ④ 소독대상물은 무엇이며, 그 성질은 무엇인지를 파악하
고 소독방법을 결정하여야 한다.

　소독법은 이학적 소독법(physical disinfection)과 화학적 소독법(chemical disinfection)
으로 나누어 생각할 수 있는데, 이학적 소독방법은 열처리법과 무가열멸균법 및 기
타 방법으로 구분되며, 화학적 소독방법으로는 여러 가지 소독용 약제가 개발되어
사용되고 있다.

1) 이학적 소독법(물리적 멸균법)

(1) 열처리법

　열에 의한 멸균방법에는 건열멸균법(dry heat sterilization)과 습열멸균법(moist heat
sterilization)이 있다.

■ 건열멸균법 : 건열멸균법은 화염멸균법(flame sterilization)과 건열멸균법으로 나뉜
　다.
　① 화염멸균법 : 금속류, 유리봉, 백금루프, 도자기류 등의 소독을 위하여 불꽃 속
　　　에 20초 이상 접촉시키는 방법으로, 표면의 미생물을 멸균시키는 방법이다.
　　　오물 등의 소각법도 화염멸균법으로서 가장 강력한 멸균법이다.
　② 건열멸균법 : 건열멸균기(dry oven)를 이용하여 고무제품을 제외한 유리기구,
　　　주사침, 유지, 글리세린, 분말, 금속류, 자기류 등에 주로 사용하는데, 보통
　　　170℃에서 1~2시간 처리한다.

■ 습열멸균법 : 습열멸균법에는 자비멸균법(boiling water sterilization), 고압증기멸균법
　(steam sterilization under pressure), 유통증기멸균법(free flowing steam sterilization)
　및 저온소독법(low heat sterilization) 등이 있다. 습열멸균은 건열에 비하여 세포
　내 열전도성이 크기 때문에 건열에 비하여 단시간 내에 멸균효과를 가져올 수 있
　어 가장 광범위하게 사용되는 멸균방법이다.
　① 자비멸균법 : 끓는 물 100℃에서 식기류, 도자기류, 주사기, 의류 등을 15~20
　　　분간 처리하는 방법으로, 100℃를 넘지 않으므로 포자 등은 제거할 수 없어
　　　완전멸균을 기대할 수는 없다. 따라서 소독효과를 높이기 위해서는 석탄산

(5%)이나 크레졸(2~3%)을 첨가한다.

② 고압증기멸균법 : 포자형성균의 멸균에 제일 좋은 방법으로 실험실이나 연구실에서 가장 많이 사용되는 방법으로, 주로 고압증기멸균기(autoclave)가 사용된다. 이 경우는 10Lbs(115.5℃)에서 30분간, 15Lbs(121.5℃)에서 20분간, 20Lbs(126.5℃)에서 15분간 처리하며 주로 초자기구, 의류, 고무제품, 자기류, 거즈 및 약액 등의 멸균에 사용된다.

③ 유통증기멸균법 : 고압증기멸균으로 부적당한 경우에 사용되는데, Arnold 멸균기나 Koch 멸균기를 사용하여 유통증기(100℃)를 30~60분간 가열하는 방법으로 멸균대상물은 자비소독의 경우와 같다. 그러나 증기소독은 포자를 파괴할 수 없기 때문에 포자를 형성하는 세균오염이 예상되는 경우는 포자를 완전사멸하기 위해서 간헐멸균(fractional sterilization)을 하는데, 1일에 1회씩 100℃의 증기로 30분간씩 3회 실시하며, 유통증기를 처리하지 않을 때는 포자가 발아할 수 있도록 20℃의 실온에 보관한다.

④ 저온소독법 : 결핵균, 소 유산균, 살모넬라균 등 포자를 형성하지 않는 세균의 멸균을 위해서 사용되는 방법으로, 우유는 63℃에서 30분, 건조과실은 72℃에서 30분, 포도주는 55℃에서 10분간 소독하는데, 주류는 부패방지가 주목적이다.

⑤ 초고온순간멸균법 : 멸균처리기간의 단축과 영양물질의 파괴를 줄이기 위하여 사용되는데, 우유에서는 135℃에서 2초간의 순간적 열처리로 영양분의 파괴를 방지하면서 선택적으로 미생물만을 멸살시키는 방법으로 사용된다.

(2) 무가열멸균법(無加熱減菌法)

가열하지 않고 멸균하는 방법에는 자외선멸균법(ultraviolet-ray sterilization)과 초음파멸균법(ultrasonic disintegration), 동위원소멸균법, 일광소독법 등이 있다.

■ 자외선멸균법

태양광선의 자외선에 의한 소독으로, 자외선 중 2,650Å 부근의 자외선은 세포에 돌연변이를 유발하여 세균을 사멸시킨다. 자외선 살균등은 2,650Å의 것이 주로 사용되는데 주로 무균실, 수술실, 제약실 등에서 공기, 물, 식품, 기구, 용기 등의 소독에 이용되며, 결핵균, 디프테리아균 등에는 2~3시간이면 살균효과를 얻을 수 있다.

자외선 취급시 주의를 요하는데, 자외선은 사람에게도 세포에 돌연변이를 유발할 수 있으며, 눈에 작용하여 설안염이나 설맹을 유발할 수 있다.

■ 초음파멸균법

　매초 8,800Hz의 음파는 강력한 교반작용(agitation)으로 균체를 파괴시키는 살균력이 있으며, 식품, 액체 약품, 시약 등의 멸균에 이용되고 있다. 20,000Hz 이상의 진동(vibration)에서도 강력한 살균력이 있다.

■ 전류멸균법

　전류를 처리하면 균체가 함유하고 있는 sodium chloride ion을 유리시킴으로써 살균작용을 하며, 이때 발생된 열도 살균작용을 하는데, 하수에 해수를 첨가하여 전기를 처리하는 방법으로 소독을 하기도 한다.

■ 방사선멸균법

　방사선은 미생물 세포 내 핵의 DNA나 RNA에 작용하여 단시간 내에 살균작용을 하는데, 일반적으로 ^{60}Co, ^{137}Cs 등에서 발생하는 방사선을 이용하여 멸균한다. 또한 강한 투과력으로 각종 용기, 목재, 플라스틱 제품, 포장상품 등을 포장을 개봉하지 않고도 중심부까지 멸균할 수 있다는 장점이 있다. 그러나 방사선 취급자의 방사선 오염의 우려 등 안전성 및 유해성에 상당한 주의를 요한다.

■ 냉동법

　식품의 저장에 주로 사용되며, 살균의 효과가 있는 것이 아니라 균의 번식이나 활동을 억제할 뿐이다. 그러므로 냉동 저장된 식품을 실온에 보관하면 적절한 환경이 이루어질 경우 균은 다시 증식하게 된다.

■ 세균여과법

　화학물질이나 열을 이용할 수 없는 시약, 주사제 등의 액체상태의 물질을 세균여과기(bacteriologic filter)를 이용하여 소독하는 방법이며, 여과기의 여과 크기는 0.1～0.4 μm로 세균이 통과하지 못하나, 소형 바이러스 등은 제거되지 않는다.

■ 무균조작법

　무균조작법(aseptic manipulation)은 미생물의 오염을 방지하는 방법으로 무균작업

대, 무균실 등에서 조작함으로써 이미 멸균된 물체의 오염을 방지하는 것이다. 자외
선 등으로 무균실, 무균작업대 등을 멸균한다.

■ 희석법

특정 병원균에 의해 질병을 일으키려면 일정 농도 이상의 균주가 있어야 하기 때
문에 희석에 의해 소독의 효과를 볼 수도 있다.

2) 화학적 소독법

(1) 소독제의 구비조건과 살균기전

■소독제의 구비조건
  ① 살균력이 강할 것
  ② 인체에 대한 안전성이 있을 것
  ③ 물품의 부식성, 표백성이 없을 것
  ④ 용해성이 높고, 안정성이 있을 것
  ⑤ 냄새가 없고 탈취력이 있을 것
  ⑥ 경제적이고 사용방법이 간편할 것

■화학적 소독제에서의 살균작용 원리 : 소독에 의한 살균은 미생물을 구성하고 있는
세포벽, 세포막, 핵산 등의 세포 내용물의 작용을 저해하거나 파괴함으로써 달성
할 수 있다. 즉, 균체단백의 응고작용, 효소의 불활성화, 세포벽 및 세포막의 파괴
작용, 가수분해, 탈수작용, 산화작용 등의 기전을 통해 미생물을 살균할 수 있다.
각종 멸균 및 소독약의 살균작용 및 이용되는 물질에는 다음과 같은 것이 있다.
  ① 산화 : 과산화수소, 오존, 염소 및 그 유도체, 과망간산칼륨
  ② 균체 단백의 응고 : 석탄산, 알코올, 크레졸, 포르말린, 승홍
  ③ 효소의 불활성화 : 알코올, 석탄산, 중금속염
  ④ 가수분해 : 강산, 강알칼리, 열탕수
  ⑤ 탈수 : 식염, 설탕, 알코올
  ⑥ 중금속염의 형성 : 승홍, 머큐로크롬, 질산은
  ⑦ 핵산에 작용 : 자외선, 방사선, 포르말린, 에틸렌 옥사이드
  ⑧ 세포막의 삼투압 변화 : 석탄산, 중금속염, 역성비누 등이며, 각종 살균제의 소

독효과는 여러 가지 기전에 의하여 복합적으로 작용하여 살균효과를 나타낸다.

■ 소독제의 살균력 : 소독제의 살균력을 비교하기 위하여 석탄산계수(phenol coefficient)
가 이용된다. 석탄산계수란 순수하고 성상이 안정된 석탄산을 표준으로 시험균주
를 5분 이내에는 죽일 수 없으나 10분 이내에 완전히 죽일 수 있는 석탄산의 희
석배수와 시험하려는 소독약의 희석배수의 비로 표시한 것이다.

$$석탄산계수 \ = \ \frac{소독약의 \ 희석배수}{석탄산의 \ 희석배수}$$

예를 들어 시험균주로 장티푸스균이나 황색포도상구균을 사용하여 시험할 경
우, 이때 균주를 10분에 사멸하는 석탄산의 희석배수가 90이고 시험소독제의 희석
배수가 180이면 시험소독제의 석탄산계수는 2가 된다.

(2) 소독제의 종류

■ 석탄산(phenol)

방역용 석탄산은 3%(3~5%)의 수용액을 사용하는데, 저온에는 용해가 잘 되지
않으며, 산성도가 높고, 고온일수록 소독효과가 크기 때문에 열탕수로 사용하는 것
이 좋다. 석탄산은 균체 단백의 응고작용, 세포용해작용, 균체의 효소계 침투작용
등에 의해 살균효과를 나타내며, 환자의 오염의류, 용기, 오물, 실험대, 배설물 및
토사물 등의 소독에 사용된다. 석탄산의 장점은 살균력이 안정하고, 유기물에도 소
독력이 약화되지 않으나 피부점막에 자극성이 강하며, 금속 부식성이 있고 냄새와
독성이 강하다는 단점이 있다.

■ 크레졸(cresol)

물에 난용이므로 동량의 크레졸 비누액 3에 물 97의 비율로 크레졸 비누액을 만
들어 사용하는데, 소독력이 강해서 석탄산계수는 2이며, 주로 손, 오물, 객담 등의
소독에 사용한다. 크레졸은 virus에는 소독효과가 적으나 세균소독에는 효과가 크고
유기물에도 소독효과가 약화되지 않으며, 피부 자극성도 없으나 냄새가 강한 단점
이 있다.

■ 승홍(mercury dichloride : 염화제2수은)

승홍은 치사량이 1g 정도로 맹독성이어서 식기구나 피부소독에는 적당하지 않으며, 금속부식성이 강하고, 단백질과 결합하여 침전이 일어나는 단점이 있어 주의를 요한다. 승홍의 살균력은 온도가 높을수록 더 강하므로 가온해서 사용하는 것이 좋다. 물의 0.1% 정도로 사용한다.

■ 생석회(CaO)

백색류의 분말로 습기가 있는 분변, 하수, 오수, 오물, 토사물 등의 소독에 적당하며, 공기에 오래 노출되면 살균력이 저하되므로 주의를 요하며, 포자를 형성하는 세균에 대해서는 효과가 없다. 석회유($Ca(OH)_2$)는 생석회 분말 2, 물 8의 비율로 만들어 사용한다.

■ 괴산화수소(hydrogen peroxide)

3%의 수용액으로 사용되는데, 무포자균을 빨리 살균할 수 있으며, 자극성이 적어서 구내염, 인두염, 입안세척, 상처 등 광범위하게 사용된다.

■ 알코올(alcohol)류

주로 에틸알코올이 사용되며, 주로 피부 및 기구소독에 사용되는데, 상처, 눈, 구강, 비강, 음부 등의 점막에는 사용하지 않는 것이 좋다. 포자형성균에는 효과가 없고, 무포자균에 유효하며, 70~75%의 에탄올이나 30~50%의 isopropyl alcohol이 사용된다.

■ 역성비누(invert soap)

역성비누는 무미, 무해하여 식품소독에 좋으며, 자극성 및 독성도 없고, 침투력 살균력도 강하다. 특히 포도상구균, shigella 균속, 결핵균 등에 유효한데, 0.01~0.1 %액을 사용한다.

■ 약용비누(germicidal soap)

비누에 각종 살균제를 첨가하여 만든 것으로 비누로서의 세척효과와 살균제에 의한 소독효과를 얻기 위하여 만들어졌으며, 손, 피부소독 등에 주로 사용된다.

■ 포르말린

세균단백질을 응고시켜 살균력을 발휘하며 포르말린 가스의 소독에는 수증기가 필요하므로 포르말린 1에 물 34의 비율로 사용 전에 조제하여 사용한다. 강한 자극성이 있으므로 주로 방부제, 선박 등의 소독에 사용된다.

■ 질산은($AgNO_3$)

눈의 결막염, 인두염 및 요로감염증에 주로 사용되며, 자극성이 거의 없다.

■ 표백분($CaOCl_2$)

물에 가하면 염소가스를 발생하여 강한 살균력을 나타낸다. 자극성이 있어 의료용으로는 사용하지 못하며 수영장, 목욕탕, 하수 등의 소독에 이용된다.

■ 붕산(H_3BO_3)

무색의 광택이 있는 결정성 분말로 살균력은 약하나 자극성이 없기 때문에 상처세척에 3%, 위 및 방광세척에 1~3%로 사용하며, 습진이나 피부염에 5~10% 연고로 사용된다.

(3) 소독대상물에 따른 소독방법

■대소변, 배설물, 토사물 : 완전소독방법은 소각법이지만 약품으로서는 석탄산, 크레졸, 생석회 등을 사용한다.
■의복, 침구류, 모직물 : 일광소독, 증기소독, 자비소독을 사용하거나, 크레졸수, 석탄산수에 2시간 정도 담근다.
■초자기구, 목죽제품, 도자기류 : 석탄산수, 크레졸수, 승홍수, 포르말린에 담그거나 뿌리며, 내열성이 강한 것은 증기소독 및 자비소독을 해도 좋다.
■고무제품, 피혁제품, 모피, 칠기 : 석탄산수, 크레졸수, 포르말린수 등을 사용한다.
■변소, 쓰레기통, 하수구 : 분변에는 생석회를, 변기 또는 변소 내는 석탄산수, 크레졸수, 포르말린수를 뿌린다.
■병실 : 석탄산수, 크레졸수, 포르말린수를 뿌리거나 닦는다.
■환자 및 환자 접촉자 : 손은 석탄산수, 크레졸수, 승홍수, 역성비누를 사용하고 몸은 목욕을 시킨다.
■시체 : 석탄산수, 크레졸수, 승홍수, 알코올 등을 뿌리고 관내는 석회로 메운다.

3 환경보전

1. 환경오염의 정의

우리나라 환경정책기본법에 의하면 "환경오염이란 사업활동, 기타 사람의 활동에 따라 발생되는 대기오염, 수질오염, 토양오염, 해양오염, 방사능오염, 소음·진동, 악취 등으로 인간의 건강이나 환경에 피해를 주는 상태를 말한다."라고 정의되어 있다. 환경오염의 정의를 몇 가지 측면에서 살펴보면 다음과 같다.

1) 일반적 개념에 따른 정의

환경오염이란 "인간의 활동에 수반하여 발생하는 유해물질 또는 에너지가 물, 공기, 토양 등을 매개로 하여 계속적인 상태로 일반공중의 건강 또는 지역의 자연환경에 피해를 주는 것이다."라고 정의할 수 있는데, 일반적으로 다음의 5가지 요건이 성립되면 환경이 오염되었다고 한다.
  ① 인간의 활동결과로 생긴 것(원인)
  ② 피해가 물, 공기, 토양 등을 매개로 한 간접적인 것(과정)
  ③ 지속적인 성격을 지닌 것(상태)
  ④ 피해가 일반공중이나 지역사회에 미치고 있는 것(범위)
  ⑤ 인간의 건강 또는 자연환경에 유해한 영향을 주는 것(결과)

2) 사회·경제적 측면에 따른 정의

  "환경오염은 국가발전이나 사회발전을 저해하는 일종의 재해"라고 정의할 수 있다. 도시화, 산업화, 인구증가 등으로 유한한 환경자원의 무분별한 사용으로 자원은 고갈되고, 각종 환경오염물질이 발생하게 되며 자연질서는 파괴된다. 자연의 파괴는 곧 환경오염을 의미한다. 초기에는 환경오염에 의한 피해를 느끼지 못하지만 종국에 가서는 국민전체의 생산활동을 위축시키는 재해로 변하게 된다.

3) 환경기준에 따른 정의

  환경기준이란 어느 값 이하에서는 직접 또는 간접적으로 인간의 건강에 아무런 영향을 주지 아니한다고 설정한 오염물질별 농도와 시간을 의미한다. 환경기준에 설정된 농도 및 폭로시간이 최상의 환경상태를 말하는 것은 아니며, 그 농도 이하에서도 환경오염은 발생할 수 있다. 단지, 인간의 건강 및 생활환경의 보호를 고려하여 설정한 최저의 농도이므로 오염물질의 농도가 환경기준치 이상으로 초과하여 지속될 경우에만 환경이 오염된 상태라고 정의할 수 있다.

4) 환경구성 성분의 변화에 따른 정의

  본래 자연계의 모든 구성요소는 어떠한 외부적인 영향을 받았을 때, 자기 스스로 회복하여 원래상태로 돌이킬 수 있는 성질, 즉 자정능력을 가지고 있다. 그러한 자정능력의 한계를 넘어서 외부의 영향이 지속적으로 누적되면, 자연상태 조성은 변화되며 환경은 파괴되기 시작한다. 즉, 어떤 환경의 원래 구성성분이 자정능력의 한계를 벗어난 외부의 영향으로 인해 변화된 상태를 환경오염이라 정의할 수 있다.

2. 환경오염의 요인

환경오염은 산업혁명 이후 도시화, 산업화가 진행되면서 사회문제로 대두되기 시작했으며, 20세기 후반 공업화된 국가들에서 환경오염 사고가 발생하기 시작하면서 환경오염문제를 더 이상 방치할 수 없다는 인식을 같이하게 되었다. 오늘날 환경오염문제는 지구촌의 재앙으로까지 여겨지는 심각한 문제로서 전 인류가 협력하여 해결해야만 하는 시급한 과제이다. 이와 같은 문제의 근본원인으로는 인구증가, 산업화, 도시화를 들 수 있다.

1) 인구증가

인구의 증가는 직접적으로 자연자원을 소모하고 환경을 오염시키는 동시에 산업화, 도시화를 촉진시켜 환경오염을 가중시키는 역할을 하고 있다.

2) 산업화

산업화는 결과적으로 자원 소모의 증대와 산업장의 각종 오염물질의 배출로 인해 대기, 수질, 토양의 오염 및 소음, 진동 등 환경오염과 자원고갈을 초래하고 있다.

3) 도시화

도시화는 일반적으로 산업화를 수반하고 이로 말미암아 산업인구가 집중되어 도시인구의 과밀을 더욱 촉진시킨다. 늘어나는 인구를 수용하기 위한 인공구조물 시설 확충으로 자연상태의 지형과 지세, 표토의 상태는 크게 변형되고 있어 지표의 유출상태와 대기의 자연적 순환과정을 변화시킴과 아울러 물 사용량 증가, 생활용품의 대량소모로 대량의 환경오염물질을 발생시키고 있다.

이 외에도 경제성장, 과학기술의 발달 및 환경보전에 대한 인식부족 등을 환경오염의 원인으로 들 수 있다.

현대 환경오염의 중요한 특성으로는 ① 오염원(source)의 다양화, 즉 환경오염물질의 다양화, ② 환경의 자정능력의 상실로 인한 환경오염의 누적화, ③ 인구증가, 도시화 등으로 환경오염을 발생시킬 수 있는 산재된 요소들로 인한 다발화, ④ 예전에는 한정된 지역(공단지역, 도시밀집지역)에서 환경오염이 발생하였으나 도시의 비대화 등으로 주변지역으로 광역화되는 경향이 있다.

3. 환경보전의 정의

우리나라 환경정책기본법에 의하면, "환경보전이란 환경오염으로부터 환경을 보존하고 오염된 환경을 개선함과 동시에 쾌적한 환경의 상태를 유지 · 조성하기 위한 행위를 말한다."라고 규정하고 있으며, 또한 환경정책기본법은 그 목적에서 "환경보전에 관한 국민의 권리 · 의무와 국가의 책무를 명확히 하고, 환경보전시책의 기본이 되는 사항을 정함으로써 환경오염으로 인한 위해를 예방하고, 자연환경 및 생활환경을 적정하게 관리 · 보전함을 목적으로 한다."라고 하였다.

4. 환경오염에 대한 국제적 인식

환경문제가 어느 한 지역이나 한 국가만의 노력으로 해결할 수 없다는 인식하에 1972년 6월 세계 113개국의 대표들이 스웨덴의 스톡홀름에서 "인간환경선언"을 한 바 있다. 이 선언은 환경에 대한 인권선언에 비유되고 국제간의 환경문제에 이정표를 세운 중대한 선언이었다. 이 회의에서 "하나뿐인 지구(the only one earth)"라는 표어 아래 다음과 같은 4대 원칙을 발표하였다.

① 인간은 좋은 환경에서 쾌적한 생활을 영위할 기본적 권리가 있다.
② 현재와 미래에 있어서 공기, 물 등의 자연생태계를 포함하여 지구의 천연자원이 적절히 계획 · 관리되어야 한다.
③ 유해물질의 배출 등으로 생태계가 회복될 수 없는 상태로 영향되어서는 안된다.
④ 경제개발, 사회개발, 도시화 계획 등의 모든 계획은 환경의 보호와 향상을 고려하여 계획되어야 한다.

또한 환경문제가 지구전체의 문제로서 전 인류가 공동으로 대처해야 할 것이라는 생각으로 1973년에 UN 산하에 국제환경전담기구인 유엔환경계획기구(UNEP : United Nations Environment Program)가 설립되어 각종 환경문제를 다루고 있다.

그 동안 경제협력기구(OECD)는 회원국에 오염자부담원칙(polluters pay principle)을 권고한 바 있으며, UNEP는 물론 WHO, 세계개발기구(UNDP), 세계기상기구(WMO) 등도 지구오존층 파괴방지, 지구온난화 방지, 지구의 사막화 방지, 생물종의 다양성 보전 등 각종 환경악화 방지와 환경보전을 위한 협약이나 의정서를 채택하는 등 많은 노력을 계속하고 있다.

특히 1992년 6월 인간환경선언 20주년을 맞아 지구환경정상회담(Earth Summit)이 열려 환경과 개발에 관한 유엔회의를 브라질의 리오에서 개최하였는데, 기후변화협약, 생물다양성협약이 채택되었으며, "리오환경선언(Rio Declaration)"이 선포되었고 21세기 지구인의 행동강령인 "의제 21(Agenda 21)"을 채택한 바 있다.

5. 우리나라의 환경보전 노력

우리나라는 1960년대부터 경제개발계획이 추진되면서 산업구조의 근대화, 인구의 도시집중, 공업단지의 형성 등이 급격히 진행되면서 환경오염문제가 점차 심각하게 대두되자, 이를 대처하기 위한 관련법의 존재가 불가피하였다. 이에 1963년 11월 공해방지법이 제정되었으나, 이 법은 소규모 입법이었으며 단일법으로 대기, 하천오염, 소음·진동을 모두 규제하는 입법방식을 취해 실효를 거두지 못하는 유명무실한 상태로 유지되어 오다가 1, 2차 경제개발계획이 끝나고 3차 경제개발계획에 돌입한 1970년대에 들어서면서 환경문제가 점차 현안으로 대두되었으며, 시간이 흐를수록 다양화·심각화되었다. 이에 대처하기 위해서 공해방지법을 전면적으로 개편·보완하여 환경보전의 법적 근거를 마련하는 일이 시급하였고, 마침내 1977년 12월 공해방지법을 폐지하고 환경보전법이 제정·공포되었다.

그러나 이것 역시 날로 다양화, 다발화, 누적화 및 광역화되어 가는 국제환경문제에 시의적절하게 대처하기 어려웠다. 1991년 정부는 종래의 환경보전법을 폐지하고, 환경정책기본법을 비롯한 개별법을 마련하게 되었다. 개별법으로는 대기보전법, 수질보전법, 소음 및 진동규제법, 폐기물 관리법, 해양오염방지법 등 환경보전법의 대체 입법을 제정·운영하고 있으며, 1993년 6월에는 환경영향평가법을 제정·운영하고 있다.

환경영향평가란 "환경에 영향을 미칠 수 있는 개발사업의 계획을 수립함에 있어 그 사업이 환경에 미칠 영향을 미리 예측·평가하여 환경에의 영향을 저감시킬 수 있는 여러 가지 대안을 비교·검토하여 환경보전의 관점에서 경제적·기술적 상황을 감안한 최선의 안을 선택하는 것"이라고 정의할 수 있다. 이러한 환경영향평가는 환경오염의 통제·관리수단이 아니라, 개발과 환경보전의 조화를 객관적으로 규명할 수 있는 새로운 제도적 장치라는 점에서 커다란 의의가 있다.

이들 법률이 제정·운영되는 것은 헌법 제35조 1항에서 "모든 국민은 건강하고 쾌적한 환경에서 생활할 권리를 가지며, 국가와 국민은 환경보전을 위하여 노력하여야 한다."라는 규정과 2항에서 "환경권의 내용과 행사에 관하여는 법률로 정한다."라는 규정에 근거한 것이다.

제 2 절   대기오염 관리

1. 대기오염의 특징

1) 대기오염의 정의

세계보건기구(WHO)가 정의한 바에 의하면 "대기오염(air pollution)이란 대기 중에 인공적으로 배출된 오염물질이 혼입되어 그 양, 질, 농도, 지속시간이 상호작용하여 다수의 지역주민에게 불쾌감을 일으키거나, 보건상에 위해를 끼치며, 인류의 생활이나 식물 및 동물의 성장을 방해하는 상태를 말한다."라고 하였으며, 우리나라 대기보전법에서는 "대기오염으로 인한 국민건강 및 환경상의 위해를 예방하고, 대기환경을 적정하게 관리·보전함으로써 모든 국민이 건강하고 쾌적한 환경에서 생활할 수 있게 함을 목적으로 한다."라고 규정하고 있다.

대기오염물질은 발생물질의 형태에 따라서 발생원(source)으로부터 직접 배출되는 1차 대기오염물질과, 이들 1차 대기오염물질이 대기 중에서 반응하여 새로이 생성된 2차 대기오염물질 즉 광화학 산화물 등으로 나눌 수 있는데 일반적으로 2차 대기오염물질의 영향이 더 크다.

2) 대기오염의 역사

산업혁명 이후 많은 에너지소비 요구로 인해 다량의 화석연료를 소모하게 되어 대기오염의 문제가 심각하게 되었고, 많은 사상자 및 환자를 발생한 대기오염 대사건이 발생하게 되었다.

(1) 영국의 런던 대기오염사건

대기오염을 관리해야 한다는 인식을 알려 준 중요한 사건으로 영국 런던에서는 1960년까지 난방용 석탄가스로 대기오염에 의한 많은 인명피해가 발생했었는데, 특히 1952년 12월 5일부터 9일까지 5일간 지형상 평지이고 무풍상태에서 기온역전, 고습현상(90%)이 발생하여 겨울에 차갑고 습도가 많은 연무가 발생하였다.

그 결과 3주간 4,000명이 사망하고 많은 심폐증환자, 기관지염, 천식환자, 폐렴환자 등이 발생하였고 2개월간 8,000여 명이 사망하였다.

원인물질은 석탄소비로 발생한 아황산가스(SO_2), 공장의 분진이었는데, 이 사건으로 대기오염에서 가장 중요한 지표인 아황산가스 및 매연의 위해성이 있음이 명백히 밝혀졌다.

(2) 미국의 Los Angeles 대기오염사건

런던 사건과 함께 대표적인 사건으로서 1954년 미국 Los Angeles의 해안분지에서

◇ 표 3-1 스모그(smog)의 두 가지 유형 ◇

항 목	London형	Los Angeles형
발생시 온도	-1~4℃	24~32℃
발생시 습도	85% 이상	70% 이하
역전의 종류	방사성 역전	침강성 역전
풍속	무풍	5m 이하
스모그 형성시 시계(視界)	100m 이하	1.6~0.8km 이하
가장 발생하기 쉬운 달	12월, 1월	8월, 9월
주된 사용연료	석탄과 석유계	석유계
주된 성분	SO_x, CO, 입자상 물질	O_3, NO_2, CO, 유기물
반응의 형	열적	광화학적, 열적
화학적 반응	환원	산화
최다 발생시간	이른 아침	낮
인체에 대한 영향	기침, 가래, 호흡기계 질환	눈의 자극

는 일조량이 많은 상태에서 해안성 안개와 기온역전이 발생하였는데, 원인으로는 급격한 인구증가, 자동차수 증가로 인한 배기가스와 석유계 연료소비증가로 볼 수 있는데 눈, 코, 기도, 폐 등의 점막자극, 불쾌감으로 인체 및 가축에 큰 피해를 주고 고무제품 및 건축물에 손상을 주었다.

이 사건은 광화학 스모그에 의한 대기오염사건으로 원인물질은 자동차 배기로 인한 일산화탄소(CO), 아황산가스(SO_2), 질산가스 등이었다.

이 사건으로 미국에서는 1957년 대기청정법(clean air act)을 제정하였다.

(3) 기타 사건

1930년 12월 1일 Belgium의 Meuse Velley의 좁은 계곡에 공장 및 가정 배기가스에 의한 농무와 기온역전 현상이 발생하여, 평상시의 10여 배인 60여명이 사망하였으며, 전 연령층에 걸쳐 호흡기계 질병과 수많은 가축에 피해를 입혔다.

1948년 10월에는 미국의 펜실베니아주 Donora 분지에서도 공장배기가스로 기온역전과 연무가 발생하여 18명이 사망했고, 호흡기계 및 폐질환자가 발생했다. 이 지역은 공해지역이 분지이고, 공장지대이며, 무풍상태로 기온역전과 연무발생이 원인이었다.

1950년 11월에는 멕시코의 포자리카(Poza Rica)의 한 공장에서 대량의 황화수소가스 누출사고가 발생하였는데, 바람이 없고 안개가 발생하여 황화수소가 잘 확산되지 않아 피해가 더 컸다. 300명 이상의 주민이 급성 중독에 걸려 그 중 22명이 사망하였다.

(4) 우리나라의 현황

중국의 공업화의 영향으로 중국대륙의 사막지대가 고온건조해지는 봄철(3~5월)에 중국 고비사막과 황하강 유역에서 발생하여 편서풍을 타고 우리나라에 영향을 미치고 있는 황사현상으로 눈병, 기관지염, 천식, 호흡기계질환 등 각종 질환이 늘고 있으며 농작물의 기공을 막아 생육에 지장을 초래하고 있을 뿐만 아니라 자동차 엔진의 마모, 전자제품과 정밀기계에 영향을 주고 또한 항공기의 이·착륙에 방해를 받고 있다. 특히 황사현상은 황사(직경 0.25~0.5㎜)에 중금속 물질(카드뮴, 납 등)이 포함되기 때문에 그 피해는 심각해질 수 있다.

2. 대기오염물질과 인체에 미치는 영향

1) 1차 대기오염물질

1차 대기오염물질이란 발생원에서 직접 발생하는 오염물질로서 입자상 물질(笠子狀物質, particulates)과 가스상 물질(gases)로 분류한다.

(1) 입자상 물질

입자상 물질은 대기 중에 존재하는 미세한 크기의 고체 및 액체입자로서 인체에 가장 큰 피해를 줄 수 있는 물질은 직경이 $0.5 \sim 5.0 \mu m$ 범위에 있는 것인데, $10 \mu m$ 이하의 물질은 폐포에 가장 잘 침착할 수 있는 크기로서 인체에 호흡기를 통하여 만성기관지염 등 호흡기계 질병을 일으킬 수 있다. 또한 분진 등은 오염물질의 운반제로 작용한다.

입자상 물질은 분진, 흄, 미스트, 안개, 매연, 연무질로 구분할 수 있는데, 분진 (dust)은 물질의 연소, 제조, 가공 중에 생기는 매연, 회분, 철분 등의 유기 혹은 무기물이 대기 중에 떠다니거나 흩날려 내려오는 고체상의 물질로서 직경은 보통 $1 \mu m$ 이상인데, 입자가 $10 \mu m$ 이하의 크기로 가벼워서 가라앉지 않고 부유하는 것을 부유분진(suspended particulates)이라 한다.

흄(fume)은 보통 광물질이 고온에 의해 용융되었다가 증발, 응축되어 생긴 것으로 금속류의 고체입자로서 $1 \mu m$ 이하이다.

연무(mist)는 액체물질이 붕괴되었거나 화학반응에 의해 핵 주위에 응축되어 생긴 액체상의 물질로 보통 $10 \mu m$ 이하로 가스상 물질보다 입자의 크기가 크다.

안개(fog)란 고체의 핵을 중심으로 액체가 응축되어 생긴 물방울이다.

매연(smoke)은 불완전연소시 발생하는 유리탄소를 주로 하는 미세한 고체입자상 물질로서 $0.01 \sim 1 \mu m$ 사이의 탄소입자이다.

연무질(aerosol)이란 미세한 고체나 액체입자가 공기나 가스 내에 부유해 있는 일반적인 상태를 말한다.

(2) 가스상 물질

가스상 물질은 상온에서 공기 중의 액체나 고체물질이 연소, 합성, 분해시 또는 물리적 성질에 의하여 발생하는 황산화물, 질소산화물, 일산화탄소, 탄화수소, 오존 등 각종 가스로서, 대기오염물질의 약 90% 이상이 여기에 속한다.

■ 황산화물(SOx, sulfur dioxides) : 황산화물은 SO_2, SO_3, H_2SO_4 mist 등인데 아황
산가스(SO_2)는 황산화물 중 가장 대표적인 것이다. 자연계에 존재하는 석유나 석
탄은 황을 함유하고 있으므로 연료의 연소과정, 황공장, 황을 산업공정에 사용하
고 있는 공장 및 금속제련공장 등에서 많이 배출된다.

　황산화물의 주요 배출원은 화력발전소, 자동차, 난방시설 및 정유공장으로서,
대기의 습도가 높을 때는 부식성이 강한 황산연무를 형성하여 산성비의 원인이
된다. 인간에게는 주로 만성기관지염 등의 호흡기계질환을 일으킨다.

■ 질소산화물(NO_x) : 질소산화물은 연료의 연소과정에서 공급된 공기 중 질소의 산
화에 의하여 발생되는 것과 연료 중의 시안(CN), pyridine 등의 질소화합물이 산
화에 의해 발생하는 것으로 구분하는데, 대기오염물질에서 주요한 것은 일산화질
소(NO) 및 이산화질소(NO_2)로서, 이산화질소는 일산화질소에 비해 독성이 5배나
강하다.

　질소화합물이 대기오염에서 중요한 이유는 광화학반응에 의해 2차 오염물질을
발생시키기 때문이다. 이산화질소는 헤모글로빈과 결합하여 변성시키고 호흡기계
장애를 일으킨다.

■ 일산화탄소(CO) : 연료가 불완전연소할 때 일산화탄소가 발생하는데, 자동차 배기
가스 중 80%를 차지하며 미국 Los Angeles 사건의 주원인이었다.

　일산화탄소는 인체 내의 헤모글로빈과 결합하는 능력이 산소보다 높아 혈액 내
의 산소운반을 방해하여 조직이상을 일으킨다.

■ 탄화수소류 : 대기오염에서 탄화수소류는 방향족계나 염소함유 탄화수소를 말하는
것으로 연소과정, 자동차 배기가스에서 많이 발생하는데 일부는 발암물질이며, 대
기 중에서 광화학적 스모그를 형성하는 것으로 알려져 있다.

　탄화수소는 대기 중의 산소와 광화학반응을 일으켜 주로 O_3로 다른 과산화물
인 산화성물질(oxidant)을 발생시키는데, 주로 눈, 상기도의 점막을 자극하고 폐기
능을 저하시킨다.

　일산화탄소(CO)는 인체 내에서 헤모글로빈과 결합하여 CO-Hb의 생성함으로 헤
모글로빈과 산소의 결합 및 운반을 저해하고 조직내의 산소부족을 일으키고, 체
내의 호흡효소와 결합하게 되는데, 두통, 현기증, 질식 등의 각종 생리기능장애를
일으킨다.

■기타 : 포름알데히드(formaldehyde)는 호흡곤란과 기침을 유발하고 눈을 자극하고 피로하게 한다. 황화수소(H_2S)는 악취가 나고 취각피로를 일으키며 중추신경을 자극하고 고농도에서 질식사를 일으킬 수 있다.

2) 2차 오염물질

대기 중에 배출된 오염물질이 서로 상호작용하고 공기 중의 산소 등의 성분과 반응하여, 태양에너지에 의한 광학적 반응을 통해 2차 오염물질을 형성하게 된다. 여기에는 오존(O_3), 이산화질소(NO_2) 등의 산화물, 알데히드, 아크롤레인, PAN(peroxy acetyl nitrate) 등이 속한다.

(1) 스모그

스모그는 아황산가스가 주 원인이 되어 매연(smoke)과 안개(fog)가 결합하여 생기는 것으로 미국 Los Angeles의 대기오염사건과 영국 런던의 대기오염사건의 원인이었다. 미국에서 발생한 것은 자동차 배기와 같은 석유의 연소물이 광화학반응에 의해 생성된 NO_2, CO, O_3 등 고농도의 산화물이 원인물질로서 광화학적 스모그라고 하며, 반면에 영국의 사건은 차갑고 습기가 많은 지역에서 석탄원료가 연소되어 발생한 아황산가스, 매연, 안개에 의해서 생성된 환원형 스모그로서 산업형 스모그라고 한다.

(2) 광학적 오염물질

광학적 반응에 의해 생성되는 물질로 눈, 목 등에 자극성이 있는 알데히드, 케톤, 오존, 질산화합물, 과산화물, PAN 등이 있다.

3) 실내오염물질

지하철, 밀폐된 건물 등 폐쇄된 상태에서는 대기순환이 되지 않아서 오염상태가 지속될 수 있는데, 이러한 실내오염의 경우 먼지와 일산화탄소가 주요한 오염물질이다.

군집독(群集毒)이란 다수인이 환기가 불충분한 상태에서 장시간 있을 경우 공기 중의 화학적 조성이 변화하여 권태감, 두통, 현기증 등을 발생시키는 것을 말한다.

3. 대기오염과 기상변화

1) 기온역전(temperature inversion)

지구를 둘러싸고 있는 대기는 대류권(**對流圈**), 성층권(**成層圈**). 중간권(**中間圈**), 열권(**熱圈**) 등으로 구분할 수 있는데, 인간의 생활은 대류권 내에서 이루어지고 있다. 대류권의 기류는 이동이 심하며, 고도가 100m 상승할 때마다 온도는 약 1℃ 정도 하강하는데 반해 지상고도에 따라 대류권의 기온이 상승하는 현상을 기온역전(**氣溫逆轉**)이라고 한다.

기온역전이 발생하면 상부의 기온이 하부의 기온보다 높게 되어 대기가 안정화되고 공기의 수직확산이 일어나지 않게 되므로 대기오염물질이 확산이 되지 않고 정체되어 대기오염이 심화된다.

2) 기온역전의 종류

기온역전은 역전의 형성 위치에 따라 공중역전, 지표역전으로 구분할 수 있다.

(1) 지표역전(접지역전 : surface inversion)

■복사성 역전(방사성 역전 : radiation inversion) : 일몰 이후에 지표에서 재복사되는 장파장의 열선이 장애를 받지 않고 모두 대기로 방출되므로 지표의 복사 냉각이 심하여 지표에 접한 공기보다 그 상공의 공기 온도가 높은 상태이므로 역전현상이 생긴다. 특히 바람이 없고 맑게 개인 새벽부터 이른 아침에 잘 발생하며, 습도가 적은 가을부터 봄에 걸쳐서 발달되며, 보통 지상 200m 이하에서 발생한다. 런던 스모그는 복사성 역전이었다.

■이류성 역전 : 차가운 지표면이나 수면, 눈 위를 따뜻한 공기가 지나갈 때 따뜻한 공기의 하부층이 냉각되어 역전층이 형성된다.

(2) 공중역전(elevated inversion)

■침강성 역전(subsidence inversion) : 맑은 날씨에 고기압 중심부의 공기는 저기압 중심부로 이동하게 되는데, 이때 공기의 덩어리는 아래를 향해 침강하면서 불어나간다. 공기는 지표를 향해 침강할수록 상층에 비해 압력이 높게 되어 단열압

축 변화로 기온이 상승하여 역전층이 형성된다. 이 역전은 넓은 범위에 장기적으로 지속되며, 낮은 고도까지 하강하면서 지표에서 발생된 대기오염물질의 수직 확산을 방해한다. 보통 1㎞ 내외의 고도에서 발생되며 역전층의 두께는 약 600m 정도가 된다. Los Angeles형 스모그가 바로 침강성 역전이었다.

■ 전선성 역전(frontal inversion) : 난기단(따뜻한 공기 덩어리)이 한랭한 기단 위를 통과시 난기단의 전이층에서 역전층이 형성된다.

■ 난류역전(turbulent inversion) : 거칠은 지표면에 강한 바람이 불면 난류가 크게 발생하게 되는데, 이때 난류의 영향을 받는 기층은 전체적으로 심한 혼합이 이루어져서 기온 분포는 건조 단열선에 가까워지고 혼합층 상단에 역전층이 생겨난다. 이 역전은 하층 혼합이 크기 때문에 수증기 분포가 균일하고 혼합이 잘 되어 대기오염은 별로 심각하지 않다.

■ 해풍성 역전(sea breeze inversion) : 해풍이 불기 시작하면 비교적 서늘한 바다의 공기와 육지의 더워진 공기 사이에서 전선면이 생기는 역전이며, 주로 낮 동안에 발생한다. 상하 난류가 크고 이동성이므로 지표 부근의 오염물질을 정체시키지는 않는다.

3) 열섬현상(heat island effect)

대기로 열을 방출하게 되면 열오염(thermal pollution)을 일으켜 기후를 변화시킬 수 있기 때문에 이것도 하나의 대기오염이다. 도시에서는 불규칙적인 지표 때문에 공기의 이동이 적어 바람이 적고 공장, 화력발전소, 주택 등에서의 연료소모가 크기 때문에 열방출량이 크다. 또한 태양 복사열도 포장된 도로나 지붕 등에서 반사되는 율이 크므로 주변의 시골보다 기온이 높고 비가 많이 오며, 안개가 자주 발생하게 된다. 이러한 현상을 열섬현상(heat island effect) 혹은 먼지지붕효과(dust dome effect)라고 하며, 특히 직경 10㎞ 이상의 도시에서 잘 나타나는 현상이다.

도심이 먼지에 심하게 오염되어 있을 때 열섬현상으로 인해 태양에너지의 지표가열을 방해함으로써 공기의 수직흐름이 방해되어 도심의 오염은 더 심화된다.

4. 대기오염의 영향

1) 환경에 미치는 영향

(1) 지구온난화와 기후변화

대기오염이 지구환경에 미치는 영향으로서 지구의 온난화 문제는 1980년대 이후에 심각한 환경문제로 제기되었다. 지구 주위를 특정가스가 둘러싸고 있어 지구층의 가열된 복사열의 방출을 막아 지구가 더워지는 현상을 온실효과(green house effect)라 한다.

온실효과의 원인물질은 이산화탄소, 메탄, 아산화질소, 염화불화탄소, 오존이라고 알려져 있는데, 화석연료의 사용과 농업에 의한 온실기체의 증가로 19세기 말 이후 지구의 평균온도는 지역에 따라 0.3~0.6℃가 상승되었으며 해수면은 10~25cm 상승된 것으로 보고되고 있다.

지구의 기후변화, 해수면의 수위상승, 수자원에 악영향, 생태계의 파괴와 변화, 전염병의 발생증가 등으로 지구상의 모든 생물체의 건강에 나쁜 영향을 줄 것으로 예상된다. 특히 1997년 이후 수년간 각종 재해의 원인이 되고 있는 엘니뇨 현상은 폭풍우와 홍수, 폭설, 해일, 고온, 건조와 산불, 생태계의 변화 등 심각한 기상 재해를 발생시키는 원인이 되고 있다.

1988년에는 WMO와 UNEP가 공동으로 기후변화예측, 영향평가 및 대책 등의 연구를 위하여 기후변화에 대한 정부간협약체(Intergovernmental Panel on Climate Change)를 설립하였으며, 1992년 6월에는 브라질 리오회의에서 온실가스의 배출을 규제하기 위한 기후변화협약(1994. 3. 21 발효)이 이루어졌다.

(2) 오존층의 파괴

성층권의 오존층은 고도 20~30km에 존재하며 오존층은 태양에서 발생된 자외선 중 인간에게 해로운 파장 2,000~2,800Å(200~280nm)을 흡수하여 인체 및 식물의 보호막으로 작용한다.

오존층은 남극의 오존층이 냉매로 사용되는 CFC에 의해 파괴되고 있음이 보고됨에 따라 확인된 것으로, 오존층에서의 오존량이 1% 감소하면 피부암 발생이 2% 증가할 것으로 추측되고 있으며 면역기능의 약화, 피부염의 발생 및 동식물과 기후의 온난화에 영향을 미친다.

1985년 3월 오존층을 보호하기 위한 포괄적 규정인 비엔나 협약이 체결되었고, 1987년 9월에는 오존층 파괴물질의 생산 및 소비량을 감축하기 위해 환경문제와 무역을 연계시킨 몬트리올 의정서가 채택되었다. 1992년 11월에는 가입국회의를 통하여 규제물질의 종류 추가와 규제일정을 단축함으로써 선진공업국들은 1996년부터는 CFC 생산과 사용을 전면 중단하였으며, 개발도상국가로 분류된 한국은 2005년부터 사용이 중지된다. 우리나라는 1992년 5월 비엔나 협약 및 몬트리올 의정서에 가입하였으며 CFC 대체물질 개발이 활발히 이루어지고 있다 .

그러나 오존층의 파괴물질은 질소산화물, 염소, 염화불화탄소 등으로 CFC이외에 CFC에 브롬이 추가된 Halon이라는 소화제, CFC 제조원료인 사염화탄소(CCl_4), 발포제나 냉매로 사용되는 HCFC 등도 오존층을 파괴하는 물질이다.

대기권의 오존 농도에 따라 오존경보제도를 실시하는 국가가 증가하고 있는데, 미국이나 일본은 1970년대 초부터 시작되었으며, 한국은 1995년부터 시행하고 있다. 오존 농도는 정상 공기 중에 0.02ppm 전후이지만 인체에 미치는 영향은 0.18ppm일 때 기침이 나고, 0.37ppm일 때 호흡곤란, 0.5ppm 이상일 때 심한 호흡곤란상태가 되기 때문에 오존농도가 시간당 0.12ppm 이상이면 주의보를 발령하고, 0.3ppm이면 경보, 0.5ppm 이상이면 중대경보를 발령하도록 하고 있다. 오존주의보 발령시는 노약자, 호흡기 질환자의 실외운동을 자제하도록 하고, 경보 발령시는 유치원, 초등학교 등에서 실외운동을 자제하도록 하며, 자동차 운행도 제한한다. 그러나 중대경보시에 유치원이나 초등학교는 휴교를 실시하고 해당 지역의 자동차 운행을 규제하여야 한다.

(3) 산성비

화력발전소, 공장, 차량 등에서 대기 중으로 배출된 황산화물, 질소산화물 및 탄소산화물이 대기 중의 작은 물방울에 녹아 들어가 황산, 질산으로 변환되어 빗물을 산성으로 만들어 버린다. 원래 정상적인 빗물은 대기 중의 이산화탄소가 녹아서 탄산을 형성함으로써 오염물질이 없더라도 pH 5.6의 약산성을 띠게 된다. 따라서 pH 5.6 이하의 빗물을 산성비라 한다.

산성비는 하천과 호수의 물을 산성으로 만들어 수중생태계를 파괴하고, 토양 중의 영양염류를 유출시켜 토양의 비옥도를 저하시키고 알루미늄을 용출하여 그 독성으로 칼슘을 비롯한 필수영양분이 뿌리로 흡수되지 못하게 차단한다. 또한 토양에 사는 미생물의 활력을 저하시켜 유기물의 분해가 지연되고 물질순환이 방해를 받게 된다. 이러한 피해는 결국 농작물이나 삼림을 파괴하고 금속물의 부식 및 석조건물의 부식을 가져오기도 한다.

2) 인체에 미치는 영향

대기오염물질은 주로 호흡기도와 눈에 자극적이며 만성기관지염, 기관지천식, 폐기종, 인후두염 등 호흡기계질병과 시야방해, 악취, 불쾌감, 심리적 영향 등을 일으킬 수 있다. 가장 문제가 될 수 있는 것은 폐로 보통 폐기종이 발견되는데, 폐포벽에 있는 대부분의 공기를 배출해 내지 못할 경우를 말하며 만성기관지염이 동반된다.

입경이 $10\mu m$ 이하인 분진 등은 호흡기로 흡수될 수 있고 폐포에 도달하여 식세포를 파괴 또는 변성시켜 폐조직의 병변을 유발한다. 이러한 분진에 의한 폐조직이상을 진폐증이라 하는데, 광산의 경우 대기 중에 유리규산이 많아 규폐증이 발생할 수 있으며, 석탄취급지에서는 탄폐증이 발생한다.

대기오염물질 중에는 발암물질이 많은데 석면(asbestos)이나 자동차 가스에서 배출되는 크롬, 니켈 등은 발암성 물질로 알려져 있다.

3) 동물 및 식물(농작물)에 대한 피해

동물의 경우 특히 초식동물은 불소화합물에 민감하여 불소에 오염된 풀을 먹은 소나 양은 이가 손상되는 특징이 있다. 식물의 경우는 오염물질의 영향이 심각한데, 식물 잎의 기공을 분진 등 입자상 물질이 막아 일광의 흡수를 방해하고 수축시킬 수 있으며, 반점을 만들어 잎의 고사를 일으킨다. 또한 토양의 영양성분에 영향을 미쳐서 영양물질의 흡수를 억제하여 농작물의 성장방해와 생리대사장애를 일으킨다.

4) 건축물에 대한 피해

대기오염물질은 세탁물이나 금속제품의 부식, 피혁제품의 손상, 페인트의 변질, 건축물의 부식을 일으킨다. 황화물은 철이나 구리 등의 금속물질을 변질, 부식시키고 피혁제품의 강도를 저하시킨다.

◇ 표 3-2 대기환경기준 ◇

설정항목		기　준
아황산가스(SO_2)		연간 평균치 0.03ppm 이하, 24시간 평균치 0.14ppm 이하, 1시간 평균치 0.25ppm
일산화탄소(CO)		8시간 평균치 9ppm 이하, 1시간 평균치 25ppm 이하
이산화질소(NO_2)		연간 평균치 0.05ppm 이하, 24시간 평균치 0.08ppm 이하, 1시간 평균치 0.15ppm 이하
먼지	총먼지(TSP)	연간 평균치 150㎍/㎥ 이하, 24시간 평균치 300㎍/㎥
	미세먼지(PM-10)	연간 평균치 80㎍/㎥ 이하, 24시간 평균치 150㎍/㎥
오존(O_3)		8시간 평균치 0.06ppm 이하, 1시간 평균치 0.1ppm 이하
납(Pb)		3개월 평균치 1.5㎍/㎥이하

※ 단기기준은 연간 3회 이상 초과하여서는 안됨

※ 미세먼지는 입자의 크기가 10㎛ 이하인 먼지를 말함

5. 대기오염관리기준

1) 대기환경기준

우리나라 대기환경보전법에서 규정하고 있는 대기환경기준은 아황산가스, 일산화탄소, 이산화질소, 먼지 2종, 오존, 납의 7개 항목으로, 1시간 및 24시간 평균치는 연간 3회 이상 기준을 초과해서는 안 된다고 규정하고 있다.

2) 배출허용기준

대기환경기준을 달성하기 위한 주요 수단인 배출허용기준은 개별적인 오염물질배출시설에 적용되는 규제기준으로서 오염물질배출의 최대허용치 혹은 최대허용농도라고 할 수 있다.

배출허용기준은 오염물질에 대한 직접규제수단 중 가장 핵심이 되는 것으로 환경기준과 배출허용기준은 목적과 수단이라는 상호관계가 있으므로 배출허용기준은 환경기준에 따라 달라질 수 있다.

대기오염물질 배출허용기준은 암모니아, 일산화탄소, 염화수소, 염소, 황산화물, 질소산화물, 이황화탄소, 포름알데히드, 황화수소, 불소화합물, 시안화수소, 브롬화합물, 벤젠화합물, 페놀화합물, 수은화합물, 비소화합물, 염화비닐, 먼지, 카드뮴화합물, 납화합물, 크롬화합물, 구리화합물, 니켈 및 그 화합물, 아연화합물, 비산먼지, 매연으로 26개 오염물질에 대하여 배출허용기준이 설정되어 있다. 매연의 경우는 링겔만 비탁표 2도 이하로 규정되어 있다.

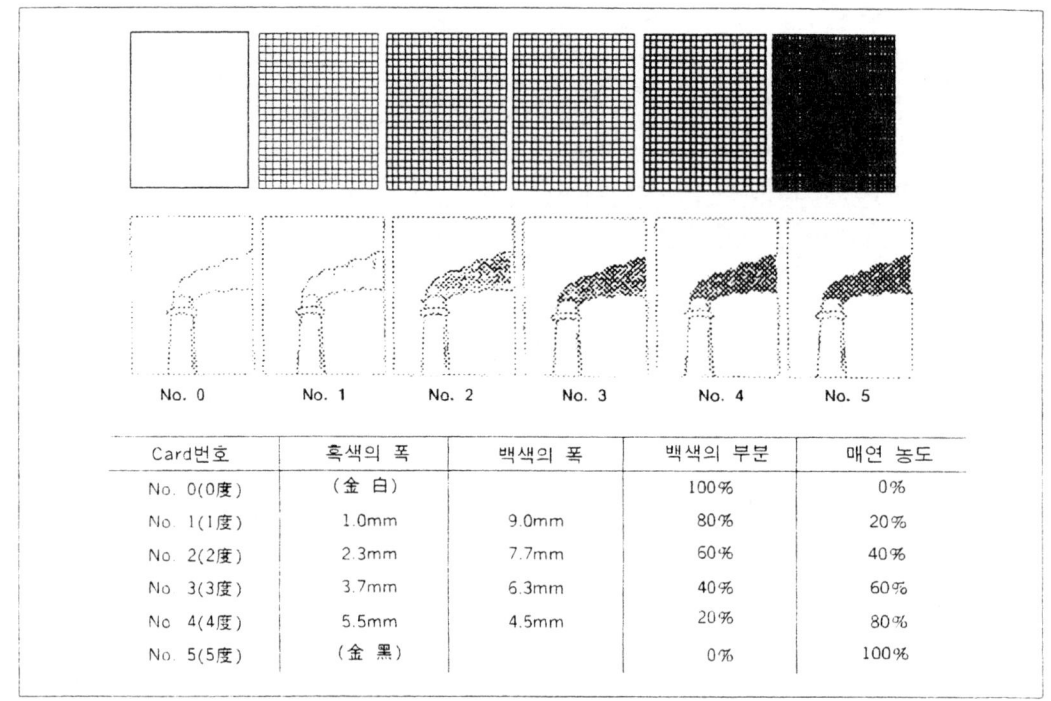

Card번호	흑색의 폭	백색의 폭	백색의 부분	매연 농도
No. 0(0度)	(金 白)		100%	0%
No. 1(1度)	1.0mm	9.0mm	80%	20%
No. 2(2度)	2.3mm	7.7mm	60%	40%
No. 3(3度)	3.7mm	6.3mm	40%	60%
No. 4(4度)	5.5mm	4.5mm	20%	80%
No. 5(5度)	(金 黑)		0%	100%

◇ 그림 3-1 링겔만 비탁표(Ringelmann smoke chart) ◇

6. 대기오염의 방지대책

1) 대기오염 방지대책 마련

대기오염을 줄이기 위한 노력으로 황화물 발생이 적은 연료를 사용하거나 자동차 배기, 매연, 분진 등의 발생을 억제할 수 있는 대책을 마련해야 한다.

대기오염을 줄일 수 있는 오염방지 기술의 향상에 많은 노력과 투자가 있어야 하며, 방지기술뿐만 아니라 오염물질을 대체할 수 있는 신물질의 개발이 시급하다.

또한 에너지를 가능한 한 적게 사용하는 방안을 강구하여야 한다. 에너지를 적게 사용하면서 같은 열에너지를 얻을 수 있도록 열효율을 높이는 방법을 연구해야한다. 그리고 오염발생이 적은 에너지원으로 대체하여 대기오염을 줄여야 한다. 현재 가정연료는 석탄이나 석유에서 LNG로 교체되고 있으며, 차량의 LNG 사용 등도 대기오염 발생을 줄이는데 도움이 되고 있다.

2) 법적 규제

대기환경보전정책의 목적에 따라 대기환경기준 및 배출허용기준을 합리적으로 조정하여 기준을 설정한 후 법적으로 이를 지속적으로 지도, 단속하여 기업들 스스로도 에너지의 효율화나 오염방지기술에 대한 필요성을 인식하도록 하여야 한다.

3) 대기오염방지에 대한 계몽

대기오염방지를 위해서는 국가뿐만 아니라 기업과 국민 각자가 공동으로 노력해야 한다. 따라서 국가는 확고한 의지를 가지고 국민이나 기업에 대하여 지도와 계몽을 해야 할 필요가 있다.

4) 오염자 비용부담원칙의 적용

대기오염은 물론 수질오염 등 환경오염에 있어서 오염물질을 발생시킨 자가 오염의 정화에 필요한 재정부담을 하는 것으로, 현재 배출허용기준을 초과하는 산업체 등에 대하여 배출부과 벌과금을 물리고 있다. 오염자 비용부담원칙(PPP, pulluter's pay principle)은 배출허용기준보다 더 발전된 의미로, 이를 적용시킬 때 산업체에서 오염물질의 배출을 줄이려는 적극적인 자세가 갖추어질 수 있을 것이다.

제 3 절 수질오염 관리

1. 수질오염의 특성

1) 수질오염의 정의

인간이 이용할 수 있는 물은 천수, 지표수, 지하수로 구분할 수 있는데, 천수란 비나 눈 같은 기상수로서 대기 중의 CO_2, SO_x, NO_x, H_2S 등의 각종 오염물질을 함유하게 되어 산성비의 문제가 있다. 지표수는 하천수, 호소수 등으로 물의 구성성분이 매우 유동적이며, 지하수는 지표수가 지층을 통해서 스며든 물인데 토양은 대량의 오염물질의 유입을 방지해 주며 지하수의 자정작용에 많이 관여한다. 지하수에는 천층수, 심층수, 용천수, 복류수 등이 있다.

수질오염이란 물이 자체적으로 가지고 있는 물리적, 화학적, 생물학적 특성이 인위적 요인에 의해 변화되어 물이용에 지장을 주거나 수중생물 등 환경에 영향을 주는 것이다. 우리나라 수질환경보전법에서는 "수질오염으로 인한 국민건강 및 환경상의 위해를 예방하고, 호소 등 공공수역의 수질을 적정하게 관리·보전함으로써 모든 국민이 건강하고 쾌적한 환경에서 생활할 수 있게 함을 목적으로 한다."라고 규정하고 있다. 수질환경기준은 하천, 호소, 지하수, 해역으로 구분하여 환경정책기본법과 환경정책기본법시행령에 규정되어 있다.

2) 수질오염의 발생원

(1) 점오염원과 비점오염원

수질오염원의 발생형태에 따라 점오염원(point-source)과 비점오염원(nonpoint-source)으로 구분할 수 있다. 점오염원이란 한 지점에서 많은 양의 오염물질이 하천에 배출되는 것으로 생활하수, 공장폐수, 축산폐수 등이 속하고, 비점오염원은 오염물질이 넓은 지역에서 배출되는 것으로 도시지역, 농촌지역, 산림지역, 광산지역 등이 여기에 해당된다.

(2) 생활하수, 산업폐수, 축산폐수 및 농업하수

오염원에 따라 분류하자면 생활하수, 산업폐수, 축산폐수, 농업하수로 구분할 수 있는데, 우리나라에서 발생량으로 볼 때 생활하수가 가장 많고 산업폐수, 축산폐수 순이며 오염부하량으로 보면 산업폐수가 가장 많고, 그 다음으로는 생활하수, 축산폐수이다.

생활하수에는 가정하수와 도시하수 및 분뇨가 포함되는데, 다량의 무기물, 유기물 및 미생물이 함유되어 있다. 식염, 인산염, 질산염, 암모늄염 등은 무기물질로서 하천이나 해수에 부영양화(eutrophication) 현상과 적조현상을 일으킨다. 유기물질로는 세제로 사용되는 중성세제(ABS)나 연성세제(LAS) 및 기름류가 있는데, 이 물질은 분해가 잘 되지 않을 뿐 아니라 하천에 막을 형성하여 공기 중의 산소가 물로 용해되는 것을 막는다.

분뇨는 유기물의 농도가 매우 높아서 물속의 용존산소를 감소시킬 뿐 아니라 부패, 악취, 부영양화를 일으키고, 각종 기생충과 수인성 전염병(콜레라, 이질, 장티푸스 등)의 원인균이 함유되어 있다.

산업폐수는 공장의 생산물질에 따라 각종 유기물질, 무기물질과 중금속이 다량 함유되어 있어, 하천의 BOD와 COD를 증가시키고 DO를 감소시키며, 물을 착색시키거나 온도를 증가시킨다. 또한 수은, 카드뮴, 비소, 납 등의 중금속은 먹이연쇄를 통해 생물농축현상을 일으켜 인체에 위해를 발생시킨 예가 있다.

축산폐수는 가축의 사육으로 인하여 배출되는 것으로 대부분 유기물질로 전체 수질오염물질에 차지하는 양은 적으나, 오염부하량은 매우 크고 점오염원으로 배출되기 때문에 하천 오염에 크게 영향을 미친다.

농업하수는 인과 질소가 많이 함유된 비료로 인해 부영양화현상을 일으킬 수 있고 DDT, parathion, eldrin 등의 농약이 배출되면 생물농축현상을 일으킬 수 있다.

3) 수질오염지표

하천의 오염정도는 물리적, 생물학적, 화학적인 요소를 종합적으로 고려하여 전체적으로 판단되는 것으로 용존산소, 생화학적 산소요구량, 화학적 산소요구량, 부유물질, 경도, 질소화합물, 대장균군, 기타 유해물질 등이 수질오염지표가 된다.

(1) 용존산소(DO, dissolved oxygen)

공기 중의 산소는 물속에 흡수, 확산되어 용해되어 있는데 이를 용존산소라 한다. 용존산소는 물의 온도, 기압, 염소이온농도 등의 요인에 따라 달라진다. 일반적으로 용존산소는 증가하고, 물에 용해되어 있는 염류의 농도가 높을수록 감소한다.

하천수가 오염될 경우 물속에서의 물질의 화학작용 등으로 용존산소가 과다소비되어 산소가 결핍하게 되므로, 혐기성 상태가 되고 환원이 일어나 황화수소(H_2S), 암모니아(NH_3), 메탄(CH_4) 등을 생성하여 악취를 발생시킨다.

(2) 생화학적 산소요구량(BOD, biochemical oxygen demand)

물속에서 미생물이 유기물질을 생화학적으로 산화분해하여 안정한 상태로 되기 위해서는 산소가 필요하다. 생화학적 산소요구량이란 일반적으로 세균이 호기성 상태에서 유기물질을 20℃에서 5일간 안정화시키는 데 소비한 산소량으로 정하고 있다. 이는 수중에 함유되어 있는 분해가능한 유기물질의 함유량을 간접적으로 측정하여, 유기물질의 오염정도를 나타내는 것이다. 수중에서 BOD값이 높으면 DO값은 낮다.

즉, 생화학적 산소요구량이 높으면 유기물질이 다량 함유되어 세균이 이것을 분해, 안정화하는 데 많은 양의 유리산소를 소모한다는 것인데, 이런 경우 혐기성 분해가 일어나 황화수소, 메탄 등을 발생시킨다.

(3) 화학적 산소요구량(COD, chemical oxygen demand)

BOD와 같이 수중의 유기물질을 측정하는 방법으로, 수중에 함유되어 있는 유기물질을 강력한 산화제로 산화시킬 때 소모되는 산화제의 양에 상당하는 산소량을 말한다. 산화반응을 촉진하기 위하여 사용되는 산화제는 과망간산칼륨($KMnO_4$)과 중크롬산칼륨($K_2Cr_2O_7$)이 있는데, 우리나라에서는 환경오염공정시험법에서 과망간산칼륨을 사용하도록 하고 있다.

유기물에 독성이 함유되어 있어 BOD를 측정할 수 없을 때, COD를 사용할 수 있고 BOD에 비해 단시간(2시간)에 측정할 수 있는 장점이 있다. 일반적으로 폐수의 COD값은 BOD값보다 높은데, 이는 미생물에 의해서 분해되지 않는 유기물이 산화제에 의해서 산화되기 때문이다.

(4) 부유물질(SS, suspended solids)

부유물질은 유기물과 무기물을 함유한 고형물로서 입자의 크기는 0.1 μm ~2mm 정도이다.

부유물질은 물속에서 탁도와 색도를 증가시키고, 빛의 수중전달을 방해하여 수중식물의 광합성에 장해를 일으키는데, 부유물질이 유기물질인 경우에는 용존산소가 소모되고, 많은 경우는 어류의 아가미에 부착되어 폐사시킬 수 있다.

(5) 질소화합물(nitrogen compounds)

물속에서 유기물질은 호기성 미생물에 의해 분해되어 차례로 암모니아성 질소, 아질산성 질소, 질산성 질소 등이 발생된다. 따라서 암모니아성 질소가 검출되면 유기물이 최근에 오염되었다고 판단할 수 있고, 질산성 질소가 검출되면 유기물이 오래 전에 오염되었다고 추측할 수 있어 오염시기를 알 수 있는 지표가 된다.

(6) 대장균군(*E. coli*)

대장균군은 병원균은 아니지만 분뇨에 존재하는 것이므로 대장균이 검출되면 인축의 배설물에 오염된 것으로 추측한다. 소화기계의 전염성 병원균은 비교적 대장균군보다 저항성이 크기 때문에 살균 등의 수처리 후 대장균군의 검출은 병원균이 사멸여부를 간접적으로 판단해 주는 근거가 되어, 수질오염의 상태나 처리에 있어 대장균군 검사는 중요한 위생지표가 된다.

(7) 유해물질

하천 등에 여러 가지 폐수가 방류되고 있으므로 여러 가지 유해한 물질이 존재할 수 있어 하천의 오염뿐만 아니라 인체에 심각한 위해를 일으킬 수 있으므로, 문제가 될 수 있는 고분자 물질이나 중금속 등의 존재량을 수질오염지표로 정해 규제한다.

시안류나 유기인 등에 의한 오염으로 인해 어류의 폐사 등이 급성적으로 발생할 수 있고, DDT 등의 농약과 PCBs 등의 고분자 공업오염물질은 물속에서 분해되지 않고 생체 내 지방조직에 쉽게 용해되어 생물농축현상을 일으키는데, 인간은 매우 높은 농도로 섭취하게 되어 오랜 시간 경과 후 중독증상을 나타낼 수 있다. 또한 수은, 카드뮴, 납 등의 중금속도 잘 배설되지 않고 생체 내에 축적되어 고등생물에 기형을 유발하는 등 독성작용을 나타낸다.

수질환경보전법에서 특정수질 유해물질로 정하는 것은 ① 구리(동) 및 그 화합물, ② 납 및 그 화합물, ③ 비소 및 그 화합물, ④ 수은 및 그 화합물, ⑤ 시안화물, ⑥ 유기인 화합물이다.

2. 수질오염기준

1) 수질환경기준

우리나라의 수질환경보전법에 따르면 수질환경기준은 수역별 및 항목별로 설정되어 있다. 수역별로는 하천, 호소로 구분하여 설정되어 있고 항목별로는 생활환경기준인 8개 항목(pH, BOD, COD, SS, DO, 대장균군수, 총질소, 총인)과 사람의 건강보호기준으로 9개의 항목(Cd, As, CN, Hg, 유기인, Pb, 6가크롬, PCBs, 음이온계면활성제)으로 구분하여 설정하고 있다.

◇ 표 3-3 하천의 수질환경기준 ◇

구분	등급	이용목적별 적용대상	기준				
			pH	BOD (mg/L)	SS (mg/L)	DO (mg/L)	대장균군수 (MPN/100mL)
생활 환경 규정	I	상수원수 1급 자연환경보전	6.5~8.5	1 이하	25 이하	7.5 이상	50 이하
	II	상수원수 2급 수산용수 1급 수영용수	6.5~8.5	3 이하	25 이하	5 이상	1,000 이하
	III	상수원수 3급 수산용수 2급 공업용수 1급	6.5~8.5	6 이하	25 이하	5 이상	5,000 이하
	IV	공업용수 2급 농업용수	6.0~8.5	8 이하	100 이하	2 이상	
	V	공업용수 3급 생활환경보전	6.0~8.5	10 이하	쓰레기 등이 떠있지 아니할 것	2 이상	
사람의 건강 보호 규정	전 수 역	- 카드뮴(Cd) : 0.01mg/L 이하 - 비소(As) : 0.05mg/L 이하 - 시안(CN), 수은(Hg), 유기인 : 검출되어서는 안됨 - 폴리클로리네이티드비페닐(PCB) : 검출되어서는 안됨 - 납(Pb) : 0.1mg/L 이하 - 6가크롬(Cr^{+6}) : 0.05mg/L이하 - 음이온계면활성제(ABS) : 0.5mg/L 이하				

수산용수 1급 : 빈부수성수역의 수산생물용
자연환경보전 : 자연경관 등의 환경보전
상수원수 2급 : 침전,여과 등에 의한 일반적 정수처리 후 사용
공업용수 1급 : 침전 등에 의한 통상의 정수처리 후 사용
공업용수 3급 : 특수한 정수처리 후 사용

수산용수 2급 : 중부수성수역의 수산생물용
상수원수 1급 : 여과 등에 의한 간이정수처리 후 사용
상수원수 3급 : 전처리 등을 거친 고도의 정수처리 후 사용
공업용수 2급 : 약품처리 등 고도의 정수처리 후 사용
생활환경보전 : 국민의 일상생활에 불쾌감을 주지 아니할 정도

또한 하천과 호소를 5개 등급(I~V)으로 구분하여 각각 기준을 차등설정하여 관리하고 있고, 호소의 경우는 하천수의 경우와 같으나, 하천수의 BOD 대신에 COD를 기준으로 하고, 총인과 총질소 항목을 추가하여 기준으로 규정하고 있다. 해역은 호소의 경우와 같으나 노말헥산 추출물질과 총인에 관한 기준을 더 두고 있다. 이러한 기준을 표로 정리하면 표 3-3, 3-4와 같다.

◇ 표 3-4 호소의 수질환경기준 ◇

구분	등급	이용목적별 적용대상	기 준						
			pH	COD (mg/L)	SS (mg/L)	DO (mg/L)	대장균군수 (MPN/100mL)	총인 (mg/L)	총질소 (mg/L)
생활 환경 규정	I	상수원수 1급 자연환경보전	6.5~8.5	1 이하	1 이하	7.5 이상	50 이하	0.010 이하	0.200 이하
	II	상수원수 2급 수산용수 1급 수영용수	6.5~8.5	3 이하	5 이하	5 이상	1,000 이하	0.030 이하	0.400 이하
	III	상수원수 3급 수산용수 2급 공업용수 1급	6.5~8.5	6 이하	15 이하	5 이상	5,000 이하	0.050 이하	0.600 이하
	IV	공업용수 2급 농업용수	6.0~8.5	8 이하	15 이하	2 이상	-	0.100 이하	1.0 이하
	V	공업용수 3급 생활환경보전	6.0~8.5	10 이하	쓰레기 등이 떠있지 아니할 것	2 이상	-	0.150 이하	1.5 이하
사람의 건강 보호 규정	전 수 역	- 카드뮴(Cd) : 0.01mg/L 이하 - 비소(As) : 0.05mg/L 이하 - 시안(CN), 수은(Hg), 유기인 : 검출되어서는 안됨 - 폴리클로리네이티드비페닐(PCB) : 검출되어서는 안됨 - 납(Pb) : 0.1mg/L 이하 - 6가크롬(Cr^{+6}) : 0.05mg/L이하 - 음이온계면활성제(ABS) : 0.5mg/L 이하							

총인, 총질소의 경우 총인에 대한 총질소의 농도 비율이 7미만일 경우에는 총인의 기준은 적용하지 아니하며, 그 비율이 16 이상일 경우에는 총질소의 기준을 적용하지 아니한다.

수산용수 1급 : 빈부수성수역의 수산생물용	수산용수 2급 : 중부수성수역의 수산생물용
자연환경보전 : 자연경관 등의 환경보전	상수원수 1급 : 여과 등에 의한 간이정수처리 후 사용
상수원수 2급 : 침전여과 등에 의한 일반적 정수처리 후 사용	상수원수 3급 : 전처리 등을 거친 고도의 정수처리 후 사용
공업용수 1급 : 침전 등에 의한 통상의 정수처리 후 사용	공업용수 2급 : 약품처리 등 고도의 정수처리 후 사용
공업용수 3급 : 특수한 정수처리 후 사용	생활환경보전 : 국민의 일상생활에 불쾌감을 주지 아니할 정도

2) 수질오염물질 규제기준

수질오염물질의 규제기준은 수질 및 환경을 보호하기 위한 규제수단의 하나로서 대표적인 것으로는 배출허용기준과 방류수 수질기준이 있다.

배출허용기준은 개별배출업소에 적용하는 규제기준으로서 우리나라는 수질환경

◇ 표 3-5 생화학적 산소요구량·화학적 산소요구량·부유물질량의 배출허용기준(단위 : mg/L) ◇

구분	1일 배출량 2,000㎥ 이상			1일 배출량 2,000㎥ 이하		
	BOD	COD	SS	BOD	COD	SS
청정지역	30 이하	40 이하	30 이하	40 이하	50 이하	40 이하
가 지역	60 이하	70 이하	60 이하	80 이하	90 이하	80 이하
나 지역	80 이하	90 이하	80 이하	120 이하	130 이하	120 이하
특례지역	30 이하	40 이하	30 이하	30 이하	40 이하	30 이하

◇ 표 3-6 페놀류 등 오염물질의 배출허용기준 ◇

지역구분	수소이온농도	노말헥산추출물질함유량 광유류함유량	동식물유지류함유량	페놀류함유량	시안함유량	크롬함유량	용해성철함유량	아연함유량	구리(동)함유량	카드뮴함유량	수은함유량	유기인함유량	비소함유량	납(연)함유량	6가크롬함유량	용해성망간함유량	불소(불소)함유량	PCB함유량	대장균군수	색도(도)	온도(℃)	총질소	총인	트리클로로에틸렌	테트라클로로에틸렌	용해성클로로메탄
청정	5.8~8.6	1 이하	5 이하	1 이하	0.2 이하	0.5 이하	2 이하	1 이하	0.5 이하	0.02 이하	불검출	0.2 이하	0.1 이하	0.2 이하	0.1 이하	2 이하	3 이하	불검출	100 이하	200 이하	40 이하	30 이하	4 이하	0.06 이하	0.02 이하	3 이하
가	5.8~8.6	5 이하	30 이하	3 이하	1 이하	2 이하	10 이하	5 이하	3 이하	0.1 이하	0.005 이하	1 이하	0.5 이하	1 이하	0.5 이하	10 이하	15 이하	0.003 이하	3,000 이하	300 이하	40 이하	60 이하	8 이하	0.3 이하	0.1 이하	5 이하
나	5.8~8.6	5 이하	30 이하	3 이하	1 이하	2 이하	10 이하	5 이하	3 이하	0.1 이하	0.005 이하	1 이하	0.5 이하	1 이하	0.5 이하	10 이하	15 이하	0.003 이하	3,000 이하	400 이하	40 이하	60 이하	8 이하	0.3 이하	0.1 이하	5 이하
특례	5.8~8.6	5 이하	30 이하	5 이하	1 이하	2 이하	10 이하	5 이하	3 이하	0.1 이하	0.005 이하	1 이하	0.5 이하	1 이하	0.5 이하	10 이하	15 이하	0.003 이하	3,000 이하	400 이하	40 이하	60 이하	8 이하	0.3 이하	0.1 이하	5 이하

폐수 배출허용기준이 개별배출시설에 적용되는 규제기준이라고 한다면, 방류수수질기준이란 하수·폐수 및 분뇨처리시설과 같은 종말처리시설에 적용되는 기준으로 BOD, COD, SS 및 T-N, T-P등 5개 항목을 적용한다.

◇ 표 3-7 방류수 수질기준(단위 mg/L) ◇

구분	생물학적 산소요구량 (BOD)	화학적 산소요구량 (COD)	부유물질량 (SS)	기타
하수종말처리장	20 이하	40 이하	20 이하	
폐수종말처리장 (농공단지 오·폐수종말 처리 시설을 포함한다)	30 이하	40 이하	30 이하	총질소: 60 이하 총인 : 8 이하

보전법에서 28개 항목에 대하여 지역별로 4단계(청정, 가, 나, 특례지역)로 구분하여 폐수배출허용기준을 설정하고 있으며, 또한 BOD, COD, SS의 경우 폐수배출량 2,000㎥/일 이상과 미만으로 구분 설정함으로써 폐수배출허용기준을 지역별, 규모별로 차등 적용하고 있다.

3. 수질오염물질의 영향

1) 호소의 부영양화(eutrophication) 및 적조현상(red tide)

호소에 질소와 인 등 조류(algae)의 번식에 필요한 영양소가 많이 있으면 조류가 다량 번식하게 된다. 다량의 조류가 분해되면서 질소와 인을 생산함에 따라 다른 조류의 영양원이 되어 번식이 반복되고, 변색한 조류 때문에 물의 색이 특유한 색으로 변하고, 수면에는 엷은 피막 또는 괴상의 조류가 부상하게 되며, 혐기성 분해로 인하여 냄새를 발생하게 되는데 이것을 부영양화 현상이라고 한다.

부영양화 현상으로 사멸한 조류가 분해되면서 다량의 용존산소가 소모되고, 증식한 조류는 다른 생물에 영향을 주는 저해물질을 생산하게 되는데, 이로 인해 물고기는 사라지고 수중생태계의 균형이 깨지게 된다. 물이 오염됨에 따라 하천을 상수원으로 사용하기 위해서는 고도처리를 반드시 실시해야 한다.

조류 중에서도 일반적으로 남조류가 가장 문제이며 편모조류가 이상 증식하게 될 경우에는 적색 또는 갈색이 나타나는데 이를 담수적조 현상이라고 한다.

적조생물이나 그 유해가 어류의 아가미 등에 부착될 경우 산소섭취가 불가능해지며, 적조생물의 분해 등에 의하여 물속의 산소 자체가 부족해 물고기가 집단 폐사하기도 하고, 이것을 먹은 물고기가 사람에게까지 피해를 입힐 수 있다.

2) 수은

수은은 자연계에서 금속수은, 무기수은, 유기수은의 형태로 존재하는데 유기수은 중 메틸수은이 대표적이다. 수은이 메틸기에 붙는 메틸화학작용으로 생성된 메틸수은 화합물은 금속수은 등과는 달리 거의 전부 흡수되어 독성이 100배나 강하고, 쉽게 배설되지 않는다. 또한 유전독성을 나타내 기형아 출산을 초래할 수도 있다.

미나마타병(Minamata disease)은 메틸수은으로 인한 수질오염의 사례로, 1952년부터 일본의 Minamata시의 주민들에게서 중독증상이 나타나기 시작하였다. 조사결과 한 공장 내의 알데히드초산 제조설비 내에서 생긴 메틸수은 화합물이 하천으로 유입되어 어패류를 오염시키고, 그 어패류를 섭취한 어민에게서 수은중독이 발생하게 된 것으로 장기간 동안 1,600명의 환자와 300여 명의 사망자가 발생하였고 태아에도 영향을 미쳐 수은중독을 나타내었다. 증상으로는 중추신경계의 장애로 사지마비, 청력장애, 신경장애, 언어장애 등 주로 뇌나 중추신경계에 영향을 주어 마비를 일으키거나 팔다리, 입술 등에 통증, 두통을 일으킨다.

3) 카드뮴

카드뮴은 주로 아연정련의 부산물로 생성되는데, 금속부품이나 도금작업시, 합금, 건전지에도 많이 이용된다.

이타이이타이병은 대표적인 카드뮴 중독사건으로서 1954년 일본의 Toyama현 주변의 한 아연제련공장에서 아연의 선광, 정련과정에서 배출된 카드뮴이 하천에 유출되어 이를 농업용수로 사용한 결과 농작물을 오염시켰고, 이를 섭취한 사람에게서 만성 카드뮴 중독증상이 나타났다.

카드뮴 만성중독증상으로 뼈에 상당한 영향을 미쳤는데, 신장기능장애, 요통, 골연화증 등이 나타났다.

4) 농약

살충제 중 유기염소계는 물에 잘 녹지 않고 지속성이 있어 하천에 유입되는데, 야생조류의 산란수를 감소시키거나 어류 등에 피해를 줄 수 있고, 생물체 내에 축적되어 먹이연쇄를 따라 생물농축으로 동물체 내의 지방에 축적되어 인간에 위해를 줄 수 있다.

4. 수질오염 방지대책

1) 수질오염 조사

폐수 중의 오탁성 물질의 농도와 양을 계속적으로 관측하여 계절별, 지역별, 지점별로 각종 오염물질의 오염도와 피해를 측정하고 그 결과로부터 오염의 원인, 오염정도, 피해를 조사하고 방지대책을 수립할 때 참고로 한다.

2) 수질오염 처리시설 완비

가정, 영업소, 병원 등에서 정화조를 완비하여 관리하도록 할 뿐 아니라, 산업폐수의 처리시설, 하수도 관리, 폐수관리 및 처리를 완비하여 모든 배출원에 의무적으로 설치하도록 하여 처리되지 않고 배출되는 사례가 없도록 하여야 한다.

3) 수질오염관리 지도단속

법으로 수질의 기준 및 배출허용기준을 정하고 수질오염관리에 대한 지도단속을 실시한다. 또한 새로운 오염물질의 동향 등을 살펴 기준 설정에 미비한 점이 없도록 하여야 할 것이며, 총량규제제도로 철저히 관리하고, 정한 기준은 반드시 지키도록 지도와 단속을 하여야 한다.

4) 환경영향평가제도 실시

공업단지 등을 조성할 때, 사전에 수질오염에 대한 영향을 평가하여 영향이 있을 것으로 판단되는 경우 단지조성을 하지 않도록 한다.

5) 수질보전계몽

수질보전운동을 전개하여 모든 국민들이 생태계 파괴 등 수질오염에 대한 피해를 인식하고 스스로 오염시키는 행위를 자제하도록 하여야 한다.

5. 하수처리

하수(sewage)는 오수(sanitary sewage)와 천수, 공장(산업)폐수 등으로 구분할 수 있는데, 오수는 액체성 또는 고체성의 더러운 물질이 섞여 있어 그 상태로는 사람의 생활이나 사업활동에 사용할 수 없는 물로서 사람의 일상생활로 인해 배출되는 것을 말하며, 천수는 눈이나 비를 말한다. 공장폐수는 공장에서 생산작업 중 배출되는 물로 수질오염물질이 다량 함유되어 그대로 배출하여 사용될 수 없는 물이다.

다양한 오수, 우수 및 폐수를 처리하는 것은 물을 재사용하기 위해 매우 중요한 일이며 하수처리는 예비처리, 본처리, 오니처리로 구분되어 실시된다.

1) 예비처리

예비의 목적은 본 처리를 하기 전에 물질을 미리 침전시키는 것으로, 하수 유입구에 망(screen)을 설치하여 부유물 등을 제거하거나 비중이 큰 물질을 침전시키는 침사법 및 침전법을 이용하여 처리하는 것이다.

2) 본처리

(1) 혐기성 분해처리(anaerobic treatment)

혐기성 분해처리는 산소가 없는 상태에서 혐기성균이 증식하게 되어 탄소계 물질을 분해하여 이산화탄소, 메탄, 유기산을 생성하고 단백질 등 질소계 물질을 분해하여 아미노산 등을 생성하며, 황화물을 분해하여 황화수소를 발생하게 하는 것이다. 혐기성 처리는 호기성 처리에 비하여 유기물질의 제거율이 다소 낮은 반면에 산소 공급이 불필요하며 오니의 발생량이 적다.

혐기성 처리에는 부패조(septic tank)와 임호프조(Imhoff tank)를 사용한다. 부패조는 침전실과 소화실이 분리되어 있지 않고 하나의 조(tank)로 산소가 없는 상태로 처리하는 것으로, 부패 후 발생되는 가스로 인해 심한 냄새가 나게 되는데, 현재는 거의 사용하지 않는다. 반면에 임호프조는 한 조(tank) 내에 2개의 층이 있어 상층에서는 침전을 하고 하층에서는 오니의 소화가 발생하게 된다.

(2) 호기성 분해처리(aerobic treatment)

산소를 공급하여 호기성균을 이용하는 방법으로 활성오니법, 살수여상법, 접촉여상법, 관개법, 산화지법 등이 있으며, 대표적인 것은 활성오니법과 살수여상법이다. 혐기성 분해시에는 주로 메탄가스가 많이 발생하나 호기성 처리에는 이산화탄소가 많이 발생하게 된다.

① 활성오니법(activated sludge process) : 호기성균이 풍부한 오니를 하수량의 25% 정도 첨가하여 충분히 산소를 공급한 상태에서 유기물을 산화시키는 방법이다.

활성오니법의 처리과정은 하수 → 스크린 → 침사조 → 활성오니조 → 침전조 → 방류를 거치며, 침사조와 침전조에서 남은 침전물은 오니부패조를 따로 거쳐, 남은 오니(sludge)는 건조과정을 거쳐 폐기한다.

② 살수여상법(살수여과법, trickling filter process) : 접촉여상법이 발전된 형태라 할 수 있다. 큰 돌을 겹쳐서 여과조로 만드는데, 돌의 크기는 2.5~10cm가 적당하고, 돌층의 두께는 1.8~3m가 알맞다. 여기에 하수를 살포하면 돌에 증식되는 미생물과 더불어 생물막이 형성되어, 표면의 미생물은 호기적 활동을 하고, 막의 저부에서는 혐기성 미생물의 증식에 의한 혐기성 작용이 진행되므로 살수여상법은 통성 혐기성 처리이다.

살수여상법은 제1침전지, 살수여과지, 최종침전지의 순서로 이루어지며, 침전지의 오니를 처리하기 위한 소화조가 있어야 한다. 살수방법은 분수식, 주행식, 회전식이 있다.

③ 산화지법(oxidation pond) : 호기성 상태에서 호기성균에 의해 유기물을 분해함으로써, 조류는 영양분을 섭취할 수 있게 되고 유기물과 햇빛을 이용하여 광합성을 하여 산소를 방출한다. 그러면 세균은 방출된 산소를 이용하여 유기물을 분해하게 되는데, 이러한 순환 연결고리가 형성되어 처리되는 방법이 산화지법이다. 이 방법은 비용이 적게 들고 BOD의 부하 변동에 강하나 처리효율이 낮고 넓은 부지를 필요로 하는 단점이 있다.

3) 오니처리(sludge disposal)

오니(sludge)란 하수처리하고 남은 것을 말하는 것으로 오니처리에는 육상투기, 해양투기, 소각처리, 사상건조법, 소화법 등이 있다. 사상건조법은 오니를 모래 위에 말려서 비료 등으로 이용하는 방법이고, 소화법이란 소화탱크에 오니를 넣어서 혐기성 부패를 일으키게 하여 유기물을 분해, 안정화시키고 병원미생물을 사멸시키는 방법이다. 소화된 오니는 비료로 이용할 수 있으며, 육상투기, 해양투기, 소각처리한다. 육상투기 및 해양투기는 땅이나 바다에 오니를 버리는 것이며, 소각처리는 오니를 소각하는 것이다.

제4절   분뇨 및 폐기물 관리

1. 분뇨 관리

인간이나 동물의 배설물을 처리하는 것을 분뇨처리라 하는데, 우리나라에서는 분뇨를 주로 비료로 사용하였는데 겨울철에는 3개월 이상, 여름철에는 1개월 이상의 기간이 지나 완전부숙된 상태의 분뇨를 사용할 수 있다.

분변으로 인해 장티푸스, 세균성 이질, 콜레라 등 세균성 질병과 구충, 회충, 편충, 요충, 이질 등 기생충질환이 발생할 수 있다.

분뇨처리시 주의해야 할 점은 수원이 되는 원수나 지하수 및 지표수에 영향이 없어야 하며, 방서 및 위생해충의 서식의 단절장치가 필요하며, 불쾌한 냄새가 없어야 하며, 비료화할 경우 완전부숙 후에 사용하여야 한다.

분뇨의 종말처리법으로 소화처리법, 화학적 처리법, 습식산화법 등이 있다.

1) 소화처리법

소화처리법은 투입조에서 분뇨를 일정량이 될 때까지 저류시키고, 투입조에서 전처리한 후 건조시켜 소각하는 방법으로 발생가스는 수조를 가온하는 연료로 사용할 수 있다. 소화조는 가온식(25~35℃)와 무가온식이 있으며, 분뇨를 소화하는데 가온식은 1개월, 무가온식은 2개월 이상이 소요된다.

2) 화학적 처리법

소화처리법에 비해 장소가 넓지 않아도 되며, 소화처리에 많은 시간이 걸리지 않는다. 전처리로서 고형물을 걸러내고, 침전을 시킨 후, 상등액은 종말처리장에 투입하게 된다. 종말처리장에서는 상등액을 배출가스를 이용해 1차 중화를 하고 다시 황산을 이용해 2차 중화를 한 후 살수여과법에 의한 생물학적 처리를 하여 침전·소독을 한 후 방류하는 것이다.

3) 습식산화법

고압(70~80기압)에서 고온(200~250℃)을 가하고 충분한 산소를 공급하여 소각하는 방법으로, 병원균이 완전히 사멸되므로 위생적이나 고압에 의한 처리이므로 주의가 필요하다.

2. 폐기물 관리

폐기물관리법에 따르면 폐기물은 인간의 사회활동을 통해 배출되는 쓰레기, 오니, 폐유, 폐산 및 동물사체 등을 말하는 것으로 일반폐기물과 특정폐기물로 구분한다. 특정폐기물이란 환경 및 사람에게 유해한 산업폐기물로서 산업폐기물질, 폐산, 폐알칼리, 폐고무, 폐합성수지 등을 말하는 것으로 국가가 관리하도록 하고, 일반폐기물은 이러한 특정폐기물 이외의 것으로서 산업폐기물 중 국민보건에 유해하지 않은 산업폐기물 및 가정폐기물을 말한다.

1) 일반폐기물 관리

일반폐기물은 발생량 및 독성을 고려하여 적합하게 처리할 수 있도록 정기적으로 수집해야 하며, 운반시 폐기물이 유실되거나, 악취가 발생되거나, 오수가 흘러나오지 않도록 해야 한다. 방법으로는 매립법(landfill), 소각법(incineration), 퇴비법(compositing)이 있다.

매립법이란 매립지(주로 도로, 운동장 또는 농장 등 이용)에 폐기물을 버린 후 그 위에 복토하는 것으로, 반드시 흙으로 15~20cm 이상 복토를 실시하며 최종 복토는 0.6~1m(폐기물관리법에는 50cm 이상) 두께로 한다. 위생매립(sanitary landfill)은 기존의 단순매립이나 투기에서 나타나는 폐기물 비산, 지하수 오염, 악취발생을 감소시키기 위해 규정화한 것으로 폐기물을 압축, 축소한 후 매립하고 복토과정을 거치는 것이다.

소각법은 폐기물을 소각처리하는 가장 위생적인 방법으로 설치면적이 작고, 위생적이고 안정성이 있으며, 잔유물이 적고 유기물이 없어 매립하기에 적당하다. 에너지 회수 등의 장점이 있으나 소각처리시 발생하는 악취와 매연, 특히 다이옥신

(dioxins) 등의 유해한 물질이 발생하는 문제점이 있어 대기 및 토양오염에 대한 관리가 필요하다. 현지 소각법과 소각로에 의한 방법이 있다.

퇴비법은 플라스틱, 고무 등을 제외한 유기물질을 호기성 및 혐기성균으로 처리하여 퇴비로 만드는 방법이다.

2) 특정폐기물 관리

특정폐기물처리는 그 배출자가 사업장에서 스스로 처리하거나 특정폐기물처리업자, 재활용을 목적으로 특정폐기물을 처리하는 자 또는 특정폐기물 처리시설을 설치, 운영하는 자에게 위탁하여 처리하여야 한다.

특정폐기물의 대상은 폐산, 폐알칼리, 폐유, 폐유기용제, 폐합성 고분자화합물, 폐석면, 광제, 분진, 폐주물사, 폐사, 폐내화물, 도자기편류, 소각잔재물, 폐촉매, 폐흡수제 또는 폐흡착제, 폴리클로리네이티드비페닐(PCBs), 오니, 폐석고, 폐석회, 동물성 잔재물 등으로서 처리기준에 적합하게 선택하여 처리하여야 한다.

특정폐기물처리시설은 중간처리시설과 최종처리시설로 구분되는데, 중간처리시설에는 소각시설, 파쇄절단시설, 용융시설, 증발시설, 농축시설, 정제시설, 반응시설, 유수분리시설, 응집침전시설, 탈수시설, 건조시설, 고형화시설, 안정화시설을 갖추어야 한다. 최종처리시설은 차단형 매립시설, 관리형 매립시설, 침전형 매립시설을 말한다.

제5절 소음과 진동

1. 소 음

1) 소음의 정의

소음이란 일반적으로 개인의 입장에서 원치 않는 소리라고 말할 수 있는데, 같은 음이라고 하더라도 개인에 따라서 많은 차이가 있는 주관적 요소가 강한 면이 있

다. 환경정책기본법에서는 소음을 기계, 기구 등 물체에서 발생하는 강한 소리라고
제한하여 정의하고 있다.

소음의 발생원은 인공소음과 자연소음으로 크게 분류할 수 있는데, 인공소음은
자동차, 기차 등에 의한 교통소음, 이동행상 등의 가두소음, 공사장에서 나는 건축
소음, 항공기소음 및 기계소음 등이며, 자연소음은 폭풍, 천둥, 호우 등에 의한 것으
로 문제가 되는 것은 인공소음이라 할 수 있다.

2) 소음의 특징

음(소리)은 어떤 물체가 진동할 때 발생되며 기체, 액체 또는 고체와 같은 매개체
를 통하여 전달되는 것으로, 음의 낮고 높음은 파장에 따라 결정되는데, 이것은 진
동횟수(frequency, 진동수 및 주파수)이며, 보통 1초당 진동횟수(cycle/sec) 또는
Hz(hertz)로 표현한다. 인간이 들을 수 있는 음의 영역은 일반적으로 20~20,000Hz로
알려져 있다.

데시벨(dB, decibel)은 인간이 들을 수 있는 음압의 범위와 음의 강도의 범위를 상
용대수를 사용하여 만든 단위이다. 음압은 밀도가 높은 부분과 낮은 부분의 압력의
변화를 말하고, 음의 세기(강도)는 음파의 진행방향으로 수직면의 단위면적에 대하
여 단위시간에 통과하는 평균 에너지를 말하는데, 음압의 기준량을 이용하여 구해지
는 dB값을 음압도라고 하며, 음의 세기의 기준량을 이용하여 구해지는 dB값을 음의
강도라고 한다.

phon은 음의 크기를 나타내는 단위로 1,000Hz의 순음의 크기와 평균적으로 같은
크기로 느끼는 음의 크기를 말한다.

sone은 음의 크기를 감각을 기준으로 하여 만든 단위로서 음의 크기가 2배가 되
면 귀로 듣는 크기도 2배가 되도록 만든 척도로서 40phon을 1sone이라 한다.

3) 소음의 피해

소음의 발생으로 인한 인체에 대한 피해는 청력장애, 생체기능의 저하, 불쾌감,
음폐작용으로 나타나는데, 구체적으로는 생리적 장애로 교감신경에 작용하여 흥분,
불안, 두통 및 위장기능 감퇴, 맥박 및 호흡수의 증가, 대화방해 및 작업능률 저하,
수면방해 등의 피해가 나타난다.

청력의 손실로서 일시적 청력손실(일시적 난청) 및 영구적 청력손실(영구적 난청) 등이 올 수 있고 두통이나 불면을 수반하기도 한다.

4) 소음방지 대책

(1) 소음원 규제

소음원 대책으로는 공장소음, 건설장 소음, 교통수단에 의한 소음 등의 대책이 필요하다. 공장소음은 소음발생이 적은 기계의 사용 및 소음기의 부착 등의 대책이 필요하며, 건설장 소음은 무음 해머의 사용이나 방음시설 등의 대책이 필요하다. 교통소음은 소음기의 부착, 경적사용의 제한, 속도의 제한 등이 필요하다.

(2) 소음의 확산 방지 대책

공장단지의 입지 선택에 있어서 주거지역과의 단절이나 차음벽의 설치 및 소음발생시설의 이전 등의 조치가 필요하다. 그리고 도시계획의 정비로서 주거지의 안락한 생활을 영위할 수 있도록 하여야 하며, 소음에 대한 법적 기준의 제정 및 철저한 이행이 필요하다.

2. 진 동

진동은 교통기관, 발파작업, 기계작업 등으로 인한 강한 흔들림이 지면이나 공기를 통하여 인체에 느껴지는 것으로, 소음은 진동파, 주파수에 따라 진동의 느낌이 달라진다. 진동은 보통 50~60dB 이상이 되어야 느껴질 수 있다.

1) 진동의 계측

진동수는 1초 동안의 사이클수로서 그 단위는 Hz이고 진동의 물리량을 dB로 나타낸 것이 진동레벨(vibration level)이다. 소음에 대한 귀의 청감이 다르듯이 인체의 진동에 대한 감각도 진동수에 따라 다른데, 일반적으로 수직 보정된 레벨을 많이 사용하는데 이를 수직 진동레벨이라고 하며 dB(V)로 표시한다.

2) 진동의 피해

진동은 물적 피해뿐만 아니라 6Hz 정도에서 인체에 감각적, 생리적, 신체적 영향을 주는데 주로 허리, 가슴 및 등쪽에 가장 심한 통증을 느끼며, 주로 직업에 기인하게 된다.

(1) 전신진동증

차량과 같은 탈 것을 운전하는 사람이나 공장 근로자들이 받는 진동으로 압박감과 동통감을 느끼며 심하면 공포감과 오한을 느낀다.

(2) 국소진동증

광산근로자, 조선공 등과 같이 착암기, 공기해머 및 그라인더(grinder)를 많이 사용하는 사람의 손에 많이 나타나는데, 손가락의 말초혈관 운동의 장애로 혈액순환 장애가 나타나 창백해지는 것이 레이노드 현상(Raynaud's disease)이다.

3) 진동 방지대책

진동의 방지대책으로는 발생원에 대하여 진동이 적은 기계를 사용하거나 작업방법을 달리하여 진동원을 제거하는 것이 중요하며, 기계 등에 진동방지 장치, 즉 탄성체 등을 사용하는 것이 좋다. 탄성체로는 코일스프링, 공스프링, 방진고무 등이 사용되고, 진동 차단벽 등 진동의 전파를 차단하는 방법도 사용된다.

4

식품위생

식품은 인간이 삶을 유지하는 데 필요한 3대 요소(의, 식, 주) 중 가장 중요한 요소로서, 인간의 생명을 유지하고 건강을 지키는 데 필수적이다. 즉, 인간이 삶을 영위해 나가는 데 있어서 가장 중요한 요소가 식품이라는 데는 이론의 여지가 없다.

특히 최근의 급속한 산업화, 도시화에 따른 환경오염에 의한 식품 오염 가능성의 증가, 증명되지 않은 새로운 가공 기술의 사용에 따른 유해물질의 생성, 분석 기술의 발달에 따른 새로운 유해물질의 발견, 식품공급체계의 확대와 수입식품의 급증에 따라 식품의 안전성에 대한 관심은 그 어느 때보다도 크게 증대되었다. 즉, 식품이 갖추어야 할 가장 기본적이면서도 가장 중요한 요소는 안전성인 것이다.

식품은 누구나 일생 동안 섭취하여야 하므로 이러한 식품의 안전성 문제는 개인적인 문제일 뿐 아니라 사회적, 크게는 국제적인 문제로까지 비화되기도 한다. 따라서 최근 식품의 위생 및 안전성 문제는 각국의 규제당국이나 국제기구 및 국제교역상에서도 중요한 문제로 심도 있게 다루고 있다.

제 1 절 식품위생의 개념

식품위생학은 식품이 인간의 생명유지에 필요한 영양소를 함유하여야 한다는 것과 관련된 식품영양학 분야를 제외하고, 식품을 섭취하여 발생할 수 있는 질병이나 식품을 통해 오염물질이 체내에 들어오는 위해를 방지하며, 인간의 생명과 건강을 유지하는 데 중요한 사항을 다루는 분야로서 위생학 또는 공중위생학의 중요한 부분이다.

식품위생의 정의는 인간의 건강문제를 다루는 국제기구인 세계보건기구(WHO)의 환경위생전문위원회에서 전문가들의 자문을 거쳐 확정된 바에 따르면 아래와 같다.

"Food hygiene" means all measures necessary for ensuring the safety, wholesomeness, and soundness of food at all stages from its growth, production or manufacture until it sfinal consumption.

('식품위생'은 식품의 재배, 수확, 생산, 제조, 가공으로부터 시작하여 운반, 저장, 판매 등의 유통단계를 거쳐 최종적으로 소비자가 섭취하기까지의 모든 단계에 걸친 식품에 요구되는 위생적인 안전성, 식품성분상의 완전무결성, 품질상의 건전성의 유지와 향상을 확보하기 위한 모든 필요한 수단을 말한다.)

우리나라의 경우는 식품위생법(제2조(정의) 8호)에 식품위생을 식품, 식품첨가물, 기구 또는 용기·포장을 대상으로 하는 음식에 관한 위생으로 규정하고 있다. 통상적으로 식품위생의 범위는 농축수산물의 생산, 수확, 저장, 제조, 가공, 수입, 유통, 판매, 조리, 섭취 등을 말하며, 제품 자체, 식품첨가물, 환경, 시설·설비, 기계, 기구, 용기, 포장, 종사자, 교육·훈련을 광의적으로 포함한다. 이러한 식품위생의 주체는 생산자, 제조·가공자, 조리자, 유통·판매자, 소비자, 관리자 모두가 포함되는 것이다.

식품위생학은 영어로 food hygiene 또는 food sanitation이라 표현한다. 'food hygiene'은 주로 학문적인 의미에서 사용되는 표현이며, 설비, 시설, 장비, 기구 등의 위생적 관리는 'food sanitation'으로 사용하고 있다.

결국, 식품위생은 이와 같은 정의에 따라 유용한 이론과 실무를 취급하는 것으로 국가는 소비자에게 식품의 위생적 변질이나 위해요소로부터 보호받을 권리를 보장하기 위한 제도와 관리방식을 마련해야 한다. 결론적으로 '안전한 식품'이란 다음의 요소를 구비하고 있어야 한다.

- 부패 또는 변질되지 않은 것
- 유독 또는 유해물질이 함유되지 않은 것
- 병원성 미생물에 오염되지 않은 것
- 불결한 것이나 이물 등이 존재하지 않은 것

제 2 절 식품위생행정

1. 식품위생행정의 개요

우리나라의 식품위생행정은 크게 '영업의 허가관리', '식품 등에 대한 기준·규격 설정 및 관리'와 '감시 및 지도'로 이루어지며, 개략적인 내용은 다음과 같다.

1) 영업의 허가관리

식품을 제조, 가공, 조리하는 모든 사람은 그 영업에 대하여 허가를 받거나 신고를 하여야 한다. 이와 같은 영업의 허가관리는 영업의 종류별로 정하여진 시설 기준에 합당한지를 확인한 후 허가함으로써, 위생적이고 안전한 식품이 제조, 가공, 조리될 수 있는 근본적인 여건을 확보하기 위함이다.

2) 식품 등에 대한 기준·규격 설정 및 관리

상기한 영업 허가에 의해 제조, 가공, 조리되어 국민에게 제공되는 식품이 안전한가를 판단하기 위한 것이 식품 등에 대한 기준·규격 관리이다. 이를 위하여 모든 가공식품에 적용할 수 있는 식품별 기준·규격과, 식품에 사용할 수 있는 식품첨가물의 범위 및 규격, 또한 이와 같은 식품첨가물의 식품 중 사용기준을 정하고 있다. 이 외에 식품 중에 존재할 수 있는 오염 물질(항생물질, 방사능물질, 농약, 중금속, 아플라톡신, 마비성 패독 등)에 대한 최대잔류허용기준과 식품에 사용되는 포장재의 기준·규격도 설정하고 안전성을 관리한다.

3) 검사, 감시 및 지도

판매, 제공되는 식품이 안전한가는 검사를 통하여 확인하여 보다 안전한 식품의 제조, 가공이 이루어지도록 지도한다.

2. 우리나라 식품위생행정 및 법규

우리나라 식품위생행정은 여러 부서에서 맡고 있는데 대표적인 부서가 보건복지부와 식품의약품안전청이며, 이들 부서는 일반가공식품, 식품첨가물, 기구·용기, 포장을 총괄하며, 농림부는 농·축산물 및 축산물가공품, 해양수산부는 수산물, 국세청은 주류, 환경부는 먹는 물, 재정경제원은 소비자 보호를 담당하고 있다.

식품위생 관련법령에는 식품위생법, 축산물가공처리법, 수산업법, 환경보전법, 주세법, 보건범죄단속에 관한 특별조치법, 학교급식법, 인삼산업법, 농산물검사법, 수산물검사법, 농약관리법, 소비자보호법, 국민건강증진법, 전염병예방법, 공중위생법, 학교보건법, 먹는물관리법 등이 있다.

제 3 절   식품의 안전성평가

1. 안전성의 개요

안전성 평가에 대한 정의를 내리기 전에 한 가지 알아두어야 할 것이, 인간생활에는 절대적 안전성이 존재하지 않기 때문에 식생활도 인간생활의 하나라는 측면에서 절대 안전성이란 없다는 것이다. 과거와 현재와의 식품안전의 비교에 있어 가장 큰 변화는 미생물에 대한 관리가 예전보다 확실하다는 점이다. 물론 새로운 변형균이 나타나기도 하지만 분석 및 관리방법은 분명 향상되어 있다. 또 한 가지 비교를 든다면 산업발달, 분석, 가공기술의 발달, 농약의 사용은 과거보다 먹을 것이 풍부해졌다는 것이다. 그러면서 한편으로 새로운 오염물질의 추가는 또 하나의 뚜렷한 차이라 할 수 있다.

식품의 안전과 가장 밀접한 관계에 있는 식품오염물질에 대해 FAO/WHO 합동식품오염위원회는 "식품 중에 어느 일정 수준 이상으로 존재하는 불필요한 물질로서 통상의 상태에서 동식물 체내에서 합성되든가 또는 어떤 의도를 갖고 첨가한 화학물질 이외의 물질"을 식품오염물질이라고 하였다.

식품의 유해성은 식품에 원하지 않는 유해한 오염물질이 인체에 나쁜 영향을 줄 수 있는 농도로 존재하기 때문이며, 이는 보통 사람의 후각 또는 미각으로 알아낼 수가 없다는 데 문제의 심각성이 있다. 식품의 안전성을 생각할 때, 세 가지 측면을 생각할 수 있는데 첫째, 천연성분으로서 주 영양소와 기타 미량성분으로서 식품 자체에 함유된 중금속과 발암가능물질들을 생각할 수 있고, 둘째 의도적으로 식품에 첨가되는 성분으로서 식품첨가물과 각종 조미료 등을 들 수 있다. 셋째, 의도하지 않게 오염, 혼입되는 성분으로서 농약, 항생물질, 환경오염물질, 포장재로부터 이행되는 화학오염물질, 제조공정중에 뜻하지 않게 생성되는 오염물질과 아플라톡신 등과 같은 미생물독소, 식중독세균과 같은 미생물학적 오염물질로 나누어 생각할 수 있다.

2. 안전성 평가방법

식품섭취는 일생에 걸쳐 장기적으로 일어나므로 그 안전성 평가에 있어서는 엄격하게 수행된다. 식품의 안전성 평가는 주로 독성실험 결과로서 평가하는데, 그 방법은 오래 전부터 사용되어 온 안전계수법(safety factor approach)과 최근에 사용되기 시작한 정량적 위해성평가법(quantitative risk assessment)으로 크게 나누어질 수 있다.

1) 안전계수법

식품첨가물이나 오염물질에 대한 법적 규제에서 일반적으로 적용되는 원리인 안전계수법은, 동물이나 사람에게서 어떤 물질의 해가 나타나는 수준과 나타나지 않는 수준에서 실험적으로 얻은 독성자료로부터 최대무작용량(maximum No- Observed Effect Level; NOEL)을 구하고, 평생 동안 사람이 섭취하여도 안전하다고 생각되는 수준인 ADI(Acceptable Daily Intake : 일일섭취허용량)를 설정하기 위하여 특정계수인

안전계수(safety factor)를 도입하는 방법이다. 그 절차를 보면 다음과 같다.

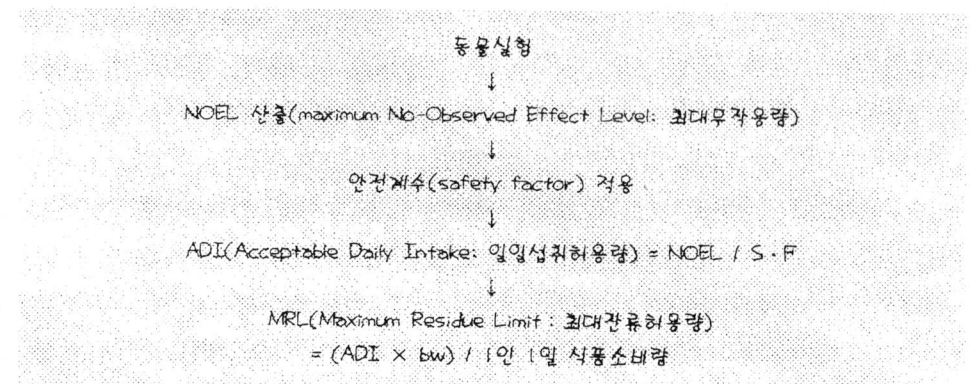

2) 정량적 위해성평가법

최근 들어 실험분석방법이 발전됨에 따라 극미량 존재하는 발암성 물질의 검출이 가능해졌고, 매일 접하고 있는 식품이나 환경인자 중에서도 발암물질이 존재한다는 것이 밝혀짐에 따라 식품 내 발암성 물질의 존재를 무조건 금지한다는 것이 불가능해졌다. 따라서 이와 같은 발암성 물질의 규제를 위하여 도입된 안전성 평가방법이 정량적 위해성평가법이다. 이 방법은 1970년대에 들어와 새로이 개발되었으며, 이 방법의 주요 골자는 현실적인 식품섭취 수준에서 유독성분에 의하여 암이 발생할 수 있는 확률을 계산하고, 그 결과 일생 동안 해당물질의 섭취를 통하여 10^{-6}(백만 명중의 1명)의 확률로 암에 걸리는 정도라면 이것은 무시되는 위험으로 간주하여 허가하자는 것이다. 이러한 분석자료에 근거하여 미국을 비롯한 많은 나라에서는 첨가물, 농약, 환경오염물질 등의 법적 규제를 실시하고 있다. 결국 발암성 물질이

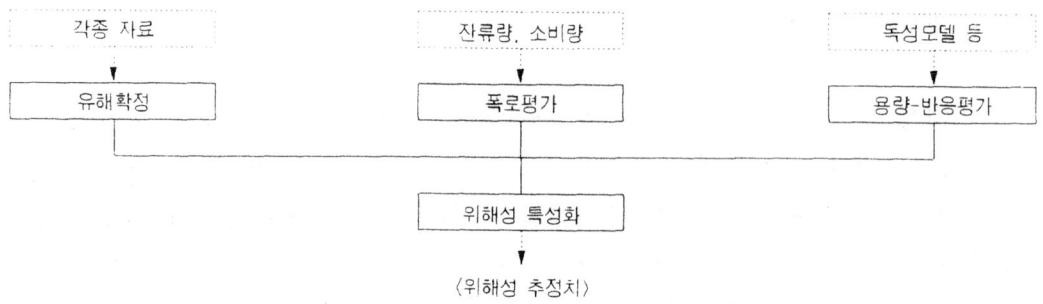

◇ 그림 4-1 정량적 위해성평가 방법의 절차 ◇

라도 그 위험이 무시되거나 감내할 수 있는 섭취수준이라면 허용해야 된다는 것이다.

정량적 위해성평가법은 유해화학물질과 환경오염물질, 미생물에 의한 식중독 등의 피해를 최소화하고자 하는 하나의 방법론이며, 안전한 환경을 확보하고자 하는 예방적 차원에서 제도적으로 그 활용도가 높다고 할 수 있다. 간단하게 말해 정량적 위해평가란 "인간이 위해요인에 노출되었을 때 일어나는 건강상의 영향 정도에 대한 가능성 확인"이라고 정의되며, 여기에는 유해확정(hazard identification), 용량반응평가(dose-response assessment), 폭로평가(exposure assessment), 위해성 특성화(risk characterization)의 4단계가 있다. 그 절차를 보면 그림 4-1과 같다.

제4절 식 중 독

1. 식중독의 정의 및 분류

식중독(food poisoning)이란 일반적으로 자연유독물, 유해화학물질이나 세균 등이 음식물에 침입하여 오염된 식품과 식품첨가물, 기구 또는 용기·포장 등에 의해 나타나는 급만성장애를 말한다. 주로 급성위장염을 일으키지만, 음식물에 의한 질병이나 건강장애라 할지라도 영양실조, 영양과잉, 소화·흡수장애, 자살·타살 목적의 유독물질의 음용, 경구전염병은 포함되지 않는다.

식중독을 원인물질별로 분류하면 그림 4-2와 같다. 세균성 식중독은 원인균 자체가 식중독의 원인이 되는 감염형과 원인균이 분비하는 독소가 원인이 되는 독소형,

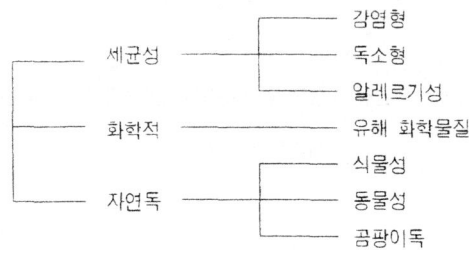

◇ 그림 4-2 식중독의 원인물질별 분류 ◇

◇ 표 4-1 식중독의 분류 ◇

종 류	구 분	원 인
세균성 식중독	감염형(세균 그 자체에 의한 것)	Salmonella균, Vibrio균, 병원성 대장균
	독소형(세균의 독소에 의한 것)	포도상구균, Botulinus균
	생체내 독소형(감염형과 독소형의 중간형)	Welchii균, Aeromonas균
	알레르기성 식중독(부패 amine에 의한 것)	Proteus균 등에 의한 부패 생성물
화학적 식중독	유독, 유해화학물질에 의한 것	methanol, 농약, PCB, 수은, 비소 등의 유해금속류, 환경오염물질
자연독 식중독	식물성 독소	독버섯, 감자 등
	동물성 독소	복어, 조개 등
	mycotoxin 중독	aflatoxin, citrinin 등

그리고 원인균의 대사과정중에 생성되는 물질에 의한 알레르기성으로 구분할 수 있다. 화학적 식중독은 환경오염물질을 포함하여 의도적이든, 비의도적이든 식품 중에 오염 가능한 모든 유해화학물질에 의한 식중독을 말한다. 자연독 식중독은 자연 중에 생성되는 물질에 의한 식중독으로 버섯독과 같은 식물성과 복어독과 같은 동물성, 마이코톡신류에 의한 곰팡이독이 여기에 포함된다.

2. 세균성 식중독

세균성 식중독이란 세균에 의해 발병하는 급성위장염이라 할 수 있는데, 앞서 언급된 것과 같이 세균 자체에 의한 감염형과 세균이 분비하는 독소형으로 분류된다. 세균성 식중독의 경우 경구전염병인 소화기계 전염병과는 경구적으로 감염된다는 점에서 유사하지만 표 4-2에서 보는 것과 같이 분명한 차이는 존재한다.

병을 일으킬 수 있는 발병 균량을 보면 소화기계 전염병과 달리 세균성 식중독의 경우 균에 따라 차이가 나지만 포도상구균의 경우 100,000마리 이상이 침입하여야

◇ 표 4-2 세균성 식중독과 소화기계 전염병과의 차이 ◇

구 분	소화기계 전염병	세균성 식중독
발병 균량	소량	다량, 독소
감염 경로	2차	1차
잠복기	장기간	단기간
발병 후 면역획득성	있음	없음

식중독을 일으킬 수 있다. 감염경로에 있어서도 세균성 식중독은 2차 감염이 따로 없고 원인식품에 의해 발병하는 반면, 소화기계 전염병의 경우 2차 감염이 형성되어 숙주로부터 숙주로 전염되는 전염환이 이루어진다. 또한 소화기계 전염병의 경우 잠복기가 길고 면역이 잘 형성되지만 식중독의 경우 주로 짧은 시간에 발병하며, 면역도 형성되지 않는다. 기타 식중독의 원인균은 식품 중에서 더 잘 증식하지만 소화기계 전염병의 경우 인체 내에서 더 잘 증식하는 경향이 있다.

1) 감염형 식중독

감염형 식중독에는 Salmonella 식중독, 장염 Vibrio 식중독, 병원성 대장균 식중독, Arizona균 식중독, Citrobacter균 식중독 등이 포함된다.

(1) 살모넬라 식중독(Salmonellosis)

■특징 : 우리나라의 대표적인 식중독으로 사람, 포유류, 설치류, 조류 등과 야채, 토양, 물 등 주위에 광범위하게 분포되어 있는 세균으로 *S. typhimurium, S. enteritidis* 등이 주요 식중독균이다. 일반적으로 식품 1g당 살모넬라균 10^2 정도 오염된 식품을 섭취한 후 최소 6시간에서 48시간 정도면 식중독을 일으킬 수 있다. 발병률은 75% 이상으로 다른 식중독균에 비해 높다.

■원인식품 : 쇠고기, 돼지고기, 닭고기 및 계란 등 축산물 및 축산물 가공식품이 주요 원인식품이며 우유, 유가공품, 어패류, 샐러드, 마요네즈 등도 원인이 될 수 있다.

■증상 : 잠복기는 6~72시간(보통 12~24시간)이고, 지속기간은 1~7일이다. 주요 증상으로는 고열, 복통과 더불어 두통, 구역질, 구토, 설사 등이며 어린이의 경우 탈수가 심할 수 있다.

■예방법 : 음식물은 조리시 내부까지 65℃에서 10분 이상 가열·조리하여 섭취하고, 조리 후 특히 쥐나 파리, 바퀴 등에 의한 식품오염에 주의하여야 한다. 음식물은 조리 후 바로 먹을 수 있도록 하고 장기간 보관하지 말아야 한다.

(2) 장염비브리오 식중독(Vibrio food poisoning)

■특징 : 장염 비브리오균(*Vibrio parahemolyticus*)은 바닷물과 바닷물에 있는 진흙에 숨어 있다가 여름철에 다발하며, 3~5% 염도에서 잘 자라며 10% 이상의 염도에

서는 성장이 정지되는 균(호염균, 好鹽菌)이다. 열에 약하여 65℃에서 10분 이내
에 사멸하며 7℃ 이하에서는 거의 자라지 않는 성질이 있다.

■원인식품 : 어패류 및 그 가공품과 해산물이 들어간 회덮밥, 초밥 등이 원인식품
이다.

■증상 : 잠복기는 평균 12시간이며 복통, 구역질, 구토, 설사, 두통, 오한, 탈수를
나타내며 지속기간은 2~3일이다. 발열은 37.5~38.5℃로서 고열은 없다.

■예방법 : 발생시기인 7~9월에 어패류를 날로 먹는 것을 피하여야 한다. 어패류는
65℃에서 10분 이상 가열·조리한 후 섭취하여야 한다. 조리 직전에는 5℃ 이하
의 냉장고에 보관하여야 한다. 조리기구는 깨끗이 세척 및 살균하여야 하며, 어패
류는 바닷물이 아닌 민물에 충분히 세척하는 것이 좋다.

(3) 리스테리아 식중독(Listeriosis)

■특징 : 1980년대 미국 등지에서 식중독 발생 원인으로 밝혀진 세균(*Listeria
monocytogenes*)으로 물, 토양, 목초, 동물의 배설물 등 우리 주위에 흔히 존재하며
소, 돼지, 면양, 산양 등에 감염된다. 이 균은 30~37℃에서 잘 자라지만, 2℃ 이
하의 냉장온도에서도 발육한다.

■원인식품 : 광범위하게 우리 주위에 존재하는 세균이기 때문에 이 균에 오염될
수 있는 식품은 다양하다. 우유, 유제품, 식육가공품, 야채 등이 주요 오염가능 식
품이며 저온보존 식품도 오염 식품이 된다.

■증상 : 잠복기는 1~7일(통상 48시간)이며 건강한 사람은 증상이 없거나 가벼운
열, 복통, 설사, 구토 등을 일으키나 대부분 정상적으로 회복된다. 하지만 면역력
이 약한 노약자나 임산부의 경우에는 패혈증, 뇌수막염 또는 유산을 일으킬 수
있다.

■예방법 : 음식물은 조리시 내부까지 65℃에서 10분 또는 72℃에서 30초 이상 가
열·조리하여 섭취하여야 한다. 손을 청결하게 하고 식품재료와 조리기구를 깨끗
이 씻어야 한다.

(4) 캠필로박터(Campylobacter)

■특징 : 캠필로박터균(*Campylobacter coli/jejuni*)은 동물의 장내(腸內)에서 분포하고
식품과 음료수를 통하여 감염되는 특성을 가지고 있으며 5~10% 산소가 있는 조
건에서 증식된다. 식품 1g당 캠필로박터균 10^2~10^6개 정도가 오염된 식품을 섭취

할 경우 식중독을 일으킬 수 있는 것으로 알려져 있다.

■원인식품 : 닭고기, 쇠고기, 돼지고기 등 육류가 원인식품인 경우가 많고 생유(生乳)와 음료수 등으로 감염된 사례도 있으며, 애완동물 및 쥐 등도 이 균을 보균하고 있어 이들로부터 감염된 경우도 있다.

■증상 : 잠복기는 2~7일(통상 3~5일)이며 설사, 복통, 발열, 두통, 구역질, 권태감 등의 가벼운 증상을 나타내며, 지속기간은 수일에서 길게는 수개월까지 지속될 수도 있다.

■예방법 : 조리시 65℃에서 10분 이상 음식물의 내부까지 가열하고 섭취하여야 한다. 조리시 손을 깨끗이 씻고 조리기구는 살균하여 사용한다. 보관시 식육과 기타 식품은 분리하여 보관하여야 한다.

2) 독소형 식중독

독소형 식중독에는 포도상구균 식중독, Botulinus균 식중독, 웰치균 식중독, B. cereus균 식중독 등이 있다.

(1) 포도상구균 식중독

■특징 : 포도상구균 중 황색포도상구균(*Staphylococcus aureus*)은 동물, 사람, 환경 등 주위에 널리 분포하고 있으며 건강한 사람의 피부에도 존재할 수 있다. 황색포도상구균은 화농 및 식중독의 원인균인데, 식중독의 원인물질은 균이 생성하는 장독소(enterotoxin)이다. 장독소는 A~F형이 알려져 있다. 내열성이 강해서 120℃에서 20분간 처리해도 파괴되지 않으며, 유지 중에서 218~248℃로 30분 이상 가열해야 파괴된다.

■원인식품 : 김밥, 찰떡, 도시락, 샌드위치, 케이크 등 다양한 식품이 원인이 된다. 축산물의 경우에는 우유, 유제품, 육류 및 식육가공품이 원인이 된다. 감염된 식품을 장기간 보관할 때 발생할 수 있으며 이 균에 오염된 손으로 조리할 경우 식품에 오염된다. 특히 조리하는 사람의 손에 상처가 있을 경우 식품 오염 확률이 높다.

■증상 : 잠복기는 1~6시간(통상 3시간)이며 구역질, 복통, 설사, 탈수, 맥박 이상 등이 나타나며 대부분 24시간 이내에 회복하지만 탈수 증상이 있으면 치료를 받아야 한다.

■예방법 : 식품취급자는 청결을 유지해야 하며, 상처가 있을 경우에는 직접 조리하지 말아야 한다. 조리기구는 살균하여 사용하여야 하고 가열 조리 및 저온 보관하여야 한다.

(2) 병원성대장균 E.coli O157:H7

■특징 : 출혈성 장염을 일으키는 대장균으로 소·돼지 등의 장내(腸內)에 존재하며 이들 동물이 배설하는 배설물을 통하여 육류·물 또는 채소류 등에도 오염되고 이들 오염된 식품을 먹을 경우 식중독을 일으킨다. 일반적으로 식품 1g당 10~100개의 병원성대장균 O157:H7이 오염된 식품을 섭취할 경우 식중독을 일으킬 수 있다고 알려져 있다.

■원인식품 : 분쇄육, 햄버거, 소시지 등 축산식품과 비가열 음료, 물, 채소류 등 다양한 식품이 원인이 된다.

■증상 : 잠복기는 보통 1~3일이며, 출혈성 대장염을 일으켜 복통·구토·피가 묻은 설사 등을 일으키며 지속기간은 2~9일이다. 어린이나 노약자 또는 면역력이 저하된 사람에게는 용혈성 요독증을 일으켜 신장장애, 출혈, 빈혈 등으로 사망하기도 한다.

■예방법 : 음식물은 내부까지 65℃에서 10분 또는 75℃에서 30초 이상 가열·조리하여 섭취하여야 한다. 손을 청결하게 하고 식품재료와 조리기구를 깨끗이 씻어야 한다. 조리 뒤에는 바로 먹어야 한다. 복통, 구토 등의 증상이 있으면 곧바로 의사의 진찰을 받아야 하며, 잘못하여 감염자의 변(便)에 접촉되었을 때는 70% 알코올에 소독하고 물로 깨끗이 씻어야 한다. 감염자의 의류는 약제를 이용하여 소독하고 세탁한 후 햇볕에 말린다.

(3) 보툴리누스균 식중독(botulism)

■특징 : 클로스트리디움 보툴리눔(Clostridium botulinum)균은 토양에 널리 분포하고 있어 통조림, 진공포장식품 등 밀폐 포장된 식품 중에서 자라며, 식품의 혐기성 상태에서 발육하여 신경독소(neurotoxin)를 분비한다. 독소는 A~G형으로 구분되며, 주로 사람에게 식중독을 일으키는 것은 A, B, E형이다.

■원인식품 : 통조림 식품이나 진공 포장된 식품으로 옥수수 통조림, 훈제고기 통조림, 햄·소시지 통조림 등이 혐기성 상태에 놓이게 되는 경우 문제가 된다.

■증상 : 잠복기는 2~4시간 내지 12~36시간이며 구토, 변비 등이 일어나며 특징적

으로 탈진감, 권태감, 현기증을 일으키며 증상이 심하면 중추신경계에 영향을 미쳐 시력저하가 오거나 복시(複視), 동공확대, 호흡곤란 등이 나타난다. 세균성 식중독 중 치사율이 높은 편으로 30~80%이고, 발열(發熱)은 없다.

■예방법 : 야채류는 세척하고 분변이 식품에 오염되지 않도록 하여야 한다. 통조림 제품 등을 생산할 경우 위생적이고 신선한 재료를 사용하여야 하며, 제품을 개봉하였을 때 악취가 나면 섭취하지 말아야 한다. 또한 가열·조리하여 섭취하고 저온보관(4℃ 이하)하여야 한다.

(4) 웰치균 식중독

■특징 : 웰치균(Welchii균 ; *Clostridium perfringens*)은 우리 주변에 널리 분포하고 있다. 흙과 물, 건강한 사람의 배설물에 있고 특히 소, 닭, 어류가 이 균을 보유할 가능성이 높다. 이 균이 분비하는 독소(enterotoxin)는 A~F까지 6가지 형이 있으며 열에 약해 70~80℃에서 1분간에 불활성화된다. 이 중 F형에 의한 증상이 심각하며 발생률이 높다.

■원인식품 : 식육과 어패류를 사용한 식품이 원인이 되며 고기, 튀김 등을 냉장고 등에 보관하지 않고 외부에 방치하면 이 균이 자란다.

■증상 : 잠복기는 2~3시간 내지 8~20시간(평균 12시간)이며 설사, 구토를 일으킨다. 대부분은 1~2일이 지나면 회복된다. 하지만 심한 설사, 탈수 등을 동반할 경우 사망하는 경우도 있다.

■예방법 : 식육 및 어패류 식품을 실온에 방치하지 말아야 하며, 냉동육은 완전히 해동한 후 가열·조리하여야 한다. 조리한 후 바로 섭취할 수 있도록 하고 저온보관하여야 한다. 보관시 축산물은 다른 식품과 함께 있지 않도록 하여야 하며 보관 후 다시 먹을 경우 다시 가열·조리하여야 한다.

3) 알레르기성 식중독(allergy)

세균이 직접적인 원인이 아니라 세균의 증식에 의한 효소작용으로 유독물질이 생성되어 발생하는 식중독으로 대표적인 것이 히스타민(Histamin) 중독이다.

히스타민 중독은 고등어, 꽁치, 정어리 등 적색어류의 건어물, 가공품에 많은 양의 Histidin이 존재하는데, 이 Histidin이 'Proteus morganii'의 증식으로 발생한 탈탄산효소에 의해 유독물질인 Histamine으로 전환하여 발생하는 것이다. 주요 증상은 일반적으로 알레르기 증상과 비슷하며, 보통 6~10시간, 최대 24시간 후면 회복하는 것으로 알려져 있고 아직까지 사망 예는 보고되지 않고 있다. 주요 예방법은 적정한 온도하에서 생선을 보관하는 것이다.

4) 세균성 식중독의 주요 발생원인 및 예방방법

세균성 식중독의 경우 주요 발생원인을 나열하면 다음과 같다.

- 장시간 보존
- 부적당한 온도에서 보존
- 불완전한 냉각, 냉장
- 부적당한 재가열
- 불완전한 조리
- 부적당한 보존
- 교차오염
- 조리작업자에 의한 오염
- 과잉량의 조리
- 생식

세균성 식중독에 대한 공통적인 예방법은 다음과 같다.

- 청결 : 음식 조리 전후를 통하여 손과 취사 도구를 뜨거운 물과 비누 또는 세제로 닦는다. 특히 고기류, 달걀, 해산물을 요리할 경우는 더욱더 철저히 닦는다. 살균제 등을 이용하면 더욱 큰 효과를 얻을 수 있다.
- 분리 : 이미 조리되어 먹을 수 있는 음식과 조리되지 않은 원재료(특히 고기류, 달걀, 해산물 등)는 분리하여 보관한다. 조리된 절대로 음식은 생고기, 생달걀, 생해산물을 담았던 용기에 보관하지 않는다. 불가피할 경우 용기를 세제 등으로 깨끗이 세척한 후 사용한다.
- 조리 : 고기류 등의 음식물은 음식물 내부까지 완전히 익힌다.
- 보관 : 썩기 쉬운 음식물, 먹다 남은 음식물들은 2시간 이내에 냉장 또는 냉동 보관한다. 냉장실은 4℃ 이상이 되어서는 안 되고 냉동실은 −18℃이어야 한다.

3. 화학적 식중독

인체에 유해한 화학물질을 오용 또는 고의적으로 식품에 혼용하거나, 자연적으로 식품에 혼입되어 식품 중에 함유되어 있는 유해물질(잔류농약, 유해중금속, 수은, 비소 등)에 의한 식중독을 화학적 식중독이라 한다.

화학적 식중독의 특성은, 첫째 발생빈도(건수)는 세균성에 비해 상당히 낮지만 발생강도(사망자수)는 크다는 것이다. 둘째, 원인물질, 발생시기, 오염경로, 발병형태가 일정하지 않아 역학조사의 어려움이 크다. 셋째, 장기적으로 중독을 일으키며, 넷째 예방적 차원에서 소비자에 대한 교육이 세균성 식중독보다 어렵다.

지금까지 국내에서 발생했던 화학적 식중독의 주요 발생사건으로는 사용금지 색소 및 방부제 사용, 건포류, 무말랭이, 채소류, 과일류에서의 아황산염류 검출, 콩나물, 수입과일류, 수입밀 등에서 잔류농약 검출, 홍합에서 마비성 패독 검출, 우유에서 항생물질 등 검출, 치즈, 어패류, 생선 통조림에서 PCB 등 발암물질 검출, 포장지에서 유해 톨루엔 검출 등이 보고되었다.

화학적 식중독의 발생원인은 주로 다음과 같다.

- 고의 또는 오용으로 첨가되는 유해물질
- 색·맛이 식품과 비슷하여 식품으로 오인되는 유해물질
- 제조·가공 및 저장중에 생성 또는 혼입되는 유해물질
- 기구·용기, 포장재로부터 용출 이행되는 유해물질
- 시설·설비의 위생관리에 사용되는 화학물질에 의한 오염
- 본의 아니게 잔류·혼입되는 유해물질

1) 고의 또는 오용으로 첨가되는 유해물질

식품첨가물로서 허용되지 않은 유해물질을 사용하거나 허용된 것이라도 순도가 나쁜 저질품이거나 과량을 사용할 때는 화학적 식중독의 원이 된다.

식품첨가물의 경우 국가별로 차이가 있지만 우리나라의 경우 500여 종이 식품첨가물로 사용할 수 있는 것으로 등록되어 있으며, 이를 법적으로 규정하고 있다. 식품첨가물 중 허가되지 않은 것 그리고 허가되었다가 유해성이 입증되어 허가가 취소된 것, 유해성이 있는 것을 살펴보면 다음과 같다.

(1) 유해성 착색료

■auramine : 황색색소로 주로 단무지, 과자, 카레의 착색에 이용될 수 있으며, 다
량 섭취시 두통, 구토, 사지마비, 피부에 흑자색 반점 등이 생긴다. 마우스 경구에
대한 LD_{50}은 480mg/kg으로 발암성이 있는 것으로 추정되고 있다.

■rhodamin B : 핑크색 색소로 주로 과자, 어묵, 토마토케첩 등의 착색에 이용될
수 있으며, 중독증상으로는 오심, 구토, 설사, 색소뇨 등이 나타나며 마우스에 대
한 LD_{50}은 0.1~0.2mg/kg이다.

■p-nitroaniline : 무미, 무취의 황색색소로 과자 등에 사용될 수 있으며, 중독증상
으로는 섭취 후 10~30분 후에 안면홍조, 구토, 두통, 황색뇨 배출 등의 증상이
나타난다.

■기타 : 팥앙금에 methyl violet, 마가린에 butter yellow, spirit yellow, 고춧가루에 sudan Ⅲ,
기타 공업용 색소 등이 사용될 수 있다.

(2) 유해성 보존료

■붕산(H_2BO_3) : 햄, 베이컨, 어묵 등에 사용될 수 있으며, 주요한 첨가목적은 방부
효과보다 윤기, 촉감을 얻기 위해 사용되기도 한다. 1~3g 섭취 시 구토, 설사, 위
통 등의 증세가 나타나며, 치사량은 성인의 경우 8~17g 정도로 장기간에 걸쳐
축적시 뇌와 간에 이상을 일으킨다.

■formaldehyde(HCHO) : 방부력이 강한 것으로 주류, 간장, 육제품 등에 사용될
수 있으며, 중독증상으로는 소화작용 저해, 두통, 현기증, 구토, 호흡곤란 등이 나
타난다.

■기타 : 불소화합물, 곰팡이 억제효과가 있어 간장에 사용될 수 있는 β-naphtol, 승
홍($HgCl_2$) 등이 있다.

(3) 유해성 표백제

■rongalit : 물엿, 연근의 표백제로 사용될 수 있으며, 아황산과 포름알데히드
(formaldehyde)의 잔류를 일으킬 수 있다.

■기타 : 밀가루 표백에 이용될 수 있는 nitrogen trichloride, 어묵, 국수 표백에 이용
될 수 있는 과산화수소 등이 있다.

(4) 유해감미료

■dulcin : 감미도는 설탕의 250배 정도이지만 혈액독을 일으키거나, 간장·신장장

해, 간종양을 일으켜 우리나라에서는 1966년에 사용이 금지되었다.

- cyclamate : 감미도는 설탕의 40~50배로 1970년경 발암성이 있는 것으로 밝혀져 사용이 금지되었다.
- p-nitro-o-toluidine : 감미도는 설탕의 200배 정도이지만 독성이 강해 한때 살인당으로 불릴 정도로 많은 화학적 식중독의 원인이 되었다.
- 기타 : ethylene glycol, perillartine 등이 있다.

2) 색·맛이 식품과 비슷하여 식품으로 오인되는 유해물질

식품과 유사하다는 이유로 섭취하여 발생하는 식중독의 원인물질로 대표적인 것이 메탄올, 비소화합물이다.

- 메탄올 : 주류와 유사하다는 이유로 섭취하는 경향이 있으며, 독성은 메탄올로부터 유리된 formaldehyde, formic acid에 의해 나타나며, 메탄올의 치사량은 30~100㎖이다.
- 비소화합물 : 밀가루, baking powder로 오용할 수 있으며 국내에 자주 발생되는 화학적 식중독의 원인물질이다. 맹독성으로 중독시 홍진, 구진, 습진성 피부염이 나타나는 것이 특징이다.

3) 제조·가공 및 저장중에 생성 또는 혼입되는 유해물질

(1) 지방 과산화물, 분해생성물

식품 중의 지질은 hydroperoxide를 거쳐 여러 가지 산화생성물을 생성하여 산패의 원인이 되는데, 이들 물질도 독성이 매우 강해서 식중독의 원인물질로 취급하고 있다.

(2) N-nitrosamine

아질산염, 2급 아민(dimethylamine, diethylamine)은 산성하에서 반응하여 N-nitrosamine을 생성하며 이 물질은 발암 또는 유해작용이 있는 것으로 알려져 있다. N-nitrosamine의 전구물질은 식육, 어육, 어란제품 발색제로 사용되는 아질산염, 질산염이며, 이들 물질은 자연 중에도 존재한다.

4) 기구·용기, 포장재로부터 용출 이행되는 유해물질

- 금속제 : 구리, 아연, 카드뮴, 안티몬, 납(땜납), 주석 통조림 : 중금속
- 도자기, 법랑피복제품 : 안료의 중금속 용출
- 종이제품 : 파지의 비위생적 사용
- cellophane : 착색료
- plastic 제품 : 가소제, 안정제

5) 시설·설비의 위생관리에 사용되는 화학물질에 의한 오염

세척제, 소독제 등 시설·설비의 위생관리에 이용되는 화학물질이 식품의 제조·가공과정중 부주의 등으로 식품에 혼입되어 식중독을 일으킬 수 있다. 또한 식품의 제조가공 중에는 여러 가지 불순물, 열매체 등이 혼입될 수 있다. 예를 들면 간장 등의 제조시 비소가 혼입될 수 있으며, 미강유 제조시에는 열매체로 PCB가 혼입될 수 있다.

6) 본의 아니게 잔류·혼입되는 유해물질

환경오염으로 인한 식품오염의 대부분을 차지하는 이들 물질이 본의 아니게 식품에 잔류, 혼입되는 유해물질들이다. 이들 중 일부는 자연상태하에서도 존재하지만 대개가 발암물질이며 최근 일반 소비자의 관심이 고조된 상태에 있다. 대표적인 것을 살펴보면 다음과 같다.

(1) 유해중금속

자연적으로도 존재하며, 산업화 등에 의해 식품 내 오염수준이 증가하는 추세에 있다. 대표적인 것으로는 수은, 납, 카드뮴이 있으며, 국내 식품에 대한 오염물질 중 가장 위해성이 큰 것으로 추정되고 있다.

- 수은 : 종류로는 elemental, inorganic, organic으로 구분되며, 이 중 유기수은인 methylmecury가 대표적이다. 독성은 뇌, 신장, 태아의 발육을 저해하며, 대표적인 중독 사건으로는 일본의 산업폐수에 의한 어패류 오염(미나마타병)과 이라크의 살균수은제 농약에 의한 밀 오염이 있다.

■납 : 식품오염의 원인은 자기류의 유약성분, 납이 함유된 합금 또는 파이프의 사용, 납땜을 한 금속 캔의 사용이며, 독성은 중추신경계, 신장, 면역체계에 이상을 일으키며, 대표적인 오염사건으로는 우리나라에서 발생한 통조림 납 오염 사건이 있다.

■카드뮴 : 이 화합물은 매우 불안정하여 쉽게 식물에 흡수, 분포되어 식품오염을 일으킬 수 있으며, 따라서 주요한 식품오염의 원인은 카드뮴에 오염된 토양에서 재배된 농산물 및 축산물이다. 독성은 다른 중금속과 달리 폐암을 유발하는 발암물질이다.

(2) 잔류농약

식품오염 원인은 농약에 대한 부적절한 사용 또는 과잉 사용이며, 이로 인한 토양 내 잔류로 토양과 물을 오염시키고 이 오염된 물 또는 사료의 급여로 식품에 잔류 혼입된다.

(3) 잔류동물약품

식품 중 잔류는 항생물질 등의 사료첨가제로의 사용, 치료용, 또는 농약으로의 사용이 원인이 되며, 이들 동물약품의 잔류는 병원성균의 저항성 증가로 항생제에 대한 내성이 증가하고, 개체의 면역능력을 감소시키고, 일부 개체에 있어서는 특정 항생물질에 대한 알레르기를 유발한다. 축산농가에서의 법적 사용기준 및 휴약기간 준수로 충분히 예방 가능하다.

(4) 환경호르몬(endocrine disruptors)

내분비교란물질(endocrine disruptors)이라고도 하며 생명체의 정상적인 호르몬 기능에 영향을 주는 합성 혹은 자연상태의 화학물질을 말한다. 이러한 물질로는 다이옥신, PCB, 식품포장재로 사용되는 합성수지 또는 합성수지 제조에 필요한 가소제, 항산화제 등의 물질들이 포함된다.

■다이옥신 : 여러 가지 종류가 있지만 대표적이면서 가장 독성이 강한 것이 2,3,7,8-tetrachlorodibenzo-p-dioxin(TCDD)이며 그 구조는 그림 4-3과 같다. 다이옥신은 주로 소각로에서 염소화합물이 탄화수소와 결합할 때 생성되며 제초제 2,4,5-trichloro-phenoxyacetic acid(2,4,5-T)의 부산물, 염소를 사용하는 PVC, 종이 제조과정, 고엽제(agent orange) 등을 발생원인으로 들 수 있으며, 독성은 생식계 교란이 가장 크게

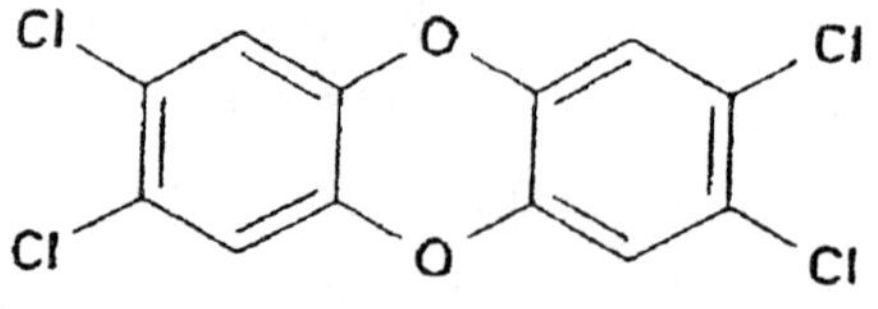

Tetrachlorodibenzo-p-dioxin (TCDD)

◇ 그림 4-3 다이옥신의 구조 ◇

알려져 있고 D_{50}이 $1\mu g/kg$이다. 다이옥신의 인체흡수는 공기나 토양에 의한 것보다 다이옥신에 오염된 식품에 의해 주로 발생하는 것으로 알려져 있다.

4. 자연독 식중독

자연독에 의한 식중독이란 동·식물의 성장과정 중 자연발생적으로 생성되거나 축적된 유독·유해물질을 섭취하여 발생하는 식중독으로 그 발생유형을 살펴보면 다음과 같다.

■ 유독한 동·식물을 안전한 동·식물로 잘못 알고 섭취하는 경우 : 독버섯, 맥각, 석산초, 독꼬치 등
■ 특수한 환경하에서 유독화되어 있는 것을 모르고 섭취하는 경우 : 조개류 등
■ 특수한 부위 등에 존재하는 유독·유해물질을 제거하지 아니하고 섭취하는 경우 : 복어, 감자 등

이들 자연독 성분의 큰 특성 중의 하나가 제조·가공 및 조리과정 중에서도 독성분의 대부분이 활성을 그대로 유지한다는 점이다.

1) 동물성 식중독

(1) 복어독 중독

복어독은 우리나라에서 매년 발생하는 동물성 자연독에 의한 식중독의 대표적인 원인물질이다. 우리나라 근해에 분포하는 복어 중 10여 종이 식용으로 이용되고 있으며, 이 중 매리복, 복섬, 검복 등이 맹독성인 것으로 알려져 있다.

- 독성분 : 원인독은 tetrodotoxin으로 치사량은 1~2mg 정도이며, 치사율은 60% 정도로 독성이 강하다. 복어의 생식기, 간 등의 내장에 많이 함유되어 있으며, 특히 5~6월 산란기 직전에 최고치로 상승한다. 이 독은 100℃ 이상의 고온에서 4시간 이상을 가열해도 파괴되지 않는 특성을 가지고 있지만 4% 수산화나트륨(NaOH)으로 4분 정도 처리하면 무독화된다.

- 중독증상 : 섭취 후 30분~5시간 내에 나타나는데, 그 중독증상은 4단계로 1단계에서는 입술주위·혀끝 지각마비, 구토, 중량감각 둔화 등의 증상, 2단계에서는 촉각·미각 둔화, 손발 운동장애, 발성장애, 호흡곤란, 혈압저하 등이 나타난다. 3단계에서는 골격근 마비, 운동불능, 발성곤란 등으로 의식혼탁, 반사기능 소실 등의 증상을 나타내고, 4단계는 의식불명, 호흡정지로 사망한다.

- 치료 및 예방 : 중독초기에는 위세척을 실시하고 호흡마비 증상이 있을 경우 강력한 인공호흡 및 약물투여로 치료한다. 복어조리 전문가의 요리만을 섭취하고, 난소, 정소, 내장 등 유독 부위의 섭취를 피한다.

(2) 조개류 중독

일명 패독이라고도 하는 조개독의 원인이 되는 독성물질은 조개에서 생성되는 것이 아니라, 유독 플랑크톤의 섭취로 인한 조개 내 독성물질 축적으로 발생한다. 이들 독성물질은 연중 발생하는 것이 아니라 적조가 형성되는 일정 계절에만 발생하는데, 특히 적조 등의 형성은 플랑크톤을 유독플랑크톤으로 전환시키므로 적조해역에서 채취한 조개류의 섭취는 금하여야 한다.

조개류의 섭취로 인한 대표적인 중독에는 마비성 패독, venerupin 중독 등이 있으며 이들에 대해 살펴보면 다음과 같다.

- 마비성 패독 : 원인 조개류로는 검은조개, 섭조개(홍합), 대합조개, 모시조개(바지락), 굴 등이며, 독성원인물질은 saxitoxin으로 마우스에 대한 복강내주사에서의 LD_{50}은 $10\mu g/kg$으로 상당한 맹독성이며, 열에 안정한 것으로 알려져 있다. 이 독소는 의식은 뚜렷하지만 말초신경의 마비로 마비증세를 나타내는 것이 특징이다. 잠복기는 30분~3시간 정도이며, 최종적으로 호흡마비를 일으켜 사망하게 한다. 이 독소는 5~9월에 독성이 가장 강하며, 우리나라에서는 남해안, 진해만, 거제만 등에서 자주 발생한다.

- venerupin 중독 : 원인 조개류는 모시조개, 굴 등이며, 3~4월에 많이 발생한다. 마

우스에 대한 치사량은 0.05mg/kg 정도로 치사율은 44~55% 정도로 알려져 있으며, 열에 안정적이다. 1~2일의 잠복기를 거쳐 배, 목, 다리 등에 적색 또는 암적색의 피하출혈반점이 생기는 증상이 특징이며, 발병 후 10시간~7일 이내에 사망한다.

(3) 기타 동물성 식중독

검은조개, 큰가리비, 모시조개, 백합 등이 원인 조개류로 소화기계장애를 일으키는 설사형 패중독(okadaic acid), surugatoxin이 원인인 수랑(말고동) 중독, 육식성 권패(보라골뱅이, 조각매물고동)에 의한 tetramine 중독, 식용꼬치로 오인하여 섭취함으로써 생기는 독꼬치 중독, ciguatoxin이 원인물질인 ciguatera 중독, 과잉의 비타민 A가 원인으로 추정되는 돗돔 중독 등이 있다.

2) 식물성 식중독

(1) 독버섯에 의한 중독

버섯의 종류는 수천 종에 달하는 것으로 알려져 있으며, 이 중 식용으로 이용하는 것은 100여 종이며, 독버섯의 종류는 약 15종이다. 이들 독버섯은 자연계에 널리 분포하고 있어 식용버섯과의 구별이 어려운 경우가 많아 자연독에 의한 식중독의 주요 원인이 되고 있다. 독버섯에 의한 식중독은 주로 가족단위, 산림근처 주민에 의해 많이 발생한다.

■ 독버섯의 종류 : 화경버섯, 굽은외대버섯, 갈황색미치광이버섯, 알광대버섯, 냄새무당버섯, 독우산광대버섯, 광대버섯, 마귀광대버섯, 독깔대기버섯, 땀버섯 등이 있다.

■ 독버섯의 유독성분 : muscarine, muscaridine, choline, neurine, phaline, amanitatoxin, agaricic acid, pilztoxin 등이 있으며, 이 중 muscarine이 가장 독성이 강하며, 이것에 의해 독버섯 중독이 많이 나타난다. muscarine의 치사량은 경구일 경우 500mg, 피하주사일 경우 2~5mg 정도로 맹독성이며, 땀버섯에 특히 많다. muscarine에 의한 중독은 부교감신경말초를 흥분시켜 체액의 분비를 증진시키고, 호흡곤란, 경련성 위장수축 등이 나타난다.

■ 독버섯에 의한 중독증상
  ① 위장장애형 : 구토, 복통, 설사 등의 위장염의 증상을 나타내며 냄새무당버섯, 화경버섯, 굽은외대버섯 등이 원인버섯이다. 사망예는 적은 편이다.

② 콜레라증상형 : 심한 위장염, 쇠약, 경련, 혼수상태를 거쳐 사망에 이르기도 하며, 알광대버섯, 독우산광대버섯 등이 원인버섯이다.

③ 신경계장애형 : 심한 위장장애를 거쳐 헛소리, 환각, 경련, 혼수 등의 중추신경계 증상을 일으키며, 광대버섯, 마귀광대버섯, 땀버섯 등이 원인버섯이다.

④ 혈액독형 : 위장장애를 거쳐 황저, 빈혈, 혈뇨 등의 증상이 나타나며, 마귀곰보버섯 등이 원인 버섯이다.

⑤ 뇌증형 : 일시적 흥분, 환각상태를 나타내며, 미치광이버섯, 굽은외대버섯 등이 원인버섯이다.

■ 독버섯 감별법 : 버섯의 줄기(살)가 세로로 쪼개지는 것은 무독하며, 다음의 특성을 갖는 것은 대개가 유독하다.

① 색이 아름답고 선명한 것

② 악취가 나는 것

③ 버섯을 잘랐을 때 유즙 또는 점성의 액을 분비하는 것

④ 쓴맛, 신맛이 나는 것

⑤ 끓는 물 또는 증기에 은수저를 넣었을 때 흑변하는 것

(2) 감자

감자에는 solanine이라는 배당체가 있는데 보통은 0.005~0.01%를 함유하고 있어 이 정도의 양은 해가 없으나, 저장 중에 생기는 녹색부위와 태양에 노출되어 생기는 녹색부위 및 싹이 발아한 부분에는 0.2~0.4%의 솔라닌을 함유하고 있다.

이 솔라닌은 cholinesterase 작용을 억제하여 웅혈, 운동중추 마비, 국소 자극 등을 일으켜 발열이 없는 복통, 설사, 구토, 현기증, 졸음, 가벼운 의식장애 등의 증상을 나타내며, 사람에 대한 LD_{50}은 0.2~0.4g으로 알려져 있다. 예방은 발아 및 녹색부위의 껍질을 제거하여 섭취한다.

(3) cyan 배당체 함유식물

미숙매실, 살구씨에는 amygdalin, 오색두에는 phaseolunatin, 수수에는 dhurrin 등의 cyan 배당체를 함유하고 있는데 자체효소에 의해 청산(HCN)을 형성, cytochrome 산화효소를 저해하여 식중독을 일으킨다. 중독증상으로 소화기계증상, 호흡곤란, 강직성 전신경련을 일으키며, 중증인 경우 호흡중추를 마비시켜 사망에 이르기도 한다.

(4) 기타 식물성 식중독 원인물질

식물명	중독	유독성분	중독증상
독미나리	미나리 오인 섭취	cicutoxin	수분~2시간 이내 : 상복부 동통, 구토, 현기증, 경련 (중증) : 의식불명(수시간) → 호흡마비(10~20시간) → 사망
꽃무릇	전분정제 불충분	lycorine	구토
가시독말풀	참깨 오인 섭취	hyoscyamine, scopolamine, atropine	뇌흥분, 호흡정지
미치광이풀	지하경의 마 오인 섭취, 새싹의 산나물 오인 섭취	hyoscyamine, atropine	뇌흥분, 광란상태
붓순나무	대회향(향신료) 오인 사용	shikimin, shikimitoxin, hanaomin	구토, 현기증, 경련 → 허탈감 → 사망
독공목	열매의 과일 오인 섭취	coriamyrtin, tutin	경련
비꽃	수인삼, 이류초 오인 식용	aconitine, mesaconitine,	위통, 구토, 사지마비, 언어장애
피마자	종자식용, 피마자유의 정제 불충분	ricinine, ricin	알레르기
목화씨(청매)	면실유의 정제 불충분	gossypol	신장염증상
독보리	밀 혼입 섭취	temuline	두통, 메스꺼움, 현기증, 이명, 구토, 위통, 설사,

3) 곰팡이독에 의한 식중독

일명 mycotoxin이라고 하며, 주로 곰팡이인 *Aspergillus falvus*의 대사산물로 생성되며, 주요 오염 식품군은 덥고 습한 지역의 견과류 또는 오염된 가축사료를 이용한 식품군으로, 독성으로는 간암을 유발한다. 1960년 영국에서 발생한 turkey X-disease의 원인으로 밝혀지면서 세상에 알려졌다. 대표적인 곰팡이독에는 aflatoxin과 citreoviridin(황변미중독), 맥각중독, Fusarium 중독증(붉은곰팡이독), ochratoxin 등이 있다.

(1) aflatoxin

Aspergillus flavus, Asp. parasiticus 등에 의해 생산되며 주로 열대, 아열대지방에 많이 분포하고 있다. 생산 최적조건은 16% 이상의 수분, 80~85% 이상의 상대습도,

$25 \sim 35℃$ 온도이며, 탄수화물이 많은 쌀, 보리, 옥수수에서 잘 발생한다. 발생에 대한 예방은 수확 직후 바로 건조시켜야 하며, 저장조건으로는 70% 이하의 상대습도를 유지하여야 한다.

종류는 청색형광을 나타내는 B_1, B_2 등 B 그룹과 녹색형광을 나타내는 G_1, G_2 등의 G 그룹 그리고 대사산물인 M_1, M_2 등의 M 그룹으로 분류하고 있다.

물에는 불용성이며, 유기용매에는 가용성, 산에는 안정하며 알칼리에는 불안정하다. 내열성이 강해서 $270 \sim 280℃$의 가열에도 분해되지 않으며, 주로 간암의 원인물질로 알려져 있고 독성은 B_1, $M_1 > G_1 > B_2 > G_2$ 순이다.

〔2〕 황변미중독

*Penicillium*속의 곰팡이에 의해 생성되는 대사산물에 의해 쌀이 황색으로 변화는데 이를 황변미라고 한다. 동남아산 쌀에 많은데, 특히 대만, 이란 쌀의 경우 *Penicillium citreoviride*에 의해 생성되는 citreoviridin이 신경독, 척추운동신경세포 기능억제를 일으키는데 이를 toxicarium 황변미라고 한다. 기타 *Pen. islandicum Sopp*에 의한 islandia 황변미, *Pen. citrium Thom*, *Pen. citreoviride*에 의한 태국 황변미 등이 있다.

〔3〕 맥각중독

맥류(보리)의 개화기에 발생하는 맥각균(*Claviceps purpurea*)에 의해 균핵이 형성되는데, 이것이 교감신경에 작용하여 위장계 및 신경계에 중독을 일으킨다. 맥각균의 독성성분은 알카로이드계에 속하는 교감신경 차단작용을 하는 ergotamine, ergotoxin과 자궁수축작용을 하는 ergometrine 등으로 알려져 있다. 급성중독의 경우 경련, 만성중독의 경우 괴저를 일으킨다.

제 5 절   식품의 변질 및 보존

생활수준의 향상, 사회구조의 다양화에 따라 우리의 식생활 양식은 크게 바뀌어가면서 편의와 간편성을 추구하게 되었다. 따라서 식품산업에 있어서 생산된 식품이 소비자에게 전달되는 과정에서 변질과 보존이 차지하는 비중이 매우 커져 식품위생관리에서 식품변질과 보존에 대한 관심이 크게 증대되고 있다.

1. 식품의 변질

1) 식품의 부패와 변패

식품을 자연조건에 그대로 방치하면, 식품 본래의 성질이 변하는데, 주로 영양성분의 파괴, 탈수, 향미의 손상 등을 거쳐 식용에 부적합하게 된다. 이러한 현상을 총칭하여 변질(spoilage)이라고 하며, 식품의 변질은 크게 부패(putrefaction)와 변패(deterioration)로 구분되는데 이를 엄밀히 구분하기는 어렵다. 대개 단백질이 주성분인 육류, 어패류, 달걀류 등에서 미생물에 의하여 단백질이 변하여 악취 등을 발생하는 것을 부패라 하고, 당류나 지방질이 주성분인 식품의 변질을 변패라 한다.

2) 식품 변질의 종류 및 예방관리 방법

(1) 생물학적 변질

생물학적 변질은 주로 원료상태에서의 변질을 말한다. 과실류 등 식물체의 수확 또는 도축 전 동물성 식품 등 원료상태의 식품은 바이러스, 곰팡이, 효모, 세균에 의해 무수한 미생물학적 질환에 걸릴 수 있으며, 또한 어떤 식품류는 곤충, 조류, 설치류에 의해 질병에 걸리는 경우가 있는데, 이러한 예가 여기에 해당된다. 이와 같은 원료상태에서의 변질은 식품의 품질이 저하되어, 처리를 한다고 해도 낮은 품질의 식품을 더 좋게 하지는 않으므로 변질되지 않은 식품에 비하여 보존기간이 줄어들게 된다.

이와 같은 변질을 예방하고 관리하기 위해서 화학적 또는 물리적 수단으로 살충제, 제초제, 살서제의 사용이 있으며, 또 다른 방법으로는 도축 전 가축에서의 질병을 예방하기 위하여 항생제와 같은 약품의 사용이 있다.

(2) 생화학적 변질: 노화(老化)

일단 과일, 야채 및 곡류 등을 수확하거나 또는 가축이 도축되면, 이는 영양과 물의 공급이 끊어지게 된다. 하지만 여전히 생장 시스템을 유지하기 때문에 존재하는 효소는 계속적으로 작용을 하여 이용 가능한 탄수화물과 저장된 영양분을 이용한다. 이와 같은 생화학적 과정을 노화 또는 자기소화라 한다. 따라서 과일이 적절하게 성숙한 후에 수확된다면 운송기간 중 또는 소비 전에 부패할 것이며, 이러한 생화학적 과정은 육류의 숙성과정에서도 적용된다.

하지만 대부분의 식품에 있어서 수확 후에 일어나는 효소적 생화학적 과정은 탈색, 향기 및 영양소의 감소 등 변질을 일으키며, 또한 손상된 생산품은 미생물학적 변패를 훨씬 더 빨리 일으킨다. 이러한 변질을 예방하기 위해 온도를 낮추어 반응을 느리게 하거나 온도를 상승시켜 효소를 변성, 불활성화 시킨다. 또한 수분활성도(A_w)를 낮추어 효소의 작용을 감소시키며, 또 다른 관리방법으로는 pH를 낮추기 위하여 산의 첨가 및 이산화탄소와 산소의 수준 조절(Carbon dioxide and oxygen level: CA-storage)을 이용한 방법들이 있다.

(3) 미생물학적 변패

미생물은 많은 식품, 특히 신선한 식품류의 품질저하에 중요한 역할을 하는데 이는 미생물이 환경 어디에나 존재하고 빠르게 성장하기 때문이다. 미생물은 식품 내에서 빠르게 성장할 수 있다(일반적으로 한 개의 미생물은 충분한 영양분이 있다면 10분마다 분할하여 5시간 후에는 10억 개까지 성장한다). 식품보존을 위한 미생물에 대한 기본적인 관리 및 사멸방법에는 느린 성장을 위한 ① 저온유지, ② 열처리, ③ 수분제거, ④ 산성화, ⑤ 산소 또는 이산화탄소 수준의 조절 등이 있다.

대부분의 식품가공은 병원성균으로부터의 오염과 가공 후에도 이러한 병원성균의 성장을 막기 위해 고안되어 있고, 잠재적으로 해로운 미생물이 식품 내에 우연히 존재하는 것조차 막기 위해 식품을 처리한다. 일반적으로 온도 7℃ 이하, A_w 0.8 이하, pH 4.5 이하는 병원성균의 성장과 증식을 예방할 수 있는 충분한 조건이다.

(4) 화학적 변질

식품의 취급과정에서 조직의 손상이 일어나 다양한 식품 내 화학적 구성성분들의 방출을 야기시킨다. 이러한 화학물질들은 서로 반응하거나 또는 외부요인과 반응하여 식품의 변질을 일으킨다. 여러 가지 반응들이 품질이나 영양의 손실을 일으킬 수 있는데 주요한 것들을 살펴보면 다음과 같다.

■효소반응 : 식품 내 정상적인 효소반응은 식품의 품질에 손상을 가져온다. 또한 세

포조직의 파손은 더욱 큰 변질을 일으킬 수 있는 효소들을 방출한다. 예를 들어 미토콘드리아로부터 방출되는 lipoxidase는 지질과 반응하여 악취를 낸다. 유사한 것으로 polyphenol oxidase는 어떤 세포성분 또는 산소와 반응하여 사과나 바나나와 같은 과일에 상처를 내거나 잘랐을 때 나타나는 것과 같은 갈색을 생성한다. 효소적 부패는 효소들이 사전에 표백 등에 의해서 변성되지 않는 한 냉동상태에서도 발생한다. 관리를 위한 주요한 환경적 요인에는 산소, 물, pH, 온도 등이 있다.

■ 지질산화(lipid oxidation) : 많은 식품들은 사람의 영양에 중요한 불포화 지방산을 함유하고 있다. 하지만 불행하게도 이러한 지방산들은 특정 메커니즘(autocatalytic free radical mechanism)을 통해 산소의 공격을 받게 되어 결과적으로 섭취하기에 힘든 불쾌취를 발생시킨다. 악취(rancidity : 산패취) 발생은 산소의 제거와 BHA, BHT, EDTA와 같은 항산화제의 첨가에 의해서 관리될 수 있다.

■ 비효소적 갈변화(Nonenzymatic Browning : NEB) 반응 : 비효소적 갈변화(NEB) 반응은 품질과 영양적 손실을 일으키는 또 다른 주요한 화학적 반응이다. 이 반응은 glucose, fructose, lactose 같은 구성성분과 단백질 또는 아미노산과의 반응결과이다. 갈변화는 고온에서의 당의 캐러멜화 또는 비타민 C의 산화를 통해서 발생하며, 제빵, 육류가공 중 crust(겉껍질)의 형성, 맥주 등에서의 보리의 숙성, 시럽, 당밀, 캐러멜의 생산에 있어서는 필요한 반응이다.

　NEB 반응의 단점은 쓴맛을 생성하고, 탈지유에서와 같은 밝은 색을 어둡게 하고, 단백질의 용해성을 손실, 단백질 식품을 단단하게 하고, 특히 단백질의 영양적 가치를 떨어뜨린다는 것이다. NEB 반응은 많은 식품에서 유통기간을 짧게 한다. NEB 반응을 관리할 수 있는 환경적 요인에는 온도, pH, 수분활성도가 있다. 특히, 갈변화에 대한 중요한 관리방법은 반응이 일어날 수 있는 식품 내 존재하는 수분의 함량조절을 통해서 이루어진다. 수분함량이 낮을수록 위에서 언급한 식품에서의 반응률은 낮아진다. 하지만 수분이 많은 식품은 반응물질들이 많이 희석되기 때문에 갈변화는 느리게 일어난다.

■ 기타 다른 화학반응들 : 식품의 변질을 일으킬 수 있는 기타의 다른 화학반응에는 열에 의한 비타민의 파괴(A, B₁, C 등), 빛에 의한 색소의 변질, 비타민 C의 직접적인 산화, riboflavin에 대한 빛의 영향, carotenoid 색소의 직접적인 산화, 향의 손실 등이 있다.

(5) 물리적 변질

물리적 변질은 유통기간의 감소를 일으킬 수 있으며, 물리적 변질의 형태는 다음과 같다.

■ 물리적 흠/부서짐
■ 시듦(wilting)
■ 수분손실과 흡수

2. 식품보존

1) 식품보존의 목적

대부분의 식품은 무균상태가 아니다. 주위환경에 미생물이 존재하면 모든 식품은 미생물을 함유하거나 표면에 미생물을 갖게 되므로 식품을 오래 보관하면 미생물이 증식하여 식품을 상하게 하거나 사람에게 질병을 일으킬 수 있다.

식품저장의 목적은 미생물을 사멸시키거나 미생물의 성장을 억제하여 식품의 보존기간을 연장하고 안전하게 하고자 하는 것이다.

2) 식품의 일반보존법

(1) 건조에 의한 식품저장

건조에 의한 식품저장은 식품 내의 수분을 감소시킴으로써 용질의 상대적 농도를 높여 식품의 수분활성도를 저하시켜 미생물 및 효소의 작용을 방지하는 것이다. 식품은 건조에 의해 저장성이 향상되고 수송이 간편해진다. 건조의 방법에는 자연건조, 열풍건조, 분무건조, 동결건조, 진공건조 등의 다양한 방법이 있다.

(2) 저온에 의한 식품저장

식품의 품온을 낮추어 부패의 원인이 되는 미생물의 생육 또는 효소작용을 억제하는 저장방법으로 냉장법, 냉동법이 있다.

(3) 소금절임에 의한 식품저장

소금을 식품저장에 사용하는 것은 소금의 방부효과에 기인하며, 사용되는 소금은 불순물이 함유되지 않은 것이 좋다. 염수법, 건염법, 염수주사법 등이 있다.

(4) 당(糖)절임에 의한 식품저장

식품에 당을 가하면 삼투압의 차이에 의하여 미생물들이 이용할 수 있는 수분을 일정한 수준 이하로 감소시킴으로써 미생물의 성장을 억제시키게 된다.

(5) 산의 담금에 의한 식품저장

미생물의 성장은 식품의 pH에 따라 많은 영향을 받게 되는데 미생물은 대부분 중성에서는 잘 생육하나 점차 낮은 산성영역으로 갈수록 생육이 억제된다. 따라서 pH가 낮은 젖산, 구연산 등을 이용하여 식품을 저장하는 방법이다.

(6) 가열살균에 의한 식품저장

저온살균법, 고온순간살균법, 열탕살균법, 증기살균법, 간헐살균법 등이 있다.

(7) 기체조절에 의한 식품저장

수확된 과일이나 채소류는 생리적인 호흡작용으로 산소를 흡수하여 왕성한 대사가 일어나 선도가 빨리 떨어지나, 밀폐된 상태에서는 시간이 경과함에 따라 배출되는 탄산가스의 양이 축적되어 질식상태에 도달하여 호흡작용이 중지된다. 이러한 원리를 이용하여 인공적으로 저장실의 온도를 냉장상태로 유지하면서 가스를 산소 1~5%, 탄산가스 2~10%로 적당히 조절하여 저장하면 호흡이 억제되어 신선도를 장기간 유지할 수 있는데, 이를 CA저장(controlled atmosphere storage) 또는 가스저장이라 한다.

(8) 생장조정제 처리에 의한 식품저장

호흡하는 야채류나 과실류 등을 수확하기 직전에 생장조정제(예 : maleic hydrazide)를 살포하여 수확 후에 발아방지, 발근방지 및 부패방지를 할 수 있는 저장방법이다.

(9) 피막제 등의 약품처리에 의한 식품저장

수확 후의 과일이나 채소류 및 난류의 호흡이나 증산작용을 적당히 억제하기 위하여 피막제 등으로 도포하면 수송 및 저장중의 감량이나 손상을 방지하고 신선도

를 보존함과 동시에 광택을 주어 상품가치를 높일 수 있다. 이 때 사용하는 피막제
는 식품첨가물로서 wax 등이 많이 사용된다.

(10) 방사선 조사에 의한 식품저장

방사선의 생물학적 작용을 이용하여 미생물, 곤충, 효소 등을 사멸 또는 불활성화
함으로써 식품을 보존하는 방법으로, 식품에 이용하는 방사선은 주로 코발트 60에
서 나오는 감마선이다.

(11) 냉장에 의한 식품저장

냉장온도는 0~10℃의 온도를 말한다. 온도조절은 식품의 보존 수명을 연장하는
효과적인 방법이다. 즉, 식품을 저온에 저장하면 산화반응, 효소반응 등 일련의 반
응과 미생물의 성장이 지연되거나 억제됨으로써 식품의 보존 수명이 연장된다.

(12) 냉동에 의한 식품저장

냉동온도란 0℃ 이하의 온도를 말한다.

대부분의 미생물은 냉장온도에서 증식을 멈추지만 일부의 미생물은 냉장상태에서
도 계속 증식하므로 온도를 더 낮추어 냉동상태에 두어야만 성장을 멈춘다. 식품의
변질속도는 온도가 빙점 이하로 떨어질수록 감소되는데, 냉동온도에서 미생물의 성
장은 멈추지만 식품의 물리적, 화학적 변화가 완전히 멈추지는 않고 매우 느리게
진행된다. 그래서 냉동식품도 오래 보관하면 지방이 산화되거나 texture가 변하여 품
질이 나빠지게 된다.

(13) 통조림에 의한 식품저장

통조림의 원리는 간단하다. 공기가 통하지 않는 용기에 식품을 담아 적절한 방법
으로 살균처리하고 밀봉함으로써 식품을 장기간 보존하는 저장수단의 하나이다. 살
균에 요구되는 시간과 온도는 용기의 크기, 식품의 종류 등에 따라 다르지만 살균
과정에서 식품에 오염된 모든 미생물이 멸균되며, 밀봉함으로써 오염되는 것을 막
는다. 따라서 장기간 저장이 가능하다.

(14) 기타 식품저장방법

식품보존료에 의한 식품저장, 훈연에 의한 식품저장 등이 있다.

3. 식품의 유통기간

1) 유통기간의 정의

유통기간이라 함은 일정한 조건에서 식품을 제조·포장한 시점에서부터 소비자에게 판매가 가능한 시점까지의 기간으로, 이 기간 내에서는 식품으로서의 충분한 품질유지 및 위생안전성이 보장되어야 하고 또한 유통기간 이후에도 일정한 기간 동안 품질과 위생안전성이 유지되어 소비자가 소비할 수 있는 적정한 소비기간을 포함한 것을 말한다.

즉, 유통기간은 식품의 안전성 측면뿐만 아니라 품질이라는 개념도 도입되고 있다.

2) 유통기간 중의 위해요소

일단 식품이 제조되고 포장·저정되면, 그 식품은 영원히 안정될 수는 없다. 각각의 식품들은 섭취가 불가능하게 될 때까지 서서히 부패하거나 변질된다. 제조년월일의 표시는 식품의 유통기간에 대한 정보를 제공하는 것이며, 따라서 이 기간 전에 소비되어야 한다.

유통 중에 식품에 영향을 미치는 주요한 환경적 요소는 다음과 같다.

- 온도의 상승, 하락 및 상승과 하락의 반복적인 변화
- 수분(상대습도) 흡수 및 손실
- 산소수준
- 빛

제 6 절   식품위생 관리

식품위생관리란 식품으로 인한 위생상의 위해를 방지하고 식품영양의 질적 향상을 도모하기 위한 방법이나 수단의 총칭을 말하며, 식품의 생산, 제조, 가공, 조리로부터 소비자에게 도달되어 섭취되기까지의 전 과정에 대한 위생관리를 의미한다.

식품위생관리제도에는 식품위생법에서 정하는 영업허가(신고), 품목제조보고, 기

준·규격과 표시기준, 취급 등의 금지, 영업자의 준수사항, 식품위생관리인 선임, 건강진단 및 위생교육, 자가품질검사, 품질관리 및 보고, 식품 등의 자진회수(recall), 위생등급(우수업소, 모범업소), 위해요소중점관리기준(HACCP), 식품위생감시(식품위생감시원 및 명예식품위생감시원 활동), GMP 등이 있으며, 이러한 식품위생관리는 과거의 사전관리 개념이나 정부 주도형에서 사후관리 개념과 민간 주도형으로 서서히 전환되고 있다. 식품위생관리제도의 대표적인 것을 예로 들면 다음과 같다.

1. 모범제조규범(GMP)

GMP란 Good Manufacturing Practice의 약칭으로, 식품위생관리의 가장 기초가 되는 규범이라 할 수 있다. 일반적으로 GMP는 품질이 우수한 좋은 제품을 제조하기 위한 기준으로서 작업장의 구조와 설비를 비롯하여 원료의 구입에서 제조, 포장, 출하에 이르기까지 전 과정에 걸쳐 제조와 품질관리에 관한 조직적이고 체계적인 규정으로 시설·설비의 위생관리기준, 종업원의 위생관리기준, 작업환경관리기준 등의 내용이 포함되어 있다.

2. 식품위해요소중점관리기준(HACCP)

HACCP(Hazard Analysis Critical Control Point)란 원료생산, 수확, 운반, 제조·가공, 보관, 유통·판매 및 최종소비에 이르기까지 발생할 수 있는 생물학적, 화학적, 물리적 위해요인을 각 단계에서 과학적으로 분석하여 이를 중점관리하는 예방적 위생관리제도이다. 특히 최종제품에 결정적으로 위해를 줄 수 있는 공정, 지점 등에서 효과적이고 효율적이며 과학적으로 관리하는 수단을 강구하여 사전관리함으로써 식품의 안전성을 확보하기 위한 조직적인 자주위생관리체계이다.

HACCP에 의한 관리방식은 최종검사 대신에 원료의 입고부터 제조공정의 모든 단계, 출하, 유통, 소비에 이르기까지 위해발생을 사전에 예방하는 것을 목표로, 위해에 관련된 중요한 관리점을 관능검사 및 계측기기에 의해 감시를 하고 기준에서 벗어나는지 여부를 해석하여 그 결과를 기록하고 시정하는 방법이다. HACCP 제도는 다음의 7가지 원칙으로 구성되어 있다.

원칙		내 용
원칙1	위해분석의 실시	식품생산에서 각 공정별로 발생할 우려가 있는 위해를 모두 파악하고, 예측할 수 있는 위험도를 분석하는 것이다.
원칙2	중요관리점의 설정	공정 중에서 위해가 발생할 우려가 높으며, 따라서 위해요소를 제거할 수 있는 관리점을 설정하는 것이다.
원칙3	관리기준의 설정	원칙 2에서 설정된 중요관리점에서의 위해발생을 방지하기 위한 허용한계기준을 설정하는 것이다.
원칙4	모니터링 방법의 설정	중요관리점에 대한 허용한계기준이 준수되고 있는지를 감시하는 방법에 대하여 구체적으로 설정하는 것이다.
원칙5	시정조치의 설정	중요관리점에 대한 허용한계기준이 준수되지 않을 경우에 취하여야 할 시정조치에 대한 기준을 설정하는 것이다.
원칙6	검증방법의 설정	HACCP 시스템이 효과적으로 운용되고 있는지를 확인하여 HACCP 시스템이 적합하게 작성된 것인지를 검증하는 방법을 설정하는 것이다.
원칙7	기록유지방법의 설정	HACCP 시스템이 종합적으로 잘 준수되는지를 효과적으로 기록하여 문서화하는 방법을 설정하는 것이다.

3. 회수제도(recall)

회수제도는 식품 등을 제조, 가공, 소분, 판매, 수입하는 영업자가 해당 식품 등으로 인한 위생상의 위해가 발생하거나 발생할 우려가 있다고 인정될 때는 그 사실을 소비자에게 알리고 유통중인 식품을 회수하는 제도이다. 즉, 식품위생상의 위해가 발생하였거나 발생할 우려가 있을 때 식품의 제조·가공 및 수입판매업자 스스로가 당해 식품의 위해성을 언론매체를 통하여 소비자에게 알리고 이를 가장 빠르고 효과적으로 제거함으로써 일반 소비자의 건강을 보호하기 위한 제도이다.

이 회수제도에는 해당 식품의 제조회사에서 자발적으로 회수를 하는 자진회수와 인체에 위해를 발생시켰거나 발생 가능성이 있는 경우 정부에서 실시하는 회수명령이 있다.

5

산업보건

제1절　산업보건의 개념

1. 산업보건의 정의

국제노동기구(International Labour Organization, ILO)와 세계보건기구(World Health Organization, WHO)의 공동위원회(Joint Committee on Occupational Health)에서는 1950년 산업보건(industrial health)을 "모든 산업장에서 일하는 근로자들의 신체적, 정신적, 사회적 건강을 최고로 유지 증진시켜, 작업조건으로 인한 질병을 예방하고 건강에 유해한 취업을 방지하며, 근로자들을 생리적으로나 심리적으로 적합한 작업환경에 배치하여 일하도록 하는 것이다."라고 정의하였다(The industrial health is the promotion and maintenance of the highest degree of physical, mental, and social well-being of workers in all occupation.).

우리나라 산업안전보건법에는 제1조에 "이 법은 산업안전·보건에 관한 기준을 확립하고 그 책임의 소재를 명확하게 하여 산업재해를 예방하고 쾌적한 작업환경을 조성함으로써 근로자의 안전과 보건을 유지·증진함을 목적으로 한다."라고 규정하고 있다.

산업보건학은 근로자의 건강과 행복을 전제로 노동과 노동조건으로 인하여 근로자에게 발생할 수 있는 건강상 장애요소를 예방하고, 노동시 근로자들의 정신적 및 육체적인 대응 및 적응을 고려하여 적성에 맞는 작업배치 및 채용을 도모하고, 근로자들이 건강한 심신으로 높은 작업능률을 유지하면서 작업을 계속할 수 있도록 하고, 생산성을 높이기 위해 근로조건과 환경이 이들에게 적합하도록 연구 개선하여 직업병 발생 및 공업중독과 안전사고를 예방하기 위하여 연구하는 것이라 할 수 있다.

2. 산업보건의 역사 및 중요성

1) 산업보건의 역사

직업은 인간에게 육체적·정신적으로 심각한 영향을 미치는데, 기원 전 Hipocrates 시대에 이미 납중독 및 진폐증이 문제화되었고, 이탈리아의 Georgrius Agricola(1494~1555)는 16세기에 오늘날의 규폐(硅肺) 증상을 기술한 바 있으며, 1533년에 Paracelsus는 광산병에 관하여 단편적으로 기재하였으며, Ramazzini(1633~1714)는 「직업병」(De morbis artificum diatriba)이라는 산업보건에 관한 최초의 체계적 저서를 출간하여 종래의 제 이론을 종합하여 수십 종의 직업과 질병과의 관계를 명백히 하였고, 근로자의 수은·안티몬 등의 중독증상을 기재했다. 또한 Samuel Stockhausen(1656)은 납중독에 관한 보고서를 낸 바 있으며, Frank(1778)도 저서에서 여러 가지 노동으로 인한 건강장애와 산업재해를 기술하였으며, 노동상태를 개선하기 위해 국가에서 규제할 것을 주장한 바 있다.

18세기 후반부터는 산업혁명으로 산업이 발전하고 기계문명이 진보함에 따라 근로자의 노동형태가 바뀌어 노동의 부담이 커지게 되었으며, 근로자의 질병이 심각해졌고, 따라서 근로자의 직업과 건강 간의 연관성에 대해 관심을 갖게 되었다. 또한 신제품 개발을 위한 새로운 제조방법 및 공법이 발전됨에 따라 이전에 관련이 없었던 강력한 독성물질이 노출될 수 있거나, 근로환경으로 인한 건강상 위해가 발생하는 등 근로자의 건강에 위협을 가져오게 되었다.

1775년 영국에서 의사인 Percival Pott(1714~1788)는 굴뚝 청소를 하는 어린 소년들에게 음낭암이 많이 발생한다는 논문을 발표하여 대기오염과 건강상 위해 간의 연관성을 제시하였으며, 마침내 1902년에 영국은 근로자의 건강을 보호하기 위해 공장규제법을 제정했고, 독일, 프랑스 등이 뒤를 이어 노동자 보호에 관한 법률을 시행하게 되었다.

1911년 Loriga는 착암기의 보급으로 인하여 진동공구의 사용이 많아지면서 손가락의 국소장애가 나타남을 관찰하여 레이노드 현상(Raynaud's disease)을 보고한 바 있다.

2) 우리나라의 산업보건

우리나라에서는 1953년 근로기준법이 공포되었고, 동법 시행령이 1962년에 제정되어 5인 이상의 근로자를 가진 사업체를 그 대상으로 하였다.

산업보건에 관한 행정은 처음에는 보건사회부 내의 노동국에서 맡았으나, 다음 해에 보건사회부의 별청으로 있던 노동청에서 관리하다가 1981년에 노동부로 승격되어 오늘날 산업보건에 관한 업무를 맡고 있다. 현재 산업안전보건의 주관 행정부서는 노동부 산업안전국으로서 산업안전과, 산업보건과, 산업위생과, 기획과가 있다. 근로자를 재해로부터 보호하기 위한 규정은 산업보건규정으로 근로기준법에서 처음으로 법제화되었으나, 근로기준법으로 해결하기 어려운 사항을 적극적으로 해결하기 위해 산업안전보건법 및 동법 시행령, 동법 시행규칙이 1982년에 제정 공포되었다.

3) 산업보건의 발전 및 중요성

산업보건이 중요하게 된 것은 산업이 발전함에 따라 산업장의 노동인구가 많아져서 산업장에서의 보건이 많은 사람들의 건강상 안녕을 향상시킬 수 있게 되었다. 생산효율성과 제품의 품질향상을 위해 근로자의 노동의욕 및 건강증진이 중대한 영향을 미치고 있으며, 최근 노동자의 인권문제에서 쟁점이 되고 있는 문제가 작업환경 등 산업보건관리이므로, 산업보건은 노동력 보호 및 증진을 통해 업체의 손실을 방지하자는 측면에서 업체 내의 문제뿐만 아니라 많은 근로자의 건강을 국가적으로 관리해야 할 문제로서, 인도적인 측면 외에 경제적 측면에서도 중요한 의미를 가지게 되었다.

　보다 구체적으로 인구의 노령화에 따른 노년 취업자의 보건문제, 여성 근로자의 보건문제 등과 근로자의 안전과 권익문제 등이 고려되어야 할 것이다.

　산업의 종류가 다양함에 따라 근로조건이나 근로의 종류도 다양하고 따라서 산업보건을 연구하기 위한 학문의 종류도 다양하게 적용되어야 하고 발전되어야 한다. 작업환경을 관리하는 면에 있어서 인간과 직업, 기계, 환경, 노동 등의 관계를 과학적으로 연구하는 인간공학, 근로자의 건강과 쾌적한 작업환경에 대하여 공학적으로 접근하여 연구하는 산업위생학, 근로자의 건강증진, 질병의 예방과 진료, 치료, 재활 등을 연구하는 산업의학, 근로자의 정신적인 안녕 및 증진을 연구하는 산업심리학 등을 기초로 하여 산업보건은 총체적으로 연구되고 발전되어야 하는 분야이다.

　내용면에서 산업보건에서 다루어야 할 기초적인 과제는 ① 작업환경의 관리 및 정비, ② 근로자 보건관리 및 영양관리, ③ 산업심리, ④ 여성과 청소년 근로자의 보호, ⑤ 산업피로와 산업재해 대책, ⑥ 직업병관리와 공업중독 대책, ⑦ 산업안전 보호구 문제 등이라 할 수 있다.

제 2 절　산업보건 관리

1. 산업장 환경관리

　근로자의 건강유지와 생산성 향상을 위해서 일차적으로 고려되어야 할 것은 작업환경을 정비하는 것으로 작업장 및 작업장 주변의 환경문제를 해결해야 한다.

1) 산업공장의 조건

　공장의 시설은 적당한 입지조건을 가지고 있어야 하는데, 고려해야 할 점은 폭발, 화재, 오폐수 및 폐기물처리, 소음 등 공해발생을 방지하여 안전하고 건전한 환경을 갖추어야 하며, 주거, 교통수단, 보건시설, 여가선용시설 등이 구비되어 근로능력이 향상될 수 있도록 하며, 부지, 용수, 운반, 기후, 풍토 등 생산성을 향상시킬 수 있도록 해야 한다.

2) 작업환경의 조건

근로자 건강과 산업사고 예방을 위해서는 채광·조명설비, 난방·냉방, 온·습도 조절, 환기설비 및 공기조정설비, 소음방지설비, 진동방지설비, 재해예방 및 피난설비 등이 올바르게 갖추어지고 운영되어야 한다.

3) 산업장에서 갖추어야 할 시설

작업장에서 배출될 수 있는 온갖 산업폐기물 및 폐수를 위생적으로 처리하기 위하여 폐기물 적치장, 폐기물 소각장, 폐기물 처리장, 폐기물 이용시설, 폐수처리 시설이 설치되어 있어야 한다.

또한 근로자의 생산성 향상을 위하여 후생복지를 위한 시설이 필요한데, 탈의실, 휴게실, 식당, 세면장, 화장실, 욕실, 세탁실, 진료실, 필수품 보관소가 설치되어 있어야 한다.

2. 근로자 관리

근로자의 건강과 적성을 파악하고 고려하여 작업장의 환경에 맞게 적재적소에 배치하는 것은 직업병 등 재해를 예방하기 위해 매우 중요하므로, 일차적으로 채용시 건강진단은 의무화하고 개인의 질병 유무 뿐 만 아니라 작업에서의 적성도 아울러 검토해야 한다.

건강진단의 구체적 항목은 다음과 같다.

■ 신체계측 : 신장, 체중, 흉위, 좌고, 상완위(上腕圍) 등의 조사
■ 신체기능검사 : 악력, 배근력, 심폐기능, 시력, 색맹, 청력, 평형감각 등의 검사
■ 건강진단 : 결핵, 고혈압, 간질 등의 진단
■ 정신적 적성검사 : 지능검사, 성격검사, 직업적성검사 등을 실시하여, 산업의 합리화를 위한 근로자의 인사관리에 활용해야 한다.

한편, 신체적 결함이 있을 때에 문제가 되는 직업은 다음과 같다.

◇ 표 5-1 신체적 결함이 문제되는 직업 ◇

신체적 결함	내 용	부적합한 직업
신체허약	근육발달 미숙	중근(重根)작업
편평족	서거나 보행시 발이 몹시 아픈 경우	서서하는 작업, 보행작업
빈혈증	피로하기 쉬우며 어지럽기 쉬운 경우	화학공업, 중근작업, 유기용제 취급작업
시력부족	0.4 이하	정밀작업, 안경을 사용하지 못하는 작업
색약	특히 적록색	교통 · 통신작업, 화학공업 등 색채 · 음영 등을 자세히 구별하여야 할 작업
청력장애	보통 대화에 지장이 있는 경우	통신작업, 일반기계공업, 재해 위험작업
비만증	기준체중보다 50% 초과	고열작업, 고소작업
심계항진	간단한 운동시 발생	중근작업, 고소작업
천식, 만성기관지염	자주 증상이 오는 경우	분진작업, 유해가스작업
고혈압	최저 100mmHg, 최고 160mmHg 이상	이상기온, 이상기압하에서의 작업, 정신적 긴장작업
당뇨증	공복시 혈당 120mg/dl 이상	외상받기 쉬운 작업, 기타 중노동
간기능장애	GOT 50 이상, GTP 45 이상	화학공업

자료 : 조규상, 산업보건학, 수문사, 1991

3. 작업관리

1) 작업시간의 합리화

근로자들이 작업할 때에는 작업자세의 안정도, 작업동작의 경제도, 작업동작의 안전도, 작업동작의 능률성을 추구하기 위하여 사진순간촬영 등 작업동작연구(motion-study)를 통하여 가장 합리적으로 작업을 진행할 수 있도록 해야 한다.

또한 근로자들의 통근시간을 포함한 근로시간과 근로자의 휴식시간 등의 배분이 합리적인지 검토하기 위하여 근로자의 일상생활 등 시간연구(time study)를 통하여 작업시간을 합리적으로 배분하여야 한다.

2) 근로강도에 따른 관리

근로를 지속하게 되면 느끼는 피로로 인해 여러 가지 생리적 기능이 저하될 수 있고 이로 인해 작업능률이 떨어지므로, 근로에 요구되는 에너지 필요량에 따라 작업의 강도를 정하는 것이 타당한 방법이다. 즉, 근로자의 근로강도나 양을 조사하여 작업능률의 향상과 근로자의 건강관리를 하여야 한다.

이러한 육체적 근로강도의 지표로서 다음과 같이 비교에너지대사율(Relative Metabolic Rate : RMR, 작업대사율)을 사용하여 단계에 따라 노동강도를 정하고 있다. 즉, RMR 1 이하는 경노동, 1~2는 중등노동, 2~4는 강노동, 4~7은 중노동, 7 이상은 격노동으로 구분하여 근로강도에 따른 작업의 합리적 관리가 이루어져야 한다.

$$RMR = \frac{\text{작업시 소비열량} - \text{같은 시간의 안정시 소비열량}}{\text{기초대사량}} = \frac{\text{작업(활동)대사량}}{\text{기초대사량}}$$

작업대사율이 2 이하인 중등작업에서는 작업지속시간이 오래 지속되지만, 4 이상인 중(重)작업에서부터는 지속시간이 급격히 줄어든다. 5 이상에서는 그 시간이 그다지 감소되지 않는 지수곡선적 경향을 보인다. 즉, RMR 4에서는 작업시간이 60분 가능하며, 5가 되면 40분, 6이 되면 25분이 된다.

3) 작업조건의 합리화

■작업대의 고저, 기계설치의 불편, 발딛는 곳의 불편, 잘못된 습관 등을 조정하여 건강과 작업능률의 향상을 기할 수 있는 작업자세를 합리적으로 유지하도록 한다.
■인력운반을 기계화, 중량, 속도 시간을 합리적으로 운영하여 운반방법을 개선한다.
■경제적 속도와 생리적 속도를 고려하여 작업속도를 조정한다.
■공구의 크기, 무게, 굵기, 길이, 각도, 계기의 디자인, 손잡이 등을 근로자에 알맞도록 공장시설의 설계, 조작, 운반에 있어서 인간공학적으로 설계한다.
■작업의 종류, 작업의 강도, 주야근무, 연중 근로일수 등을 고려하여 운영되어야 한다.

4) 근로자의 기술교육

신규채용자, 일반근로자, 작업반장, 감독관 등에게 그 책임에 따른 기술교육을 실시하여 작업의 효율화를 기한다.

제 3 절 근로자 관리

근로자의 건강확보와 작업능률의 2대 과제를 해결하기 위해 산업장 급식관리는 중요한 요소로서 근로강도, 근로종류에 따라서 영양공급이 균형 있게 유지되어야 하며, 이에 따른 급식관리도 이루어져야 한다.

1. 근로자 일반관리

1) 근육근로자의 영양관리

근육근로자의 에너지 공급은 당질을 주로 하고, 일부를 지방질로 보충하는 것이 좋으며, 근육 내의 에너지 공급을 원활히 하기 위하여, 비타민 B_1의 공급이 필요하며, 중노동자는 단백질이 충분히 공급되어야 한다.

2) 근로강도에 따른 영양관리

근로자의 작업강도에 따라 남녀 모두 열량의 증가공급이 필요하며, 단백질, 식염

◇ 표 5 - 2 남녀별 근로강도에 따른 영양소의 요구량 ◇

항목 강도	열량 (kcal)	단백질 (g)	칼슘 (g)	철 (mg)	식염 (g)	비타민A (IU)	비타민B₁ (mg)	비타민B₂ (mg)	niacin (mg)	비타민C (mg)	비타민D (IU)
경노동	2,200 (1,700)	80 (65)	0.6 (0.6)	10 (10)	15 (15)	2,000 (2,000)	1.1 (0.9)	1.1 (0.9)	11 (9)	65 (60)	400 (400)
중등 노동	2,500 (2,000)	80 (75)	0.6 (0.6)	10 (10)	15 (15)	2,000 (2,000)	1.3 (1.1)	1.3 (1.1)	13 (11)	65 (60)	400 (400)
강노동	2,800 (2,000)	90 (75)	0.6 (0.6)	10 (10)	20 (20)	2,000 (2,000)	1.5 (1.2)	1.5 (1.2)	15 (12)	65 (60)	400 (400)
중노동	3,100 (2,000)	95 (80)	0.6 (0.6)	10 (10)	20 (20)	2,000 (2,000)	1.8 (1.4)	1.8 (1.4)	18 (14)	65 (60)	400 (400)
격노동	3,450 -	100 -	0.6 -	10 -	20 -	2,000 -	2.0 -	2.0 -	20 -	65 -	400 -

연령 : 21~30세, ( ) : 여자

및 비타민 B군의 공급이 증가되어야 하는데, 근로강도별로 이러한 현상은 남녀 모두 유사하며 영양소의 필요량은 표 5-2와 같다.

3) 근로종류에 따른 영양관리

근로종류에 따라서 특별히 고려되어야 할 영양분은 다음과 같다.
- 고온작업 : 식염, 비타민 A, 비타민 B_1, 비타민 C
- 저온작업 : 지방질, 비타민 A, 비타민 B_1, 비타민 C, 비타민 D
- 소음작업 : 비타민 B_1
- 강노동작업 : 비타민류, Ca 강화식품(강화미, 된장, 간장, 우유)

4) 근로자의 급식관리

- 열량구성 : 일반적으로 산업장에서 성인의 한 끼니 열량은 2,500kcal, 단백질 77g, 식품량은 1,277g(쌀 300g, 기타 곡류 120g, 감자 10g, 설탕 20g, 녹황색 야채 150g, 기타 야채 300g, 간장 30g, 식염 15g)이 적당하다.
- 영양관리 : 양, 질, 맛, 기호, 계절변화 등에 맞도록 관리한다.
- 위생관리 : 식품의 위생적 관리를 비롯해서 조리장의 환경, 식당의 청결, 종업원의 건강관리를 철저히 하여 수인성 질병이나 식중독의 발생을 예방하여야 한다.

2. 여성근로자 관리

1) 여성근로자의 특성 및 보호

여성이 근로자로서 건강관리나 안전관리라는 차원에서 가지는 특성은 ① 젊은 미숙련 근로자가 많고, ② 여성의 생리현상이 작업능력에 영향을 미치며, ③ 기혼여성은 처(가사), 모(육아), 근로자(직장)로서 3중 부담을 가지게 되는 특성이 있다.
여성근로자가 지니는 특성을 극복하기 위하여 남성근로자와 다음과 같은 몇 가지 차별화가 필요하다.
- 여성 직종에 맞는 적정 배치를 한다.

■ 주작업의 근로강도는 RMR 2.0 이하로 한다.

■ 중량물 취급작업은 중량을 제한한다.

■ 서서 하는 작업의 시간과 휴식시간을 조정한다.

■ 고 · 저온작업에서는 작업조건과 냉 · 난방을 고려한다.

■ 공업독물(납, 벤젠, 비소, 수은) 취급 작업시는 유 · 조 · 사산의 우려가 있으므로 이에 대한 고려가 필요하다.

■ 생리휴가, 산전, 산후휴가 등의 고려가 필요하다.

2) 연소근로자의 특성 및 보호

우리나라 근로기준법에서는 13세 미만자는 근로자로 사용하지 못하도록 규제하였으며, 여자와 18세 미만자는 도덕상 또는 보건상 유해하거나 위험한 사업에 사용하지 못하도록 규제함으로써, 13세부터 18세까지는 보호연령으로 되어 있다. 보호연령자의 근로자로서의 특성은 첫째, 연소자는 신체 · 정신의 발육과정이므로 중노동은 성장발육을 저해하고, 추리력, 통찰력, 신경작용, 운동조절능력이 열등화 될 수 있다. 둘째, 직업병 및 공업중독에 감수성이 크다. 셋째, 인격발달이 왜곡되기 쉽다.

(1) 근로기준법상의 보호규정

연소근로자의 건강보호와 사고예방을 위하여 근로기준법은 ① 취업최저연령, ② 보호연령, ③ 유해 · 위험근로의 제한, ④ 심야작업의 금지, ⑤ 근로시간의 제한, ⑥ 취급물의 중량제한 등을 규제하고 있다.

주당 근로시간은 52시간 이상으로 하던 것을 1919년 국제노동헌장에서 1일 8시간씩 48시간제를 채택했고, 1931년 이후에는 1일 8시간씩 40시간제가 채택, 실시되고 있다.

그러나 근로시간은 ① 연소자와 여성근로자, ② 작업환경이 부적합하고, 작업내용이 극히 어려울 때, ③ 야간작업일 때, ④ 신규채용자 등에는 근로시간을 단축하여야 한다.

우리나라 근로기준법에서는 "근로시간은 휴식시간을 제외하고 1일 8시간, 1주 44시간을 기준으로 한다. 다만 당사자간의 합의에 의하여 1주일에 60시간을 한도로 근로할 수 있다."라고 되어 있으나 미국, 일본, 중국 등이 40시간, 프랑스가 39시간(2000년부터 35시간), 독일이 35시간을 채택하고 있다.

제 4 절 산업심리

작업환경이 나빠지면 근로자는 피로도가 높아지고, 질병유발로 결근자가 많아지며, 재해발생도 증가하고, 작업의욕도 줄어들어 생산성도 감소하기 때문에 근로자 개인 및 집단의 심리진단과 분석으로 원인을 규명하여, 불건강이나 심리적 동요가 없도록 예방책을 강구하여야 한다.

1. 작업환경과 작업의욕 문제해결

① 작업환경의 불량(고온, 고습, 저온, 소음, 유해가스발생), ② 작업조건 불량(고립, 단조, 긴장의 연속, 고속), ③ 작업제한제도의 부적절(교대제, 작업방법의 변경, 휴식, 휴일근무 등), ④ 작업집단의 지나친 크기, ⑤ 지도력 불확립(동료간, 상하간의 명령체제) 등으로 근로자심리의 밑바닥에 불만이 흐르고 있는지를 판단, 교정하여 작업의욕을 갖도록 작업환경 및 작업조건을 개선하여야 한다.

2. 심리적 갈등과 대책

개개인의 소질, 성격, 정신불안증 또는 사회생활이나 가정생활에서 오는 심리적 갈등(conflict), 욕구불만(frustration) 등이 직장의 작업환경이나 인사관리 및 작업조건들과 연결되어 나타나는지를 조사하여 이를 해결하도록 노력하여야 한다.

불만의 최소화, 갈등의 해소, 원만한 인간관계를 지닐 수 있도록 하는 노력과 마음의 밑바닥에 흐르고 있는 문제들을 해결하기 위하여 심리학적 접근 및 정신보건학적인 접근을 통한 관리가 필요하다.

제5절 산업피로 관리

산업피로(occupational fatigue)는 정신적, 육체적 그리고 신경적인 노동 부하에 반응하는 생체의 태도이며, 피로 자체는 질병이 아니라 원래 가역적인 생체변화로서 건강의 장애에 대한 경고 반응이라 볼 수 있다. 즉, 휴식이나 수면으로 회복되는 피로는 생리적인 현상이며, 회복되지 않고 축적되는 피로는 산업피로라 한다.

1. 산업피로 인자

산업피로의 원인이 되는 인자는 ① 작업조건의 불량에 기인하는 작업적 인자, ② 근로자의 신체적 조건이나, ③ 심리적 갈등으로 발생되는 피로인자 등이 있다.

1) 작업적 인자

산업피로의 작업적 인자로서는 ① 근로시간 및 작업시간의 연장, ② 휴식시간, 휴일의 부족, ③ 주야근무의 연속이나 수일간 연속, ④ 작업강도의 과대 및 근무시간 중의 에너지대사율의 과대, ⑤ 작업조건(자세, 속도, 운반방법 등)의 불량, ⑥ 작업환경(조도, 소음, 환기, 기온·습도)의 불량 등이 있다.

2) 신체적 인자

산업피로가 발생되기 쉬운 신체적 인자는 ① 약한 체력(연소자와 고령자), ② 체력저하(수면부족, 과음, 여성의 생리현상, 임신), ③ 신체적 결함(시력, 청력, 신체결함), ④ 불건강(고혈압, 심장병, 결핵, 설사, 장염) 등이다.

3) 심리적 인자

산업피로가 발생되기 쉬운 심리적 인자는 ① 작업의욕의 저하, ② 흥미상실, ③ 작업불안, ④ 구속감, ⑤ 인간관계의 마찰, ⑥ 신체에 대한 불안, ⑦ 위험감, ⑧ 과

중한 책임감, ⑨ 각종 불만(임금, 대우, 승진, 사회, 정치), ⑩ 피로의 계속, ⑪ 가정 불화, ⑫ 불건전한 이성관계, ⑬ 성격 부적응 등이다.

2. 산업피로 대책

근로자의 산업피로를 최소화하기 위해서는 ① 작업조건의 개선과 합리적인 인사 관리 및 ② 근로자의 작업관리가 중요하다.

1) 작업조건 개선

작업조건의 불량으로 발생할 수 있는 단일 혹은 복합인자의 제거를 위해서는 ① 작업방법의 합리화, ② 작업시간, 작업밀도, 휴식시간의 적정 배분, ③ 작업시간과 교대의 적정화, ④ 여가, 휴일, 레크리에이션의 이용, ⑤ 작업환경의 안정화와 위생 적 관리 등이 고려되어 운영되어야 한다.

2) 근로자관리 대책

① 적정배치(신체적, 정신적 특성에 따라), ② 피로회복 대책(휴식, 휴양, 오락), ③ 휴게실, 오락실, 입욕실 운영 및 음료의 공급 등의 대책이 필요하다.
그 밖에 근로자간의 인간관계를 원만하게 하기 위한 근로분위기 조성, 정신보건관 리, 주거의 안정, 체력의 충실을 위한 관리 등도 산업피로를 최소화하는 데 필요하다.

제 6 절   산업재해

1. 산업재해의 정의

산업재해(industrial accident)란 산업안전보건법에 따르면 산업활동으로 인해 발생 하는 사고로 인적, 물적 손해를 일으키는 것을 말한다. 즉, 근로자가 업무에 관계되는 건설물, 설비, 원재료, 가스, 증기, 분진 등에 의하거나, 작업 기타 업무에 기인하여 사망 또는 부상하거나 질병에 이환되는 것이라 정의하고 있다. 그러므로 산업재해의 발생원인은 (1) 기업의 건설물 등의 작업환경에 의한 환경적 요인과 (2) 근로자 자신의 불안전한 작업동작에 기인하는 인적 요인으로 구분할 수 있다. 또한 크게 근로자의 생명을 해치는 근로재해와 일반대중에게 피해를 주는 공중재해 그리고 산업시설만의 파손 등으로 분류될 수 있다.

국제노동기구(1963)와 미국 표준연구소(1963)에서는 산업재해를 통계상 사망으로 인한 것만을 고려하여 재해개념을 협의로 간주하고 있다. 그러나 Heinrich(1959)에 따르면 중상해사고(사망 포함)와 경상해사고 및 무상해사고의 비율이 1 : 29 : 300이다. 사망 이외에 크게 나타나지 않는 사고도 많은 비율을 차지함을 알 수 있으며, 이러한 사고발생 가능성을 예견하여 사전에 조치해야 함을 강조하였다.

2. 산업재해발생의 특성

1) 산업재해발생의 원인

(1) 환경적 요인

산업재해발생의 환경적 요인은 재해원인의 분석이나 재해예방대책 수립시에 가장 크게 고려되는 요인으로서 산업시설물, 즉 기계, 공구, 재료 등의 불량 및 부적합이 가장 중요한 요인이 되고, 기타 작업장 내의 온도, 환기, 소음 등의 환경과 높은 작업밀도, 작업속도, 안전장치의 미비, 감독자의 재해예방에 대한 태도 등도 원인이 된다.

(2) 인적 요인

인적 요인은 근로자 개인의 작업시 태도와 관련 있는 것으로 관리상 원인, 생리적 원인, 심리적 원인 등으로 구분할 수 있다.
- 관리상 원인 : 작업지식 부족, 작업미숙, 인원의 부족 혹은 과잉, 작업진행의 혼란, 연락불충분, 작업방법 불량, 작업속도의 부적당, 기타 돌발사고에 대처 능력 미숙 등이 있다.
- 생리적 원인 : 불건강, 체력부족, 신체적 결함, 피로, 수면부족, 여성생리 및 임신,

음주, 약물복용, 질병 등이 있다.

■심리적 원인 : 정신력 부족, 정신상의 결함, 심로, 규칙 및 명령불이행, 부주의, 행동의 무리 및 불완전, 착오, 무기력, 경솔, 불만, 갈등 등이 있다.

2) 재해의 상병분류

재해의 상병분류는 재해의 정도에 따라 인적 피해 내용과 크기를 파악하기 위한 것으로, 재해정도별 분류와 상해명 및 상해부위별 분류는 다음과 같다.

재해를 정도별로 분류하면, 사망, 중상(휴업 14일 이상), 중등상(휴업 8~13일), 경상(휴업 3~7일), 미상(微傷)(휴업 1~2일), 불휴재해(휴업일 없음) 등이다.

상해명별로 분류하면, ① 절단상, ② 화상, 열상, 탕상(湯傷), 동상, ③ 절상(切傷), 열상(裂傷), 자상(刺傷), 찰과상(擦過傷), ④ 골절, 탈구, 염좌(捻挫, 회복가능탈구), ⑤ 좌상(挫傷, 피부·조직손상), 파쇄상, ⑥ 흉부, 복부, 골반부의 내부손상, ⑦ 신경, 척추의 손상, ⑧ 중독, ⑨ 기타 등이다.

3) 산업재해발생 상황

산업재해발생의 시기별 특성을 조사해 보면 주로 여름(7, 8, 9월)과 겨울(12, 1, 2월)에 다발하고, 한 주간으로 보면, 목요일과 금요일에 많이 발생하고 토요일에는 감소한다. 하루로 볼 때, 오전은 근로 후 3시간 경과 후, 오후는 업무시작 2시간 경과 후에 많이 발생한다.

업종별로 보면 제조업과 소규모사업장에서 빈발하고 있다.

3. 산업재해지표

산업재해의 빈도와 규모를 파악할 수 있는 통계지표가 산업재해지표이다.

재해의 정도를 분석하고 실제 재해위중을 나타내어 관리척도로 활용하는 방법으로 국제노동기구(ILO)에서는 재해지표로서 강도율(severity rate)과 도수율(frequency rate)을 권장하고 있다.

똑같은 산업재해가 발생하였더라도 재해의 위중에 따라 신체적, 재산적 피해는 각기 다른데, 이렇게 재해의 정도를 나타내는 지표로서 강도율이 사용된다. 재해로 인하여 근로자가 사망하거나 부상하여 노동을 일정기간 혹은 영원히 지속할 수 없을 경우에 발생하는 손실을 근로손실이라 하는데, 강도율의 산출에 사용되는 근로손실의 양은 근로손실일수로 나타내며, 강도율은 근로시간 1,000을 기준으로 재해로 인해 발생된 근로손실일수의 비율이 얼마인가로 나타내는 것으로, 산출식은 다음과 같다.

$$강도율(强度率) = \frac{근로손실일수}{연근로시간수} \times 1,000$$

단, 강도율을 구할 때 사망하거나 영구적으로 노동이 불가능한 경우에는 근로손실일수를 7,500일로 계산한다.

또한 도수율은 연간근로시간 중의 재해건수의 발생빈도를 나타내고 건수율은 근로자수 중의 재해건수의 발생빈도를 나타내는 것으로 산출식은 다음과 같다.

$$도수율(度數率) = \frac{재해건수}{연근로시간수} \times 1,000,000 \ \text{또는}$$

$$= \frac{재해건수}{연근로일수} \times 1,000$$

$$건수율(件數率) = \frac{재해건수}{평균실근로자수} \times 1,000$$

$$재해일수율 = \frac{연재해일수}{연근로시간수} \times 100$$

$$중독률 = \frac{손실노동시간수(휴업일수)}{재해건수}$$

$$평균손실일수 = \frac{근로손실일수}{재해건수}$$

4. 재해방지 대책

1) 재해관찰과 사례조사

사전에 조치하지 않으면 안 된다고 강조하고, 정확한 사례조사를 실시하여 재해대책을 강구하여야 한다. 그러나 사례조사는 반복적인 조사를 숙련화하여야 하며, 발생상황을 객관적이고도 올바르고 상세히 파악하여 대책을 강구하지 않으면 안 된다.

2) 안전관리

안전관리는 보건관리, 노무관리, 기술관리, 생산관리 등과 연결하여 유기적으로 수행해야 하며, 재해방지대책은 산업장만이 아니라 감독청, 재해방지 사회단체 등과 유기적인 연결을 통하여 관리되어야 한다.

(1) 산업장의 안전관리 대책

산업장의 사고예방을 위하여 ① 안전관리조직을 활성화하고, ② 작업환경의 정비 및 정기적 점검을 엄격히 수행하며, ③ 작업복 및 보호구의 착용을 지도하고, ④ 안전에 관한 제규정의 준수지도를 철저히 하여야 한다. ⑤ 근로자의 적정배치, ⑥ 안전교육과 훈련실시(신규채용자, 일반근로자, 간부요원 등을 구분하여 실시), ⑦ 안전사고의 표지판, 표시, 포스터 부착 및 계몽활동, ⑧ 작업장의 정리, 정돈, 청결 지도, ⑨ 재해방지목표의 설정과 이를 실천하도록 지도(무재해일, 무재해주간 등)하여야 한다.

(2) 안전관리자의 의무

산업장의 안전관리자는 재해발생을 예방하기 위하여 다음과 같은 조치 및 지속적인 관리를 해야한다.

① 안전장치, 보호구, 소화시설, 기타 위해 방지시설에 대한 정기적 성능검사 및 정비, ② 장비, 설비, 작업환경, 작업방법에 위험성이 있을 때는 적절한 예방조치 및 응급조치, ③ 정기적인 안전교육 및 훈련실시, ④ 소화 및 대피에 대한 대책 강구, ⑤ 재해발생시 원인규명 및 대책수립, ⑥ 안전관리요원의 감독 및 근로자의 안전대

책 강구, ⑦ 안전일지 작성 및 재해분석과 예방대책 수립·운영 등의 노력을 하여야 한다.

제 7 절   직업병 관리

1. 직업병의 정의 및 발생원인

1) 직업병의 정의

직업병(occupational disease)이란 산업재해로 발생되는 질병과 직업상 발생되는 질병으로 크게 구분할 수 있는데, 주로 직업병이란 직업의 특성상 그 직종에 종사하는 사람에게만 발생하는 특정한 질환을 말한다.

2) 직업병의 발생요인 및 분류

직업병을 발생시킬 수 있는 요인은 작업환경 및 조건으로 인한 것으로, ① 대기, 방사선, 전기, 가스, 액체, 분진과 같은 형태의 화학물질, 전염성 병원체 등으로 인한 작업장의 환경요인, ② 근육통 등을 유발하는 격렬한 작업요인 및 운동부족형 작업요인, 정신작업의 과도로 인한 불안 및 신경증 등 정신요인으로 구분할 수 있다.

3) 직업병의 분류

■ 물리적 작업환경에 따른 직업병 : 작업장 내의 이상고온이나 저온, 온도, 조명, 기압, 소음 및 진동, 자외선 및 방사선, 전리방사선 등
■ 작업장의 분진에 따른 직업병 : 분진으로 인한 규폐증 등
■ 공업중독 : 납, 아연, 수은 등 중금속이나 가스, 유기용매 등 화학물질에 의한 중독증
■ 생물학적 요인 등 기타 : 세균이나 곰팡이 등

2. 물리적 작업환경에 따른 직업병

1) 고온 및 고열환경 등 이상기온에 의한 장애

(1) 열중증(고열장애 : heat disorder)

온도, 습도, 기류, 복사열 등이 높은 환경에서 오랜 시간 작업을 하게 되면 생리적으로 적응하기 위하여 피부표면의 온도가 상승하여 체열방산이 이루어지고, 방열이 충분히 이루어지지 못하면 발한에 의한 열방산으로 체온을 조절하여 항온을 유지한다. 그러나 불가능할 경우, 체온조절 기능의 생리적 변조 또는 장애가 발생하여 자각적으로나 임상적으로 증상이 나타나는 것을 고열장애 또는 열중증이라 한다.

작업환경으로 인해 열중증이 발생하는 원인은 고온·고습환경에서의 작업, 복사열이 강하게 작용하는 환경에서의 작업, 열방산이 적고 격심한 근육노동을 하는 경우 등이 될 수 있고, 제철, 제강, 주조 등의 용광로 작업, 금속의 용융, 유리제조공장, 광산의 갱내작업, 화부, 기관사, 여름철 폭염하의 옥외작업 등이 있다.

체내에서 열중증이 발생하는 원인은 체온조절장애, 순환기능의 실조, 수분, 염분손실(혈중의 염분농도 저하) 등이다.

일반적으로 고열환경 작업장에서 열중증을 대비하기 위해서 심장병이나 고혈압, 비만 등의 증상이 있는 근로자는 위험가능성이 더 크므로 이러한 작업장에서 근무하지 않도록 하며, 환기장치나 국소 냉풍장치 등 열차단을 위한 시설이 필요하다. 또한 작업량과 작업시간 및 휴식의 적정한 배분으로 충분한 휴식과 수면을 유지하도록 하며, 발한방지를 위하여 보호크림을 사용할 필요가 있으며, 혈액농축방지를 위하여 수분을 충분히 공급하고 필요에 따라서 0.2% 이하의 식염이나 소다, 인산소다를 첨가하거나 비타민 B 및 C를 섭취하도록 한다. 보호구를 사용할 때에는 가벼운 소재로 만들어 착용하도록 한다.

구체적으로 열중증을 분류하여 특징을 설명하면 다음과 같다.

열경련(熱痙攣, heat cramp)이란 고온환경에서 심한 육체적 노동을 할 때 잘 발생하는 것으로, 체내수분 및 염분의 손실이 직접적인 발생원인이 된다. 증상으로 지나친 발한에 의한 탈수와 염분손실로 인해 현기증, 이명, 두통, 구토, 맥박상승, 사지경련, 혈중 NaCl 감소 등을 동반하고, 수의근에 경련이 나는 증세를 나타내며 체온이나 혈압의 현저한 상승은 없다. 열경련의 응급처치로서, 바람이 잘 통하는 곳에 환자를 눕히고 전도와 복사에 의한 체열방출을 촉진시키며, 1~2L의 생리적 식염수를 주사하거나 0.1%의 식염수를 마시게 한다.

일사병 혹은 울열증(鬱熱症, heat stroke)이란 고온다습한 환경에서나 실외의 격렬한 태양의 복사열을 두부에 직접 받았을 때 체열방출이 되지 않아 체내에 열이 축적되는 것으로, 뇌막혈관이 충혈되고 뇌의 온도가 상승하여 체온조절중추기능, 특히 발한기전이 장애를 받거나 손상된다. 증상으로는 땀을 흘리지 못하므로 체온이 급격히 상승되며, 두통, 현기증, 이명, 복시, 혼수, 동공반응소실 등이 나타나고, 응급처치로서 생리적 식염수를 주사하고, 시원한 실내에 안정시키면서 두부를 냉각시키도록 하고 얼음물을 마시게 한다.

열허탈증(熱虛脫症, heat exhaustion)은 열피로라고도 하며 고온으로 인해 말초혈관 운동신경 조절장애 등으로 인한 순환부전, 특히 대뇌피질의 혈류량 부족이 주원인으로 피부혈관의 확장 및 탈수 등으로 인해 권태감, 탈력감(脫力感), 두통, 현기증, 구역질, 귀울림 등이 나타나고 의식불명상태가 될 수 있다. 응급처치로서 쾌적한 환경에서 안정을 취하도록 하고 5% 포도당 용액을 주사하여 지나친 탈수를 방지하거나, 강심제, 따뜻한 차를 마시도록 한다.

열쇠약증(熱衰弱症, heat prostration)은 고열에 의한 만성적인 체력소모 등의 건강장해로 고온작업자에게서 흔히 볼 수 있는 것으로 만성 열중증이라고도 하며, 증상으로 전신권태, 위장장애, 빈혈 등이 나타나고, 응급처치로 영양공급, 비타민 B_1의 공급 및 휴식하도록 한다.

열성발진(heat rash)은 고온다습한 대기로 인해 땀샘에 염증이 일어나는 것으로 피부에 수포가 발생하고, 수포가 넓게 발생하면 발한도 장해를 받게 된다.

(2) 이상저온에 의한 건강장애

10℃ 이하의 한랭한 온도에서 작업을 하게 되는 저온물체 취급업무나 액체공기나 드라이아이스, 얼음 등을 취급하는 업무시에는 피부혈관이 수축하게 되어, 피부 온도가 감소하게 되면 열방출도 줄어들고 근육의 수축운동으로 열생산은 증가하게 된다. 따라서 국소의 발적, 빈혈, 전신세포의 기능저하가 나타날 뿐 아니라 습도가 높으면 류머티즘, 신경염, 체표의 신경마비, 여자의 생리이상 등이 발생한다.

장애증상은 전신체온강하와 국소장애인 참호족(trench foot) 및 침수족(immersion foot), 동상(frostbite)으로 구분할 수 있는데, 일반적으로 이러한 건강장애를 예방하기 위해서 고혈압, 심장혈관 질환, 흡연, 음주를 많이 하는 사람은 저온환경 작업에 종사하지 못하도록 하며 보온, 방습, 방풍으로 작업환경을 관리하고, 작업시 방한구를 착용하여야 하며, 고지방식(**高脂肪食**)을 하거나 혈액순환이 잘 되도록 한다.

전신 체온강하(general hypothermia)란 장시간의 한랭온도에서 26.7℃로 체온하강증상이 나타나고 체열상실에 따라 발생하는 급성중증장애로서, 체온하강의 첫 증상으로는 떨림과 냉감각이 나타나고, 심박동이 불규칙하며 느려지고, 맥박이 약해지고 혈압이 저하되는 등 급격한 혈관확장, 급속한 체열상실에 이어 중증전신 냉각상태, 근육쇠약을 동반하게 된다. 이 때 진정제 복용과 음주는 체온하강의 위험을 증대시킬 수 있다.

체온이 35~32.2℃가 되면 신경학적 억제증상으로 운동실조, 자극에 대한 반응저하, 언어이상 등이 나타나고, 30℃ 이하인 경우에는 체온조절기능과 맥박, 혈압, 신체 각 기관의 기능이 급격하게 저하되고, 27℃ 이하에서는 떨림이 멎고 혼수상태가 되며, 체온이 25℃ 이하가 되면 사망하게 된다.

국소장애로서 참호족 또는 침수족이란 직접 동결상태에 도달하지는 않더라도 한랭한 기온에 장기간 폭로되고 동시에 지속적으로 습기나 물에 잠기게 되면 발생하는 것이다. 원인은 지속적인 국소의 산소결핍과 한랭으로 모세혈관이 손상되는 것으로 부종, 작열통, 소양감, 심한 동통을 동반하며 수포, 표층피부의 괴사, 괴양이 형성된다.

가장 흔히 발생되는 동상은 조직이 동결되어 세포구조가 갈라짐으로 인해 발생하는 것으로, 혈관분포가 적은 사지 부분에 잘 발생하고 심한 통증을 유발하기도 하며, 조직의 괴저 또는 괴사가 형성되기도 한다.

동상은 진행 정도에 따라 1도, 2도, 3도 동상으로 구분하는데 1도 동상은 발적 혹은 종창이 일어난 상태이고, 2도 동상은 수포형성에 의한 삼출성 염증상태(exudative inflammation)이며, 3도 동상은 국소조직의 괴사상태를 말한다.

2) 이상기압으로 인한 장애

우리가 생활하는 일상에서 대기압은 1기압을 유지하고 있으나 지하철공사 등 지하작업을 하거나 잠수를 하는 등 고압에서 작업할 때나 기압이 낮은 대기에서 장기간 작업할 경우에는 건강장애가 발생할 수 있다. 일반적으로 고압으로 인한 장애가 문제가 되는 경우가 많으며 고기압 하에서의 장애와, 고압에서 정상압으로 감압될 때 나타나는 장애로 나누어 볼 수 있다.

(1) 고압으로 인한 장애

고압환경에서 발생하는 생체이상은 두 단계로 구분되는데, 기압간의 압력차이로 인한 신체이상과 고압하에서 대기가스 중의 독성으로 인한 신체이상이 있다.

첫 단계는 압력이 높은 상태가 되면 공기의 밀도가 증가하여 압력의 작용이 커짐으로 인해 폐를 압박하게 되고, 고막의 내외압차에 의한 불쾌감 등의 장애가 나타나고 조직의 울혈, 부종, 출혈, 동통 등을 수반하는 것이다.

두 번째 단계는 공기 중에 수소, 질소, 산소, 이산화탄소의 분압이 증가하게 되어 생체 내로 흡입되는 가스가 증가함으로 인해 발생하는 화학적 장애를 말한다.

이산화탄소(CO_2)의 경우 CO_2의 분압이 3% 이하이면 증상이 없는데, 해녀들의 작업은 CO_2에 의한 장애가 없다.

산소(O_2)의 경우 2기압까지는 조직 내 소모로 큰 지장이 없으나 3기압 이상에서는 폐의 충혈을 일으켜 산소중독증의 원인이 될 수 있다.

4기압 이상에서 질소가스는 마취작용을 하게 되어 작업력의 저하 등을 유발하고 알콜중독 증상과 유사한 다행증(多幸症, euphoria)이 나타난다. 보통 1기압이 증가할 때마다 10L의 질소가 체내에 용입되는데, 그 용해 정도는 혈액＜물＜지방의 순서로 지방에 제일 잘 용해되어 체외로 배출되지 않기 때문에 잠함병의 원인이 된다.

특히 높은 기압에서 낮은 기압으로 감압할 때, 질소가 산소, 이산화탄소와 함께 체외로 배출되지 않고 혈중으로 용입되어 질소가스전색증을 일으킴으로써 생기는 질병을 잠함병(潛函病, caisson disease) 또는 감압병(decompression sickness)이라 한다. 이는 잠수병과도 관련이 있는데, 수중잠수할 때 수중의 기압은 수중 10.36m에 대하여 1기압씩 상승하는데, 1.6기압 이상에서 작업하다가 수면 위로 급부상하는 경우 이러한 증세가 나타날 수 있다.

또한 비행기가 상공으로 급상승하는 경우 급격한 감압으로 인해 혈액과 조직에 용해되어 있던 질소가 기포를 형성하고 이 기포가 순환장애와 조직손상을 일으키는 감압병이 생길 수 있다.

Heller 등이 제시한 잠함병의 4대 증상으로 피부소양감 및 사지관절통, 등 척추증상에 의한 마비, 내이 및 미로의 장애, 뇌내 혈액순환 장애 및 호흡기계 장애가 있다. 만성장애로는 비감염성 골괴사가 발생하는데 이는 질소기포가 뼈의 소동맥을 막아서 발생하는 것으로 해당 부위에 경색이 일어나며 잠함작업자, 잠수부, 공군비

행사에게서 발생할 수 있다.

잠함병은 고령자, 비만자, 순환기 장애자 등에서 많이 발생하므로 고압작업을 제한해야 하고, 작업시에는 1기압 감압에 20분 이상 유지하여 단계적으로 감압을 실시한다. 고압취업시간을 단축하고, 감압 후 적당한 운동으로 혈액순환을 촉진하며 감압이 끝난 후 인공적으로 산소를 공급한다. 특히, 고압작업자는 고지방성이나 알코올의 음용을 피해야 한다.

(2) 저압으로 인한 장애

인간이 산소공급이 없이 생존 가능한 고도는 5~5.5km나 되지만, 고지대 농업이나 고산지대 작업시나 고공비행을 하거나 높은 산에 오를 때 저압상태가 되어 산소결핍증(저산소증 : hypoxia)을 초래할 수 있으며, 기계적 장애가 있기 때문에 해발 3km 이상에서는 산소호흡기의 착용이 필요하다. 항공기 내에서는 기압조정이 이루어지고 있어서 문제되지 않는다.

저압에 의한 생리적 반응은 수면장애, 흥분, 호흡촉진, 식욕감퇴, 이명, 현휘, 두통, 난청 등이 있을 수 있다. 산소결핍증이 나타날 때 응급처치로 신속히 인공호흡을 실시해야 한다.

예방책으로 작업시에는 자주 산소농도를 측정하고 환기를 시키며 필요시 보호구를 착용하도록 한다.

3) 소음장애

소음은 원치 않는 소리를 말하는 것으로 그 판단은 매우 주관적인 것이며, 이로 인한 질병은 직업성 난청이나 청력장애가 있다.

소리(음)는 음파의 진동으로 전파되는데 주로 주파수(frequency), 강도(indensity), 양(loudness)의 정도에 따라 여러 단위를 사용하게 된다. 주파수란 진동 현상의 초당 반복횟수를 말하는 것으로 단위는 보통 cycle/sec를 사용하는데, 최근에 국제표준기구(ISO : International Standardization Organization)에서 Hz(hertz)로 바꾸어 쓰도록 하고 있어서 1초에 1,000회의 진동을 하는 음을 1,000Hz로 표시한다. 사람은 20~20,000Hz 정도의 소리를 들을 수 있다.

음압수준(sound pressure level)이란 소리강도의 상대적 세기로서 어떤 기준음압(정상적인 사람이 들을 수 있는 최소의 압력)에 대한 음압비를 상용대수로 표시한 것으로 dB로 나타낸다.

(1) 소음의 영향

일상생활의 음역은 300~3,000Hz(특히 500~2,000Hz)인데, 소음성 난청은 일반적으로 3,000~6,000Hz의 고음역이고, 특히 소음성 난청의 초기증상을 나타내는 음역은 4,000Hz 영역으로, 집단검사시 시간절약을 위해 4,000Hz의 단일주파음에 대한 검사만을 실시하는 경우가 있는데, 그 이유는 소음성 난청이 4,000Hz에서 현저히 나타나기 때문이다. 이처럼 audiogram상 4,000Hz에서 청력손실이 급강하 하는 현상을 C_5 dip현상이라 한다(그림5-1). 4,000~6,000Hz인 경우 일과성 청력손실이 발생한다. 청력손실은 대부분 폭로 후 2시간 이내에 일어나며 폭로중지 후 1~2시간 내에 대부분 회복된다. 반면에 영구성 청력장애는 장기간의 소음 폭로로 인하여 영구적으로 청력손실을 회복할 수 없다.

음은 뇌의 여러 부위를 자극하게 되어 소화장애, 혈압상승, 발한, 호흡변화, 근육수축 등의 자율신경계에 영향을 준다. 소음은 고막에 영향을 주기보다는 내이(內耳)에 속하는 와우각(蝸牛殻)에 비가역적 손상을 유발함으로써 청력 손실을 가져온다.

청력장애는 두부외상이나 폭발 등의 사고로 나타나거나 각종 공업중독의 후유증 또는 고압작업 후유증으로 나타나거나 노인성 청력장애, 매독 후유증, 스트렙토마이신성 난청으로 나타나거나, 소음작업의 결과 나타나는 난청 등이 있으나 소음작업으로 인한 소음성 난청이 가장 많다.

(2) 소음성 장애의 우려가 있는 직업

조선, 중기계공업, 철강산업(판금, 주물, 제관), 섬유방적사업의 일부, 탄광의 굴진·착암·선광작업, 기타 분쇄기, 송풍기, 내연기관 등의 사용작업 등이 소음성 장애의 우려가 있다.

일반적으로 압축공기 이용의 공구에서 발생하는 음은 소음이 크고, 고주파성 음이며, 연속성 소음이고, 리벳팅, 제관, 판금 등의 소음은 충격적으로 간헐성 소음이며, 대형 기계장치에서 발생하는 소음은 일반적으로 저주파성 소음이다.

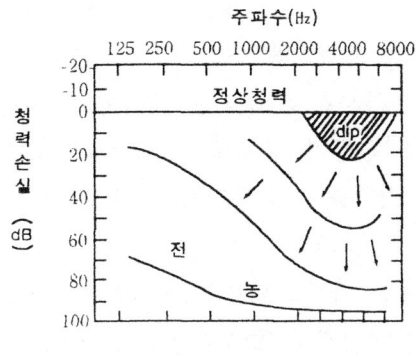

◇ 그림 5 - 1 소음성 난청의 진행 ◇

(3) 소음성 난청의 증상

소음성 난청은 감음계(感音系)의 장애현상으로 골지체나 청신경말초의 세포에 변성을 나타내는 현상으로, 소음성 난청의 발병은 일반적으로 90phon 이상의 작업장에서 1일 수시간씩 작업할 때 발병하는 것으로, 자각증상은 이명(耳鳴), 이통, 두통, 현기증, 초조감, 불면증 등을 나타내는데, 노인성 난청, 공업중독의 후유증에 의한 난청, 매독, 스트렙토마이신성 난청 등도 감음계의 난청이므로 소음성 난청과 구별하여야 한다.

(4) 대책

소음성 난청은 별다른 치료방법이 없으므로 예방대책을 잘 수립해야 한다. 첫째, audiogram 검사를 통해 작업환경에서 소음의 발생원을 관리하고, 둘째로 기계에 소음기를 부착하거나 공명부분을 차단하는 등 작업환경을 개선하고, 셋째로 차음, 흡음장치를 하며, 넷째로 소음 발생원을 격리시키거나 변경시키고, 다섯째로 귀마개 및 귀덮개 등 작업자를 위한 차음 보호구를 착용하도록 하며, 마지막으로 소음에 대한 폭로시간을 최대한 단축한다.

4) 진동에 의한 장애

진동이란 20Hz 미만의 진동수를 가진 물체의 전후 운동을 말하는 것으로 전신진동과 국소진동으로 구분할 수 있다.

전신진동은 주로 배나 항공기 등 교통수단 등에서 나타나는 것, 승무원, 기중기

운전공, 분쇄기공 등에게서 전신적으로 진동이 작용하는 경우로 혈압상승, 맥박증가, 발한 등 자율신경에 영향을 주고, 내분비계에서 영향을 준다. 불쾌감을 유발하고 소화기 장애로 심한 경우 구토 등을 일으킬 수 있다.

국소진동은 굴이나 도로 공사시 사용되는 착암기, 목재용 드릴 등을 사용하는 사람에게서 나타나는 것으로 진동이 상지를 거쳐 신체 몸통으로 전파되는데, 사지관절(四肢關節) 부위에서는 전달률이 증폭되는 수가 있지만, 일반적으로는 점점 약해진다.

국소진동 질병의 대표적인 레이노드병(Raymaud's disease)은 진동 작업자에게 잘 발생되는 직업병으로, 말초혈관계에 혈액순환이 잘 이루어지지 않아서 주로 손가락이 창백해지는 청색증(cyanosis)이 나타나고 동통, 저림, 냉감 등이 나타나며 추울 때 잘 발생하는 증후군이다.

또한 뼈나 관절이상 증상이 나타나는데, 팔목, 팔꿈치, 요골, 척골에 장애가 오고 심해지면 X-ray로 관절증이 관찰되기도 한다.

5) 불량조명에 의한 장애

작업장의 조명이 불량한 경우 안정피로증, 근시, 안구진탕증 등의 직업병이 발생할 수 있다.

(1) 안정피로(眼睛疲勞 : asthenopia)

안정피로란 조도불량, 현휘(眩暉)가 과도한 업무에서 장시간 작업하면 눈에 긴장을 강요함으로써 발생되는데, 특히 고속업무에서 물체의 판별, 확인, 식별 등을 위하여 안구의 조절근을 과도하게 사용하는 것이 원인이 된다. 증상으로는 전안부의 압박감, 안통증, 두통, 시력감퇴가 생긴다. 이를 예방하기 위해 적정조명과 충분한 휴식이 필요하다.

(2) 근시(近視 : myopia)

근시는 유전성인 것과 후천적인 굴절성 근시가 있는데, 후자의 경우는 주로 불량조명하에서 미세 또는 정밀작업을 장시간 하게 되면 시력 조절에 과도한 긴장을 강요하게 되어 발생한다. 작업환경의 조명 합리화, 올바른 작업자세, 시각의 피로를 주지 않도록 작업대상물의 정리, 정돈이 필요하며 충분한 휴식이 필요하다.

(3) 안구진탕증(眼球振盪症 : nystagmus)

안구진탕증은 안구불수의성으로 수평성, 수직성, 회전성, 혼합성, 진탕 등 여러 형이 있는데, 탄광부에서 발생되는 사례가 보고되어 직업병으로 인정되었으며, 이외에 생리적인 것과 조명불량 및 CO 중독이 관여된다는 보고도 있다.

6) 자외선과 적외선에 의한 장애

(1) 자외선 장애

자외선은 100~400nm의 파장을 가지며 소독작용, 비타민 D 형성, 피부 색소침착에 관여한다. 여름철에 직사광선 하에서 작업할 때 자외선이 과다하게 조사되거나, 겨울철에 눈이나 얼음 위에서 작업할 경우 설안염(雪眼炎)이 발생할 수 있고, 전기용접을 할 경우 전기안염(電氣眼炎)이 발생할 수 있는데, 이때 자외선량이 아세틸렌 용접의 108배, 탄소봉 아크용접의 141배에 달한다. 자외선의 과도한 조사가 장기간 계속되면 백내장을 일으킬 수도 있다.

작업장에서의 문제는 주로 피부와 눈에 미치는 영향인데, 자외선과 적외선 모두 피부에 홍반을 일으키는데, 자외선은 수시간 후에 홍반(紅斑)을 일으키고 심하면 동통, 수포가 생기며 피부가 검게 되고, 눈의 경우 동통과 이물감을 동반한 결막염, 안검경련, 부종이 발생할 수 있으며 과도한 조사(照射)가 계속되면 백내장을 일으킬 수 있다.

(2) 적외선 장애

적외선은 자외선보다는 긴 파장으로 750~1,200nm 정도이며, 광물, 금속 등을 용해하는 용광로 작업이나 유리가공, 제출, 도금 등의 고열작업에서 적외선을 방출하게 된다.

적외선은 수분 후에 피부에 홍반, 피부확장에 이어 괴사를 일으키기도 하며, 장기간 노출되면 습진과 함께 심부조직에 화상을 일으킨다. 또한 적외선은 눈에 각막손상을 일으킬 수 있으며 만성폭로는 적외선 백내장을 일으킨다.

(3) 대책

장애대책으로는 보호안경을 착용하거나, 작업의 종류에 따라 차폐물 설치, 현휘방

지, 광선흡수능력이 강한 색채유리 등을 사용하여, 눈에 직접 조사되지 않도록 하여
야 한다.

7) 방사선에 의한 장애

(1) 방사선 장애의 특성

방사선은 파동 또는 입자의 형태로 방출, 전파, 흡수되는 에너지로서 α선, β선, γ선 등이 있는데, 오용이나 과량사용으로 심각한 건강장애를 가져오는 경우가 있다. 방사선은 피부침입이나 경구적으로 침입하며, 호흡으로도 침입될 수 있다.

가장 흔한 피폭은 X선 장치와 γ선 조사기를 통해 조사에 노출되는 것이다. 인체
조직 중에 가장 영향받기 쉬운 조직은 골수와 림프조직 등의 조혈기와 생식선 등이
며, 신경조직 · 골 · 근육 등은 감수성이 낮다.

방사선 장애는 개인의 감수성 차이는 있지만 주로 조혈기능의 장애로 인한 적혈
구 및 백혈구수 감소, 피부점막의 궤양과 백혈병 등 암의 형성, 기타 조직의 악성
신생물 유발, 생식기능의 장애 및 유전성 돌연변이 발생, X선 백내장 등을 비롯해
서 피폭된 국소의 홍반, 화상, 탈모, 식욕감퇴, 하리증, 쇠약, 피부건조, 지문소실 등
이 있을 수 있다. 즉, 조직과 장기에 따라 감수성이 다른데, 일반적으로 신생능력이
큰 임파조직, 골수, 조혈장기, 생식기 등의 감수성이 크고, 다음은 피부, 폐, 간 등이
며 근육, 성숙된 골, 신경세포는 감수성이 가장 작다.

(2) 장애우려가 있는 직업

방사선 장애를 나타낼 수 있는 직업은 첫째로 조선, 보일러, 압력용기, 강관, 차량
재료 등의 비파괴적 검사방법 등 금속자체의 결함검사작업, 둘째로 X선, 라듐, 방사
성코발트를 이용하여 진단 치료를 하는 작업 및 X선 촬영작업, 셋째로 X선, 기타
이온화 방사선 이용 연구 또는 실험의 경우 발생할 수 있다.

(3) 방사선 장애와 허용량

방사선은 인체에 축적작용을 하지만 일정량의 방사선을 단시간에 피폭받은 것이
장시간에 걸친 동일량 피폭보다 영향이 크다고 보며, 염색체, 유전자에도 축적작용
이 있다고 본다.

(4) 대책

방사선 이용장소에는 반드시 차폐물을 설치하도록 하여야 하며, 방사선 취급자는
film badge, 포켓선량계 등을 휴대하여 피폭량을 산정하도록 하고, 방사선 관련 작업
자들은 항상 신체 이상 유무를 확인하기 위하여 혈구산정방법에 의한 이상유무 검
사가 필요하다.

3. 작업장의 분진에 기인하는 직업병

1) 진폐증(塵肺症, pneumoconiosis)의 정의

진폐증이란 산업장에서 분진을 흡입함으로써 발생되는 폐포의 조직에 나타나는
병적 변화를 말하는데 Zenker(1886)가 진폐(pneumoconiosis)라고 부른 이래로, Wilson
(1909)은 진폐란 폐의 범발성 섬유증식(fibrosis)이라고 정의하였다. 진폐증은 폐에
분진이 침착한 상태가 아니라 폐에 침착된 분진이 조직반응, 즉 병리적인 반응을
일으킨 상태를 말한다.

진폐증에서 폐포에 섬유증식증을 일으키는 원인물질은 규소, 석면, 베릴륨, 활석
등의 분진으로서, 일반적으로 크기가 $7\mu m$ 이하이면 흡입이 가능한데 이 중 0.5~
$5.0\mu m$ 정도의 분진은 폐포에 축적되므로 문제가 되는 것이다.

분진의 종류에 따라서 무기성 분진과 유기성 분진으로 구분되는데, 무기성 분진은
규폐증(硅肺症, silicosis), 탄광부진폐증, 활석폐증, 석면폐증(石綿肺症, asbestosis) 등을
일으키고, 유기성 분진은 면폐증, 농부폐증, 목재분진폐증 등을 유발한다.

2) 규폐증(silicosis)

(1) 규폐증의 정의

규폐증은 대표적인 진폐증으로 유리규산(遊離硅酸, free silica, SiO_2)의 분진 흡입
으로 인해 폐에 만성섬유증식을 일으키는 질환인데, 유리규산은 결정형(結晶形 : 규
석, 석영), 미세결정형 및 무정형(無晶形 : 규조토, 석영유리)의 3종이 있으며, 결정

형이 가장 문제가 된다. 규폐증은 장애의식 없이 서서히 진행되어 폐의 기능장애를 가져오는 것으로 납중독, 벤젠중독과 함께 3대 직업병의 하나이다.

규폐증이 발생가능한 산업장은 첫째 금속광산, 금속제련소, 탄광, 토석 채취업 등 광산관계 산업, 둘째 주물업, 기계공업, 요업 등의 산업, 셋째 암석분쇄, 채광, 선광, 금속이나 암석을 연마하는 작업장 등이다.

(2) 규폐발생의 기전

규산분진이 폐포에 도달하게 되면, 조직세포나 대식세포에 섭취된 상태나 유리된 상태로 임파액을 통하여 간질 내에 침입함으로써 그 부위의 조직구 또는 섬유세포가 증가하게 되는데, 이것이 다시 규산분진을 섭취하여 변성된 결합조직섬유가 증식함으로써 전형적인 규폐결절(硅肺結節)을 형성한다고 보고 있다.

또한 규폐결절은 일종의 육아결절(肉芽結節)로서, 초기에는 혈관이나 기관지 주위에서 형성되다가 분진을 섭취한 세포가 붕괴되고, 이때 유리된 규산이 다시 섬유증식을 촉진하게 됨에 따라 점차 전 폐에 결절이 충만하게 된다고 보고하고 있다.

그러나 규폐결절 형성의 기전에 관해서는 학자간에 의견이 서로 다르다. ① 기계적 자극설, ② 화학적 자극설, ③ 면역학설, ④ 용해설 등이 있는데, 용해설에 의하면 규산분진이 생체조직 내에서 매우 서서히 녹기 때문에, 그것에 의한 화학작용으로 섬유증식을 일으키는 것이다.

(3) 증상 및 진단

규폐증은 일반적으로 자각증상이 없으며, 주증상은 호흡곤란, 기침, 흉통 등이고, 규폐가 진행되면 폐활량, 흉위의 확축차(擴縮差)의 감소가 나타나며, 규폐 말기에는 결핵을 합병하는 혼합형인 규폐성 폐결핵(silicotuberculosis)이 발생될 수 있는데, 이 경우에는 예후가 더 불량하다.

직력(職歷), X선 소견, 임상증상의 세 가지로 진단하지만, 일반적으로 규폐발생가능 산업장의 직력이 3년 이상에서 발병이 시작된다.

(4) 예방 및 관리대책

규폐증을 예방하기 위해서는 첫째 설비 및 시설을 개선해야 한다. 분진시설 및 장비의 개선 또는 분진 발생원의 근본적인 원인을 제거하고, 발진직장의 격리, 발진조작의 포위, 급습, 국소배기법 등 분진확산을 방지해야 하고, 작업시 근로자의 분진흡입량을 감소시키기 위해 방진마스크를 착용하도록 해야 한다.

둘째로는 작업시간을 조정하고 작업강도를 경감하거나, 흡진을 적게 하는 작업자세를 유지하도록 작업태도를 관리한다.

셋째로는 채용시 신체검사에서 호흡기계 질환자를 가려내 채용하지 않거나 정기 건강진단 등으로 조기에 발견하여 치료하도록 해야 한다.

3) 석면폐증(石綿肺症, asbestosis)

석면의 가장 유해한 크기는 $2 \sim 5\mu$의 석면섬유로서, 세소기관지에 부착하여 그 부위에 섬유증식이 생기는 것으로, 기계적인 자극으로 생긴다고 보고 되고 있다. 소화용재(消火用材), 절연체, 내화직물 등에 쓰이므로 이들을 다루는 근로자에게 발생하는 직업병이다. 일반적으로 석면을 취급하는 작업에 $4 \sim 5$년 종사하면 폐포의 간질에 섬유증식이 발생한다. 석면폐증은 흉부가 야위는 것이 규폐증과 다른 점이며, 증상으로 호흡곤란, 기침, 객담, 흉통이 나타나며 초기에 체중감소가 나타난다.

4) 금속열(金屬熱)

금속산화물의 증기를 다량 흡입했을 때 생기는 일시적인 발열현상을 금속열(metal-fume fever)이라 한다. 금속열은 Zn, ZnO에서 잘 생기므로 아연열이라고도 하는데, Cu, Mg, Pb, Mn 등의 산화물에서도 발생한다. 금속열의 증상은 금속증기를 흡입한 지 $2 \sim 8$시간 후에 발열, 오한과 전율을 수반하는데, 백혈구증가증(leucocytosis)은 해열 후에도 계속된다. 대개 폭로를 중지하면 곧 소실되고 완전회복이 가능하다.

4. 기타 직업병

1) 직업성 피부장애

작업장에서 다루는 각종 물질이 피부, 점막에 접촉되어 피부장애를 일으킬 수 있는데, 물리적 작용, 화학적 작용, 생물학적 자극에 따라 분류할 수 있다.

물리적 작용으로서 기계적 자극, 열·한랭자극, 전기, 광선, 방사선 자극에 의한 피부장애가 있으며, 화학적 작용으로서 유기·무기산, 알칼리성 물질, 금속 및 그 화합물, 유기화합물 등에 의한 피부장애가 발생할 수 있으며, 생물학적 자극으로는 미생물 및 기생충 감염에 의한 피부장애 등이 있다.

2) 근로자세 불량에 의한 직업병

근로자가 같은 자세로 오랫동안 작업을 할 경우에 발생되는 직업병은 요통증, 정맥류, 탈장, 생리이상, 척추만곡, 폐기종, 수경련 등이고 병원미생물과 관계 있는 무좀 등이 발생할 수 있다.

제8절   공업중독 관리

1. 공업독성물질의 일반적 특징

1) 공업독성물질의 성질

독성학(toxicology)이란 생체 내에서 유해물질의 대사 및 장해작용을 연구하는 학문으로, 독성물질을 화학적 성질에 따라 분류해 보면 할로겐 화학물, 산 및 알칼리 화합물, 페놀류, 아민류로 구분할 수 있고, 물리적 형태에 따라 분류하면 안개형(fog), 먼지(dust)와 훈연(fume)형, 연무질(aerosol)형, 스모그(smog)로 구분할 수 있다. 한편, 생리적 작용에 따라 자극제, 질식제, 마취제, 진정제 및 전신중독제로 구분할 수 있다.

독물의 인체 내 침입은 차례로 호흡기, 소화기(경구), 피부·점막의 세 가지 경로로 구분되어 독성작용을 나타내는데, 같은 독물이라도 침입경로에 따라 장애의 부위 및 중독증상, 정도 등이 다르다.

2) 독물의 인체노출 및 작용

(1) 호흡기계에 대한 작용

독물이 호흡기계로 침입하게 되면, 폐포에서 모세혈관에 흡수되어 전신으로 퍼지게 되기 때문에, 호흡기계 침입은 전신적 장애를 가장 빨리, 그리고 가장 심하게 나타내어서 경구침입의 몇 배 내지 몇십 배의 독성을 나타낸다.

호흡중추가 중독되면 호흡이 정지되거나 호흡시 자극이 일어나고 대뇌에 자극을 받으면 일반적으로 우울, 졸림, 정신병 등이 나타난다.

(2) 소화기계에 대한 작용

소화기로 흡수된 것은 간을 통하여 그 일부가 담즙 중으로 배설되어 소화기로 되돌아오고, 일부는 임파, 혈액으로 운반되어 전신에 퍼진다. 간에서는 산화, 환원, 분해 등으로 해독도 될 수 있으나 간에 머물러 있는 동안은 간에 장애를 일으키기도 한다. 증상으로 구토나 설사를 가져온다.

(3) 피로에 대한 작용

유기용제, DDT, PCB, 유기인제 등의 지용성 물질로서 피부를 통해 노출될 수 있는데, 증상은 전신장애를 일으키거나, 피부장애만 일으키는 종류가 많다.

피부에 수포형성이나 궤양을 일으키거나 단발적인 증세를 보이거나, 만성 습진을 일으키는 것 등이 있다.

3) 공업독성물질의 대사

공업독성물질은 일반적으로 보통 신장을 거쳐 소변으로 배설되거나 장을 통해 분변으로 배설되는데, 금속의 종류에 따라 농약의 유기인제와 같이 분해산물이 소변으로 직접 배설되는 것이 있고, 납, 아연, 수은 등의 중금속과 같이 장기에 축적된 것이 서서히 혈중으로 동원되어 소변을 통해 배설되거나, 타액선으로 분비되어 황화물을 만들어 치은에 연연(鉛緣, lead line)을 만드는 현상도 있고, 젖으로 분비되어 영아에 납중독을 일으키게 하는 경우 등 여러 가지로 대사된다.

금속성 물질의 경우 소변으로 배설되는 것이 대변으로 배설되는 것의 5~10배인데, 소변 중의 배설량은 혈중 농도의 약 10배이므로, 혈중농도로 추정할 수 있다.

4) 공업중독의 예방대책

(1) 공학적인 시설개선

생산공정, 작업환경 개선 및 환기시설, 국소배기장치를 설치하는 등 발생방지를 위한 시설의 개선을 한다.

(2) 작업방법의 개선

공업독물에 대한 폭로가 적도록 작업방법을 개선한다.

(3) 후생시설의 개선

세면장, 탈의장, 목욕장 등의 완비와 식당이나 휴게실은 독물이 비산되지 않는 장소에 설치 운영한다.

(4) 보호구의 사용

마스크(방독, 방진), 장갑, 보호의복의 착용 후 작업하도록 하고 보호크림을 사용하고, 작업 후 철저히 세척하도록 한다.

(5) 예방적 약제 혹은 영양제의 투여

해독·배설촉진의 약제투여나 무기염류 및 비타민을 투여한다.

(6) 정기적 건강진단

조기발견으로 작업장 배치 전환, 휴양, 휴업, 치료 등을 실시하여 약화를 방지하여야 하며, 채용시에 신체검사를 통하여 중독위험성이 있는 자를 배제하는 것도 중요하다.

2. 공업중독의 종류

공업중독의 종류는 납, 카드뮴 등 중금속 중독과 벤젠 등 유기용제의 중독으로 구분할 수 있는데, 공업이 발달함에 따라 최근에는 PCBs 및 다이옥신(dioxins) 등 독성이 매우 강한 물질로 인한 중독이 문제가 되고 있다.

1) 납중독

(1) 납의 노출

납제련업, 납용접원, 축전지 제조업, 크리스탈 유리제조업, 납함유 페인트제조업, 도자기 제조업, 조판작업의 인쇄업 등은 납을 용광하여 용해 주입하고 분쇄하는 등의 작업으로 납에 노출되기 쉬운 작업장에서 잘 발생한다.

(2) 납의 인체 내 침입 및 대사

납이 분진이나 증기의 형태로 된 무기납 화합물은 호흡기계를 통하여 침입하게 되는데 폐포에 흡입된 경우는 중독증상이 빠르고 위험하다.

유기납 화합물인 경우에는 작업자의 손을 통하여 피부로 침입하게 되며, 경구로 침입하는 경우에는 납의 50%는 기도와 폐에 흡착되어 서서히 흡수되며, 소화기로 흡수된 납은 10% 정도만 소장에서 흡수되고 나머지는 배출된다.

체내에 흡수된 납은 연부조직이나 장기에 침착하기도 하지만 90% 이상이 골격이나 치아에 축적된다.

납중독의 급성기에는 간장, 신장, 십이지장 등의 장기에서 연이 검출되는데, 만성기에는 난용성인 인산염($Pb_3(PO_4)_2$)의 형태로 골에 침착하게 된다. 골 중의 납은 용해성 인산염($PbHPO_4$)으로 되어 혈중에 나타나서 혈중농도가 어느 한도 이상 되었을 때에 발증하게 된다.

(3) 납중독의 증상

납은 헤모글로빈 합성계 효소를 저해하기 때문에 혈색소와 빈혈을 유발하고, 위장증세로서 초기에는 식욕부진, 식후 복부 불쾌감, 변비 또는 설사를 동반하며 혈중 납농도가 $150\mu g/100mL$ 이상인 경우에 연산통(鉛疝痛)이 발생한다.

신경증상으로 초기에는 근육통, 관절통, 근력저하 및 신근마비가 나타나며 손목하수(wrist drop), 발목하수(foot drop)가 발생한다.

특히 연빈혈, 연연, 염기성 과립적혈구 수의 증가, 소변의 corproporphyrin 검출 등의 4대 증상은 납중독의 조기진단에 유용하다.

연연(鉛緣, lead line)은 치은연(齒齦緣)에 암자색의 착색이 생긴 것을 말하는데, 황화수소와 연 이온이 반응하여 만들어진 황화연이 치은에 침착된 것이다.

납의 작업장 허용농도는 $0.05mg/m^3$이다.

2) 수은 중독

수은은 상온에서 액체상태를 이루고 있는 유일한 금속으로, 환경오염으로 인하여 중독되기도 한다. 일본의 미나마타시에서는 오염된 폐수에서 자란 어류를 식품으로 섭취하여 중독증상(미나마타병)이 발생했었다.

근래에는 농약에 의한 유기수은 중독이 문제가 되고 있는데, 수은은 상온에서도 증발하므로 흡입되거나 분진과 함께 섭취된다.

(1) 수은의 노출

수은광산의 갱내작업, 수은의 정련, 증류작업, 계기, 수은등, 정류기 등의 수은 봉입작업, 수은을 전극으로 전해하는 작업 등이다.

(2) 수은 중독의 증상

체내에 흡수된 수은은 간, 비장, 심장, 위장관, 근육, 손톱 등 여러 장기에 축적되며 특히 신장에 많이 침착된다.

일반적으로는 피로감, 기억력 감퇴, 구내염, 설사 등의 자각증상이 있고, 진행되면 중추신경계의 장애가 나타나서 홍독성 흥분(汞毒性興奮)을 일으키는데, 급성중독시는 혈성의 구토, 소화기 점막의 부식, 궤양, 신염 등을 일으킬 수 있다. 수은에 의한 구내염(口內炎)은 비교적 조기에 나타나며, 치은(齒齦)의 발적, 출혈이 있고 방치하면 치은이 괴사한다. 수은에 중독된 임산부의 태아는 정신박약이나 실명 혹은 뇌성마비증후군을 가진 선천적 수은 중독증상을 나타낸다.

홍독성 흥분이란 공포, 격노의 상태가 혼합되어, 사소한 일로도 흥분하며, 걱정과 두려움이 크고, 사소한 일에도 잘 당황하는 상태를 말한다.

3) 크롬 중독

크롬은 은백색의 중금속으로 크롬 증기 혹은 크롬 분진 흡입으로 발생하는 공업중독을 일으키는데, 금속 크롬은 무해하나 산화물 및 그 염이 유해하며, 주로 호흡기계에 국소적 궤양을 일으킨다.

(1) 크롬의 노출

크롬 도금작업, 피혁제조업, 염색업, 시멘트제조업 등, 크롬산염을 촉매로 취급하는 작업에서 크롬 중독이 발생한다.

(2) 크롬 중독 증상

급성중독은 요중독 증상으로 10일 이내에 사망한다. 크롬의 만성중독으로는 피부

궤양, 결막염증을 나타내고, 특히 비점막의 염증은 빠르면 2개월 이내로도 비중격의 연골에 궤양이 나타나는 비중격천공(鼻中隔穿孔)이 발생한다. 그 외에 크롬의 만성 중독으로 폐암이 발생하기도 하는데, 크롬 색소공장에서의 호흡기계 암 발생률은 29배가 더 높다고 한다.

크롬의 작업장 허용농도는 2가 또는 3가 크롬화합물의 경우는 $0.5mg/m^3$ 이하, 6가 크롬화합물의 경우에는 $0.05mg/m^3$ 이하이어야 한다.

4) 카드뮴 중독

(1) 카드뮴의 노출

카드뮴은 푸른색을 띤 은백색의 중금속으로서, 아연광석의 채광이나 카드뮴 정련 가공, 도금작업, 카드뮴 합금제조 및 가공작업, 카드뮴 전지 및 화합물 제조작업, 합성수지, 도료, 안료 등의 제조공정작업, 특히 제련과정에서 발생한다. 카드뮴은 혈액을 거쳐 그 2/3는 간과 신장으로 이동하고, 나머지는 혈액을 통해 다른 장기로 이동하는데, 체내에 축적된 것 중 50~70%는 간과 신장에 축적된다.

카드뮴은 접촉성 피부염을 일으키며, 경구섭취나 분진흡입으로 전신장애를 일으킨다.

(2) 카드뮴 중독 증상

기도로 흡입된 카드뮴은 여러 장기에 축적되며, 특히 폐와 신장에 축적된다. 경구 섭취시는 위장점막을 강하게 자극하여 오심, 구토, 복통, 급성 위장염의 원인이 되고, 호흡기계 흡입으로는 급성폐렴, 호흡곤란, 흉부압박감, 두통 등이 있다.

만성중독의 3대 증상은 폐기종(肺氣腫), 신장기능장애, 단백뇨(蛋白尿)인데, 특히 칼슘대사 장애를 가져와 뼈의 연화 및 골격에 장애를 일으킨다.

카드뮴의 작업장 허용농도는 $0.05mg/m^3$이다.

5) 벤젠 및 그 유도체의 중독

벤젠 및 그 유도체는 석탄의 건류(乾留) 또는 코크스 제조의 부산물로 만들어지며 tar 염색의 원료로 쓰이는 것 외에 용제로서도 널리 쓰여지는데, 그 독성이 강하다. 주로 흡입에 의한 중독을 일으키는데, 급성 중독은 주로 신경계의 장애가 있으며, 만성 중독은 혈관, 혈액, 간장에 중독을 일으키고, 피부에 접촉되면 직업성 피부장애의 원인이 되기도 한다.

(1) 벤젠의 노출

벤젠 및 그 유도체를 제조하는 작업, 이를 분무, 증류 또는 용기에 주입하는 장소의 작업, 이것을 이용하여 안료를 용해하는 작업, 이것을 용제로 한 분무도료작업 등에서 많이 발생한다.

(2) 벤젠 중독 증상

급성 중독 증상은 두통, 이명, 현기증, 오심, 구토, 근육 마비, 의식상실이 있으며 심하면 사망한다. 만성 중독증상은 피로감, 두통, 정신쇠약, 위장장애, 조혈기능장애 (빈혈, 적혈구 및 백혈구 감소) 등이 있으며, 피부에 접촉되면 홍반, 괴사, 각질증식 등의 변화를 나타내고 알레르기 반응을 일으키기도 한다.

제9절 직업병 및 근로자의 보건관리

1. 직업병 관리

직업병이 발생할 우려가 있는 유해업무에 대한 관리에는 ① 작업장의 환경개선 및 안전관리 대책, ② 작업조건이나 작업방법의 개선대책, ③ 건강진단과 결과 조치, 보호구 사용, 보건교육실시 등 근로자 보건대책, ④ 법적 규제 및 보상대책 등이 있다.

2. 산업위생보호구

위생보호구는 작업환경을 위해 마지막 단계에서 사용되는 것으로 사용자는 보호구의 사용, 보관 등에 대한 충분한 지식이 있어야 한다.

1) 호흡용 보호구

마스크의 종류에 따라 사용할 수 있는 유해물질의 종류와 농도범위가 다르며, 공업규격으로 정해져 있다. 종류로는 방진마스크, 가스마스크, 공기공급식마스크 등이 있다.

방진마스크는 공기 중에 부유하고 있는 입자의 흡입을 방지하기 위해 사용하는 것으로 반면마스크(half mask)와 전면마스크(full face mask)가 있다.

가스마스크는 가스상의 물질을 흡착하거나 이물질과 반응하는 물질이 들어 있는 흡수통(canister)을 이용한다.

공기공급식 마스크는 산소가 결핍된 환경이나 유해물의 농도가 높거나 또는 독성이 강해서 유해물 제거에, 특히 주의를 요하는 환경에서 착용하도록 고안된 것으로, 응급시 사용할 경우가 많다.

2) 차음 보호구

산업장에서의 소음을 제거하기 위한 장치로서 귀마개와 귀덮개가 있다. 소음이 120dB보다 클 때에는 귀마개와 귀덮개를 동시에 사용하는 것이 좋다.

귀마개(ear plug)는 외이도에 삽입하여 소음을 차단하는 것으로 40dB 이상의 차음효과가 있어야 한다.

귀덮개(ear muff)는 일반적으로 저음역의 차음효과를 위해서는 20dB, 고음역의 차음효과를 위해서는 45dB 이상이어야 한다.

3) 피부 보호구

피부를 보호하기 위한 것으로 보통 보호의라고 부르는데, 형태별로는 일부를 보호하는 것과 몸 전체를 보호하는 것이 있다. 피부에 직접 유해물질이 닿지 않도록 하기 위해 피부보호용 크림을 사용하는데 작업이 끝난 후에는 완전히 제거하여야 한다.

4) 안 보호구

눈을 보호하는 것으로서 유해광선을 차광하는 보호구와, 먼지나 이물을 막아주는

안경이 있다. 유해광선을 막아주는 것으로 자외선, 적외선, 가시광선을 차단하는 것
이 있으며, 차광도 번호가 있어 차광도 번호별로 광선의 차광률이 규격화되어 있다.

3. 근로보건 관리

근로자의 모든 불건강과 질병을 예방함으로써 근로자의 행복에 기여하고, 근로능
력을 보전함으로써 기업에 기여할 수 있다. 따라서 근로자의 건강관리, 작업환경 관
리, 보건교육의 실시, 재해관리 및 의무실 운영 등은 근로보건 관리의 목표를 실현
하는 중요한 수단이다.

1) 근로자의 건강관리

- 건강진단 : 채용시 건강진단, 정기적 건강진단 및 임시건강진단 실시
- 결핵관리 및 선염병 관리
- 성인병 관리 : 고혈압, 심장질환, 신경질환 등의 관리
- 직업병 관리 : 조기발견, 조기치료 및 환자관리
- 건강상담 실시 등의 관리

2) 작업환경 관리

- 환경점검 : 현장의 근로자들과 상담을 통하여 현황을 정확하게 파악
- 작업환경의 지속적이고 계획적인 조사 실시, 보호구의 점검 및 정비
- 생산시설의 개선 및 환경개선
- 급식시설의 위생지도
- 기숙사나 거주시설의 소독, 방충관리

3) 보건교육

교육자료의 수집, 정리, 제작, 교구의 정비, 근로자 및 간부요원과 그 가족의 개별
적 또는 집단적 보건교육을 실시한다.

4) 재해관리

산업장의 보건관리 기초자료를 확보하기 위하여 질병통계, 재해통계, 휴업통계, 결근통계 등을 만들어 대책을 강구하는 자료로 활용하여야 한다(자세한 것은 산업 재해편을 참고하기 바람).

5) 의무실의 운영

법이 정하는 바에 의하여 의사와 보건관리자를 두어 임무를 수행하도록 한다.
의사는 건강진단, 건강상담, 보건교육, 작업의 유해성 판단, 사고예방과 치료 등을 책임지며, 보건관리자는 근로자의 건강확보와 작업능률의 향상을 가져올 수 있도록 직업병의 발생 및 재해발생 예방과 사후조치 등, 다음과 같은 임무를 지니도록 한다.

- 보건교육 실시
- 작업환경과 작업조건을 조사하여 개선대책 강구
- 건강진단결과에 따른 근로자의 적정배치와 이상자의 조기발견, 조기조치, 대책강구
- 근로자의 질병, 상해, 이동, 결근 등의 통계자료 확보와 이에 대한 대책 강구
- 보호구 및 구급용구의 점검, 정비, 개선조치
- 보건일지 기록
- 복지후생시설(휴게실, 목욕장, 식당, 세면장, 매점)의 위생관리
- 보건관리와 안전관리자회의 운영

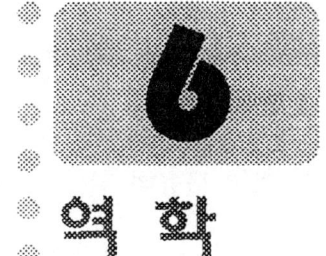

역 학

제1절 역학의 개념

역학(疫學)은 epidemiology의 번역어로 그 어원(語源)을 살펴보면 epi는 '~에 관하여(on, upon)', demos는 '인간집단(people, population)', ology는 '~학 또는 ~연구(study, science)'라는 뜻을 가진 희랍어이다. 즉, 인구집단에 관한 연구를 하는 학문이라는 뜻이다.

역학의 근원을 살펴보면 epidemic이란 어휘를 처음으로 사용한 것은 유행병의 집단 현상을 기술한 B.C. 3세기경 의성(醫聖) Hippocrates의 저서명 Epidemic Ⅰ&Ⅱ에서였으며, 역학의 본래 의미는 인간집단에서의 전염병에 관하여 연구하는 학문으로 사용되어 왔다.

우리나라의 백제, 고려, 조선시대의 전염병에 관한 기록에서도 역(疫)이라 함은 역병(疫病) 또는 역질(疫疾)을 의미하는 것으로 주로 전염병의 집단 발생을 지칭하는 말로 사용되었다.

역학은 전염병이 만연했던 시대에 이를 예방하고 관리할 목적으로 발달되어 온 학문이기 때문에 1930년대까지도 역학의 연구내용은 전염병이 대부분이었다. 그러나 오늘날 역학의 연구대상은 전염병에만 한정되지 않고 비전염성 질환, 만성 퇴행성 질환(각종 암, 심장질환, 고혈압, 당뇨병, 뇌혈관질환)뿐만 아니라 기타 각종 현상(건강, 범죄, 교통사고, 자살, 중독, 환경오염, 직업병 등)에까지 확대되었다.

역학이 현대적인 개념과 영역으로 정립되기 시작한 것은 1930년대 후반이다. 참고로 현대역학의 기반을 다진 몇몇 역학자들의 정의를 열거해 보면 다음과 같다.

■ 인간집단에 발생하는 감염증, 질병 혹은 생리적 상태의 빈도와 분포를 결정하는 각종 요인 간의 상호관계를 취급하는 과학분야이다(Maxcy).
■ 인간집단에 발생하는 질병빈도의 분포와 이들의 결정요인에 관한 연구이다 (MacMahon & Pugh).
■ 인간집단의 건강, 질병, 결손, 불능, 사망 등의 분포를 결정하는 각종 요인과 상태를 연구하는 학문이다(Clark).
■ 인간집단 내 건강상태의 결정요인과 분포를 연구하는 학문이다(Susser).
■ 질병발생의 기본요인을 구명하여 예방방법을 개발하는 학문이다(Fox).
■ 인간집단 내 질병과 상해의 집단적 행태를 연구하는 의학생태학의 한 분야이다 (Godon).
■ 인간집단 내 질병발생 양상과 이들 양상에 영향을 미치는 요인들에 관한 학문이다(Lilienfeld).
■ 역학은 인간집단 내 발생하는 질병의 빈도와 분포를 결정하는 요인들에 관하여 연구하는 학문이다(국제역학회).

이상의 여러 개념을 종합 정리하여 역학의 포괄적인 정의를 내려보면, 역학이란 ① 인간집단에서 발생하는 ② 모든 생리적 상태 및 이상상태의 ③ 빈도와 분포를 기술하고, ④ 이들의 빈도와 분포를 결정하는 요인들을 원인적 관련성 여부에 근거를 두고 그 발생원인 및 투입된 사업의 작동기전을 구명함으로써 ⑤ 효율적 예방법을 개발하는 학문이다.

2. 역학의 역할과 활용

역학의 역할은 역학의 기능과 목적 그리고 활용범위를 포함한다.

1) 기술적 역할

역학의 기술적 역할은 자료수집 이전에 어떤 의도적 설계나 조작없이 기존자료나 수집한 자료를 분석하여 역학적 해석을 붙여 기술하는 것을 의미한다.

(1) 자연사에 관한 기술

질병의 자연사란 질병의 자연적인 발생과정과 진행과정 및 그 과정의 결과를 의미한다. 즉, 그 질병과 관련하여 의학적 처치를 하지 않은 자연상태에서 감수성이 있는 시기, 증상이 나타나기 전 시기, 증상이 나타난 시기, 불구가 되는 시기와 사망에 이르는 시기까지의 모든 정보를 말하며, 이 경시적 단계에서 일어나는 모든 현상을 관찰 기술하는 것을 말한다. 많은 환자에 관한 자연사 기술자료는 어떤 증후군을 한 독립된 질병으로 분류하는 데 도움을 줄 뿐만 아니라, 질병의 임상적 특징, 검사결과, 그리고 임상경과 등 자연사에 관한 통계는 임상의사들에게 진단기준 및 예후를 추정하는 데 아주 유용하다.

(2) 건강수준과 질병양상에 관한 기술

어떤 주어진 지역사회의 건강수준과 질병양상에 관한 역학적 기술을 협의의 지역사회진단이라고도 한다. 건강상태를 측정하는 여러 가지 보건지수(예 : 발생률, 유병률, 사망률 등)의 기술뿐 아니라 이들을 결정하는 요인들, 즉 그 특정 지역사회를 둘러싼 환경인 정치사회적 체계, 문화민속적 규범, 인구밀도, 주민들의 건강과 질병에 대한 전통적인 의식구조, 보건문제 해결을 위한 지역사회의 조직된 노력, 경제구조, 그리고 그 지역의 물리적, 생물학적 환경 등을 관련시켜 기술하는 것이다. 또한 질병양상에 관한 기술은 보건계획을 수립하는 데 기초가 된다.

(3) 인구동태에 관한 기술

역학의 특성 중의 하나는 인간집단인 인구를 대상으로 한다는 점이다. 따라서 어떤 사건을 기술할 때는 그 분모가 되는 모집단에 관하여 상세한 기술이 항상 병행되어져야 한다. 더구나 어떤 집단에서 발생하는 출생률, 사망률 및 이전율은 인구증감과 동시에 그 구조에 변화를 가져오고, 이러한 변동은 질병 양상에도 크게 영향을 미치기 때문이다.

⑷ 기술지수의 개발 및 계량치에 대한 정확도와 신뢰도의 검증

건강수준 및 질병양상을 기술하려면 계량화되고 여러 사람이 동일한 개념으로 사용할 수 있는 표준화된 자가 필요하다. 현재 사용하고 있는 보건지수가 역학에 있어 계량자가 되는 것이다. 따라서 건강수준을 좀더 정확히 기술할 수 있는 새로운 보건지수를 개발하는 것이 역학의 역할이다.

또한 이러한 지수의 개발뿐 아니라, 이들 지수로 측정된 계량치가 얼마나 측정하고자 하는 사실치(true value)에 가까운 근사치인가를 보는 측정의 정확도(validity of the measurement)와, 또 동일한 방법으로 동일 대상을 여러 사람이 혹은 동일인이 여러 번 반복해서 측정할 때 동일한 계량치를 나타낼 확률이 얼마인가를 보는 측정의 신뢰도(reliability of the measurement)를 검증하는 것도 역학의 주요 역할이다.

2) 원인구명의 역할

질병발생의 원인이나 유행의 원인을 찾아내는 것은 역학 본연의 가장 중요한 목적이며, 가장 중요한 역할이다. 즉, 아직 잘 알려져 있지 않은 질병의 원인과 전파기전을 밝혀낸다거나 이미 그 원인과 전파기전이 잘 알려진 질병의 유행발생원인을 찾아내어 그 이상의 만연으로 인한 손실을 막는 것이다.

3) 연구전략 개발의 역할

의학이나 보건학에서는 인간의 건강 혹은 질병이 연구대상이기 때문에 함부로 조작을 가하는 실험을 할 수 없다. 그러므로 사람의 건강에는 전혀 영향을 미치지 않으면서도 어떤 특정 요인의 존재나 부재가 건강에 미치는 결과를 명백히 증명해 줄 수 있는 연구방법, 즉 원인-결과의 관계를 구명하는 데 필요한 여러 가지 과학적인 방법을 개발하는 데 많은 공헌을 하고 있다.

4) 질병 또는 유행발생의 감시역할

질병 및 유행의 발생을 사전에 방지하려면 질병이나 이상상태의 발생분포를 항상 정밀히 감시해야 한다. 질병 발생 감시에 이용되는 자료는 법정전염병신고, 국·공립보건연구소 검사자료, 현지조사 및 기타 연구자료, 특종질환의 등록자료, 병원의

의무기록, 학교 및 산업장 보건관리소 기록, 출생 및 사망증명서 등이다.

5) 보건사업 평가의 역할

보건사업의 계획, 집행 및 이 사업의 효과를 평가하는 데 역학자들의 참여가 증가되고 있다. Omran에 의해 작전역학이라고 불려지는 이 역할은 ① 보건사업의 필요도를 측정 평가하고, ② 새로 도입될 사업계획 및 설계에 대한 평가, ③ 사업의 진행과정과 그 효율성에 대한 평가, ④ 실제 그 사업에 의해 얻어진 효과에 대한 평가로 구성된다.

제 2 절 질병 또는 유행발생의 설명모형

질병발생에 관여하는 3대 요인은 병인, 숙주, 환경의 세 가지를 들 수 있는데, 생태계에서 발생하는 질병은 한 가지 요인에 의한 것이 아니며 적어도 두 가지 이상의 여러 가지 요인이 겹쳐서 생기게 된다.

질병 또는 유행발생 기전을 설명하는 모형은 다음 세 가지로 구분할 수 있다.

- 원인망 모형
- 생태학적 모형
- 수레바퀴 모형

1. 원인망 모형(web of causation)

질병 혹은 유행은 병원체의 단일 존재에 의한 것이 아니고, 병원체의 존재하에 여러 가지 관련 요인들이 상호 작용하여 발생하므로 복합원인(multiple causes)에 의한 것으로 본다.

MacMahon은 1차 원인이 질병을 유발하도록 여러 관련 요인들이 단계적으로 서

로 거미줄처럼 얽혀 작용하는 상호 관계를 원인망이라 하여 질병 발생의 다인설(多
因說)을 주장하고 있다. 여기서 제1차 원인(primary cause)이란 이것 없이는 질병이
발생할 수 없는 기본적 원인인 병원체를 말하며, 병원체가 존재할 때 질병을 발생
하게 하는 데 관여하는 병원체 이외의 요인들, 즉 숙주 및 환경요인을 관련요인
(contributing factor)이라고 한다.

제1차 원인은 직접원인적 연관성을, 관련요인은 간접원인적 연관성을 갖는 요인
과 거의 일치한다.

2. 생태학적 모형(역학적 삼각형 모형, epidemiological triangle)

John Gordon은 질병 혹은 유행의 발생기전을, 환경이란 저울 받침대의 양쪽 끝에
병원체와 숙주라는 추가 놓인 저울대에 비유하여 설명하였는데, 이를 lever theory라
고 한다. 즉, 개인 혹은 지역사회의 건강상태는 병원체(병인), 숙주, 환경요인들이
평형인 ①의 상태이고, 이 3개의 요인 중 어느 한 가지 요인이라도 변동을 일으켜
평형이 깨어지고 어느 한쪽으로 기울어진 ②③④⑤의 상태가 되면 질병 또는 유행
이 발생한다는 이론이다. 이를 그림으로 나타내면 다음과 같다.

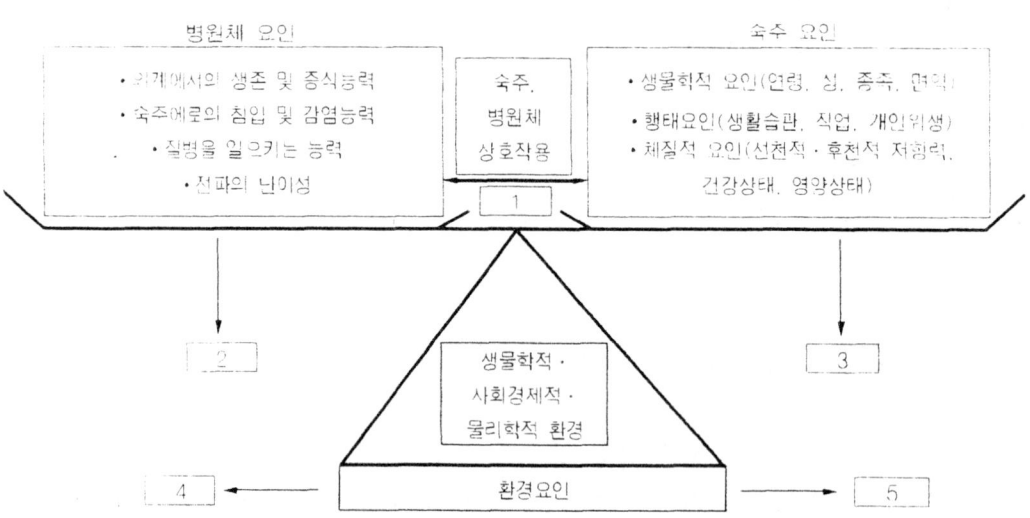

◇ 그림 6-1 생태학적으로 본 질병 혹은 유행의 발생기전 ◇

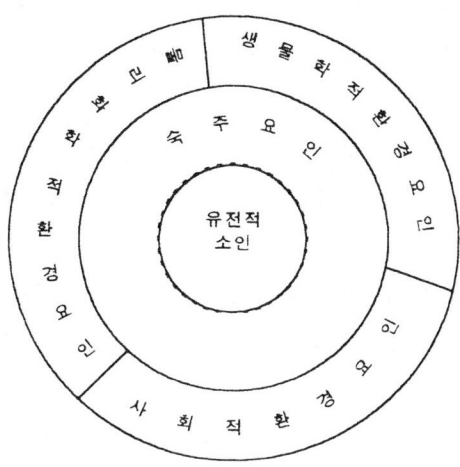

◇ 그림 6-2 질병발생의 수레바퀴 모형 ◇

3. 수레바퀴 모형(wheel model)

수레바퀴 모형은 인간숙주를 중심으로 숙주의 내적 요인인 유전적 소인과 숙주를 둘러싸고 있는 생물학적 환경, 물리화학적 환경 및 사회적 환경과의 상호 작용에 의해서 질병이 발생된다는 학설이다.

이 모형에서 질병의 발생에 기여하는 비중은 질병에 따라서 다르다. 즉, 유전병들은 유전적 요인이 큰 비중을 차지하며, 홍역 같은 질병인 경우는 유전적 요인은 별로 중요하지 않고 숙주의 면역상태와 생물학적 환경이 발병에 더 큰 영향을 미친다.

수레바퀴 모형은 다른 두 모형과는 달리 병원체 요인을 제외시켰다.

제 3 절 역학적 연구방법

역학적 연구방법은 크게 실험적 연구(observation study)와 관찰적 연구(experimental study)로 나눌 수 있다.

실험적 연구란 인위적으로 어떠한 실험적 자극이나 조건을 준 상태하에서 실험군과 대조군의 차이를 비교, 평가, 분석하는 방법이다. 이론상으로 가장 이상적인 방법이나 인간을 대상으로 하는 실험이므로, 화학요법에 의한 투약효과 판정이나 예방접종 결과가 비처리군에 비해 어떤 효과가 있는지 등을 조사하는 아주 제한된 방법만이 이용되고 있다. 따라서 대부분의 역학적인 연구방법은 관찰에 의존하게 된다.

관찰적 연구란 조사대상에 대해서 실험적 자극이나 처리를 가하지 않고 자연상태하에서 일어나는 현상으로부터 정보를 입수하여 비교, 평가, 분석하는 연구를 말한다.

역학적인 방법은 조사내용의 성격에 따라서 ① 기술역학(記述疫學), ② 분석역학(分析疫學), ③ 실험역학(實驗疫學), ④ 이론역학(理論疫學), ⑤ 작전역학(作戰疫學) 등으로 구분하기도 한다.

1. 기술역학(descriptive epidemiology)

기술역학이란 인간집단을 대상으로 집단에서 발생되는 질병의 분포, 경향 등을 그 집단의 특성에 따라 자연적인 상태에서 나타나고 있는 그대로의 상황을 관찰하여 기록하는 제1단계 역학이다. 질병발생의 원인에 대한 가설을 얻기 위하여 시행되며 현황파악을 위해서 기존자료나 지역사회 조사로부터 자료를 수집하고 분류하며 자료의 정확도와 신뢰도를 검증한다. 기술역학의 주요변수는 다음과 같다.

- 인적 변수(who-person) : 연령, 성, 종족, 결혼상태, 경제상태, 교육수준, 직업, 출생순위
- 지역적 변수(where-place) : 지대(한대, 열대, 온대), 국제적 비교, 국내, 도시, 농촌
- 시간적 변수(when-time) : 토착성(endemic), 유행성(epidemic), 장기변동 혹은 추세변동(secular change or trend), 주기변동(cyclic fluctuation), 계절적 변동, 불규칙 변동

2. 분석역학(analytical epidemiology)

분석역학적 연구는 기술역학에서 관찰을 통해 얻어진 결과를 바탕으로 질병발생

과 질병발생의 요인 혹은 속성과의 인과관계(cause-effect)를 밝혀내고자 하는 제2단
계 역학이다. 즉, 기술역학적 연구를 통하여 설정된 구체적인 가설을 증명하기 위해
서 의도적으로 설계된 계획대로 하는 관찰을 통한 연구이다. 가설을 검정하기 위한
분석역학적 조사방법으로는 ① 단면조사 연구, ② 환자 - 대조군 연구, ③ 전·후향
성 조사 연구, ④ 코호트 연구가 있다.

1) 단면조사 연구(cross sectional study)

■ 개념 : 일정한 인구집단을 대상으로 특정한 시점이나 기간 내에 질병을 조사하고
   각 질병과 그 인구집단이 가지고 있는 속성과의 관계를 규명하여 상관관계가 있
   는지 여부를 조사하는 연구방법이다.
■ 단면 조사 연구의 장점
   ① 시점조사로 끝나서 시간과 경비 절약
   ② 대상질환의 유병률을 얻을 수 있음
   ③ 연구결과의 모집단 적용(generalization)이 가능
   ④ 상대위험도(relative risk) 추정이 가능(어느 속성이 선행자이고 후속자인지 결정
      될 경우)
   ⑤ 환자 - 대조군 연구보다 편견(bias)이 적고 자료의 정확도가 높다.
■ 단면 조사 연구의 단점
   ① 경우에 따라서는 시간적 속발성(time sequence)의 정확한 파악이 어렵다.
   ② 유병률이 낮은 질병(급성전염병)은 수행하기 어렵다.
   ③ 표본인구에 대한 조사이기는 하나 사망자 및 전출입 문제 때문에 확정된 분모
      (defined population or denominator)의 개념을 적용하는 데 무리가 있다.

2) 환자-대조군 연구(case-control study)

■ 개념 : 환자 - 대조군 연구는 이미 특정질환에 걸려 있는 환자군을 선정하고, 이

연구하고자 하는 질병에 이환된 환자군(case group) 선정
↕ 조건배수(연령, 성별, 인종, 경제적 상태 등)
질병이 없는 건강한 대조군(control group) 선정

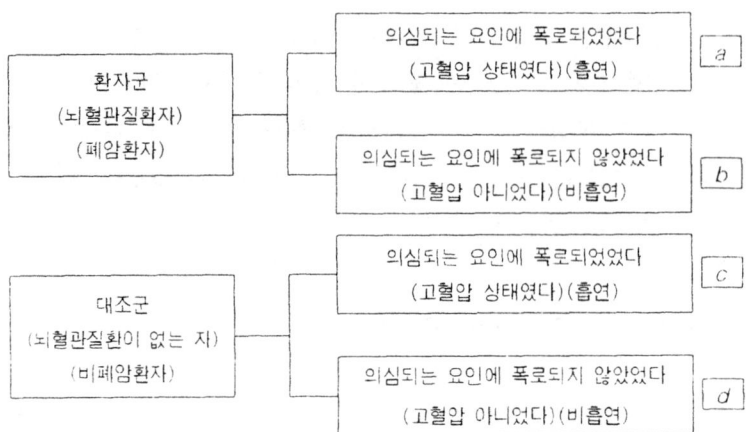

◇ 그림 6-3 환자 · 대조군 연구의 설계 ◇

각환자와 짝지어질 수 있는 그 질병에 이환되어 있지 않은 대조군을 선정하여, 이들 2개의 소집단이 과거에 원인이라고 의심되는 요인에 폭로되었던 비율을 비교하여 두 집단간의 폭로의 차이가 통계적으로 유의한가를 검증하게 된다.

　질병의 원인이 된다고 보는 속성이나 요인에 폭로된 정도를 비교검토하여 의심되는 요인과 질병발생과의 인과관계를 규명하는 방법이다.

■ 환자-대조군 연구 설계

① 환자군 중 의심되는 요인에 폭로되었던 비율 $[a/(a+b)]$

② 대조군 중 의심되는 요인에 폭로되었던 비율 $[c/(c+d)]$

두 집단간의 폭로의 차이가 통계적으로 유의한가에 따라 이 요인과 질병발생과의 연관성이 판단된다.

■ 환자-대조군 연구의 장 · 단점

① 장점

· 시간, 경비, 노력 절약

· 조사대상자수(표본수)가 적어도 가능

· 비교적 단기간에 결론내릴 수 있음

· 희귀질병이나 잠복기간이 긴 질병(만성질환)에 이용

· 의심되는 여러 개의 요인에 대해 검증가능

· 기존자료 활용가능

② 단점

· 환자군과 적합한 대조군의 선정이 어려움

- 과거에 의심되는 요인에의 폭로여부에 관한 정보를 기억에 의존(편견작용, 정확도·신뢰도에 문제 있음)
- 혼란변수(confounding variable) 제어가 쉽지 않다.
- 모집단이 없는 경우가 대부분이어서 일반 인구에의 응용에 문제가 있다.

3) 전·후향성 조사 연구

■ 전향성(계획) 조사 연구(prospective study) : 앞을 내다보는 연구방법. 현재의 어떤 요인, 현상, 원인 등이 향후 어떤 결과를 초래하게 될 것인지를 알고자 하는 연구방법이다.
  ① 장점 : 표본 선정과정에서 bias를 적게 할 수 있음. 위험도 직접 산출 가능
  ② 단점 : 조사에 많은 시간, 경비, 노력이 소요됨
■ 후향성(기왕) 조사 연구(retrospective study) : 뒤를 돌아보는 또는 이미 발생한 사실을 연구한다는 의미로, 현재 나타난 현상이나 결과가 과거 어떤 요인이 원인이 되었는지를 규명하고자 하는 조사방법이다.
  ① 장점 : 표본선정(sampling)이 쉽고, 시간·노력 절약
  ② 단점 : 이미 선정된 sample이기 때문에 bias가 크고 위험도를 직접 산출할 수 없음
    ※ 전·후향성 조사는 어느 시점에서 연구를 시작했느냐에 따른 상대적 시간상의 문제이며 연구방법 자체의 특이성(specificity)을 부여하지는 않음.

4) 코호트 연구(Cohort study)

(1) Cohort 개념

코호트란 동일한 특성을 가진 인구집단이란 뜻으로, 어떤 특정기간에 출생한 인구집단을 출생코호트(birth cohort), 어떤 특정기간에 결혼한 인구집단은 결혼코호트(marrige cohort)라 하고, 동일 흡연집단은 smoking cohort라 하는데, 시간적 개념이 내포된 것이 특징이라 할 수 있다. 예를 들어 어떤 인구집단을 출생년도별로 구분해서 2000년 출생코호트라 하면 2000년에 출생했다는 공통적인 특성을 갖는 집단을 말하는 것이다.

코호트 연구는 질병발생의 원인과 관련되어 있다고 생각하는 특정 코호트 인구집

단과 관련이 없는 인구집단간의 질병 발생률을 비교 분석하는 방법이다.

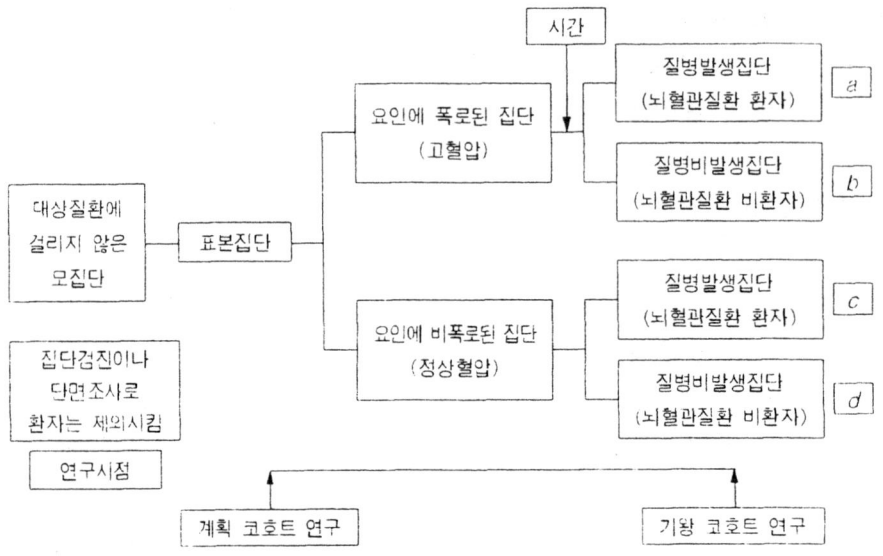

◇ 그림 6-4 코호트 연구의 설계 ◇

코호트 연구는 전향성 코호트 연구와 후향성 코호트 연구로 분류할 수 있다. 앞으로 일어날 사건을 연구대상으로 할 때인 전향성 코호트 연구는, 질병발생의 원인이라고 생각되는 요인이나 속성에 폭로된 인구집단과 폭로되지 않은 집단을 계속 비교관찰하여 두 집단간의 질병발생률을 비교 분석하는 방법이다. 과거에 이미 일어난 사건에 대한 후향성 코호트 연구는, 질병발생의 원인이라고 생각되는 요소를 가진 사람들과 갖고 있지 않은 사람들을 구분한 후 과거 기록을 통하여 현재까지 발생된 질병 발생률을 비교 분석하는 방법이다.

(2) 코호트 연구의 설계

이 설계에서 보는 바와 같이 집단검진(mass screening)이나 단면조사로 이미 대상 질환에 이환된 환자는 제외된 모집단으로부터 이들을 대표하는 표본집단을 추출한 뒤, 표본집단을 다시 의심되는 요인에 폭로된 소집단과 폭로되지 않은 소집단으로 분류하여 대상 질병이 발생할 때까지 일정 기간 추적하여 두 소집단간의 질병발생률, 즉 폭로군의 발병률 $[a/(a+b)]$ 과 비폭로군의 발병률 $[c/(c+d)]$ 을 비교하는 방법이다.

(3) 코호트 연구의 장·단점

■ 장점

① 발병확률의 산출이 가능하다.

② 상대위험도, 귀속위험도를 직접 측정할 수 있다.

③ 수집된 정보들의 편견이 가장 작다.

④ 시간적 선후관계를 알 수 있다.

■ 단점

① 경비, 시간, 노력이 많이 든다.

② 장기간 조사로 인해 대상자가 중도에 탈락하면 정확도의 문제가 발생한다.

③ 발생률이 높은 질병이어야 한다는 제한점이 있다.

3. 실험역학(experimental epidemiology)

실험역학은 실험적 방법을 사용하여 질병발생의 원인을 실험적으로 규명하려는 역학이다. 실험역학의 기본적 기법은 대상요인을 인위적으로 투여하여 그 영향을 측정하는 것이다. 따라서 원칙적으로 대상요인 이외의 변수는 실험군과 대조군이 똑같아야 한다. 실험역학은 원인과 결과간의 연관성을 가장 명확하게 규명한다.

그러나 인간을 대상으로 하는 실험적 연구는 윤리적인 제한 때문에 실험이 불가능한 경우가 많으며, 실험에 의해서 얻어진 결과를 우리 생활에 실제로 적용하는 데는 한계점을 내포하고 있다.

4. 이론역학(theoritical epidemiology)

이론역학이란 질병발생 양상에 관한 모형과 유행현상을 수리적으로 분석하여, 이론적으로 유행법칙이나 현상을 수식화하고 실제로 나타난 결과와 비교하여 그 모형의 타당성을 검정하거나 요인들간의 상호관계를 규명해 내는 제3단계 역학이다. 어떤 질병의 발생양상을 예견한다거나 유행양상을 파악하고 예견하는 데 활용될 수 있다.

5. 작전역학(operational epidemiology)

1) 개념

Omran에 의해 개발된 것으로 그에 의하면 작전역학이란 보건서비스를 포함하는 지역사회서비스(community service)의 운영에 관한 계통적 연구를 의미하며, 이 서비스의 향상을 목적으로 하는 역학이라고 정의하고 있다. 즉, 보건사업의 효과에 대한 평가방법론이라 할 수 있다.

2) 작전역학의 내용

■ 보건사업의 효과를 그들의 목적성취 여부를 근거로 평가하는 것(outcome evaluation)
■ 사업의 운영과정에 관한 연구를 하는 것(process evaluation)
■ 투입된 예산, 경비, 노력에 대한 결과 혹은 효과를 관련시켜 연구하는 것(cost benefit analysis)
■ 사업의 수용 혹은 거부반응을 일으키는 데 영향을 미치는 요인들을 규명하는 것 (epidemiology of program acceptance)
■ 지역사회 보건문제 해결을 위한 여러 가지 접근방법을 비교평가하는 것(comparative evaluation) 등이다.

제4절   질병발생의 위험도(risk) 측정

질병발생의 원인이 되는 속성이나 요인에 폭로됨으로써 질병에 이환될 위험도가 어느 정도 되는지를 측정하는 방법으로는 비교(상대)위험도와 귀속(기여)위험도가 있다.

위험도 산출 목적은 어떤 요인에 폭로된 사람이 발병(폐암)할 가능성(위험성)이 폭로되지 않은 사람(비흡연자)이 발병할 가능성보다 얼마나 큰가를 나타내는 것으

◇ 표 6-1 흡연과 폐암 발생과의 관계 ◇

흡연유무 \ 폐암유무	폐암환자	건강인	계	
흡 연	a	b	$a+b$	후향성조사의방향
비흡연	c	d	$c+d$	
계	$a+c$	$b+d$	$a+b+c+d$	

전향성 조사의 방향 →

로서 위험도 계산법은 전향성 조사, 후향성 조사에 따라 그 원리가 근본적으로 다르다.

전향성 조사에서는 흡연에 속한 $(a+b)$명과 비흡연에 속한 $(c+d)$명을 우선 선정하고 이들을 몇 년간에 추적하여 a, b, c, d에 해당하는 숫자를 파악하게 되며, 후향성 조사에서는 폐암환자 $(a+c)$명과 건강인 $(b+d)$명을 조사대상으로 우선 잡고 이들의 과거를 조사하여 a, b, c, d의 숫자를 파악한다.

전향성 조사의 경우에 흡연시 폐암에 걸릴 확률은 직접 환자 발생률을 구함으로써 위험도 산출이 가능하나, 후향성 조사의 경우는 환자발생률인 $a/(a+b)$ 와 $c/(c+d)$의 a와 c는 조사대상으로서 환자를 몇 명 선정했는가에 따라 크게 영향을 받게 된다. 즉, 인위적으로 조정이 가능하다. 따라서 직접 위험도를 산출할 수 없다. 여기서는 전향성 조사의 결과로부터 위험도를 산출하는 방법만을 설명하기로 한다.

(1) 전향성 조사의 결과로부터 위험도 추정

■ 흡연하는 경우 폐암에 걸릴 위험도(R_1) : $= \dfrac{a}{a+b}$

■ 비흡연인 경우 폐암에 걸릴 위험도(R_2) : $= \dfrac{c}{c+d}$

■ 상대위험도(relative risk) : 흡연자가 폐암에 걸릴 위험도가 비흡연자가 폐암에 걸릴 위험도의 몇 배가 되는가를 표시한다. 폭로군에서의 질병발생률을 비폭로군에서의 질병발생률로 나누어 준 것이다.

<상대위험도가 크면 클수록 그 요인(흡연)이 병인으로 작용하고 있을 가능성이 커진다.>

$$r = \frac{a/a+b}{c/c+d} = \frac{a(c+d)}{c(a+b)}$$

■귀속(기여)위험도(attributable risk) : 위험요인(흡연)이 질병발생에 얼마나 기여
했는지를 나타내는 것으로 폭로군에 있어서의 질병률 중 폭로에 의한 것으로 볼
수 있는 부분이다. 폭로군의 발생률에서 비폭로군의 발생률을 **빼**면 산출되며, 이
요인을 제거하면 질병 발생이 얼마나 감소될 수 있는지 예측이 가능하다.

$$AR = R_1 - R_2 = \frac{a}{a+b} - \frac{c}{c+d}$$

7

전염병 관리

제1절 전염병의 정의

위해요인(危害要因)은 크게 생물학적 위해, 화학적 위해, 물리적 위해로 구분할수 있으며, 이 중 생물학적 위해는 주로 미생물에 의한 위해로서 식중독 및 전염병을 들 수 있다.

태초부터 인간은 항상 이러한 질병을 피하고 극복하여 건강을 유지하려는 노력을계속하고 있지만 항상 새로운 질병의 발생으로 인해 아직까지도 많은 어려움을 겪고 있는 것은 사실이다. 특히 공중보건에 있어서 전염병이 차지하는 위치는 막중하며, 따라서 이러한 질병을 관리한다는 것은 가장 중요한 과제의 하나가 된다. 현대과학의 가장 큰 성과는 과거 반세기에 걸쳤던 전염병의 정복이라고 할 수 있으나, 아직까지도 건강과 생명을 위협하는 많은 전염병이 유행하고 있어 보건위생 측면에서 큰 문제점으로 남아 있으며, 이러한 전염병의 종류는 무수히 많고, 그 유행이나감염양식도 다양하다.

이와 같이 한 환자 또는 일정 전염원으로부터 새로운 환자를 만들 수 있는 질병을 전염병이라 하며, 환자로부터 다른 건강인에게 전파하지 않으며, 전염원으로서작용하지도 않는 질병을 비전염성 질병이라 한다.

제2절　전염병의 발생설

병원균을 피하고 건강을 유지하고자 하는 것은 인간의 본능으로서 질병 예방에 대한 노력은 인류의 역사가 시작된 이래 계속되어 왔다고 할 수 있다. 사실 고대로부터 현재에 이르기까지 인류에게 가장 큰 고통을 주어 온 질병이 바로 전염병이다. 역사과정 중에서 언제나 뚜렷하게 나타나는 현상은 전염병 관리가 병인과 전파양식에 관한 그 시대의 일반개념에 바탕을 두고 있다는 사실이다. 이러한 개념은 인간의 사고방식이나 관찰에 따른 해석방법에 따라 변천하여 왔으며 전염병에 대해 황당한 사고방식을 가지고 있었던 시대도 있었으나 오늘날에는 논리적이고 과학적인 방법으로 그 발생을 증명하고 있다.

전염병의 발생설 또는 전염병 관리의 발전사는 종교설시대 → 점성설시대 → 장기설시대 → 접촉전염설시대 → 미생물병인설시대로 변천하게 되었으며 시대별로 간단하게 살펴보고자 한다.

1. 종교설시대(religious era)

원시적인 사고방식에 의해 두 가지 신, 즉 선신과 악신이 있는 것으로 믿었던 선악신설시대라고 할 수 있다. 즉, 인간생활에 좋은 일이나 좋은 영향을 주었을 경우, 예를 들어 종족의 성공이나 번영, 무병한 생활이 있을 때에는 선신의 덕이라 해석하였고, 반대로 질병의 유행, 기아, 한발, 폭풍우, 패전, 불행, 사망 같은 것은 악신이나 귀신 때문이라고 생각했다. 많은 사람에게 발생하는 유행병은 개인보다는 종족에게 이 악신이 작용하는 까닭이라고 믿었다. 따라서 이러한 질병을 치료 또는 관리하는 방법은 악령을 진정시키거나 혹은 고통을 받고 있는 사람으로부터 악신을 내쫓는 것이었다. 종교에 대한 생각이 원시적인 형태로부터 발전해 나가는 과정에서 질병에 대한 생각도 악마의 저주에서 신이 질병을 죄악에 대한 벌을 내리는 것으로 해석하게 되어, 규칙을 어긴 죄진 사람에게 노한 신이 주는 벌이라고 생각하였다.

2. 점성설시대(astrology era)

자연에 대한 인식이 점점 높아짐에 따라 초자연적 악마설이나 신벌설만 가지고는 만족하지 못하게 되었고, 질병의 발생이 환경의 물리적 상태와 어떤 관련이 있다고 믿게 되어 여러 가지 설이 출현하였다. 그 대표적인 것이 별자리의 이동으로 전염병의 유행, 사망 등이 발생한다고 믿는 점성설이었다.

3. 장기설시대(miasma theory era)

질병과 환경의 관계에 대해 보다 정확한 관찰이 이루어지기 시작한 시대이다. 전염병의 전파는 환경, 즉 나쁜 공기나 공기 중의 유독물질 때문에 질병이 발생한다고 믿었던 시대로 지구에서 발산하고 바람에 따라서 전파되는 가설적인 유독물질 때문에 질병이 발생한다는 것이다. 대표적인 예로 Malaria(mal+aria=bad air)에서 보는 바와 같이 말라리아가 모기에 의해 전파된다는 사실을 증명할 수 없었던 당시에는 나쁜(mal) 공기(aria)가 전파한다고 생각했기 때문에 오염된 공기를 정화시키기 위해 질병발생 가옥에 대해 불을 지르거나 연기소독법을 시행하기도 하였다. 이 설은 병인을 설명하는 데 있어서 옳지는 않았지만 지역위생을 향상시키는 데는 많은 공헌을 했다고 할 수 있다.

4. 접촉전염설시대(contagious communicable theory era)

질병발생에 관해 점성설이나 장기설이 19세기 말까지도 지배적이기는 하였지만 그 동안의 질병에 대한 경험으로 전염방법에 대한 해석이 점차 달라지게 되었다. 즉, 16세기경에는 사람과 사람의 접촉에 의해 전파된다는 사실이 알려져 질병전파의 이론적 새싹이 트기 시작했다. 고대기록에서 이미 Aristoteles는 페스트가 환자 부근에 있는 건강한 사람에게도 쉽게 전염된다는 것을 지적하였으며, 16세기 초에 성병(매독)이 유럽 전역에 만연하였다는 것은 접촉전염설을 크게 뒷받침하는 근거가 되었다.

5. 미생물병인설시대(bacteriological era)

1676년에 현미경 발명자인 네덜란드의 Anton van Leeuwenhook가 자신이 만든 렌즈를 사용하여 소위 '미소동물(animalcula)'을 관찰할 수 있게 되면서부터 미생물이 질병발생의 원인체라는 사실이 인정되기 시작하였으며, 1860년대의 Louis Pasteur (1822~1895) 시대에는 혹종의 질병이 현미경적 미생물에 의한 것이라는 사실을 증명하였으며, 결국 질병의 우연발생설(abiogenesis)이 근복적으로 전복되었다. 또한 미생물이 동물의 체내로 들어가면 질병이 생긴다는 것도 알게 되는 등 미생물 병인론의 연구가 급속하게 발전하게 되었다.

미생물학적 설명은 전염병 관리의 새로운 길을 열었으며, 오늘날 미생물학, 면역학 등의 기초의학이 급진전됨으로써 질병예방 백신의 개발, 치료, 관리방법 등이 체계를 갖추게 되어 전염병의 미생물병인설 시대가 시작되었다.

제3절　전염병 유행의 3대 요인

전염병 유행의 3대 요인은 ① 전염원, ② 전염경로, ③ 감수성 숙주로 대별할 수 있다.

1. 전염원(source of infection)

전염원이란 전염병의 원인이 되는 병원체를 보유하여 감수성 숙주에게 병원체를 전파시킬 수 있는 근원이 되는 모든 것을 의미한다. 즉, 환자, 보균자, 감염동물, 접촉자 및 토양 등 병원소(reservoir of infection)는 물론 오염식품이나 오염수, 오염된 식기구나 생활용구 등은 모두 전염원이 될 수 있다.

2. 전염경로(route of transmission)

전염원으로부터 감수성 보유자에게 병원체가 운반되는 과정을 전염경로라 하며 이를 분류해 보면 ① 접촉전염(직접 및 간접 접촉), ② 공기전파(비말전파), ③ 전파동물 전파, ④ 개달물(전파체)에 의한 전파 등이 있다.

3. 감수성 숙주(susceptible host)

전염병의 유행은 감수성이 높은 사람들에게 있어 만연되기 쉽지만, 면역성이 높은 집단에서는 만연되기가 쉽지 않다. 즉, 전염병에 대해 저항성이나 면역성이 낮거나 없어서 감염되기 쉬운 숙주를 감수성 숙주라 한다.

4. 3대 요인의 상호작용

전염병 유행은 숙주와 병원체, 숙주와 환경, 환경과 병원체 간의 상호관계에 따라 크게 영향받게 된다.

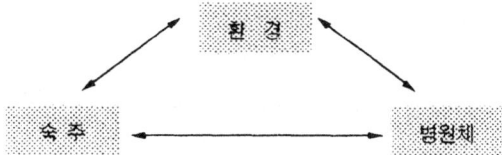

제 4 절   전염병의 생성과정

모든 전염병이 생성되는 과정은 일반적으로 6개 요소가 연쇄적으로 작용하는 현상에 의해서 이루어진다.

즉, ① 병원체 → ② 병원소 → ③ 병원소로부터 병원체의 탈출 → ④ 전파 → ⑤ 새로운 숙주로의 침입 → ⑥ 감수성 숙주의 감염 등의 6개 요소가 연결되는 일련의 연쇄과정이며, 이 과정 중 어느 한 가지라도 결여되거나 방해, 차단되면 전염병은 발생하지 못하게 된다.

◇ 그림 7-1 질병발생의 3요소와 전염병 생성의 6요소의 관계 ◇

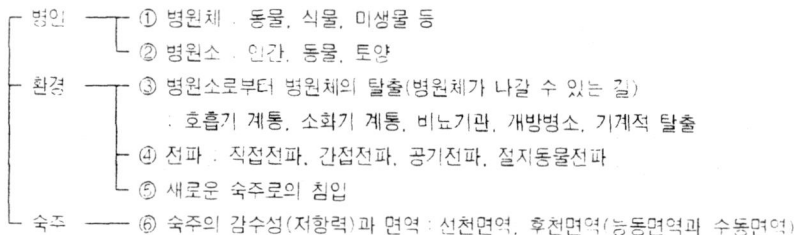

1. 병원체(infectious agent)

1) 병원체의 종류

침입하여 전염병을 일으키는 미생물을 병원체라 하며, 병원미생물이 주종이며 이와 관련되는 주요 전염병의 종류는 다음과 같다.
- 세균(bacteria) : 콜레라, 장티푸스, 디프테리아, 결핵, 나병, 백일해 등
- 바이러스(virus) : 소아마비, 홍역, 유행성 이하선염, 일본뇌염, 광견병, 후천성면역결핍증(AIDS), 유행성 간염 등
- 리케치(richettia) : 발진티푸스, 발진열, 쯔쯔가무시병(양충병), 록키산 홍반열 등
- 기생충(parasite) : 회충, 구충, 간디스토마, 유구조충, 무구조충, 이질, 아메바, 말라리아, 사상충 등

2) 병인성, 병독성과 전염성

병인성은 감염된 숙주로 하여금 발병하게 하는 병원체의 능력으로 발병자수를 총감염자수로 나눈 것이며, 병원체가 분비하는 독소(toxin)는 신경독소와 장독소가 있

는데, 병원체의 침입으로 감염자가 중독한 질병을 일으키는 능력인 병독성 (virulence)은 병원체의 독력(toxicity)과 독성(toxigenicity), 병원체의 양과 작용양식 등에 따라서 다르며, 중증환자 및 사망자수를 총 발병자수로 나눈 것이다.

병인성과 병독성의 관계에 대한 예를 들면, 결핵균은 병인성과 병독성이 다 낮은 반면에, 홍역 바이러스는 병인성은 높으나 병독성이 낮으며, 광견성 바이러스는 병인성과 병독성이 다 높은 종류이다.

병원체가 한 숙주에서 다른 숙주로 이행해 나가는 능력인 전염성(communicability)은 전염병 전파에 작용하는 중요 요소인데, 병원체의 침입기관이나 병인성 및 병원체의 증식양식 등에 따라서 전염성은 달라진다.

2. 병원소(reservoir of infection)

병원소란 병원체가 생활하고 증식하며 생존을 계속하여 다른 숙주에 전파시킬 수 있는 상태로서 저장되는 장소인 일종의 전염원(source of infection)이다. 즉, 숙주에게 병원체를 가져올 수 있는 모든 수단이 전염원이다. 결국 병원소는 궁극적인 전염원(ultimate source of infection)으로 해석된다. 환자가 많은 병원체를 보유하고 있다는 것은 당연한 일이지만 사회적으로는 보균자가 무증상 환자와 더불어 병원소로서 중요한 위치를 차지한다.

병원소의 종류에는 ① 인간 병원소(환자, 보균자), ② 동물 병원소(소, 말, 돼지, 개 등), ③ 기타 병원소(토양 등) 등이 있다. 병원소는 대부분의 경우 환자 및 보균자의 분뇨에서 기인하는데, 식품이나 기타 물건을 오염시켜 일어나게 되며, 간혹 인후분비물, 혈액 등도 병원소가 되나 매우 드물다.

1) 인간 병원소

(1) 환자(patient)
■ 환자의 역학적 의미 : 환자란 병원체에 감염되어 자각적 또는 타각적으로 임상증상이 있는 모든 사람을 말하는데, 역학적 측면에서는 ① 은닉환자(hidden case), ② 간과환자(missed case), ③ 전구기환자, ④ 현성환자 등이 있으며, 전염병 관리라는 측면에서 보면 현성환자보다는 은닉환자나 간과환자 및 전구기환자의 경우가 더

욱 중요하다. 즉, 현성환자는 감시할 수 있고, 경계의 대상이 되기 때문에 전염 가능성이 낮다고 할 수 있으며, 현성환자나 중증환자에 비해 경증환자는 행동이 자유롭고 행동영역이 넓기 때문에 전염원으로서 의미가 크다고 할 수 있다. 그러나 홍역, 두창 등과 같은 전염병은 현성환자만이 전염원으로 작용하며, 강력한 전염원으로서 전염성이 큰 질병이기 때문에 환자가 중요한 전염원이라는 의미가 있다.

■병원소의 감염형태 : 감염(infection)이란 미생물이 생체 내에 침입하여 질병을 일으키는 경우를 말하며, 침입(infestation)이란 병원이 되는 생물체가 숙주의 체표면에 침범하여 피해를 입히는 경우를 말한다.

　또한 질병의 감염상태에 따라 현성감염, 불현성감염, 혼합감염, 중감염, 자가감염 등으로 구분한다.

① 현성감염(apparent infection) : 임상 증세가 있는 감염상태

② 불현성감염(inapparent infection) : 임상증세가 없는 감염상태

③ 혼합감염 : 2종 이상의 병원균이 함께 침입되어 있는 감염상태

④ 중감염 : 감염되어 있는 상태에서 동일 병원균이 다시 침입한 경우

⑤ 자가감염 : 자신이 가지고 있는 병원균에 의해 자기자신이 다시 감염되는 경우

(2) 보균자(carrier)

■보균자의 역학적 의미 : 보균자란 자각적으로나 타각적으로 임상증상이 없는 병원체 보유자로서 전염원으로 작용하는 감염자를 말한다. 외관적으로 건강하기 때문에 자유롭게 행동하고 자타 모두 경계하지 않으며 더욱이 환자보다 수가 많다는 점에서 보균자는 전염병 관리상 중요한 대상이다. 즉, ① 보균자는 자유로이 활동하기 때문에 전염시킬 수 있는 영역이 넓으며, ② 본인이나 타인이 경계하지 않기 때문에 전파기회가 많고, ③ 보균자 수는 일반적으로 환자의 수보다 많기 때문에 보균자는 전염원으로서 크게 작용하는 것이다. 따라서 전염병 관리상 보균자는 환자보다도 더욱 중요한 관리대상이 되어야 한다.

■보균자의 종류와 관련되는 전염병

① 병후 보균자(회복기 보균자) : 전염성 질환에 이환되었다가 그 임상증상이 완전히 소실되었으나, 병원체를 배출하는 보균자로서 장티푸스, 세균성이질, 디프테리아 감염자 등이 여기에 속한다.

② 잠복기 보균자(발병전 보균자) : 전염병이 발병하기 전 잠복기간 중에 전염성

을 가지고 있어 병원체를 배출하는 감염자로서 디프테리아, 홍역, 백일해 등
이 있다.

③ 건강 보균자 : 병원체에 의해 감염을 받고도 처음부터 전혀 증상을 나타내지
않고 발병하지 않지만 병원체를 보유하는 감염자로서, 특히 전염병 관리상
문제가 되고 있다. 이에 해당하는 질병으로 디프테리아, 폴리오, 일본뇌염 등
이 있다.

그 밖에 병원체가 숙주로부터 배출되는 지속기간에 따라 ① 일시적보균자
(transient carrier), ② 영구적보균자(permanent carrier), ③ 만성보균자(chronic carrier)
등으로 분류되기도 한다.

2) 동물 병원소(animal reservoir)

동물이 병원체를 보유하고 있어 인간숙주에게 전염시키는 전염원으로 작용하는
경우를 인수(인축)공통전염병(zoonosis)이라 하는데, 해당되는 동물과 전염병은 다음
과 같다.

- 소 : 결핵, 탄저(anthrax), 파상열(brucellosis), 살모넬라증(salmonellosis)
- 돼지 : 렙토스피라증, 탄저, 일본뇌염, 살모넬라증
- 양 : 탄저, 파상열, 보툴리즘, Q 열
- 개 : 광견병(rabies), 톡소플라스마증(toxoplasmosis)
- 말 : 탄저, 유행성뇌염, 살모넬라증
- 쥐 : 페스트, 발진열(murine typhus), 살모넬라증, 렙토스피라증(leptospirosis), 쯔쯔가
  무시병(양충병)
- 고양이 : 살모넬라증, 톡소플라스마증

3) 기타 병원소

토양이 예외적으로 곰팡이류(fungi)의 병원소로서 작용한다.

3. 병원소로부터 병원체의 탈출

전염병의 전파는 병원소가 있다는 것만으로는 불가능하며, 병원소로부터 병원체가 탈출됨으로써 성립된다. 병원체의 탈출(escape of organisms from reservoir)은 병원체의 종류 또는 숙주의 기생부위에 따라 다르며, 인간 병원소에서 병원체가 탈출하는 길은 다음과 같이 분류된다.

■ 호흡기관(respiratory tract) : 호흡기계 전염병이 주가 되는데 코, 비강, 인후, 기도, 기관지, 폐 등이 중심이 되며, 증식한 병원체가 외호흡을 통해서 나가는데 주로 대화, 기침, 재채기를 통해 전파된다. 폐결핵, 폐렴, 백일해, 홍역, 수두, 천연두 등의 전염병이 해당된다.

■ 소화기관 또는 장관(intestinal tract) : 소화기계 전염병의 경우 분변을 통해 탈출하거나 구토물에 의해 탈출한다. 여기에는 이질, 콜레라, 장티푸스, 파라티푸스, 폴리오 등이 있다.

■ 비뇨기관(urinary tract) : 성병은 소변이나 성기 분비물로 탈출한다.

■ 개방병소(open lesion) : 화농성 질병은 신체표면의 농양 등 상처부위로 직접 탈출될 수 있다. 나병 등이 해당된다.

■ 기계적 탈출(mechanical escape) : 말라리아, 발진열, 발진티푸스 등은 곤충의 흡혈에 의한 탈출, 주사기를 통한 탈출 등이 있다.

4. 전 파(mode of transmission)

병원소로부터 탈출한 병원체가 새로운 숙주에게 감염되기까지의 전파수단은 직접전파와 간접전파로 구분할 수 있다. 호흡기계 질환이 전자의 방법에 의해 전파되는데 비해 많은 경우의 소화기계 질환은 후자의 방법에 의한다. 일반적인 숙주인 환자의 발생규모는 직접전파의 경우 간접전파보다 커지는 경향이 있다.

1) 직접전파(direct transmission)

직접전파란 감염되어 있는 숙주나 병원소로부터 탈출한 병원체(감염균)가 감수성 숙주에게 직접 전파되어 전염되는 경우를 말한다. 나병, 성병 등과 같이 특히 피부

접촉에 의해서 전파되는 경우를 직접접촉전염이라고 하며, 또한 홍역, 인플루엔자, 급성회백수염과 같이 입에서 튀어나온 비말에 의해 새로운 숙주에 직접 전파되는 경우도 포함한다.

2) 간접전파(indirect transmission)

간접전파란 감염된 숙주나 병원소로부터 탈출한 병원체가 각종 매개체에 의하여 전파되어 전염되는 경우를 말한다. 간접전파는 ① 병원체를 옮기는 매개체가 있어야 하며, ② 병원체가 병원소 밖으로 탈출하였을 때 일정기간 동안 생존능력이 있을 때 가능한 전파양식이다.

(1) 전파체(매개체)의 종류

간접전파에 관계되는 전파체는 무수히 많이 있으나 활성전파체, 비활성전파체와 공기에 의한 전파로 대별한다.

■ 활성전파체(animate vehicle) : vector라고도 하며, 병원체를 탈출시키고 운반하며 새로운 숙주에 침입시키는 등 3가지의 역할을 한다. 대표적인 예로 매개역할을 하는 생물로서 쥐나 곤충 또는 파리, 모기, 벼룩 등과 같은 절지동물(매개곤충)과 패류나 담수어와 같은 흡충류의 중간숙주 등이 있다. 매개곤충 내에서 일정 기간 발육 또는 증식하는 등 생물학적으로 변화를 거쳐 전파되는 생물학적 전파의 종류로는 증식형전파, 발육형전파, 발육증식형전파, 배설형전파, 난소전이형전파 등이 있다.

① 증식형 전파(propagative transmission) : 매개곤충 체 내에서 세균, 바이러스 등의 병원체가 수적으로 증식한 후 전파하는 형태
예) 페스트—쥐벼룩, 황열—모기, 발진열—벼룩

② 발육형 전파(cyclodevelopmental transmission) : 매개곤충끼리의 수적 증식은 없지만 생활환의 일부를 경과하면서 발육하여 전파하는 형태
예) 사상충증—모기, 로아사상충증—흡혈성침파리

③ 발육증식형 전파(cyclopropagative transmission) : 매개곤충 체내에서 병원체가 생활환의 일부를 거치면서 발육과 수적 증식을 하여 전파되는 형태
예) 말라리아—모기, 수면병—체체파리

④ 배설형 전파(fecal contamination) : 병원체가 곤충체내에서 증식한 후 장관을

거쳐 배설물로 배출된 것이 피부의 상처부위나 호흡기계 등으로 전파되는 형태
예) 발진티푸스—이, 발진열과 페스트—벼룩

⑤ 난소전이형(경란형) 전파(transovarian transmission) : 매개곤충의 난자를 통해 다음 세대까지 전달되어 전파되는 형태
예) 로키산홍반열과 재귀열—진드기

■ 비활성전파체(inanimate vehicle) : 물, 우유, 식품, 공기, 토양, 생활용구, 완구, 식기 및 수술기구 등의 무생물 전파체를 말하는데, 특히 매개체 자체가 숙주의 내부로 들어가지 않고 병원체를 운반하는 수단으로서만 작용하는 침구, 완구, 손수건, 의복, 헌책 등은 매개물(formites) 또는 개달물이라 하며 매개물에 의한 전염병의 전파를 매개물 전염이라고 한다.

■ 공기전파(air borne transmission) : 전염원인 감염된 숙주(환자)의 입과 코에서 비산한 비말이 공기 중에 부유하고 이를 흡입함으로써 감염되는 경우와 토양이나 생활환경으로부터 비산된 오염 먼지에 의해서 전파되는 경우를 공기전파라 하며, 브루셀라병, 결핵 등이 공기전파를 한다.

5. 새로운 숙주로의 병원체 침입양식

운반된 병원체가 새로운 숙주에 침입하는 양식은 병원체가 병원소로부터 탈출하는 경로와 거의 유사하다. 소화기계 전염병은 소화기계로 탈출하여 소화기계(경구적)로 침입하고, 호흡기계 전염병은 호흡기계로 탈출하고, 호흡기계로 침입한다. 그 밖에 점막, 태반 및 경피침입, 곤충이나 주사기 등에 의한 기계적 침입이 있다.

6. 숙주의 감수성과 면역

숙주 체내에 병원체가 침입했다고 하더라도 모두 감염이 성립되거나 발병하는 것은 아니며, 숙주의 저항력이나 면역력이 감염, 발병여부에 크게 작용한다. 즉, 숙주가 병원체에 대한 저항력(resistance)이나 면역력(immunity)이 있을 때는 발병되지 않으며, 감수성이 높을 때 감염이 성립하게 된다.

1) 감수성(susceptibility)

숙주에 침입한 병원체에 대항하여 감염이나 발병을 저지할 수 없는 상태를 감수성이 있다고 한다.

감수성(susceptibility)에 관해서 Gottstein은 접촉에 의하여 전파되는 급성 호흡기계 전염병의 경우, 그 질환에 폭로된 적이 없는 미감염자인 감수성 보유자가 감염되어 발병하는 비율이 대체적으로 일정하다고 하여 이를 감수성지수(접촉감염지수)라고 하였으며, 이를 De Rudder는 %로 표시하였다. Rudder의 감수성지수는 두창 95%, 홍역 95%, 백일해 60~80%, 성홍열 40%, 디프테리아 10%, 폴리오(소아마비) 0.1%로서 두창과 홍역이 가장 높고 폴리오가 가장 낮다.

2) 면역의 종류

면역이란 일반적으로 후천적으로 획득되는 면역을 의미하지만, 선천적으로 지니고 있는 저항력을 선천면역이라고 하는데, 면역을 분류하면 다음과 같다.

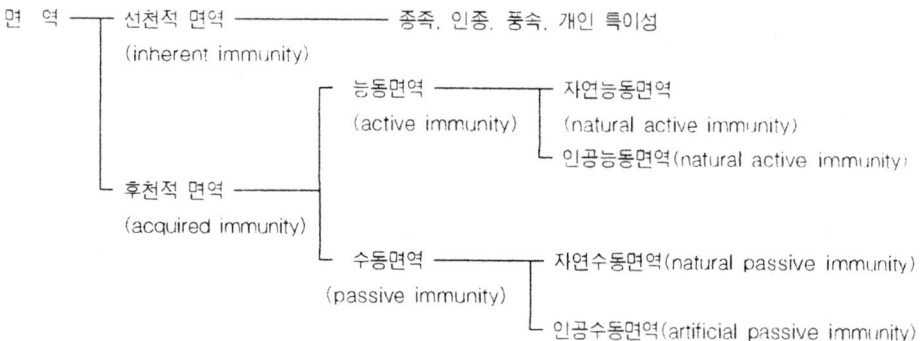

3) 선천면역과 후천면역

선천면역은 현재까지 그 실체가 완전히 규명되지는 않았지만 ① 종속(종별) 면역, ② 종속(인종) 면역, ③ 개인차 면역 등이 있으며, 후천면역(획득면역)은 어떤 질병에 이환된 후나 예방접종 등에 의해서 후천적으로 형성되는 면역을 말한다.

후천면역은 크게 능동면역과 수동면역으로 구분되며, 능동면역은 자연능동면역과 인공능동면역으로 구분되고, 수동면역은 자연수동면역과 인공수동면역으로 구분된다.

4) 능동면역과 수동면역

(1) 능동면역

능동면역이란 병원체나 독소에 대해 숙주 스스로가 면역체를 형성하여 면역을 지니게 되는 것으로, 어떤 항원의 자극에 의하여 항체가 형성되어 있는 상태를 말한다.

여기서 말하는 항원(antigen)이란 어떤 물질 또는 생균이나 사균제제에 의해 신체를 자극하여 항체(antibody)를 산출하게 할 수 있는 것을 말하며, 백신(vaccine)은 생균이든 사균이든 균자체가 항원으로 작용할 수 있는 것을 말한다.

■ 자연능동면역 : 각종 전염병에 감염된 후 형성되는 면역으로서, 그 면역의 역가는 전염병의 종류에 따라 효력이 지속되는 기간이 다르게 된다.
  예) 홍역, 백일해, 소아마비, 일본뇌염, 두창 등

■ 인공능동면역 : 인공적으로 생균 백신, 사균 백신 및 순화독소(toxoid) 등의 예방접종 후 생성되는 면역을 말한다.

Vaccine과 Toxoid의 종류

▷ Vaccine
· 세균(bacteria) ┌ 생균 백신 : 결핵, 탄저
                └ 사균 백신 : 콜레라, 장티푸스, 파라티푸스, 백일해
· 리케치아(rickettsia) ― 사균 백신 : 발진티푸스
· 바이러스(virus) ┌ 생균 백신 : 폴리오(sabin), 두창, 풍진
                 └ 사균 백신 : 폴리오(salk), 일본뇌염
▷ Toxoid ― Diphtheria, Tetanus

(2) 수동면역

수동면역은 다른 숙주에 의하여 형성된 면역체을 받아서 면역력을 지니게 되는 경우로서 여기에는 자연수동면역과 인공수동면역이 있다.

■ 자연수동면역 : 모체로부터 태반이나 수유를 통하여 항체를 받는 면역을 말한다. (모태면역, 수유면역)

■ 인공수동면역 : γ-globulin이나 antitoxin 등 항혈청제제 접종 후 항체가 생성되는 면역을 말한다.

다만, 인공 수동면역은 인공능동면역에 비해 면역효력이 빨리 나타나는 반면에 효력 지속기간이 대개 2개월 미만으로 짧은 것이 특징이다.

제 5 절 전염병의 유행 및 유행의 유형

1. 유행조사

1) 유행조사 목적

전염병의 유행(out break)이란 평상시 기대되는 환자 발생수보다 더 많이 발생할 때를 말하는 것으로, 전염병의 유행시 그 유행의 유형을 파악하는 것은 전염병의 관리대책에 매우 중요한 일이 된다. 유행의 조사는 전염병의 발생과정을 역학적으로 규명하고자 하는 데 있으며, 그 결과를 근거로 유행을 효과적으로 관리하고 대처할 수 있도록 하는 데 목적이 있다.

2) 전염병 유행의 조사순서

전염병이 유행하고 있을 때는 역학적으로 그 원인을 규명하고 효과적으로 관리·대처하기 위해 조사를 하게 되며, 이러한 전염병 유행의 조사는 다음과 같은 순서로 하게 된다.

■환자진단의 확인 : 임상적, 세균학적, 생화학적으로 실제의 질병이 어떤 질병인지를 정확하게 진단한다.

■유행어부의 확인 : 전염병의 발생이 평상시보다 확실히 더 발생하고 있는 것인지를 지역별, 시기별로 검토하여 통계적 유의성을 확인한다.

■발생일시의 확인 : 환자의 발생일시를 해당 전염병의 잠복기를 고려하여 유행곡선을 그려서 유행의 기간별 변화의 추이를 확인한다.

■유행의 지리적 분포 확인 : 환자 발생의 지역별 이환상태 및 지역별 집적성 등을 확인한다.

■환자의 인적 특성 확인 : 환자의 직업, 연령, 성별 등 인적변수와 특정 식품의 섭취 등을 측정하고 특성과의 관계를 확인한다.

■유행의 가설 설정 및 가설의 검증 : 위의 조사결과를 바탕으로 전염병의 유행유형, 전파경로 등에 대한 가설을 설정하고, 이를 역학적으로 입증하는 조사를 실시하

여 공통경로 전파인지, 연쇄경로 전파인지 그 전파유형 및 유행형태를 확인 분석
하는 과정으로 분석역학적 조사를 실시한다.

■ 전파 예방대책 수립 : 위의 조사결과를 정리, 검토하여 예방대책 및 관리대책을
수립하며 이를 관계기관에 건의 및 보고한다. 예방대책은 즉시 시행할 것인지 장
기적인 대책을 세워야 할 것인지를 구분하는 것이 좋다.

2. 유행의 유형

전염병의 유행유형을 알아내는 일은 전염병 관리대책 수립에 있어서 가장 중요한
일이라 할 수 있는데, 전염병의 유행유형은 유행의 양상에 따라 ① 공통매개체(공
통경로) 전파, ② 연쇄(진행성) 전파로 나누어진다.

1) 공통매개체 전파(common-vehicle spread)

공통매개체 전파는 많은 사람들이 공동으로 사용하는 물, 식품, 우유 등에 의해
이를 사용하는 사람들에게 질병이 발생하는 경우를 말한다.

공통매개체 전파는 단순노출전파와 복수노출전파로 구분되는데 ① 단순노출전파
는 식중독과 같이 여러 사람이 동시에 감염되는 경우를 말하며, 처음 환자가 2차
전염원으로 작용하지 않는 경우로서 특정지역, 특정집단에만 발병하는 경우를 말한
다. ② 복수노출전파는 장티푸스나 이질과 같은 세균에 오염된 공동의 식수를 음용
함으로써 많은 사람이 계속 노출되어 발생되는 경우를 말한다.

(1) 수인성 전염병(water-borne disease)의 유행 특성
■ 환자의 발생은 폭발적이어서 2~3일 내에 환자 발생이 급증하며 2차 감염자가 적다.
■ 환자 발생이 급수지역 내에 한정되어 있고, 급수시설에 오염원이 있다.
■ 잠복기가 길며 치명률과 발병률이 낮고 2차 감염 환자는 적다.
■ 계절과 관계없이 발생하고, 가족 집적성은 일반적으로 낮다.

(2) 우유계 전염병(milk-borne disease)의 유행 특성
■ 환자발생이 우유의 배달지역과 일치한다.

■ 잠복기가 비교적 짧다.
■ 발병률과 치명률이 높다.

2) 연쇄(진행성) 전파(propagated spread)

연쇄전파란 감염균이 한 숙주로부터 새로운 숙주로 계속 전파되는 경우로 환자가 새로운 환자를 발생시키는 전파양식이다. 전파 초기에는 환자발생이 급속히 증가하다가 감수성자의 수가 어느 정도 낮아지는 유행 후기에는 환자발생이 점진적으로 감소하게 된다.

제6절 전염병 유행의 관리대책

전염병의 관리는 전염병의 생성과정 6개 요소 중, 어느 한 개 또는 몇 개의 요소를 제거함으로써 그 전파의 연쇄가 이루어지지 않도록 하는 것이다. 그러나 어느 요소를 먼저 관리하여야 할 것인지는 전염병의 종류에 따라서 다르지만, 우리나라에서 발생하지 않는 전염병은 국내에 유입되지 않도록 검역을 철저히 하고 국내발생 전염병은 방역조치를 강화하여 발생을 최소화하거나 근절하여야 한다.

전염병 관리 접근방법으로는 ① 전염병의 국내침입 방지와 전염원을 중심으로 한 전파예방 및 전파경로 차단 등 전염원 및 전염경로 대책, ② 숙주의 전염병 감염방지 및 면역증강 등의 감수성 숙주대책, ③ 예방되지 못한 환자의 격리, 치료 및 악화방지를 통한 환자대책 등 3가지 접근방법으로 나누어 고려해 볼 수 있다.

전염병 관리는 전염병을 근절하도록 할 것인지 또는 질병 발생을 최소화할 것인지 그 관리적 목표에 따라 접근방법도 다르게 된다.

전염병 관리의 3대 원칙
- 전파예방 : 전염병 및 감염경로 관리
- 숙주의 면역증강 : 감수성자의 예방접종 및 저항력 증강
- 예방되지 못한 환자 조치 : 환자치료

1. 전파예방

1) 검 역

원래 전염병이란 국내에 상재하지 않고, 외국의 유행지역으로부터 침입되어 유행되는 전염병이므로, 외래 질병의 국내 침입방지를 위한 최선의 방법은 검역(檢疫)을 철저히 하는 것이다.

검역(quarantine)은 전염병이 유행하는 지역에서 입국하는 사람이나 동물 또는 식품 등을 대상으로 실시하며, 특히 전염병 감염이 의심되는 사람의 강제 격리가 중요하다. 검역기간은 해당 전염병의 최대 잠복기간을 격리(감시)기간으로 하고 있다.

전염병 중 격리할 필요성이 없는 것은 유행성 일본뇌염, 파상풍, 발진티푸스, 파상열 등이 있다.

우리나라 검역법에 규정된 검역의 목적은 전염병이 국내외로 전염되는 것을 방지하기 위하여 ① 국내로 내항하거나 국외로 출항하는 항공기 선박, 그 승객, 승무원 및 승객의 소지품, 화물, 식료품, 음료수의 위생상태, ② 동식물의 위생상태, 쥐나 해충의 유무 등 위생상태 점검과 ③ 감염이 의심되는 승객에 대한 건강격리 또는 ④ 화물에 대한 선적이나 하역정지 등의 조치를 하는 것으로서 검역법에 규정된 격리와 감시내용은 다음과 같다.

ⅰ) 검역소장은 격리를 요하는 자를 검역소, 기타의 시설에 수용한다.
ⅱ) 격리시간은 검역전염병환자에 있어서는 환자가 완치될 때까지, 검역전염병의 병원체에 전염되었다고 인정되는 자에 있어서는 그 병원체를 배출하지 아니할 때까지로 한다.
ⅲ) ⅱ)항의 격리기간 중에는 피격리자는 검역소장의 허가없이 타인과 접촉할 수 없다.
ⅳ) 감시기간은 다음의 시간을 초과할 수 없다.
콜레라 : 120시간,   페스트 및 황열 : 144시간

2) 전염병의 전파예방

국내에 상재하는 전염병의 전파예방이나 외래전염병의 국내 침입 후 전파예방수단은 거의 같으며, 국내에 상재하는 전염병은 일반적으로 ① 전염원이 되는 병원소

를 제거하거나 격리하는 방법과, ② 환경위생관리, ③ 행정적인 관리 등의 3가지로 구분하여 고려한다.

(1) 병원소의 제거 및 격리

■병원소의 제거 : 영구적인 성공을 가져올 수 있는 방법이지만 대상에 따라서 적용의 제한을 받는다. 동물병원소로 되어 있는 인축공통전염병(광견병, 우형결핵, 페스트, 탄저 등)의 경우 감염된 가축을 제거함으로써 전염병의 전파를 예방할 수 있다.

■병원소의 격리 : 감염된 사람이나 동물, 접촉자나 폭로된 사람을 일정기간 격리함으로써 전파예방이 가능하다.

(2) 환경위생 관리

전염병의 전파를 방지하기 위해 환경위생을 철저히 관리함으로써 병원체가 병원소로부터 탈출하여 새로운 숙주에 침입하는 과정을 방해할 수 있다.

그러나 전염병의 전파는 수인성 전염병, 공기전파 전염병, 매개곤충에 의해서 전파되는 전염병, 접촉에 의해서 전염되는 전염병 등 다양하기 때문에 환경위생 관리 수단도 전염병에 따라 각각 달라져야 한다. 대표적인 예로 소화기계 전염병은 환자의 배설물이나 오염된 물건들을 소독하여야 하며 구충, 구서, 음료수 소독, 식품의 위생관리 등의 조치가 필요하지만, 직접전파를 하는 호흡기계 질환은 환경위생이 작용하기 힘들다.

병원소와 숙주 사이의 거리가 멀면 멀수록, 또 병원체가 운반되는 시간이 길면 길수록 환경위생은 효과를 올릴 수 있다.

(3) 행정적 관리

우리나라에서는 전염병의 발생과 유행을 방지하여 국민보건을 향상, 증진시킬 것을 목적으로 하는 전염병예방법이 1954년에 제정, 공포되어 시행되어오고 있다. 최근 2000년 10월 5일자로 전염병예방법시행규칙 개정안을 확정·공포하여 시행에 들어갔다. 개정전 법정전염병을 3종류로 구분하여, 제1군과, 제2군은 급성과 아급성전염병, 제3군은 만성전염병으로 이들 법정전염병에 대해서는 신고와 등록의 의무, 건강진단, 예방접종, 예방시설, 예방조치 실시 등에 관하여 규정하고 있었으나, 제1~3군이 개편되고 제4군 및 지정전염병이 신설되었다.

■ 우리나라의 법정전염병(54종)

정전염병의 종류는 모두 54종으로 정하고 이들 제1군에 6종, 제2군에 9종, 제3군에 18종, 제4군에 13종, 지정전염병에 8종으로 구분하였으며, 그 체계를 살펴보면 다음과 같다.

 · **제1군 전염병(6종류) :** 전염속도가 빠르고 국민 건강에 미치는 위해가 매우 커서 유행 즉시 환자 격리 등 예방 대책을 수립해야만 하는 전염병. ① 콜레라 ② 페스트 ③ 장티푸스 ④ 파라티푸스 ⑤ 세균성이질 ⑥ 장출혈성 대장균감염증(O_{157})

 · **제2군 전염병(9종류) :** 예방접종으로 예방 또는 관리가 가능한 종류로서 예방접종사업 대상으로 하고 있는 전염병. ① 디프테리아 ② 백일해 ③ 파상풍 ④ 홍역 ⑤ 유행성이하선염 ⑥ 풍진 ⑦ 폴리오 ⑧ B형 간염 ⑨ 일본뇌염

 · **제3군 전염병(18종류) :** 간헐적 유행 가능성이 있어 지속적인 발생 감시와 예방홍보에 중점을 두고 있는 전염병. ① 말라리아 ② 결핵 ③ 한센병(나병) ④ 성병 ⑤ 성홍열 ⑥ 수막구균성 수막염 ⑦ 레지오넬라증 ⑧ 비브리오패혈증 ⑨ 발진티푸스 ⑩ 발진열 ⑪ 쯔쯔가무시병 ⑫ 렙토스피라증 ⑬ 부르셀라증 ⑭ 탄저 ⑮ 공수병 ⑯ 신(腎)증후군출혈열(유행성출혈열) ⑰ 인플루엔자 ⑱ 후천성면역결핍증(AIDS)

 · **제4군 전염병(13종류) :** 국내에서 새롭게 발생하는 신종 전염병증후군이나 유행이 종식되었다가 재출현하는 전염병 또는 국내 유입이 우려되는 해외유행 전염병으로서 방역대책이 긴급한 수립이 필요하다고 인정되어 보건복지부령이 정하는 전염병.

 · **지정 전염병(8종류) :** 제1군 내지 제4군 전염병 외에 유행 여부에 대한 감시활동이 필요하다고 인정되어 보건복지부장관이 지정하는 전염병.

분류	제1군	제2군	제3군	제4군	지정
특성	발생 즉시 환자격리 필요 (6종)	예방접종대상 (9종)	모니터링 및 예방홍보 중점 (18종)	방역대책 긴급수립 (13종)	유행여부 조사/감시 (8종)
전염병 의 종류	콜레라 페스트 장티푸스 파라티푸스 세균성이질 장출혈성대장 균 감염증	디프테리아 백일해 파상풍 홍역 유행성이하선염 풍진 폴리오 B형간염 일본뇌염	말라리아 결핵 한센병(나병) 성병 성홍열 수막구균성수막염 레지오넬라증 비브리오패혈증 발진티푸스 발진열 쯔쯔가무시증 렙토스피라증 브루셀라증 탄저 공수병 신증후군출혈열 (유행성출혈열) 인플루엔자 후천성면역결핍증(AI DS)	황열 뎅기열 마버그열 에볼라열 라싸열 리슈마니아증 바베시아증 아프리카수면병 크립토스포리디움 증 주혈흡충증 요우스 핀타 신종전염병증후군	A형간염 C형간염 반코마이신내성황 색포도상구균(VRS A)감염증 샤가스병 광동주혈선충증 유극악구충증 사상충증 포충증
신고 시기	즉시	즉시	1주이내	즉시	1주이내

※ 신종전염병증후군 : 급성출혈열, 급성호흡기증상, 급성설사, 급성황달, 급성신경
증상 등

* 제3군전염병중 성병은 매독, 임질, 클라미디아감염증, 연성하감, 성기단순포진,
첨규콘딜롬, 비임균성요도염등 7종으로 세분화됨.

■ 전염병 환자등 발생신고 및 보고규정

· 전염병 신고(의사)
의사 또는 한의사가 전염병환자, 의사환자 또는 병원체보유자를 진단하였거나
의사가 그 시체를 검안하였을 때에는 그 동거인에게 소독방법과 전염방지의 방

법을 제시하고, 제 1군 전염병과 제 2군 및 제4군 전염병에 있어서는 즉시로, 제 3군 및 지정 전염병 환자를 진단하였을 때에는 1주일 이내에 관할보건소장에게 신고하여야 한다.

· 전염병 신고(기타 신고 의무자)

제1군 전염병환자, 그 의사환자 또는 제 1군 전염병이나 그 의사증으로 인한 사망자가 있을 때에 다음에 해당하는 자는 즉시로 의사의 진단 또는 검안을 구하거나 또는 소재지의 보건소장에게 신고하여야 한다.

① 일반 가정에 있어서는 세대를 같이 하는 호주 또는 세대주

② 학교·병원·관공서·회사·홍행장·예배장·선박·각종의 사무소 또는 사업소·음식점·여관 기타 다수인이 집합하는 장소에 있어서는 그 기관의 장·관리인·경영자 또는 대표자

③ 육·해·공군 소속부대에 있어서는 그 소속부대의 장

2. 숙주의 면역증강

숙주의 면역력을 증강시킴으로써 침입하는 병원체를 막는 방법으로 면역력을 높이기 위해서는 감수성이 높은 사람에 대하여 예방접종을 실시하고, 단기효과를 위해서 면역혈청이나 γ-globulin을 접종하는 것이다. 그러나 일반저항력 증강을 위해 영양관리, 적절한 운동과 휴식, 충분한 수면 등의 관리도 필요하다.

1) 기본접종과 추가접종

전염병에 대한 예방접종은 기본접종과 추가접종으로 구분하여 실시되며, 기본접종으로 얻어지는 역가는 어느 정도 시간이 지나면 떨어지기 때문에, 역가를 높이기 위하여 추가접종을 실시하게 된다. 추가접종으로 인한 역가는 기본접종에서 얻어진 역가보다는 상승하게 되는데, 이런 현상을 회복반응(anamnestic response)이라고 한다.

2) 우리나라 정기 예방접종

전염병 유행에 대비한 전염병 관리수단으로 정기 예방접종의 실시는 면역력을 높

일 수 있으며 우리나라는 전염병 예방법 제11조에 예방접종의 의무와 정기예방접종의 종류를 규정하고, 시장, 군수, 구청장으로 하여금 정기 예방접종을 실시토록 하고 있다. 정기 예방접종의 종류는 디프테리아, 백일해, 파상풍, 결핵, 폴리오, 홍역, B형 간염 유행성 이하선염, 풍진 및 기타 보건복지부장관이 전염병 예방을 위하여 필요하다고 인정하여 지정하는 전염병으로 규정하고 있다.

3. 예방되지 못한 환자의 조치

아무리 주의 깊은 관리를 하더라도 예방되지 못하는 경우가 생기는데 이러한 경우는 환자로 진단된 자에게 적절한 치료를 함으로써 본인에게 이득을 줄 뿐만 아니라 다른 사람이 감염되는 것도 예방할 수가 있다.   이렇게 하기 위해서는 진단 및 치료를 위한 국가적, 사회적 차원의 시설과 제도가 과학적으로 마련되어야 한다. 또한 조기진단과 조기치료를 통해 경과를 가볍게 하고, 전염원으로서 작용하지 않도록 예방하여야 한다.

8

전염병 관리 각론

전염병은 크게 급성전염병과 만성전염병으로 나누어지며 급성전염병은 발생률이 높고 유병률이 낮은 특징이 있으며, 만성전염병은 발생률이 낮고 유병률이 높은 역학적 특성이 있다.

제 1 절   급성전염병 관리

급성전염병은 인체 침입구별로 분류하면, 소화기계 침입, 호흡기계 침입, 피부점막기계 침입 등으로 구분할 수 있으며, 각각의 주된 전파수단은 소화기계는 식품, 물에 의한 경구전파, 호흡기계는 공기전파, 피부점막기계는 매개곤충전파 등이다. 그러나 일반적으로 급성전염병은 소화기계 침입 전염병, 호흡기계 침입 전염병, 절지동물 매개 전염병, 동물 매개 전염병으로 구분되며 여기서는 이 분류에 의한다.

1. 소화기계 침입 전염병

소화기계(경구침입)로 침입하는 전염병은 환자나 보균자의 대변으로 배설된 병원체가, 음식물이나 식수에 오염되어 경구적으로 침입됨으로써 감염이 성립되는 수인성 전염병을 말한다.

경구적으로 침입되는 전염병은 장티푸스, 파라티푸스, 콜레라, 세균성 및 아메바성 이질, 폴리오, 유행성 간염, 기생충병 등이 있는데, 이 중에서 중요한 것만을 소개한다.

1) 장티푸스(typhoid fever)

장티푸스는 일종의 열병으로서, 우리나라에서는 제1군 전염병 중 가장 많이 발생되는 전염병인데, 그 발현증상은 두통, 식욕부진, 권태감 등의 전구증상으로 시작되어 오한을 동반한 발열이 있으나 일정하지 않은 것이 특징이며, 특히 항생제를 투여하지 않는 경우 치명률이 10% 이상이므로 항생제 남용은 장티푸스 관리상의 문제가 되고 있다.

■병원체 : *Salmonella typhi*로서, 약 50종으로 구별되며, 우리나라에는 A, B_2, D_2, M 등의 형이 많다.

■병원소 및 전염원 : 병원소는 환자나 보균자의 분뇨이며, 드물게 타액이 되는 수도 있다. 오염된 음식물 및 해산물은 전염원이 된다.

■전파 : 환자 및 보균자를 통한 직·간접 접촉감염과 병원소로부터의 직접오염, 또는 쥐나 매개곤충을 통해 간접오염된 식품을 매개로 전파하는데, 잠복기는 1~3주 전후, 통상 7~14일이고, 감염부위는 장의 임파조직, 담낭, 신장 등이다. 보통 수계유행이 흔하며 식물계유행도 있다.

■감수성 및 면역성 : 감수성은 전반적으로 높은 편이며, 병이 나은 후에는 일반적으로 영구면역을 얻지만 화학요법에 의한 치료로는 영구면역을 획득하기가 어렵다. 인공능동면역을 위해서는 사균 vaccine이 이용된다.

■예방대책 : 장티푸스 예방대책은 ① 환경위생의 관리(분뇨, 음식물, 물, 파리 등의 관리), ② 보균자의 색출 및 환자의 격리 등, ③ 예방접종과 보건교육의 강화 등이 있다. 치료는 항생물질을 사용한다.

2) 콜레라(cholera)

콜레라는 심한 설사(쌀뜨물과 같은 설사)가 1일 20~30회에 이르러 탈수상태에 빠지며, 전신증상을 호소하는 제1군 급성 법정전염병으로서, 발병과 경과가 빨라 3일 이내에 사망하는 경우도 있다. 열이 없는 것이 특징이며 주로 구토, 설사, 탈수, 허탈 등의 증세를 일으킨다.

- ■병원체 : *Vibrio cholerae*로, 1883년 Robert Koch에 의해 처음 발견되었다. 한 개의 편모를 가지고 있는 단간균으로 활발한 고유운동을 한다.
- ■병원소 및 전염원 : 병원소는 환자이며, 전염원은 대변 및 토사물에 의한 오염식수, 오염 음식물 및 오염 식기 등이다.
- ■전파 : 주로 병원소가 있는 환자의 분변이나 토사물로 배출된 병원체가 직·간접 접촉감염과 오염수 및 오염 음식물을 매개로 한 감염이 있으며, 잠복기는 보통 12~48시간이지만 최장 5일인 경우도 있다.
- ■감수성 및 면역성 : 감수성은 전반적으로 높으며, 병이 회복된 후에는 수년간의 면역이 생기고, 사균 백신에 의한 인공능동면역도 효과가 있다. 사망률은 과거에는 50% 또는 그 이상이었으나 근래에는 신속한 치료로 10% 미만으로 감소하고 있다.
- ■예방대책 : 콜레라는 외래전염병이기 때문에 무엇보다 철저한 검역관리가 가장 중요하지만, 일단 국내에 침입하면 그 전파속도가 빠르기 때문에 발생시 환자의 신속한 보고 및 격리가 중요하며, 환자를 중심으로 철저한 소독과 식기, 식품의 가열 후 섭취, 분변관리 등 환경위생에 힘써야 한다. 또한 보건교육과 예방접종을 강화한다.

3) 세균성 이질(Shigellosis, bacillary dysentery)

세균성 이질은 보통 급격하게 발병되며 오한과 더불어 발열, 복통, 심한 경우는 대장 점막에 심한 궤양을 일으켜서 점액성 혈변이 나타나며, 우리나라에서는 혈변 없이 설사를 일으키는 사례가 많다.

- ■병원체 : *Shigella dysenteriae, S. flexneri, S. boydii, S. sonnei.* 등의 4균 종이 있는데, 분류학상 이질균속(Genus Shigella)에 속한다. 단간균으로 편모가 없고, 그람 음성 균이며, 아포 및 협막을 만들지 않는다.

■병원소 및 전염원 : 병원소는 환자, 경증환자, 보균자의 분변이며, 오염수 및 오염 음식물이 전염원인데, 잠복기간은 2~7일이며 보통 4일 이내이다.

■전파 : 병원소인 환자와 보균자의 분변에 있는 병원체가 직접·간접으로 오염된 식품(전파체)을 사람이 섭취하여 감염되는 경우와 환자 및 보균자와의 접촉감염으로 인한 경우가 있다. 동물은 주로 구강 감염된다.

■감수성 및 면역성 : 감수성은 전반적으로 높으나 10세 미만, 특히 1~4세의 소아에 비교적 높다. 발병률은 2~20%이며, 치명률은 약 10%이다.

■예방대책 : 장티푸스와 같은 관리가 필요하며, 예방접종은 실시되지 않지만, 식품 취급자의 수지 소독, 생음식에 대한 위생적 주의를 강화하고 파리 발생 예방에 노력하도록 지도한다.

4) 폴리오(급성회백수염, 소아마비, poliomyelitis)

폴리오는 어린 연령층, 특히 1~2세의 소아에게 주로 발생되어 소아마비라고도 하는 전염병으로 연령이 많아짐에 따라 이환율은 떨어진다.

■병원체 : *Polio virus*로 면역학적으로 I형, II형, III형의 3종이 있으며 신경친화성이 있다.

■병원소 : 환자 및 불현성 감염자의 분변 및 인후 분비물이고, 음식물은 전염원이다.

■전파 : 호흡기계 분비물, 분변 등을 통해서 탈출, 오염 음식물로 경구적으로 침입된다.

■감수성 및 면역성 : 미감염자는 연령에 관계없이 감염되지만 일반적으로 소아기에 면역을 획득하며, 잠복기는 1~3주(보통 12일) 전후이다. 증상은 처음에는 독감이나 감기증상과 비슷하게 시작하여 발열이 1~3일간 지속되며, 간혹 근육의 마비가 일어나 마비형이 되는 수가 있으나 실제 마비형 환자는 감염자의 500~600명 중 1명꼴 정도이다. 그러나 심한 경우 중추신경계 손상에 의한 영구적인 마비를 일으킬 수 있다.

■예방대책 : 예방접종이 가장 효과적인 예방책이며, 특히 생백신(혼합형 Sabin vaccine)이 뛰어난 예방약이다. 현재 우리나라에서는 정기적인 예방접종으로 인식되어 있어 어린이에게 면역성을 갖도록 하므로 소아마비는 감소추세에 있다. 참고로 기본접종은 생후 2개월부터 2개월 간격으로 3회 실시하며, 추가접종은 18개월에 실시하고 있다.

5) 파라티푸스(paratyphoid fever)

파라티푸스는 장티푸스와 임상적 또는 병리적 소견이 거의 같은 급성전염병으로, 검사실 소견만으로 장티푸스와 구별이 가능하다. 병원체는 *Salmonella paratyphi* A, B, C의 3형으로 분류되는데, 우리나라에서는 A형보다 B형의 유행이 많고, C형은 거의 없다. 장티푸스와 마찬가지로 전신성 감염이지만 전반적으로 경증으로 경과한다. 전파양식이나 관리방법도 장티푸스의 경우와 같으나 경과기간이 짧은 것이 특징이다. 감수성은 일반적이며 질병이 회복된 후에는 면역성이 수년간 생긴다.

2. 호흡기계 침입 전염병

호흡기계로 침입하여 전염되는 전염병은 환자나 보균자의 객담, 콧물, 재채기 등의 비말에 의해 배출되어 감염되는 직접전파와 오염된 먼지에 의한 공기전파가 있다.

공기로 전파되는 호흡기계 전염병에는 디프테리아, 백일해, 인플루엔자, 홍역, 천연두(두창), 결핵 등이 있으며, 이들 호흡기계 전염병의 관리는 소화기계와는 달리 환경개선으로 효과가 없으므로 전염원의 관리 및 감수성 보유자의 예방접종 관리가 중요하다.

1) 디프테리아(diphtheria)

디프테리아는 우리나라 제2군 법정 전염병으로 인후, 코 등의 상피조직에 국소적 염증 및 장기조직에 장애를 일으키며, 체외독소를 분비하여 혈류를 통해 신체 각 부위에 운반되기도 한다. 만 4세 이하의 환자가 전체의 60%를 차지하며, 10세 이상에서는 급격히 감소한다.

- 병원체 : *Corynebacterium diphtheriae*로 그람양성 간상균이며, 포자는 형성하지 않는다.
- 병원소 : 환자 및 보균자이며 특히 보균자에 의한 전파가 많다. 전염원은 환자 및 보균자의 객담, 콧물, 기침, 인후 분비물 등의 비말 및 비말핵이다.
- 전파 : 환자나 보균자의 비말, 비말핵이 호흡기나 피부의 상처를 통하여 직접 전파되며 잠복기는 2~5일간이다.

■감수성 및 면역성 : 모체로부터 받은 면역은 생후 6개월 정도이며, 그 이후는 감수성을 지니는데, 병이 회복된 후에는 약한 면역을 얻게 된다.

■예방대책 : 무엇보다 예방접종이 중요하며, 환자발생시 격리 및 소독이 필요하다. 예방접종은 폴리오와 같은 간격으로 접종하는데, 순화독소(toxoid)가 이용되고, 감염이 의심될 때는 항독소(antitoxin)가 이용된다.

2) 백일해(whooping cough)

백일해는 기관지와 모세기관에 주병변이 생겨 심한 기침을 하는 전염병으로 예방접종에 의한 관리가 효과적이다. 주로 9세 이하에 많이 발생하며, 특히 5세 이하에 많이 발생한다.

■병원체 : *Hemophilus pertussis*로 그람 음성균이다.

■병원소 : 병원소는 환자이며, 잠복기는 1주일 전후이다.

■전파 : 환자와의 직접 접촉에 의해 감염되거나 호흡기계를 통한 비말감염 또는 먼지, 오물 등에 의한 간접전파도 가능하다.

■감수성 및 면역성 : 생후 수개월간은 자연수동면역력이 있으나, 그 후의 감수성은 전반적이며 병의 회복 후에는 영구면역이 된다.

■예방대책 : 조기 예방접종이 중요한데, 예방접종은 디프테리아, 백일해, 파상풍을 동시에 실시하는 DPT가 이용된다. 환자 발생시는 격리와 소독을 실시하여야 한다.

3) 홍역(measles)

홍역은 우리나라 법정전염병 중 가장 많이 발생하는 전염병으로 전염력이 가장 강하며, 주기적이어서 1~5년을 간격으로 유행한다. 일반적으로 1~2세에 많은 감염이 되는데, 열과 전신에 발진이 생기는 급성 전염병으로, 이염, 폐렴의 합병증 등 2차 감염이 생기기도 한다.

■병원체 : measles virus

■병원소 : 병원소는 환자이며, 전염원은 환자의 상기도 분비물이다.

■전파 : 환자와의 직접 접촉에 의해 감염되거나 호흡기계를 통한 비말감염 또는 오염된 물품에 의해 전파되며, 잠복기는 8~13일이다.

■감수성 및 면역성 : 생후 6개월까지 신생아는 모체로부터 받는 면역으로 일시적인

저항력을 가지나 선천적 면역은 없으며, 병의 회복 후에는 영구면역을 획득한다.

■예방대책 : 예방접종이 가장 최선의 방법이며 예방접종이 어려운 경우 감마글로불린(γ-globulin)을 사용하여 예방, 경증화할 수 있다.

4) 유행성 이하선염(볼거리, mumps)

■병원체 : mumps virus
■병원소 : 병원소는 환자이며, 전염원은 환자의 비말 또는 비말핵이다.
■전파 : 환자의 비말이나 비말핵에 의한 공기전파를 하며, 타액으로도 배출되어 비부와 후두부를 통해서 전파된다. 잠복기는 2~4주이다.
■감수성 및 면역성 : 이하선이나 고환, 난소, 유선 등에 발병하며, 병의 회복 후에는 영구면역을 획득한다.
■예방대책 : 환자의 격리와 예방접종(MMR)의 실시가 중요하며 환자의 분비물에 오염된 물건은 소독이 필요하다.

5) 풍진(rubella, german measles)

병원체는 rubella virus로서 유행성 이하선염과 마찬가지로 환자의 비말이나 비말핵이 공기로 전파되어 비부와 후두부로 침입하게 되며, 특히 임신초기에 이환되면 태아에게 영향을 주어 기형아를 분만하는 경우가 있어 주의를 요한다.

잠복기간은 2~3주이며, 증상은 보통 열과 발진이 생긴다. 예방대책은 유행성 이하선염과 동일하며, 다만 임산부에게는 예방접종을 금하며 임신초기에 이환되는 경우 감마글로불린(γ-globulin)을 사용한다.

6) 성홍열(scarlet fever)

성홍열은 주로 온대지방에 많이 유행하는 급성전염병으로서, 우리나라에서는 5월 전후에 많이 발생되었다. 병원체는 용혈성 연쇄상구균(*Streptococcus pyogenes*)으로서 피부발진(Dick's toxin, 발적독에 의함)을 일으키며, 병원소는 환자 및 보균자로 환자나 보균자의 분비물이 호흡기, 중이부나 상처부위에 침입 전파된다. 잠복기간은 보통 3일 전후이고, 예방대책은 환자의 색출과 격리 등이다.

3. 절지동물 매개 전염병

절지동물의 종류는 많으나 인간에게 전파되는 매개 전염병과 매개곤충의 종류는 페스트-벼룩, 발진티푸스-이, 일본뇌염-모기, 발진열-벼룩, 말라리아-모기, 사상충증-모기, 쯔쯔가무시병(양충병)-진드기, 황열-모기, 유행성출혈열-진드기 등으로 매우 제한적이다.

1) 페스트(plaugue)

페스트는 제1군 법정전염병으로 흑사병이라고도 하며, 외래전염병이다. 과거 유럽 인구의 대부분을 사망시켰을 정도로 치명률이 높다. 설치류인 쥐의 급성전염병으로 쥐벼룩을 통해 사람에 감염되어 고열과 맥박이 약해지며 혈증을 일으키는데, 선 페스트와 폐 페스트의 2종으로 분류된다.

■병원체 : *Pasteurella pestis*로서 그람 음성균이다.
■병원소 : 야생설치류(특히 쥐), 환자
■전파 : 쥐벼룩에 의해서 쥐에서 쥐로 전파되며, 선 페스트는 쥐벼룩에 의해 전염되나 사람에서 사람으로 전파되지는 않지만, 폐 페스트는 비말감염으로 사람에서 사람으로 직접 전파된다. 경피감염의 경우 치사율은 70~80%이며, 기도감염의 경우 거의 100%의 치사율을 갖는다. 잠복기는 선 페스트는 2~4일, 폐 페스트는 3~4일이며, 병의 회복 후에는 일시적 면역이 있다.
■예방대책 : 우리나라는 철저한 검역활동이 중요하며, 환자발생시 신속한 격리와 즉각적인 소독, 구충 및 구서를 실시한다. 특히 쥐벼룩의 확인 및 구제가 요구되며, 예방접종은 사균 백신이 이용되고 있다.

2) 발진티푸스(epidemic typhus)

발진티푸스는 발열, 근육통, 전신신경증상, 발진 등을 나타내는 제3군 급성전염병으로, 발진이 출혈성인 경우도 있다.

■병원체 : *Rickettsia prowazeki*
■병원소 : 환자
■전파 : 환자에서 이(louse)에 의해 흡혈되고 이의 장내에서 증식된 병원체가 배설

물로 탈출되어, 사람의 상처 또는 먼지를 통하여 호흡기계로 감염되는데, 병의 회
복 후에는 면역력이 획득된다.
- ■예방대책 : 환자 발생시 신속한 보고, 격리 및 소독과 이의 구제, 그리고 예방접종
  등의 실시가 필요하다.

3) 말라리아(malaria)

말라리아는 학질 등으로도 불렸던 급성전염병으로, 우리나라에서는 1970년대까지
많이 유행하였으나, 이후에는 거의 발생 보고가 없었다. 그러나 최근 동남아 여행객
이 증가하고 경기도 파주지역의 홍수피해로 인해 다시 발생이 증가추세에 있다.
- ■병원체 : *Plasmodium vivax*, *P. falciparurn*, *P. malariae*, *P. ovalae* 등의 4종이 있으
  나 우리나라에서는 *P. vivax*만이 유행하였다.
- ■병원소 : 환자, 보균자
- ■선파 : 학질모기에 의해 매개 전파하는데, 인체 내에서는 무성생식을, 모기체내에
  서는 유성생식을 하기 때문에 모기가 종말숙주이고 사람은 중간숙주가 된다. 잠
  복기간은 *Plasmodium vivax*의 경우 3일 정도이며 면역력은 형성되지 않는다.
- ■예방대책 : 모기의 구제와 환자의 안정이 필요하며, 특히 모기에 물리지 않도록
  주의한다.

4) 유행성 일본뇌염(Japanese B. encephalitis)

유행성 일본뇌염은 뇌에 염증을 일으키고 치명률은 40%인 전염병으로 우리나라
에서는 8월부터 10월 사이에 다발한다.
이것은 작은빨간집모기(Culex tritaeniorhyncus)의 발생시기 및 수와 상관관계에 있
는 것으로 본다.
- ■병원체 : Japanese encephalitis B virus
- ■병원소 : 돼지
- ■전파 : 매개곤충은 모기이며, 돼지를 흡혈한 모기에 의해 사람에 전파되고 감염이
  일어난다. 잠복기간은 5~14일이며, 감염자 1,000명 중 1~2명만이 임상증상을 나
  타내는 현성감염자이고, 대부분이 불현성감염자로서 병의 회복 후에는 면역이 획
  득된다.

■예방대책 : 모기 구제 및 모기에 물리지 않도록 하고, 환자 발생시 신속히 보고하여야 한다. 예방접종도 필요하다.

5) 유행성 출혈열(epidemic hemorrhagic fever)

유행성 출혈열은 고열, 심한 출혈, 구토, 혈뇨 및 단백뇨 등의 증상을 보이는 급성전염병이다.

■병원체 : Hanthan virus

■병원소 : 야생설치류인 등줄쥐(일반적으로 들쥐)

■전파 : 등줄쥐의 배설물과 들쥐에 기생하는 좀 진드기가 전파하며, 잠복기는 9~35일 정도이다.

■예방대책 : 등줄쥐를 구제하고, 들쥐 배설물에 접촉하거나 진드기에 감염되지 않도록 들에서 피부 노출에 주의하며 예방접종을 실시한다.

4. 동물 매개 전염병

동물 매개 전염병 중 사람과 동물을 공통숙주로 하는 병원체에 의해서 일어나는 인축공통전염병(zoonosis)으로서 광견병, 탄저병, 광우병, 렙토스피라증, 결핵, 브루셀라증, 살모넬라증, 리스테리아증(listeriosis), 돈단독 등이 위생상 문제가 되는 대표적인 전염병이다.

일반적인 인축공통전염병의 예방대책은

① 가축의 건강관리, 예방접종을 철저히 하여 가축간의 전염병의 유행을 예방하고 감염된 동물을 조기에 발견하여 격리 또는 도살, 소독을 철저히 하고,

② 도축장이나 우유 처리장의 검사를 철저히 하여 감염 동물이 식품으로 판매되거나 취급되지 않도록 하며,

③ 외국에서 수입되는 가축이나 고기, 유제품 등에 대한 검역을 엄격히 하고 검사를 철저히 하는 것이 무엇보다 중요하다.

1) 광견병(rabies)

전파는 개가 물음으로써 개의 타액에 나와 있는 병원체에 의해 감염되기 때문에 전파관리를 위해서는 광견의 도살, 개의 예방접종과 수입되는 개의 검역을 철저히 하는 것이 중요하다.

- ■병원체 : Rabies virus
- ■병원소 : 환자와 개, 늑대, 여우, 스컹크 등
- ■전파 : Rabies에 감염되었거나 Rabies virus를 보균하고 있는 야생동물 또는 애완동물에 사람이 물렸을 때 감염된다.
- ■증상 : 최초에는 발열, 두통 등을 일으키며 점차 진행되면서 신경증상인 마비, 혼동, 흥분, 침을 흘리거나 물을 무서워하는 등의 증상을 나타내고 적절한 치료가 되지 않을 경우 사망할 수 있다.
- ■예방대책 : 광견병이 발생하는 지역에서는 모든 개와 소에게 반드시 예방접종을 매년 실시하여야 한다. 또한 가축과 야생동물과의 접종을 차단하고 개는 항상 집에 묶어 사육하여야 한다.

2) 탄저(anthrax)

탄저는 온혈동물에는 일반적으로 일어나는 질병이며 사람에게도 감염이 가능하다.

- ■병원체 : 탄저균(*Bacillus anthracis*)은 아포를 형성하여 수년간 토양에서 생존할 수 있다.
- ■병원소 : 소, 양, 염소, 말 등의 초식동물
- ■전파 : 동물의 감염은 주로 오염된 목초나 사료를 통해 경구감염이 되며, 사람은 탄저에 감염된 동물의 생산물을 먹거나 접촉 과정에서 구강이나 호흡을 통하여 감염될 수 있으며, 오염된 동물의 생산물을 다루는 과정에서 상처가 난 피부나 장에 감염될 수 있다. 사람은 자연면역이 되지 않으나 개, 고양이, 조류는 상당한 면역력이 있다.
- ■감염증 : 증상은 감염경로에 따라 다를 수 있으나 통상 7일 이내에 증상이 나타난다.
  - ① 피부를 통한 감염 : 벌레에 물린 것과 같은 증상이 있다가 1~2일 후에는 통상 1~3cm 가량의 검정색의 궤양이 생기며 림프절이 붓는다. 치료받지 않을

경우 20%는 사망할 수 있으며 대부분 적절한 치료로 회복이 가능하다.

② 호흡을 통한 감염 : 통상 감기와 유사하며 호흡곤란 및 쇼크로 진행될 수 있다.

③ 섭취를 통한 감염 : 감염된 육류를 섭취함으로써 발생되며 장에 급성염증이
발생된다.

■예방대책 : 감염동물의 발견시 반드시 수의사 또는 관계당국에 신고하여 도살 처
분하여야 하며 육류도 폐기하여야 한다. 동물에 탄저 생백신의 접종 후 6주 이내
의 식용도살금지 관리, 오염지역의 소독 철저 등이 필요하다.

3) 렙토스피라증(leptospirosis)

렙토스피라증은 우리나라 전염병예방법상 제3군 법정전염병으로 와일씨병, 추수
열, 논 농부병이라고도 하며 사람과 동물에게 감염될 수 있고, 특히 설치류에게 감
염되어 사람에게 전파된다.

■병원체 : *Leptospira interrogans*이며 23종류의 혈청군과 200여 종 이상의 혈청형이
있다. 이 중 우리나라에서 분리되는 균은 *Leptospira interrogans icterohaemorrhagiae
serovar lai*가 대부분이다.

■병원소 : 들쥐

■전파 : 전파경로는 통상 소, 돼지, 말, 개, 설치류 및 야생동물이 보균할 수 있으
며 사람은 감염동물의 오줌에 오염된 물, 식품 또는 토양으로부터 감염될 수 있
다. 또한 상처가 난 부위를 통하여 감염될 수도 있다. 잠복기는 10일 전후이며,
가을철에 많이 발생한다.

■증상 : 초기 증상은 고열, 두통, 오한, 근육통, 구토 및 황달, 충혈, 복통, 설사 등
의 증상이 있다가 시간이 어느 정도 경과되면 신장장애, 뇌막염, 간장장애, 호흡
곤란을 일으킬 수 있으며 사망할 수도 있다.

■예방대책 : 논과 밭 등, 들에서 작업할 때는 손, 발의 직접적인 접촉을 피하도록
하며 피부상처가 노출되지 않도록 하며 작업시 장화와 장갑의 착용 및 작업 후에
도 손과 발을 깨끗이 씻는 생활습관을 가지도록 한다. 의사의 지시에 따라 항생
제를 사용하며 발병 7일 이내에 사용해야 효과가 있다.

우리나라 전염병예방법상 제3군 법정전염병으로 고시하여, 신고와 보고 등 관
리를 강화할 수 있는 법적 근거가 마련되어 있다.

4) 브루셀라(brucellosis)

- ■병원체 : *Bacillus abortus*(소), *Bacillus melitensis*(양), *Bacillus suis*(돼지) 및 *Bacillus canis*(개)

  사람에 대해 병원성이 높은 순서는 *Bacillus melitensis* > *Bacillus suis* > *Bacillus abortus*이다.
- ■병원소 : 포유동물
- ■전파 : 인체감염은 일반적으로 감염된 포유동물을 취급하던 과정에서 상처 난 피부를 통하여 감염되기도 하고, 오염된 우유 및 낙농제품을 섭취함으로써 감염되기도 한다. 사람 사이의 전염가능성은 거의 없으며, 잠복기는 7~21일이다.
- ■증상 : 사람의 경우 증상은 매우 다양하지만, 급성의 경우 8주 이내에 질병증상이 나타나며 열, 두통 등과 같은 감기 증상이 있다. 1년 이내에 나타나는 경우에는 파상열, 관절염 등과 같은 증상이 있으며, 1년 이상의 만성형인 경우에는 만성피로와 같은 증상이 나타난다. 동물의 경우 유·사산(임신 7~8개월), 자궁내막염, 불임증, 생식기감염증 등이 있다.
- ■예방대책 : 피부에 상처가 난 사람은 포유동물을 다루지 말아야 하며, 살균처리된 우유 및 낙농제품을 섭취한다. 또한 수입가축의 검역철저, 육류의 생식을 금하여야 한다.

제 2 절 만성전염병 관리

과학의 발달로 전염병의 관리 특히 급성전염병의 관리는 효율적으로 진행되어 오고 있으나 만성전염병의 관리는 아직까지도 다소 어려움을 겪고 있는 것은 사실이다. 만성전염병 중 대표적인 것은 결핵, 나병, 성병, 트라코마, B형 간염 및 후천성면역결핍증(AIDS) 등이 있다.

1. 결 핵(tuberculosis)

결핵은 신체의 거의 모든 부위에 침범할 수 있는 전염병이나 보통 감염되면 폐에서 증상이 발생되는 세균성 만성전염병으로 보통 사람의 경우 재채기 등을 통하여 전파되며 전파된 결핵균은 폐에 머물다가 혈액을 통하여 신장, 뇌 등으로 전파된다.

■병원체 : *Mycobacterium tuberculosis*이라는 박테리아로 인형, 우형, 조형의 3종과 제4형이 파충형으로 분류되며 온혈동물에는 감염되지 않는다. 건조된 객담(가래) 중에서는 일광에 쬐더라도 126일간 생존할 만큼 결핵균의 저항성은 건조에는 매우 강하나, 열에는 약하다. 우리나라에서는 인형의 결핵은 많으나 우형의 결핵은 적으며, 조형은 없는 것으로 보고 있다.

■병원소 : 주로 사람이며, 소가 병원소가 되는 경우도 있다.

■전파 : 인체의 감염은 우형에서는 육류의 섭취에 의하고 인형에서는 기도 및 감염된 소나 돼지의 고기 섭취에 의한다. 인체에서의 탈출방법은 폐결핵의 경우 객담이나 비말로, 신장결핵은 소변으로, 장결핵은 분변으로 탈출되며, 소의 경우에 있어서는 우유, 담, 분변으로 탈출한다.

■감수성 및 면역성 : 감수성은 전반적으로 높으며 개방성 환자에 폭로된 후 3주일 이내에 'tuberculin 반응'을 나타낸다. 일반적인 임상증상은 심한 기침, 가슴 통증, 체중감소, 고열, 피로, 피를 토하는 기침·가래의 증상을 보인다.

■예방대책과 관리 : 예방대책은 ① 환자의 조기발견, 격리와 치료, ② 인공능동면역 방법에 의한 면역증강과 예방접종(BCG) 사업의 강화, ③ 개인위생 및 가족의 검진 등으로 감염을 최소화한다.

폐결핵 환자를 발견하기 위한 검진순서는 ① 성인의 경우 X-ray 간접촬영 후 의심되는 경우 X-ray 직접촬영으로 환자를 확정하며, 배양검사(객담검사)를 하고, ② 어린이(유아 및 초등학생)의 경우는 투베르쿨린 테스트(tuberculin test, OT test) → X-ray 직접촬영 → 배양검사로 균양성 여부를 판단한 다음 등록관리하는 순서로 행해진다. 기침이나 재채기 등으로부터의 전파를 방지하기 위하여 감염자에게 마스크를 착용하도록 하고 환자를 격리시킨다.

2. 나 병(leprosy, Hansen씨병)

 나병은 1873년 Hansen씨에 의하여 발견되어 한센씨병이라고도 하며, 증상으로는 피부 말초신경의 손상을 일으킨다. 환자는 사회로부터 철저히 격리될 만큼 옛날부터 신의 천벌로 여기는 무서운 병이지만, 이로 인해 환자의 급격한 감소를 가져왔다. 전염경로는 1940년대에 효과적인 치료제의 개발과 함께 관리방법도 알려져 현재는 드물게 발생하는 질병이 되었다.

■병원체 : *Mycobacterium leprae*

■병원소 : 환자

■전파 : 감염환자의 배설물, 분비물이나 여기에 오염된 물건을 통한 간접전파와 환자와 건강한 사람의 접촉에 의한 직접전파로 감염된다. 병원체는 피부상처, 호흡기 점막 등으로 침입하며, 잠복기간은 보통 2~10년이다. 가족이 나병환자이나 장기간 접촉하여도 증상이 없는 어린이를 미감아라 하는데, 이들은 정상적인 상태이므로 사회활동을 하는 데 제약이 없다.

■예방대책 : ① 환자의 발견, 격리 및 치료, ② 환자와의 접촉자에 대한 검진 등의 철저한 관리, ③ 소독 등이다. 우리나라의 나병에 대한 국가적 관리는 국립소록도병원에서 환자의 수용보호, 진료 및 나병 연구 등을 담당하고 있으며, 대한나병관리협회에서 검사, 계몽 등의 업무를 수행하고 있다.

3. 성 병(venereal diseases)

 성병은 매독, 임질, 연성하감, 비임균성요도염 등이 있으나 임질, 매독을 대표적인 성병으로 본다. 성병은 의학적으로 진단, 치료 및 예방방법이 확실히 알려져 있으므로 예방이나 관리가 용이하며, 경제적 수준, 문화적 요인, 국민성 등 사회적 여건 등과 밀접한 관계가 있어 복합적으로 작용한다.

 성병의 효율적 관리를 위해서는 ① 환자의 조기발견 및 격리, 치료, ② 위험이 높은 집단(윤락여성 등)의 지속적인 정기검진, ③ 향락산업 종사자의 보건교육 등이 요구된다.

1) 매독(syphilis)

매독은 중추신경계, 심장혈관계 및 기타 장기나 조직 등에 침입하여 심한 병변을 일으키는 증상을 보이며, 모태를 통해 감염된 태아는 유산이나 사산의 원인이 되고, 출생한 태아도 선천성 매독에 감염된다.

■병원체 : *Spirochaeta pallida*이며 혐기성 세균이다.

■병원소 : 환자

■전파 : 전파는 주로 성적 접촉이며, 수혈이나 감염환자의 혈액에 의해 전파될 수 있다.

■감수성 : 전반적으로 높으며, 면역은 형성되지 않는다.

2) 임질(gonorrhea)

임질은 성병 중 가장 많이 발생하는 질병의 하나로 성행위를 통해 생식기를 침범하여 남성의 경우 소변시 통증, 부고환염, 여성의 경우 요도염과 자궁경관염, 난관염의 증상이 나타나 결국 불임증으로 진전될 수 있다.

■병원체 : *Neisseria gonorrhea*로 그람 음성균이다.

■병원소 : 환자

■전파 : 성행위시의 접촉에 의해 감염되는데, 생식기 감염은 요도, 직장감염은 회음부를 지나서 항문으로 감염된다.

■감수성 : 전반적으로 감수성은 높으며 면역은 생기지 않고 반복감염이 가능하다.

4. B형 간염(hepatitis virus B)

유행성 간염에는 A, B, C형이 있으며 특히 B형 간염은 제2군 전염병으로서 주증상은 피로감, 식욕감퇴, 발열 등이 있고 심한 경우 황달 및 간암에 이르게 되는 만성전염병이다.

A형 간염의 경우 급성전염병인 유행성 간염을 일으킨다.

■병원체 : Hepatitis virus B

■병원소 : 환자 및 보균자

■전파 : B형은 수혈이나 혈액, 침, 정액 등에 오염된 주사기 등에 의해 전파되거나 성접촉에 의하며 만성으로 이환되어 치사율이 높다. 잠복기는 평균 2~3개월이며 건강보균자도 전염력이 있다.

■감수성 및 면역성 : 감수성은 전반적으로 높으며, 자연감염 후 면역력이 생기며 예방접종으로도 면역획득이 가능하다.

■예방대책 : 최근까지 적절한 치료제가 미비한 상황이므로 미리 예방접종을 통해 면역을 얻는 것이 최선의 방법이다. 환자 발생시는 조기치료를 실시하여야 하며, 수혈에 특히 주의하고 소독한 주사기 사용 및 끓인 물의 섭취 등 개인위생 관리 도 필요하다.

5. 후천성 면역결핍증(AIDS)

1981년 미국에서 첫 환자의 발생보고 후 전세계적으로 급격히 환자가 증가되고 있는 전염병인 후천성 면역결핍증은 AIDS(Acquired Immune Deficiency Syndrome)로 통칭하고 있다.

우리나라는 2000년에 제3군 법정전염병으로 지정하여 관리하고 있으며, 최근 외항선원, 수혈자, 해외여행자 뿐 아니라 국내인 간의 감염사례가 늘고 있어 큰 사회적 문제가 되고 있지만 아직까지 일부 동남아시아 국가들과 아프리카, 중남미에 비하면 낮은 감염률을 나타내고 있다.

병원체(HIV virus)에 감염된 환자는 면역체계가 일시적 또는 영구적으로 이상이 생기며 결국 항체를 생산하지 못하게 되어 면역결핍에 의한 감염으로 사망에 이르게 되는데, 일반적 증상은 피로감, 체중감소, 폐렴, 임파선 비대 등의 합병증이다.

■병원체 : HIV(Human Immunodeficiency Virus)

■병원소 : 환자 및 보균자

■전파 : 주로 환자와 보균자와의 성적 접촉, 수혈, 주사기의 공동사용 등에 의해 감염되며, 감염된 산모에 의해서도 출생아에게 감염된다. 감염원은 HIV가 가장 높은 농도로 존재하는 곳인 환자와 보균자의 혈액, 타액, 정액, 질 분비액이지만 눈물, 침, 모유, 소변에 의해서도 감염될 수 있다.

■감수성 : 감수성은 성별로는 남자, 연령별로는 성적 접촉의 기회가 많은 20세 이상의 중년층에 많이 발생한다. 잠복기는 보통 1~2개월 정도이지만 수년간에 걸

칠 수도 있다. 감염 후 2~3개월이면 항체 양성반응이 나타나게 된다.

■ 예방대책 : ① 건전하고 올바른 성적 접촉(성생활), ② 적극적인 보건교육 실시, ③ 헌혈 및 공혈액의 검사와 수혈에 사용되는 혈액의 철저한 관리, ④ 환자의 조기발견 및 격리 등의 전파방지, ⑤ 국내외의 발생현황에 대한 신속한 파악 등이 필요하다.

6. 트라코마(trachoma)

트라코마의 병원체는 *Chlamydia thrachomatis*로서 시력장애, 안검의 손상, 각막자극 및 심하면 실명에 이르는 전염병으로서 감수성은 대체로 높은 편이다. 잠복기는 5~12일이며, 예방대책으로 환자가 사용한 생활용품의 공동사용을 하지 않아야 한다.

경구 전염병의 종류

┌ 세균성(bacterial food borne diseases)
│   - 장티푸스, 파라티푸스, 콜레라, 세균성 이질, 성홍열, 디프테리아 등
└ 바이러스성(viral food borne diseases)
     - 소아마비, 유행성 간염 등

9

기생충질환 관리

　기생충은 반드시 다른 종류의 생물체(숙주)를 손상시켜 숙주로부터 영양물을 얻어 생명을 유지하는 생물을 말하며, 자연계에서는 독립적으로 살아갈 수가 없다. 기생충은 분류학적으로 극히 수가 많으며 광범위하여 그 생활사도 종류에 따라 다르고 독특하므로 인체의 감염양식도 각각의 종류에 따라 다르다. 그 감염양식을 보면 경구감염, 경피감염, 접촉감염, 접종감염, 태반감염 등 5가지로 대별할 수 있다.

　우리나라에서 문제시되고 있는 기생충의 대부분은 경구감염에 기인되며, 특히 식습관이나 비위생적 식품의 관리는 국민의 대부분을 기생충감염에 노출시키고 있어 심각한 상황에 처해 있다고 할 수 있다.

　기생충에는 외부에 기생하는 외부기생충과 체내에 기생하는 내부기생충으로 분류하는데 대부분은 내부기생충이며, 병원성을 갖는 인체기생충도 거의 내부기생충이다. 인체기생충은 병원성이 있는 내부기생충을 중심으로 생물형태학적, 기생충 매개물에 의해 분류될 수 있다.

기생충 매개물에 의한 분류

- 토양매개성 기생충 : 회충, 편충, 십이지장충, 동양모양선충 등
- 직접접촉성 기생충 : 요충, 트라코마 등
- 절주동물성 매개성 기생충 : 사상충, 말라리아원충 등
- 어패류 매개성 기생충 : 간흡충, 폐흡충 등
- 육류 매개성 기생충 : 유구조충, 무구조충 등

기생충질환은 ① 환경 불량, ② 비과학적인 식생활 습관, ③ 분변의 비료화, ④ 비위생적인 일상생활, ⑤ 비위생적 영농방법 등이 주원인이 되고 있다. 과거 1970년대 우리나라의 기생충 감염률은 약 80%로 국민 대부분이 기생충에 감염되어 있는 상태로 심각한 보건문제 중의 하나이었다. 그 후 기생충박멸협회의 설립 등 기생충질환을 없애기 위한 민관의 노력이 있었으며, 무엇보다도 전체적인 경제수준의 향상과 환경개선, 생활습관의 변화, 화장실의 개량 및 영농방법의 개선 등에 따라 현저히 감염률이 감소되어 최근에는 감염률이 3% 이하로 급격한 감소를 나타내고 있다.

일반적인 기생충에 대한 예방대책은 ① 물의 위생적 처리와 주부 또는 식당종업원의 위생 그리고 주방위생 및 철저한 개인위생이 중요하며, ② 화장실을 다녀온 후 반드시 손을 씻고 쓰레기 처리시 주위의 물이 오염되지 않도록 조심하고, ③ 부적절히 처리된 음료수는 섭취하지 않도록 조심하며, 식수를 끓여먹는 등 개인위생에 각별한 관심을 가져야 한다.

제 1 절 선충류(nematoda)

선충류는 원주상으로 좌우대칭이며 양끝은 뾰족하고 자웅이 분리되어 있다. 편절이나 흡반은 없으며 색깔은 유백색 또는 담홍색이다.

1. 회충증(蛔蟲症, ascariasis)

회충은 전세계적으로 널리 분포되어 있으며 우리나라에서도 가장 대표적인 것으로 과거 높은 감염률을 나타내었던 기생충이다. 원주형으로 수컷은 15cm, 암컷은 20~30cm이며 암컷의 경우 하루에 약 2백만 개를 산란하고 외부환경과 약제에 대해 강한 저항력이 있다. 충란은 비교적 온도에 약해 70℃에서 사멸하고 일광에 대한 저항이 매우 약하지만, 소독제에 대해서는 강한 저항력이 있다.

회충 — 소장에 기생 ┬ 성충피해—회충성 췌장염, 장막염
                    └ 유충피해—회충성 폐렴

■병원체 : *Ascaris lumbriwides*

■전파 : 인체 기생부위는 소장이며, 분변으로 탈출한 수정란은 여름에 자연조건에서 2주일이면 감염형으로 발육하여 오염된 야채, 불결한 손, 파리의 매개에 의한 음식물의 오염으로 경구 침입한다. 위(胃)에서 부화하여 심장, 폐포, 기관지, 식도를 거쳐 소장에 정착한다. 감염 후 산란할 수 있는 성충이 되기까지는 60~75일이 걸리며, 담도에 침입하는 경우도 있다.

■감염증 : 일반적인 증세는 전신증세로 권태, 미열, 식욕감퇴, 소화장애, 구토, 변비, 복통, 빈뇨, 두드러기증 등이 있고 특이증상으로 토식증, 이미증, 간농양, 담낭염, 충양돌기염, 췌장염, 유충성 폐렴 등도 있을 수 있다.

■예방대책 : ① 분변관리(생분뇨의 사용금지, 분뇨처리장의 증설, 분뇨분리식 변소, 여름에 1개월, 겨울에 3개월 정도의 완전부숙 후 처리), ② 청정채소의 장려, ③ 환자의 정기적 구충 실시(구충제 복용 후 2주일 후 구제확인검사), ④ 파리 구제 및 환경개선, ⑤ 생야채의 식용금지 등 위생적인 식생활, ⑥ 보건교육 실시 등이 필요하다.

2. 구충증(鉤蟲症, hook worm disease)

구충에는 십이지장충과 아메리카구충이 있는데, 우리나라에서는 두 종류가 다 유행되며, 충란으로 감별이 어려우므로 일반적으로 구충이라고 통칭하고 있다. 수컷은 4~11mm, 암컷은 10~15mm 정도이다.

구충—십이지장벽에 기생 ┬ 성충피해—빈혈과 소화기 장애
                        └ 유충피해—채독증(ground itch, 똥독)

■병원체 : 십이지장충(*Ancylostoma duodenalae*), 아메리카구충(*Necator americanus*)

■전파 : 인체의 소장에 기생하면서 인체감염 4~5주 후면 산란을 해서 분변으로 탈출하며, 자연환경에서 2주일이면 부화하여 간상유충(桿狀幼蟲)을 거쳐 감염성이

있는 사상유충이 된다. 충란 상태로는 감염성이 없다. 경피적 또는 경구적으로 침입한 후 소정맥이나 임파선을 통하여 심장으로 가고 폐동맥을 거쳐 폐에 도달하며, 그 후 기도와 인두, 식도, 위를 거쳐서 소장에 도달한다. 십이지장충은 주로 경구감염으로, 아메리카구충은 경피감염을 주로 하는 것으로 알려져 있다. 경피감염은 자충이 부착한 야채를 취급하거나 피부에 접촉하였을 때 피부를 뚫고 체내에 침입 순환하여 소장에 도달하였을 때 성장하며, 경구감염은 물이나 야채와 같이 경구적으로 소화기 점막을 뚫고 체내에 침입하여 성장한다.

■감염증 : 침입된 부위는 소양감, 작열감(ground itch)을 일으킨다. 침입 초기에는 기침, 구토, 구역도 있으며, 성충이 되면 빈혈증, 소화장애(토식증, 다식증, 이미증)가 있을 수 있다.

■예방대책 : 회충과 동일하며, 특히 오염지역 내에서는 피부가 노출되지 않도록 주의하고 야채는 충분히 씻거나 가열조리해서 섭취하여야 한다.

3. 요충증(蟯蟲症, enterobiasis)

요충의 충란은 건조한 실내에서도 장기간 생존하기 때문에 침식을 함께 하는 사람 중에 한 사람이라도 감염자가 있으면 전원이 감염되는 등 집단감염이 잘 되는 기생충이다. 열대보다도 온대, 한대 지방에 많으며 우리나라에 아직까지도 분포하고 있다.

요충—맹장, 대장에 기생—집단감염, 접촉감염, 역감염—소양증, 백대하 유발—충란감별법(스카치테이프법)

■병원체 : *Enterobius vermicularis*
■전파 : 성숙한 자충을 보유한 감염력 있는 충란이 불결한 손이나 음식물을 통해서 경구적으로 침입되어, 암컷의 경우 소장 상부에서 부화하여 맹장 부위의 점막 내에서 성충이 될 때까지 발육한 후 직장 내에서 기생하다가 45일 전후면 항문 주위에 나와 산란한다. 편충과 유사한 인체 내 생활경로를 갖는다.
■감염증 : 항문 주위의 소양증(anal itching)이 있으며, 긁게 되면 습진이 생기고 2차적인 세균감염을 유발한다.

■예방대책 : 회충과 동일하며, 특히 집단적 구충의 실시, 내의와 손 및 침실의 청결
이 필요하다.

4. 말레이사상충증(filariasis, elephantiasis)

사상충증은 상피병(象皮病)이라고도 하는데, 동남아시아에 분포되어 있고 우리나
라에서는 제주도 및 남쪽 해안지방에 유행되었으나 현재는 감염자가 희귀하다.

말레이사상충 – 림프관과 림프선에 기생 ┌ 성충 – 림프관 안에서 산란
                                      └ 유충의 출현 – 밤 10시~새벽 2시 ┘
                        모기에 의해 감염 – 상피증, 수종다리 증상

■병원체 : *Brugia malayi*
■전파 : 감염된 사람을 중간숙주인 모기(*Aedes togoi*)가 흡혈할 때 사상충 자충(仔
蟲)을 흡혈하며 2~3주 후면 microfilaria가 되어 사람을 흡혈할 때 인체에 침입되
면 임파조직에서 기생하다가 임파관벽을 뚫고 주위의 혈관으로 이행하게 되는데,
감염 1년이 되면 자충을 태생한다. 말레이사상충의 자충은 주로 밤 10시부터 새
벽 2시 사이에 혈류에 정기적으로 출현하기 때문에 야간 정기 출현성 사상충이라
한다.
■감염증 : 성충은 임파관이 분포된 생식기관, 사지 등에 기생하며, 상피증, 임파관
염, 유미성 음낭수종, 음낭의 상피증 등을 일으킨다.
■예방대책 : 환경위생을 철저히 하여 모기에 물리지 않도록 하고, 모기 구제를 실
시하여야 한다.

5. 아니사키스증(anisakiasis)

주로 일본에서 많이 발생하고 해산어류(고등어, 갈치, 오징어 등)를 생식하는 것
이 원인이며 우리나라에서도 발생하고 있다.
■병원체 : *Anisakis sp.*
■전파 : 해산포유류의 소화관 내에 기생하는 성충이 산란한 충란이 바닷물에 배출

되면 해산갑각류에 의해 섭취되며 이를 해산어류가 먹음으로써 해산어류의 내장, 장관, 근육조직 등에 유충이 기생하며 인체감염은 주로 해산어류를 생식할 때에 이루어진다.

■ 감염증 : 소화관에서 궤양, 종양 특히 호산구성육아종(eosinophilic granuloma)을 일으킨다.

■ 예방대책 : 해산어류를 생식하지 말아야 하고 해산어류를 20일 이상 냉장고에 보관시 이 충은 완전히 사멸된다.

이 외에도 선충류에는 분선충, 돼지고기를 통해 감염되는 선모충, 침파리에 감염되는 로아사상충(loa loa), 등의 모기에 의해 감염되는 오자르드사상충 등이 있다.

제 2 절 흡충류(trematoda)

흡충류는 편형동물에 속하는 것으로서 대개 좌우대칭이며 소화관은 불완전하며 2개의 흡반(sucker)을 갖고 있다.

1. 간흡충증(clonorchiasis, Chinese liver fluke)

간흡충증(간디스토마)은 우리나라 낙동강, 영산강, 금강, 한강 등의 강변지역 주민이 많이 감염되며, 민물고기를 생식하는 생활습관을 가지고 있는 지역 주민이 특히 많이 감염된다.

간흡충 ┬ 제1중간숙주—왜우렁이
      └ 제2중간숙주—잉어, 붕어(담수어)

■ 병원체 : *Clonorchis sinensis*

■병원소 : 감염된 사람, 돼지, 개, 고양이

■전파 : 간흡충의 인체 기생부위는 간의 담관이다. 성충이 충란을 산란하면 간 담도를 통하여 장관을 거쳐 분변으로 배출된다. 충란은 숙주의 분변과 같이 배설되면 물 속에서 부화하여 유충이 되고 다시 민물에 서식하는 제1중간숙주인 왜우렁(dulimus slriatulus japonicus)에 의해 섭취되어 식도에서 부화하여 미라시듐(miracidium) → sporocyst → redia → 유미유충(cercaria)으로 된다. 유미유충은 제1중간숙주를 탈출하여 수중에서 돌아다니다가 제2중간숙주인 잉어, 참붕어, 피라미, 모래무지 등의 체내에서 피낭유충(metacercaria)이 된다. 이 피낭유충에 감염된 민물고기를 생식한다든지 조리과정 중에 조리기구를 통해서 다른 음식물을 거쳐 경구감염된다. 사람의 경우 주로 생어회에 의하며 때로는 생선에서 피낭유충이 물에 오염되어 감염되기도 한다.

■감염증 : 감염증세는 충체의 감염수와 감염된 자의 저항력에 따라 다르나 일반적으로 담관에 병변을 가져오고 간비대, 복수, 소화장애, 황달, 빈혈, 야맹증 등의 증상이 나타나며 심하면 간경변의 원인과 원발성 간암의 원인이 될 수도 있다.

■예방대책 : ① 민물고기 특히 담수어의 생식을 금할 것, ② 민물고기 회를 먹는 습관을 금하고 반드시 가열처리해서 먹도록 할 것, ③ 민물고기 조리 후는 2차 감염을 막기 위해 조리기구의 소독을 철저히 할 것, ④ 민물의 생수를 마시지 않을 것, ⑤ 분변관리를 철저히 할 것, ⑥ 충체에 감염되지 않도록 개, 고양이 등의 관리를 철저히 할 것 등이다.

2. 폐흡충증(paragonimiasis, oriental fluke)

폐흡충증은 극동지역에 분포되어 있고 우리나라는 산간지역에 많이 분포되어 있다.

폐흡충 ┌ 제1중간숙주 ― 다슬기
　　　　└ 제2중간숙주 ― 가재, 게, 새우

■병원체 : *Paragonimus westermani*

■전파 : 인체의 기생부위는 폐이며, 환자의 객담이나 대변으로 나온 충란은 물속에서 2~4주간에 부화하여 유충이 되고, 담수 중에서 제1중간숙주인 다슬기(melania species)에 침입하여 약 3개월간 발육 후 유미유충(cercaria)이 되어 물속으로 나와 돌아다니다가, 제2중간숙주인 가재, 게 등의 아가미, 간장, 근육 내에 침입하여 6주 후 피낭유충(metacercaria)이 된다. 이러한 제2중간숙주를 생식하면 십이지장에서 피낭유충이 되고 소장의 장벽을 뚫고 복강으로 나와 복벽 근육에 침입, 1주일간 발육 후 다시 복강으로 나와 횡격막을 뚫고 폐에 들어가는데, 이 과정까지 대개 1개월이 소요되고 성충까지는 2~3개월 걸린다. 성충이 되면 산란하여 객담과 더불어 탈출하여, 객담을 삼키면 분변으로 배출되기도 한다.

■감염증 : 폐디스토마의 이소적 기생부위에 따라 폐부 폐디스토마증, 복부 폐디스토마증, 뇌부 폐디스토마증, 안와 폐디스토마증 등이 있다. 증상은 알레르기 반응, 화농성 및 궤양성 또는 결핵성 병소를 형성, 석회침착 등이 일어난다. 뇌폐흡충증에서는 간질증상, 신경증상, 반신불수 등의 증상이 나타난다.

■예방대책 : ① 민물게, 가재의 생식을 금할 것, ② 유행지역에서는 생수를 마시지 말 것, ③ 환자 객담의 위생적 처리, ④ 취급한 조리기구의 충분한 세척 및 가열·소독, ⑤ 이환동물의 관리 등이 필요하다.

3. 요꼬가와흡충증(metagonimus yokogawai)

요꼬가와흡충—간장에 기생 ┬ 제1중간숙주—다슬기
　　　　　　　　　　　　　　└ 제2중간숙주—은어

■병원체 : *Metagonimus yokogawai*

■전파 : 인체의 기생부위는 소장이며 종말숙주는 사람 이외에도 개, 고양이, 돼지 등이 있다. 충란이 분변과 함께 배출되면 수중에서 miracidium으로 발육되고 제1중간숙주인 다슬기에 침입하여 sporocyst → redia → cercaria가 되어 다슬기로부터 배출되어 물 속에서 돌아다니다가 제2중간숙주인 담수어(주로 은어)에 침입하여 근육 내에서 피낭유충이 된다. 이를 생식하게 되면 사람에게 감염된다.

■감염증 : 소장 점막에 침입하여 염증을 일으키고, 설사, 복통, 혈변 등을 수반한다. 충란이 장간정맥이나 임파선을 통하여 심장, 뇌, 척수 등으로 운반되어 조직변화를 일으킬 수도 있다고 한다.

제 3 절 조충류(cestoda)

1. 유구조충증(有鉤條蟲症 : 갈고리촌충, pork tapeworm)

전세계적으로 분포되어 있으나 특히 돼지고기를 생식하는 지역 주민에 많이 있으며, 성충 감염보다는 충란섭취로 뇌, 안구, 근육, 장벽, 심장, 폐 등에 낭충증(囊蟲症, cysticercosis) 감염이 많다.

■병원체 : *Taenia solium*

■전파 : 분변과 함께 편절이 배출되면 충란이 편절로부터 유리되어 이에 오염된 풀을 중간숙주인 돼지가 먹으면, 돼지의 장관에서 부화하여 유충이 되는데, 유충은 돼지의 장벽을 뚫고 들어가 혈류를 통하여 각 조직으로 침입하여 2~3개월이면 유구낭미충(cysticercus cellulasae)이 된다. 유구낭미충에 감염된 돼지고기를 사람이 생식하면 인체의 소장에서 8~10주 후에 성충으로 되어 수태편절이 분변과 함께 탈출한다.

■감염증 : 초기에는 별 증상이 없다가 국소에 삼출성조직반응, 세균침윤, 섬유조직의 증가가 일어나고 나중에는 석회화된다. 유구조충증은 불쾌감, 상복부동통, 식욕부진, 소화불량 등 소화기계 증상이 나타난다. 뇌에 침입하게 되면 두통, 구토, 경련, 간질 등의 증상이 나타나며 안부에 침입하면 안구통, 변시, 실명 등의 증상이 나타난다.

■예방대책 : ① 돼지고기를 충분히 익혀 먹을 것, ② 환자는 빨리 구충시킬 것, ③ 돼지가 먹는 사료에 분변을 오염시키지 않도록 할 것 등이다.

2. 무구조충(taenia saginata)

민촌충 또는 beef tapeworm이라고도 부른다. 세계각지에 분포되어 있으며 유구조충보다 감염률이 높다.

■병원체 : *Taenia saginata*

■전파 : 분변과 함께 편절이 배출되면 편절이 파열되고 충란이 유리되며, 유리된

충란은 풀이나 사료에 오염되어 중간숙주인 소에 섭취되고 소의 장에서 부화하여 육구유충이 된다. 이 유충이 장벽을 관통하여 혈류, 임파를 통하여 근육이나 기타 조직에 침입하여 약 2개월 후면 무구낭미충(cycticercus bovis)이 된다. 낭미충에 감염된 쇠고기를 사람이 생식하면 소장 점막에 부착하여 2~3개월이면 성충으로 발육한다.

■ 감염증 : 불쾌감, 식욕부진, 설사, 복통, 소화장애, 구토 등 소화기계 장애를 일으킨다.
■ 예방대책 : ① 생육 특히 쇠고기를 충분히 익혀 먹을 것, ② 도축검사를 철저히 하여 목초, 사료의 생분뇨 오염을 방지할 것, ③ 환자는 가급적 빨리 구충시킬 것 등이다.

3. 광절열두조충(diphyllobothrium latum)

긴촌충 또는 broad fish tapeworm이라고도 하며 담수어를 식용으로 하는 지방에 많다.

$$\text{광절열두조충} \begin{cases} \text{제1중간숙주——물벼룩} \\ \text{제2중간숙주——연어, 전어, 송어} \end{cases}$$

■ 병원체 : *Diphyllobothrium latum*
■ 전파 : 분변과 함께 외부로 배출된 충란은 수중에서 부화하여 육구유충인 coracidium이 되어 수중에서 떠돌다가 제1중간숙주인 물벼룩(*Cyclops sp., Diaptomus sp.*)에 섭취되어 물벼룩의 체내에서 2~3주 후에 procercoid로 발육한다. 이 물벼룩을 제2중간숙주인 담수어 또는 plerocercoid(spargarum)로 반해수어인 연어, 송어, 농어 등이 섭취하면 어류의 근육조직에 가서 발육한다. 이 감염된 어류를 사람이 생식하면 3~4주 후면 성충이 되어 산란한다. 최종숙주는 사람과 동물이며 인체 기생부위는 소장 상부이다.
■ 감염증 : 약간의 소화장애, 오심, 구토, 복통, 설사 등이 있으며, 특이한 증상은 심한 빈혈이 오는데 이를 열두조충성 빈혈이라고도 한다.
■ 예방대책 : 담수어나 송어, 연어, 농어 등의 생식을 금한다.

4. 왜소조충(hymenolepis nana)

왜소조충은 인체기생충 중에서 가장 작은 조충으로 쥐에 주로 많이 감염되며 우연히 사람이 감염되는 경우도 있다. 병원체는 *Hymenolepis nana*이며 경구적으로 사람에게 섭취되어 소장에서 기생한다.

제4절   원충류(protozoa)

1. 이질아메바증(amoebeasis)

원충류 중 근족충류(rhizopoda)에 속하며, 사람에게 이질이나 간농양 등 아메바증을 일으키는 병원성 아메바이며, 열대와 아열대에 많이 분포되어 있다.

■병원체 : *Entamoeba histolytica*
■전파 : 이질아메바는 영양형(trophozoite form)과 포낭형(cystic form)이 있는데 영양형은 인체에 감염되면 위액에 의하여 파괴되며 외부에서의 저항력도 약하지만, 포낭형은 저항력이 강하여 물속에서도 1개월까지 생존한다. 분변으로 배출된 포낭형은 음식물, 물 등에 오염되어 경구 침입되면 회장 하부에서 탈낭하여 대장으로 하행하고, 점막에 침입해서 분열 증식한다. 인체감염시 주로 대장에 기생하고 잠복기는 1개월 정도이다.
■감염증 : 아메바성 이질의 증세에는 ① 급성이질, ② 아급성 또는 만성이질, ③ 간, 폐, 농양과 합병증 등이 있는데, 급성이질은 점혈변을 배설하며 심한 복통을 호소한다.
■예방대책 : ① 물의 위생적 처리(가열, 소독), ② 분변의 위생적 처치, ③ 파리의 구제, ④ 주부나 식당종업원의 위생, ⑤ 환자의 조속한 치료, ⑥ 환경위생관리의 철저 등이 필요하다.

2. 질트리코모나스(trichomonas vaginalis)

원충류 중 편모충류(mastigophora)에 속하고, 우리나라에서도 감염률이 높은 것으로 알려져 있으며 제4성병이라고도 한다. 병원체는 *Trichomonas vaginalis*로서 인체 기생부위는 여자는 질부이며, 남자는 전립선, 요도이며 방광에도 기생한다. 감염경로는 주로 성행위에 의하며 서양식 변기나 목욕탕, 오염된 내의 등에 의해서도 감염된다.

3. 톡소플라스마증(toxoplasma gondii)

원충류 중 포자충류(sporozoa)에 속하며, 톡소플라스마증을 일으킨다. 톡소플라스마증은 전세계적으로 발생하는 인축 공통질환으로 감염될 확률은 매우 적고 많은 경우 감염되어도 증세가 없으나 저항력이 약한 사람의 경우는 매우 위험하다.

■병원체 : *Toxoplasma gondii* 1종만이 알려져 있으나 충체의 독성에 따라 강독주, 중간독주, 약독주 등 여러 주가 발견되고 있다.

■전파 : 날고기나 덜 익힌 음식을 통해 감염되며, 감염된 고양이과 동물의 변에 의해 오염된 채소도 주요 감염원의 하나이다. 이 병원체는 여러 동물에서 일반적으로 발견되나 고양이의 장내에서는 암수 기생충이 결합하여 감염형이 된다. 그 밖에도 태반감염, 수혈, 실험실 감염 등에 의해 일어날 수 있다.

■감염증 : 대부분 증상이 없거나 가벼운 통증 및 체온상승을 보이며, 일부 임파선이 붓는 경우가 있다.

☛예방대책 : 불충분하게 조리된 돼지고기를 먹지 않아야 하며, 애완동물을 만지는 경우 손을 깨끗이 닦아야 하고, 모든 과일과 채소 등은 잘 씻어야 한다. 또한 임산부는 임신기간 중 고양이과 동물과 가까이 하지 않는 것이 좋으며, 거주지 주변의 구서대책을 정기적으로 시행하여야 한다.

4. 기 타

원충류는 위에서 열거한 이외에도 그 수가 무수히 많으나, 인체기생충으로 병원성이 있는 것은 다음과 같다.

- 편모충류(mastigophora) : 람불편모충, 겜비아트리파노소마 및 로데시아트리파노소마
- 포자충류(sporozoa) : 말라리아 원충
- 섬모충류(ciliata) : 대장 바란티듐

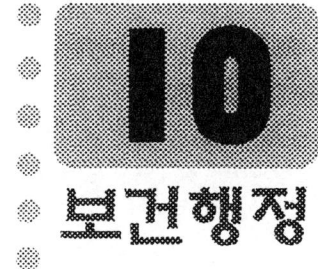

10

보건행정

제1절 **보건행정의 개념**

1. 보건행정의 정의

인류의 건강을 증진하고 생명의 연장을 도모하는 것을 목표로 하는 공중보건학에서 보건행정이 차지하는 비중은 매우 높다. 보건행정학은 보건행정현상을 그 연구의 대상으로 한다. 이러한 보건행정현상은 사회복지 증진 및 건강의 유지·향상을 위하여 공공 또는 민간의료기관에 의하여 수행된다.

보건행정에 대해서는 학자마다 조금씩 다르게 정의하고 있다. W.G. Smillie(1947)는 「미국의 보건행정」이라는 그의 저서에서 "보건행정이란 공적 또는 사회적인 기관에 의해서 사회복지를 위하여 공중보건의 원리와 기법을 응용하는 것이다."라고 정의한 바 있다. 가메야마 고오이치(1935)는 "보건행정이란 공중의 보건에 관한 행정으로서, 다시 말하면 일반 공중의 건강을 유지·증진하기 위하여 행해지는 행정을 지칭한다."라고 하였다. 또한 하시모토 미치오는 "보건행정이란 공중보건의 기술이 행정조직을 통하여 지역주민의 생활 속에 도입하는 일련의 사회적 과정"으로 정

의한 바 있다. 결론적으로 보건행정이란 공중보건의 학문적 원리와 기술이 행정조
직을 통하여 수행되어지는 행정활동으로 국민의 생명연장, 질병예방 및 육체적·정
신적 효율증진을 도모하기 위해 행하는 일련의 과정이라 정의할 수 있다.

2. 보건행정의 특성

1) 공공성 및 사회성

공공복지와 개인 및 지역사회 또는 국가전체의 건강을 추구함으로써 공공이익을
위한 공공성과 사회성을 갖는 것이다.

2) 봉사성

공공행정이 소극적인 질서유지로부터 적극적인 사회정의에 입각하여 국민의 행복
과 복지를 위해 적극적인 서비스를 하는 봉사행정의 성격을 갖는다.

3) 조장성 및 교육성

타율적인 보건사업보다 교육을 통해 지역사회 주민의 자발적이고 적극적인 참여
를 기대하는, 이른바 조장행정인 동시에 교육행정의 성격을 갖는다.

4) 과학성 및 기술성

보건행정은 발전된 근대과학과 기술의 확고한 기초 위에 수립된 과학행정이며 동
시에 기술행정이다. 보건행정에서 방법론으로 이용되는 이러한 과학적 지식과 기술
은 지역사회의 질병예방 및 건강증진을 위해 유용하게 활용될 수 있다.

3. 보건행정의 범위

보건행정의 범위에 대해서는 학자 및 나라에 따라서 다소 상이한 견해를 갖고 있
으나, 일반적 원리에 근거를 두고 있는 범위에 있어서는 크게 내용이 다를 것이 없
다. 몇 가지 대표적인 보건행정의 범위를 살펴보면 다음과 같다.

1) WHO가 규정한 보건행정의 범위

세계보건기구가 규정한 범위에는 보건통계, 보건교육, 환경위생, 전염병관리, 모자보건, 의료제공, 보건간호 등을 포함한다.

2) 미국공중보건협회가 규정한 보건행정의 범위

미국공중보건협회는 보건통계, 보건교육, 환경위생, 개인보건사업, 보건시설의 운영, 여러 사업과 자원간의 조정, 감독과 통제 등을 보건행정의 범위로 설정하고 있다.

3) Emerson이 규정한 보건행정의 범위

Emerson은 보건통계, 보건교육, 환경위생, 전염병관리, 만성병관리, 모자보건, 보건검사사업 등을 보건행정의 범위에 포함시키고 있다.

4) John J. Hanlon이 규정한 보건행정의 범위

J. Hanlon은 음식물관리, 환경위생관리, 구충구서, 대기오염관리, 전염병관리, 연구와 평가, 의료인력관리, 자원과 시설의 효율적 이용 등을 보건행정의 범위로 설정하고 있다.

4. 보건행정의 원리

보건행정은 국민보건의 향상 및 발전을 위한 행정적 활동으로서 이를 수행함에 있어 고려되어야 할 사항으로, 첫째 보건문제에 관한 해결과정, 둘째 보건행정의 기술적인 원칙, 셋째 보건행정의 행정적인 원칙 등이 있다. 이 세 가지 측면이 잘 조화롭고 합리적인 운영이 이루어지는 경우에 보건행정은 효율적 성과를 올릴 수 있다.

1) 보건문제의 해결과정

보건행정 중 국민보건문제의 해결과정에서 고려되어야 할 사항을 단계별로 요약하면 다음과 같다.

(1) 보건상의 문제점 발견 또는 제기
- 보건문제의 신고, 통보, 감시, 방문, 현지조사 및 검진 등
- 보도, 발표, 국회의 결의
- 각종 단체나 지역사회의 건의 및 진정
- 연구기관이나 연구자의 문제제기 등

(2) 보건상의 문제점 조사 및 파악

보건상의 문제점이 발견되면 그에 대한 ① 역학적 조사, ② 행정적 조사, ③ 사회적 조사 및 토론회 등을 거쳐 문제점에 대한 실태파악과 그에 대한 대책수립에 필요한 기초자료를 수집한다.

(3) 보건상의 문제점에 대한 해결책 검토

조사결과 얻어진 자료에 대하여 자연과학적, 사회과학적 및 기술적인 검토를 통하여 이에 대한 대책에 필요한 조직, 예산, 인원, 시설 등과 새로운 법률의 제정 등을 검토하여야 한다.

(4) 재정 및 법적 조치

보건문제 해결을 위한 검토를 근거로 행정수행을 위한 법적인 조치와 운영예산과 투자예산 등의 재정확보를 위한 계획이 수립되어야 한다.

(5) 운영계획의 작성

보건문제해결을 위한 예산 및 행정수행에 필요한 조직, 인원, 시설, 장비 등의 실제적인 운영계획이 마련되어야 한다.

(6) 행정적 조정

행정적 조정은 예산계획이나 사업실시 초기에서부터 필요하며, 행정 조직의 횡·종적인 상호관계에 대한 책임과 권한의 한계 등을 조정하여 최대의 결과를 얻을 수 있도록 하여야 한다.

(7) 실시 담당기관에 정확한 의사전달

운영계획은 행정적인 조직을 통하여 실시담당기관에 의사전달이 정확하게 이루어

지도록 지시, 통지, 시달되어야 한다.

(8) 공보 및 교육활동

보건활동의 성공을 위해서는 유관단체와 국민의 이해가 크게 필요하므로 이들에 대한 공보 및 세미나 등이 필요하며 관계자에 대한 교육과 훈련이 필요하다.

(9) 사회적 유대강화

다른 기관이나 단체와의 유대를 강화하며 지역사회 주민 스스로가 자율적이고 적극적인 참여를 유도함으로써 문제점을 해결해 나가도록 한다.

(10) 계획의 실시보고 및 사후조치

계획의 실시과정의 중간 및 결과에 대하여 기록·보고하도록 하며 불합리한 점에 대한 사후조치를 실시한다.

(11) 평가 및 검토

평가는 계획평가, 진행사항평가 및 결과평가 등으로 구분실시하며 평가결과를 다음 계획과 사업에 대한 자료로 이용할 수 있도록 면밀히 검토한다.

2) 보건행정의 기술적 원칙

보건행정의 기본이 되는 공중보건의 목적을 달성할 수 있도록 행정적 활동이 이루어져야 하므로 이를 위해서는 다음과 같은 몇 가지 기초자료가 확립되어야 한다.

(1) 인구집단의 생태학적 특성의 기초자료 확립

인구집단의 성별·연령별 구성과 인구의 분포 및 그들의 문화·사회적 특성 등을 고찰하여 보건행정활동에 이용할 수 있는 기초자료를 확립하여야 한다.

(2) 역학적 기초자료 확립

역학은 인구집단을 대상으로 질병양상 등을 파악하는 것으로 보건행정에 있어 역학적 기초자료 확립은 기본적인 사항으로 매우 중요한 자료가 될 수 있다. 따라서 질병발생의 병원체, 숙주, 환경적인 상호관계를 규명하여 보건행정 활동에 활용될 수 있는 기초자료가 마련되어야 한다.

(3) 의학적 기초의 확립

의학은 질병에 대한 자연과학적인 규명과 그의 치료를 기본으로 하는 것으로 보건사업 수행에 있어 의학적 적용은 예방의학적, 종합적 보건봉사 및 의료봉사라는 입장에서 수립된 의학적 기초의 확립이 필요한 것이다.

(4) 환경위생학적 기초의 확립

질병과 건강관리에 있어서 인간을 중심으로 대책을 강구하는 것이 의학이라면, 발생요인의 외적 또는 환경요소를 근거로 연구하는 학문이 환경위생학의 영역이라 할 수 있다. 질병의 발생은 병원체, 숙주, 환경과 밀접한 관계가 있기 때문에 이들에 대한 환경위생학적 기초가 확립되어야 한다.

(5) 사회적 관계의 기초 확립

보건행정은 인간으로 구성된 조직을 통하여 이루어지는 것으로서 지역사회의 주민, 유관기관 및 단체 등과의 유대강화를 통한 사회적인 관계의 기초가 확립되어야 한다.

3) 보건행정의 행정적 원칙

보건행정의 행정적 원칙에 대해서는, 첫째 보건행정의 체계와 성격, 둘째 보건행정의 일반적인 관리과정, 셋째 보건행정의 계획과 평가 등을 살펴보도록 한다.

(1) 보건행정의 체계와 성격

우리나라의 경우 행정을 행정주체인 조직에 따라 분류하면 국가행정, 지방행정 그리고 위임행정(단체위임행정, 기관위임행정)으로 나눌 수 있다.

우리나라 보건행정의 성격은 보건관계법규에 의하여 이루어지고 있으며 그 법규는 국가사무, 단체위임사무 및 기관위임사무이다. 국민보건의 증진을 목적으로 하는 보건사업의 관리행정적 사무는 보건소에서 행해지고 있다.

(2) 보건 행정의 관리과정

관리(management)란 조직의 사명이나 경영목표를 달성하기 위하여 제 자원을 효율적으로 활용하는 과정으로 개괄적인 정의를 내릴 수 있다. L. Gulick(1937)은 관리과정을 기획(planning) · 조직(organizing) · 인사(staffing) · 지휘(directing) · 조정(coordinating) · 보고(reporting) · 예산(budgeting)의 7단계로 규정하고 영문으로 POSDCORB라고 불렀다.

■ 기획(planning) : 기획이란 사업을 수행하기 전에 무엇을 어떻게 해야 하는지를 사전에 결정하는 것으로 단 · 중 · 장기 계획을 수립할 수 있다. 일반적인 행정적 기획과정은, 첫째 미래에 대한 전망, 둘째 목표(goal)의 설정, 셋째 방침과 절차의 설정, 넷째 사업수행의 순서와 체계를 정하는 사업계획, 다섯째 시행예정표(schedule)의 작성, 여섯째 시행예산(budget)의 확보 등 6단계를 거친다.

그러나 이러한 행정적 기획은 불확실한 미래를 예측하고 이를 기준으로 사업을 계획하기 때문에 여러 가지 문제점을 가지고 있다. 첫째, 예견능력의 부족, 둘째 자료의 불충분, 셋째 가정설정의 문제점, 넷째 많은 시간 · 비용 · 노력의 소요, 다섯째 사업 도중 수정의 필요성 발생, 여섯째 기획자의 창의력 부족 등이 문제점으로 나타날 수 있다.

■ 조직(organizing) : 조직이란 2인 이상이 공동목적을 달성하기 위해 기능과 책임의 분배에 의한 요원의 배치이며 또한 업무를 분장하는 과정이다. 조직이 목표를 달성하기 위해서는 관리가 중요하다.

관리란 조직의 경영목표를 달성하기 위하여 인적 · 물적 자원을 효율적으로 활용하는 과정이다. 여기서 인적 · 물적 자원이란 man, material, method, money, machine, market을 의미하는 것으로 6M으로 나타낸다. 또한 능률적인 행위로서, 첫째 표준화(standardization), 둘째 전문화(specialization), 셋째 단순화(simplification)가 있는데 이것은 3S로 나타내기도 한다.

또한 다음과 같은 조직의 원칙이 있다.

① 조정의 원칙(principle of coordination) : 조정은 조직운영의 중요한 요소로서 조직원의 공동노력을 질서정연하게 배정하여 공동목표 달성을 위한 행동 통일을 기하는 수단 및 과정이다. 조정을 통하여 조직원의 업무 능률을 향상시킬 수 있는 것이다.

② 목적의 원칙(principle of objective) : 모든 사업은 명확한 목적하에 계획이 수립

되어야 하며 그 조직이 갖는 장기적인 목적과 하부조직이 갖는 단기적 목적이 명확하게 설정되어야 한다.

③ 분업의 원칙(principle of division of work) : 조직원 개인이나 하부조직에 업무 내용을 분담시키는 것으로 최소한의 비동질적인 기능으로 나누는 것을 말한다.

④ 명령통일의 원칙(principle of unity of command) : 모든 명령은 한 사람의 상관으로부터 받고 명령을 받은 사람에게만 보고한다는 원칙이다.

⑤ 계층화의 원칙(principle of hierarchy) : 권한과 책임 등의 직무가 수직적으로 등급화되고 등급마다 책임과 권한이 구분되는 것으로 명령이 하부조직까지 확실하게 전달될 수 있도록 계층간의 체계를 확립하고 권한을 위임함으로써 업무를 효율적으로 수행할 수 있다.

⑥ 일치의 원칙(principle of correspondence) : 권한과 책임은 일치되어야 하는 것이며 부여된 권한의 범주에서 책임져야 한다는 원칙이다.

⑦ 통솔범위의 원칙(principle of span of control) : 한 사람의 관리자가 직접 통솔 가능한 부하 직원의 수가 얼마냐에 관한 원칙이다. 조직에 있어서 통솔범위는 반드시 일정한 것이 아니며 일반적으로 상위관리층에서는 1명의 책임자 밑에 4~8명, 하위관리층에서는 8~15명이 적당하다. 그러나 조직을 효과적이고 효율적으로 관리하기 위한 이 범위는 통솔자의 능력, 통솔자의 자질과 의식구조, 업무의 성질, 지리적 분산의 정도, 관리기술 수준에 따라 결정되어야 한다.

■ 인사(staffing) : 인사는 행정관리의 핵심적 기능을 하는 것으로 인사행정의 전문화, 인사부서의 독립, 직원의 적절한 근무평가 및 교육훈련, 징계에 대한 공정한 처리 등이 인사의 중요한 요소이다.

■ 지휘(directing) : 지휘는 조직관리의 **효율화**를 위해 명령체계의 일원성이 매우 중요하다. 어떤 명령이든 직속 상위직 이외에서 행해져서는 안 되며, 책임직원의 범위를 넘어서 명령해도 안 된다.

■ 조정(coordinating) : 공동목표 달성을 위한 회의 및 토의 등을 통하여 행동 통일을 가져오도록 집단적 노력을 유도하는 행정활동을 뜻한다.

■ 보고(reporting) : 조직체의 모든 경영활동이 관리자에 의하여 효율적으로 관리되도록 하기 위해서 철저한 보고체계가 이루어져야 하며 보고 내용은 성실하고 솔직한 보고가 되도록 관리되어야 한다.

■ 예산(budgeting) : 통제기능의 역할로서 예산은 사업수행의 원동력이 되며 예산의 효율적인 관리가 사업의 성패를 결정할 수 있을 만큼 중요하다.

(3) 보건행정의 계획과 평가

보건행정의 효율적 운영을 위해서 행정분석, 업무측정 및 기타 관리 능률 향상을 위한 활동이 필요하며 또한 행정계획과 평가는 밀접한 관계를 지니고 있다. 미국공중보건협회는 "평가(evaluation)란 설정된 목표를 달성함에 있어서 그 성공의 정도 및 가치를 파악하는 수단이다."라고 정의를 내리고 있다.

기획은 미래에 대하여 예측하고 이에 대한 의사결정을 하는 것인데 이런 기획에 도움이 되는 기획기법들이 계속적으로 개발되어 오고 있다. 몇 가지 주요한 기획기법을 소개하면 다음과 같다.

■ 기획 - 사업 - 예산체계(PPBS) : Planning Programming and Budgeting System의 약자로 미 국방부에서 사용하려고 처음 개발 시행되었던 기획절차 도구이다. 이 시스템은 프로그램의 기획개발과 소요자원에 대한 예산편성이 하나로 통합하여 각각의 활동에 따라 시행되는 것이 아니라 동시에 고려되는 방법이다. 이것은 설정된 사업목표를 달성하기 위하여 자원배정을 능률적으로 하기 위한 방법이다.

■ 운영연구(OR) : Operations Research의 약자로서 제2차 세계대전 당시에 군사작전 상의 문제를 해결하기 위하여 고안한 것이며, 해당 환경하에서 생존하는 생물체와 함께 체계, 사업, 봉사, 집행, 운영 등의 전부 또는 일부를 조사하는 것이라 할 수 있다.

■ 사업평가 및 검열기법 / 주경로기법(PERT/CPM) : Program Evaluation and Review Technique / Critical Path Method의 약자로서 전체 프로젝트를 효율적으로 관리할 수 있는 네트워크계획 및 통제기법이다. PERT란 사업의 실천단계를 계획할 때에 유용한 방법으로 집행계획을 일목요연하게 나타내는 방법이다. CPM은 미 듀퐁사의 M. Walker 등이 공장건설에 소요되는 시간과 비용의 효율성을 향상시킬 목적으로 개발한 것이다. 이러한 PERT와 CPM은 작업망 계획수립(network programming)에 가장 많이 활용하고 있다.

■ 제계분석(SA) : System Analysis의 약자로서 정책 결정권자에게 각종 사업의 경비와 그 가치에 관한 정확하고 신뢰할 만한 정보를 제공해 주고 평가할 수 있도록 하는 것이다.

■ 영기준예산(ZBB) : Zero-Based Budgeting의 약자로서 기업의 환경변화 혹은 목표변화가 있는 경우 전년도의 예산편성기준은 이미 적합성과 유용성을 상실하게 된다. 그러므로 당해 연도의 예산편성은 기준 0(zero base)에서부터 출발함으로써 원

가는 새로 계산되며, 따라서 전년도로부터의 변화만을 고찰하여 예산을 편성하는 일반적 경향으로부터 벗어나 편견을 줄일 수 있게 된다. 이와 같은 예산편성방법이 바로 영기준예산이다.

제 2 절 우리나라 보건행정의 변천사

질병과 보건의 역사는 인류문화 기원과 함께 시작하며 이러한 인류 보편적인 현상은 우리나라에 있어서도 예외는 아니었다. 우리나라 보건사와 관련된 최초의 언급은 고조선의 단군신화에 잘 나타나 있다. 「고기(古記)」라는 책에는 "환웅천왕이 태백산정의 신단수 아래 내려오셔서 신시(神市)를 배포하시고, 풍백·우사·운사들을 거느리시고 인명과 질병 등 오사(五事)를 주로 한 인간의 일 360여 가지를 다스리는 것"을 말하고 있다. 즉, 여기에서는 고대사회의 한 단면을 엿볼 수 있을 뿐만 아니라 질병이 매우 중요한 사실임을 알 수 있는 대목이다.

우리나라 보건행정의 역사는 그 이후 많은 변천을 거쳐왔다. 여기서는 크게 삼국시대 및 통일신라시대, 고려시대, 조선시대, 한일합방시대, 8·15 해방 후 미군정시대, 대한민국 정부수립 이후 등으로 구분하여 살펴보도록 한다.

1. 삼국시대 및 통일신라시대

삼국시대와 통일신라시대의 역병(전염병) 유행기록은 백제 온조왕 4년(B.C. 15년)의 첫 기록으로부터 통일신라 경문왕 10년(A.D. 870년)까지 20여 차례 나타나 있으며 삼국 모두 고르게 그 기록들이 보이고 있다.

삼국시대나 통일신라시대의 역병에 대한 대응은 거의 유사하였는데, 그것은 재이론(災異論)에 따른 대응과 무속적(巫俗的) 해결이었다. 전염병을 재이론으로 파악하여 역병의 발생이나 천재지변 등이 단순히 의술적인 측면에서 해결하는 것이 아니라 자연의 이상현상을 하늘의 예시로서 파악함으로써 정치적인 해결책을 모색하는 것으로 받아들여졌다. 또한 전염병은 전염병 귀신이 들러붙기 때문이라는 무속적 측면에서 대응하려고 하였다.

고구려는 시의(侍醫)라는 직제의 의사제도를 두어 왕족을 치료하였다. 그리고 문헌상으로는 평강왕 3년(A.D. 554년)에 중국 강남의 오(吳)나라 지총(知聰)이 내외전약서(內外典藥書) 등 164권의 책을 고구려에 전하고 일본에 귀화하였다는 것이 한의학 전래의 최초인 것으로 추정되는 부분이다.

백제는 약부(藥部)라는 관서를 두어 질병을 치료하고 약제 등을 조달하고 관장하도록 하였다. 또한 약부 외에 의박사(醫博士), 채약사(採藥師), 주금사(呪禁師), 약사주(藥使主) 등이 있었다. 의박사는 의학을 채약사는 약초를 주로 다루었을 것인데, 이는 의약이 분화되어 있음을 말해준다.

신라의 의사제도는 기록으로 잘 나타나 있지 않으나 전반적으로 고구려와 백제제도와 유사했을 것으로 추측된다.

통일신라시대에는 약전(藥典) 또는 보명사(保命司) 라는 의료행정을 담당하는 기관이 있었는데 이것은 경덕왕 때에 보명사로 개명되었다가 다시 약전으로 바뀌었다. 약전에는 왕실의 진료를 맡은 내공봉의사(內供奉醫師)와 의관인 공봉의사(供奉醫師)가 의료를 제공하였다. 한편, 통일신라시대에는 의료전문교육이 이루어졌는데 효소왕 원년에 처음으로 설치되었고 박사 2명이 본초경, 갑을경, 맥경, 명당경, 난경 등을 교육하였다.

또한 의료제도 외에 고구려의 진대법(賑貸法)과 같은 구료(救療)제도가 있었다.

2. 고려시대

고려시대는 전염병의 유행이 극심하였다. 전염병의 유행에 관한 기록이 20여 차례에 걸쳐 나타나 있다. "시체가 길거리에 가득 찼다."는 등의 말이 전염병의 피해가 참혹했음을 잘 보여주고 있다. 전염병에 대한 대응은 통일신라시대의 재이론(災異論)에서 크게 벗어나지 못하였다. 따라서 전염병 대책도 단순히 의학적 측면에 그치는 것이 아니고 정치적 차원에서 이루어졌으며 무속이라는 초자연적이고 관념적인 힘에 의존할 수밖에 없었다.

그러나 통일신라시대까지는 전염병 유행시 의원(醫員)을 파견했다거나 약제를 보냈다는 기록은 없으나, 고려시대에는 의원을 파견했다는 기록이 나타나 있는 것으로 보아 그만큼 의료가 보다 조직화되어 있었음을 알 수 있다.

고려시대의 의료제도를 보면 중앙에는 의약행정을 총괄하는 태의감(太醫監) 이외에 한림원(翰林院)이 있었고, 서민(庶民)의 구료사업을 담당한 제위보, 동서대비원, 혜민국 등이 있었다. 궁중에는 왕실의료를 담당하는 상약국(尙藥局)이 있었다.

이 시대의 의학교육은 중앙과 서경에 의학원을 두고, 지방에는 의학박사를 두어 의학을 학습하게 하였으며, 공양왕 원년에 의학이 십학(十學) 중의 하나로서 대의감, 즉 전의사(典醫寺)에 예속되었다. 과거제도는 광종 10년에 제조, 명경 등과 같이 실시되었고 인종 14년에는 고시방법을 의업식(醫業式), 주금식(呪禁式)으로 나누어 시행하였다.

3. 조선시대

조선시대에는 장티푸스, 천연두, 성홍열, 콜레라 등 수많은 종류의 전염병이 유행함에 따라 이것이 가장 중요한 건강문제로 여겨졌고 그 피해도 막대하였다. 조선시대 전염병에 대한 대응은 고려시대와 특별한 차이는 없었으나 이 시대에는 의학적 예방방법과 과학적인 전염병 차단방법이 비교적 엄격하게 시행되었다.

조선시대의 의료제도를 보면 중앙의료기관으로는 내의원(內醫院), 전의감(典醫監), 제생원(濟生院), 혜민국(惠民局, 후에 서민서로 됨.), 동서대비원(후에 활인서로 됨.), 종약색(種藥色) 등과 각 관공서에 배속된 의무관 제도가 있었다. 지방의료기관으로는 심약(審藥), 의학교유(醫學敎諭 : 의학교수관), 의학생도 및 지방의 관서에 배치된 의무관 등이 있었다.

내의원에서는 왕실의 의료를, 전의감에서는 보건행정(일반의료행정 및 의과고시)을 담당하였고, 서민의 구료사업은 혜민서에서, 활인서에서는 전염병 환자의 치료 및 구호를 담당하였다.

조선말 실학사상에 대한 관심과 더불어 이익, 박지원, 정약용 등에 의해 서양의학이 일부 소개되었으나 당시 서학 배척의 정치적, 사회적 풍토 때문에 계속되지 못하였다. 조선말 보건의료사에 종두법의 의미는 큰 의의를 가지는데 지석영은 1880년 직접 2차 수신사 일행으로 일본에 가서 종두법을 익혔으며 조선에 돌아와 우두신설(牛痘新說)을 지어 우두법 보급에 크게 노력하였다.

조선후기 선교사에 의한 보건의료사업을 살펴보면 갑신정변과 그로 인한 광혜원

(廣惠院)의 설립이 가장 획기적인 사건이었다. 미국의 의료선교사인 Dr. Allen이 1885년 왕립병원인 광혜원(廣惠院)을 건립하게 하여 현대의술을 도입한 것이다. 광혜원은 설립된 해(고종 22년)에 제중원(濟衆院)으로 개칭되었다.

이 시기의 공중보건사업으로는 1894년 「콜레라 소독 규칙」, 「종두규칙」 등을 시작으로 하여 1899년 「각종 지방 종두규칙」, 「전염병 예방규칙」, 「콜레라 예방규칙」 등이 공포되기도 하였다.

또한 조선말 민중의 개혁의지가 보건의료 분야에도 나타나 보건의료업무 소관이 몇 차례 바뀌는 관제개편이 있었다. 1894년(고종 31년) 위생국이 1905년에는 위생과로 1908년에서는 다시 위생국으로 환원되었으며 위생국 산하에 보건과와 의무과를 두었다.

4. 한일합방시대

1910년 구축된 일제의 보건의료제도의 구조는 일제강점 35년 동안 거의 변화가 없었고 감시와 단속 일변도의 강압적인 정책이 계속되었다. 조선총독부는 1910년 9월에 경성에 경무총감부를 설치하여 경찰사무를 총괄하였는데, 그 산하의 경찰국에는 경무과, 보안과, 도서과 및 위생과를 두었으며, 각 도에도 위생과를 두어 공중위생업무, 의사·치과의사·약제사 등의 면허업무, 병원 및 의약품의 관리업무를 수행하도록 하였다.

1911년 8월에는 내부 위생국을 폐지하고 모든 위생업무는 경무총감부 위생과로 일원화시켰다.

이 시기의 공중보건 사업으로는 주로 검역, 예방접종, 발병자 색출, 격리, 도로청소, 오물수거, 수도사업 등과 같은 환경위생 사업 등을 시행하였다.

인구 10만 명당 의료인력의 비율을 보면, 1918년 8.3명으로 일본의 82.9명의 1/10 정도밖에 되지 않았다. 일제하의 병원은 그 운영 주체에 따라 조선총독부에서 직접 운영하는 관립병원, 각 도 및 지방에서 운영하는 공립병원, 기타 민간에서 운영하는 사립의원들이 있었다.

5. 8·15 해방 후 미군정시대

1945년 8월 15일 해방과 함께 35년간의 조선총독부 경찰행정은 종식되고, 같은 해 9월 24일 미군정장관은 미국 육군사령부정청 법령 제1호로 위생국 설치에 관한 건에 의해 위생국을 설치하였다.

그러나 같은 해 10월 27일에 공포한 미군정 법령 제18호에 의하여 위생국을 보건 후생국으로 개칭하고 그 의무, 직무 및 조직을 확대하였다. 또한 11월 7일에는 미군 정 법령 제25호를 공포하여 각 도에 보건후생국을 설치하도록 하였다.

1946년 3월 29일에는 미군정 법령 제64호에 의하여 보건후생국을 보건후생부 (Department of Public Health and Welfare)로 개칭하였고 내부조직으로 총무국, 법제 재무국, 의무국, 간호사업국, 통계국, 수의국, 예방의학국, 위생국, 약무국, 후생국, 조사분석국, 부녀국, 치무국, 연구국, 구호국 등 15개 국 47개 과를 두었다. 그 이후 1947년 6월에 미군정이 끝이 나고 남한 과도정부가 수립되면서 보건후생부의 15개 국은 의무국, 약무국, 예방의학국, 후생국, 조사분석국, 부녀국 등의 6개국으로 축소 되었으며, 직원수도 560명에서 200명으로 줄어들었다.

6. 대한민국 정부수립 이후

우리나라 헌법이 1948년 7월 17일 제정 공포되어 같은 해 8월 15일 대한민국 정 부가 수립되었다. 같은 해 11월 4일 미군정청 당시의 보건후생부와 노동부는 없어 지고 사회부가 신설되었고 보건행정의 모든 업무는 사회부에 속하게 되었다. 사회 부 조직은 노동국, 후생국, 부녀국, 주택국, 보건국 등 5개 국으로 구성되었으며 보 건국에는 의무과, 보건과, 약무과, 방역과, 한방과, 간호사업과 등 6개 과를 두었다.

1949년 7월 29일에는 사회부의 보건국이 보건부로 독립되었으며, 보건부에는 의 정국, 약정국, 방역국 등 3국 11과를 두었다.

정부조직 개편 때마다 보건부 존폐에 대한 논의가 계속되던 시점에서 1955년 2월 17일 보건사회부 직제(대통령령 제1004호)에 의하여 보건부와 사회부가 통합되어 보건사회부가 되었으며 의정국, 방역국, 약정국, 구호국, 부녀국, 노동국 등 6국 22 과를 두었다.

그 후 1963년 8월 31일 보건사회부 내의 노동국을 폐지하고 보건사회부 외청으로 노동청을 신설하였으며 1980년에는 환경관리관실을 폐지하고 환경청을 보건사회부의 외청으로 신설함으로써 2개의 외청이 설치되었다. 정부조직 개편에 따라 노동청은 1981년 노동부로 승격되었고, 환경청은 1989년 환경처로, 1994년 환경부로 2회 승격되었다.

1991년 3월 보건소법이 전면 개정되었고 1994년 12월 23일 보건사회부를 현재의 보건복지부(Department of Health and Welfare)로 개편하면서 1국 2과를 축소시켜 2실·5국·30과를 두었다. 그리고 1998년 2월 28일 정부조직법의 개편에 따라 보건복지부 직제가 직능중심에서 기능중심으로 바뀜으로써 2실 5국 30과에서 2실 4국 27과로 개편되었으며, 식품 및 의약품의 안전관리에 대한 중요성이 인식되어 보건복지부 외청으로 1996년 4월에 신설된 식품의약품안전본부가 식품의약품안전청으로 승격되었다.

1999년 5월 24일(대통령령 제16356호 및 보건복지부령 제112호) 조직축소 개편에 따라 기술협력관을 폐지하되 그 업무 중 보건복지분야 국제협력관계에 관한 장기계획의 수립 등에 관한 업무를 기획관리실로 이관시켜 기획관리실 내에 국제협력담당관을 두었다. 또한 보건자원관리국이 폐지되고 그 업무 중 의료시설 확충에 관한 종합계획의 수립 등에 관한 업무를 보건정책국으로 이관시켜 현재에는 2실 3국 24과로 운영되고 있다.

제 3 절 우리나라 보건행정조직 및 기능

1. 중앙보건행정조직

우리나라의 중앙보건행정조직으로는 보건복지부가 있다. 보건복지부는 보건·식품·의정·약정·사회복지·공적부조·의료보험·국민연금 및 가정복지에 관한 사무를 관장하는 부서로서 동 업무에 대한 종합적이고 체계적인 정책을 개발 수립하여 국민의 삶의 질 향상을 도모하고 봉사하는 것을 주요 임무로 하고 있다. 여기에는 기획관리실, 사회복지정책실의 2실과 보건정책국, 보건증진국, 연금보험국의 3국

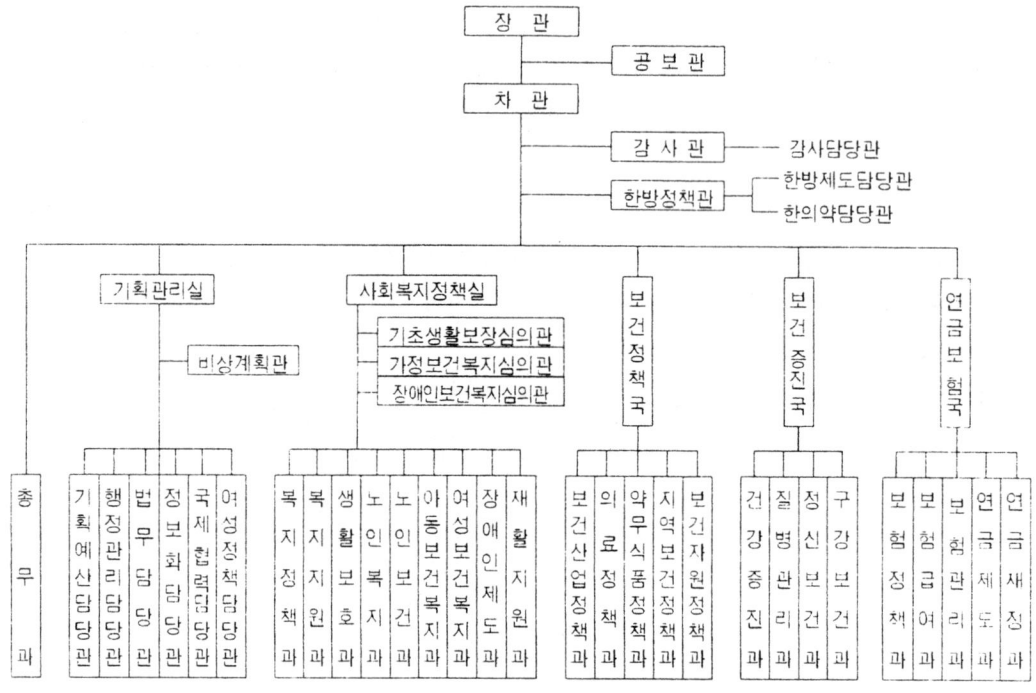

◇ 그림 10-1   보건복지부 기구표(2000. 8. 현재) ◇

을 두고 있다. 그리고 보건복지부장관 아래에 공보관을 두고, 차관 아래에 감사관·
한방정책관을 두고 있다.

사회복지정책실에 기초생활보장심의관, 가정보건복지심의관, 장애인보건복지심의
관을 두고 그 밑에 복지정책과·복지지원과·생활보호과·노인복지과·노인보건과·
아동보건복지과·여성보건복지과·장애인제도과·재활지원과를 두며, 보건정책국에
는 보건산업정책과·의료정책과·약무식품정책과·지역보건정책과·보건자원정책
과를 두고, 보건증진국에는 건강증진과·질병관리과·정신보건과·구강보건과를 두
고, 연금보험국에는 보험정책과·보험급여과·보험관리과·연금제도과·연금재정과
를 둔다. 보건복지부 내부 직제는 그림 10-1과 같으며 주요 업무를 살펴보면 다음
과 같다(2000. 8. 현재)

1) 공보관

■ 공보사무에 관한 계획의 수립

■보건복지부의 시책과 그 실적의 홍보
■공보자료의 작성·발표 및 관리
■공보간행물, 영화, 사진, 기타 자료의 수집·제작에 관한 총괄 및 조정
■방송, 신문기사 분석 및 보고
■기타 공보활동에 관한 사항

2) 감사관

■보건복지부 소속기관 및 산하단체에 대한 감사
■감사원 등 다른 기관에 의한 감사결과의 처리
■시·도 등 지방자치단체에 대한 감사
■사정업무 및 복지옴부즈맨에 관한 사항
■공직자 재산등록 및 심사업무
■진정 및 비위사항의 조사·처리
■이첩된 민원처리에 관한 업무
■민원업무의 지도·감독
■취약시설 등 안전관리 점검
■감사에 관한 통계의 유지 및 비위사항에 관한 요인분석

3) 한방정책관

한방정책관은 한방업무에 관하여 차관을 보좌하는 역할을 하며, 그 밑에 한방제도담당관 및 한의약담당관 각 1인을 둔다.

(1) 한방제도담당관
■한방의료 관련 장·단기 정책의 수립 및 조정
■한방의료의 연구·개발 및 지원
■한방의료관련 법령 및 제도의 개선
■한방의료 인력의 양성·수급 및 지도
■한방의료관련 조사·연구 및 홍보
■한방의료관련 법인 및 단체의 지원·육성

■ 한방의료 국제교류협력 및 국제행사에 관한 업무
■ 한국한의학연구원과 각종 사업추진 협조 및 지원
■ 한방의료관련 인력 및 기관에 대한 행정처분 및 행정소송사무
■ 한방의료기관 지원·육성 및 지도에 관한 사항

(2) 한의약담당관
■ 한의약관련 장·단기 정책의 수립 및 조정
■ 한의약관련 법령 등의 제·개정
■ 한의약관련 인력(한약사, 한약업사, 한약도매상)의 수급 및 양성
■ 한약재의 품질 및 유통관리제도 개발
■ 한약재의 수급조절 및 모니터링 사업
■ CITES(멸종위기동식물보호협약)관련 정책조정에 관한 사항
■ 한약의 연구개발 및 한약처방의 표준화
■ 한약에 관한 기술보급·교육 및 한의약관련 대외협력 지원
■ 한약관련 법인·단체의 지원 및 육성
■ 한약사에 대한 지도·감독, 행정처분 및 행정소송

4) 기획관리실

   기획관리실에는 기획관리실장 1인과 실장 아래에 비상계획관 1인을 둔다. 그리고 기획관리실 내에 기획예산담당관·행정관리담당관·법무담당관·정보화담당관·국제협력담당관·여성정책담당관을 둔다.

(1) 비상계획관
■ 국가비상사태에 대비한 계획의 수립 및 조정
■ 정부비상훈련 등의 업무
■ 직장예비군 및 민방위대의 관리

(2) 기획예산담당관
■ 각종 정책과 계획의 수립·종합 및 조정
■ 세입·세출 예산의 편성 및 예산의 배정

■국회 국정감사 지원 및 사후관리

(3) 행정관리담당관

■행정사무 혁신 및 제안제도 운영

■산하단체의 조직 및 정원관리 업무

■주요업무 시행계획 수립 및 심사평가·조정

■규제개혁 및 완화 등 행정제도 개선에 관한 업무

(4) 법무담당관

■법령안, 훈령안, 예규안 및 고시안 둥의 심사

■행정심판에 관한 업무

■소송사무의 총괄 및 수행의 협조

■법규집의 편찬 및 발간

(5) 정보화담당관

■보건복지 행정정보화 업무

■보건복지통계기획 및 조정업무

■정보화개발운영 및 정보화교육지원 업무

(6) 국제협력담당관

■보건복지분야의 국제협력에 관한 장·단기계획의 수립·조정 및 시행

■보건복지분야의 국제기구 및 외국정부와의 협력

■보건복지분야 대외통상에 관한 장·단기 계획의 수립 및 총괄·조정

(7) 여성정책담당관

■보건복지관련 여성정책 기본계획의 수립 및 조정

■보건복지관련 여성정책 개발

■여성사회교육 관련 조사·연구 및 정보 DB 구축

■여성단체 조직 및 활동의 활성화 지원

■여성사회참여 확대 및 고충처리 업무

5) 사회복지정책실

사회복지정책실에는 실장 1인과 실장 밑에 기초생활보장심의관, 가정보건복지심의관, 장애인보건복지심의관을 두고 있다. 그리고 기초생활보장심의관 아래에 복지정책과·복지지원과·생활보호과의 3과를 두고, 가정보건복지심의관 아래에 노인복지과·노인보건과·아동보건복지과·여성보건복지과의 4과를 두며, 장애인보건복지심의관 아래에 장애인제도과·재활지원과의 2과를 두고 있다.

(1) 복지정책과
■ 사회복지정책에 관한 총괄적인 계획 및 관리
■ 사회복지사업법의 운영 및 사회복지관련 부서와의 업무 협조
■ 사회복지제도별 프로그램 개발 및 연구
■ 사회복지조사 및 사회복지전문요원의 육성 등

(2) 복지지원과
■ 민간복지자원의 개발·육성
■ 사회복지관련 법인·단체 및 사회복지관 지원·육성
■ 사회복지공동모금 관련 업무
■ 재해구호업무

(3) 생활보호과
■ 생활보호사업의 종합계획 수립 및 조정
■ 자활지원사업 종합계획 수립 및 조정
■ 난민구호, 지원 및 의사상자 보호업무

(4) 노인복지과
■ 가정복지행정의 종합계획 수립 및 조정
■ 건전가족제도의 유지발전 관련업무
■ 노인복지에 관한 종합계획의 수립 및 조정
■ 노인의 소득보장 및 취업기회 확충업무

(5) 노인보건과

■노인보건정책에 관한 종합계획의 수립 및 조정

■노인건강진단 등 노인보건예방사업

■치매·중풍 등 중증질환노인 지원대책의 수립 및 조정

■재가노인보건복지사업의 개발 및 재가노인복지시설 지원·육성

(6) 아동보건복지과

■아동보건복지행정의 종합계획 수립 및 조정

■아동의 건전육성 업무

■불우아동 보호업무

■보육행정의 종합계획 수립 및 조정

(7) 여성보건복지과

■여성보건복지행정의 종합계획 수립·조정

■저소득 모·부자가정 보호를 위한 계획 수립

■윤락행위 등 방지업무

■가정폭력 방지 및 피해자 보호

■인구 및 가족계획사업의 종합계획 수립

■모자보건사업계획 수립·평가

(8) 장애인제도과

■장애인 복지행정에 관한 종합계획의 수립 및 조정

■장애인 복지관련 법령의 제·개정 및 제도의 개선

■장애인 생활시설·직업재활시설 등 장애인복지시설의 지원·육성

(9) 재활지원과

■장애인 편의시설에 관한 종합계획의 수립·조정

■장애인 지역사회 재활시설의 운영 지원

■장애인 유형별 재활프로그램의 개발 및 지원

■재활전문요원 양성 및 관리

6) 보건정책국

보건정책국에는 보건산업정책과, 의료정책과, 약무식품정책과, 지역보건정책과, 보건자원정책과의 5과를 두며 다음과 같이 세부업무가 분장되어 있다.

(1) 보건산업정책과
- 보건의료 등 관련분야 중·장기 발전계획의 수립 총괄
- 보건의료정책과 의료보험정책의 조정 및 협조
- 보건의료기술 연구개발사업의 수행에 관한 업무
- 보건의료산업에 관한 통상 및 대외 협력

(2) 의료정책과
- 의료정책에 관한 종합계획의 수립 및 조정
- 의료시장 개방에 관한 업무
- 의료관련법령의 제·개정 및 질의회신
- 지정진료 등의 의료제도 개발 및 운영
- 의료수가 및 의료기술에 관한 조사·연구
- 장기이식관리
- 의료의 질관리제도의 수립 및 평가

(3) 약무식품정책과
- 약무정책에 관한 종합계획의 수립 및 조정
- 의약분업에 관한 업무
- 의약품 등의 유통·가격관련 업무
- 식품위생정책에 관한 종합계획의 수립 및 조정
- 식품위생에 관한 조사·연구 및 홍보
- 식품진흥기금 운용계획의 수립

(4) 지역보건정책과
- 보건소·보건지소 및 보건진료소 업무
- 지역보건의료사업의 종합계획 수립

■공중보건의 및 장학제도 운영
■1차 보건의료사업에 관한 종합계획의 수립 및 조정
■방문보건사업 및 병원중심 가정간호사업

(5) 보건자원정책과
■보건의료인력 수급정책 수립·조정
■전공의 수련 및 전문의 자격 인정관리 및 제도 개선
■보건의료인력 국가시험시행계획 조정 및 운영·지원
■의료시설 확충 및 기능보강에 관한 종합계획의 수립 및 조정
■국립병원의 발전방향 수립 및 운영 평가
■응급의료체계 구축 및 제도관리업무
■혈액수급관리정책 수립 및 조정
■고가특수의료장비의 설치·승인 및 의료용 방사선 장비의 안전관리
■의료분쟁의 조정에 관한 사항

7) 보건증진국

　보건증진국에는 건강증진과, 질병관리과, 정신보건과, 구강보건과의 4과를 두며 다음과 같이 세부업무가 분장되어 있다.

(1) 건강증진과
■보건증진 행정의 종합계획 수립 및 조정
■국민건강증진사업에 관한 종합계획의 수립 및 조정
■보건교육에 관한 종합계획의 수립 및 조정
■국민건강증진기금 조성 및 적립금 운용
■국민영양에 관한 종합계획의 수립 및 조정
■기생충질환관리의 종합계획 수립 및 조정
■공중위생정책에 관한 종합계획 수립·조정

(2) 질병관리과
■감염질환관련 정책의 종합적인 조정업무

■암질환 등 만성퇴행성질환 관리에 관한 종합계획의 수립 및 조정
■암센터의 건립 및 운영
■희귀질환 및 기타 비전염성질환의 예방 및 관리

(3) 정신보건과
■정신보건사업에 관한 종합계획의 수립 및 조정
■지역사회정신보건사업의 수립·조정 및 평가
■정신보건시설의 운영지원 및 육성
■마약·알코올 및 약물중독 등에 관한 예방 및 관리
■중앙정신보건심의위원회의 운영
■국·공립정신병원 운영 지도 및 민간정신의료기관에 대한 지원·육성

(4) 구강보건과
■구강보건정책의 계획 수립·시행
■구강보건의 교육·홍보 및 조사·연구
■수돗물불소화사업의 계획수립 및 시행
■지역사회구강보건사업의 조정 및 평가

8) 연금보험국

연금보험국에는 보험정책과, 보험급여과, 보험관리과, 연금제도과, 연금재정과의 5
과를 두며 다음과 같이 세부업무가 분장되어 있다.

(1) 보험정책과
■의료보험제도에 관한 조사·연구 및 종합계획의 수립·조정
■의료보험관련법령의 제·개정 및 질의회신
■의료보험 재정운영 및 종합계획 수립
■의료보험피보험자 및 피부양자의 자격관리
■의료보험조합의 경영평가

(2) 보험급여과
■의료보험요양급여기준 및 진료수가기준의 수립 및 조정

- 요양급여 및 분만급여 비용의 본인일부부담기준의 수립 및 조정
- 의료보험진료수가 및 약제비 산정기준 조정
- 의료보험약가 산정기준 수립 및 조정
- 의료보험진료비의 청구·심사 및 지급기준 수립 및 개선
- 의료보험수가구조개편사업
- 종합전문요양기관·전문요양기관 인정 및 관리

(3) 보험관리과
- 의료보험요양기관의 업무정지 또는 과징금 부과 징수
- 의료보험급여의 사전·사후관리 및 의료보험급여 재심사
- 의료보험요양기관에 대한 조사 및 보고
- 의료보호제도의 수립 및 조정
- 의료보호 진료기관에 대한 사전·사후관리
- 의료보호 진료수가의 조정
- 의료보호 진료비 청구·심사지급기준 수립 및 개선

(4) 연금제도과
- 국민연금제도의 개선 및 종합계획의 수립 및 조정
- 국민연금관련법령의 제·개정 총괄 및 질의회신
- 국민연금보험료의 부과 및 징수관리
- 국민연금가입자 및 수급권자의 자격관리
- 국민연금업무의 정보화추진계획의 수립 및 시행

(5) 연금재정과
- 국민연금기금운용계획의 수립 및 조정
- 국민연금기금의 증식·운용 및 결과분석
- 국민연금재정의 수지추계
- 국민연금급여기준의 수립 및 조정
- 국민연금복지사업계획의 수립 및 시행

2. 식품의약품안전청

식품 · 의약품의 안전관리는 국민들의 삶의 질과 직결되므로 국민들이 식품 · 의약품을 마음놓고 사용할 수 있도록 식품 · 의약품에 대한 안전성 관리를 강화하기 위하여 보건복지부장관 소속하에 중앙행정기관으로 식품의약품안전청(Korea Food & Drug Administration)이 1998년 2월 28일 정부조직 개편에 따라 신설되었다.

식품의약품안전청은 보건복지부 소속기관이던 식품의약품안전본부 및 6개 지방식품의약품청(서울, 부산, 대구, 경인, 광주, 대전)과 그 정원 711명을 이체받고, 보건복지부 본부 정원 39명을 이체받아 보건복지부차관급 외청으로 설립된 것이다.

식품의약품안전청에는 식품 · 의약품 등의 안전관리업무와 시험 · 검정 · 연구업무를 효율적으로 수행할 수 있도록 청장 아래에 공보담당관을 두고 차장 아래에 총무과 · 기획관리관 · 식품안전국 · 의약품안전국 및 안전평가관을 둔다. 기획관리관 아래에 기획담당관실 · 행정법무담당관실 · 정보화담당관실이 있고, 식품안전국 아래에 식품안전과 · 식품관리과 · 식품유통과가 있다. 또한 의약품안전국 밑에 의약품안전과 · 의약품관리과 · 마약관리과 · 의료기기과의 4과가 있고, 안전평가관 아래에 식품평가부 · 식품첨가물평가부 · 의약품평가부 · 생약평가부 · 생물학평가부 · 의료기기평가부의 6부를 두고 있다.

그리고 식품의약품안전청의 소속기관으로는 식품 · 의약품안전관리업무의 효율적 수행과 독성에 관한 시험 · 연구업무를 관장하기 위하여 국립독성연구소와 6개 지방식품의약품안전청을 두고 있다.

3. 보건복지부 소속기관

1998년 2월 28일 정부조직 개편 이전에는 보건복지부 산하에 33개 소속기관이 있었으나, 식품의약품안전본부 및 6개 지방식품의약품청이 신설된 식품의약품안전청(KFDA)으로 이체됨으로써 총 26개 소속기관으로 개편되었다. 그리고 1998년 12월 31일(보건복지부령 제91호) 보건복지부 소속기관이었던 국립사회복지연수원이 폐지됨에 따라 동 연수원의 과 단위기구에 관한 규정을 삭제하고, 사회복지요원의 교육훈련기능을 국립보건원 훈련부로 이관하였다. 현재 보건복지부 소속기관에는 국립의료원, 국립보건원, 국립재활원, 국립소록도병원, 국립정신병원(5개: 서울, 나주, 부

곡, 춘천, 공주), 국립결핵병원(2개: 마산, 목포), 국립망향의동산관리소, 국립검역소
(13개) 등 총 25개 소속기관이 운영되고 있다.

- ■국립의료원 : 국립의료수준과 의료기술수준의 향상을 위한 조사연구, 진료, 의료요
  원의 훈련, 환자 영양에 관한 사항을 관장한다.
- ■국립보건원 : 국민보건향상과 보건행정의 발전을 위한 보건요원의 훈련, 방역약품
  의 생산과 연구, 의약품 및 식품의 품질관리와 연구평가, 전염병 예방에 필요한
  조사연구 평가, 의료 및 약사에 관한 시험과 방사선 보건사업, 사회복지요원의 교
  육훈련기능 등의 업무를 수행한다.
- ■국립재활원 : 장애인의 복지증진을 위한 진료, 상담지도, 재활훈련, 재활전문요원의
  훈련 등의 업무를 수행한다.
- ■국립소록도병원 : 나환자의 수용, 보호, 진료, 교도 및 자활 정착을 위한 직업보도
  와 나병에 관한 연구 등의 업무를 수행한다.
- ■국립정신병원 : 정신과 환자의 진료, 조사, 연구 및 정신과 의료요원의 훈련에 관
  한 사항을 관장하며, 국립서울정신병원·국립나주정신병원·국립부곡정신병원·
  국립춘천정신병원·국립공주정신병원의 5개가 있다.
- ■국립결핵병원 : 결핵환자의 치료 및 요양에 대한 업무를 수행하며, 국립마산결핵병
  원과 국립목포결핵병원의 2개가 있다.
- ■국립망향의동산관리소 : 해외동포의 유해안장을 위한 주선 및 합동위령제에 대한
  업무를 수행한다.
- ■국립검역소 : 전염병의 국내 유입과 국외 전파를 방지하는 업무를 관장한다. 현재
  13개(서울, 부산, 인천, 군산, 목포, 여수, 마산, 김해, 통영, 울산, 포항, 동해, 제
  주) 검역소가 있다.

4. 지방보건행정조직

우리나라 중앙보건행정조직으로는 보건복지부가 주된 역할을 하고 있는 반면, 지
방보건행정조직은 시·도간에 다소 차이는 있으나 행정자치부 산하에 소속되어 있
는 형태이다. 서울특별시는 보건사회국 안에 보건위생과, 의약과, 사회과, 복지과,
부녀·청소년과를 두고 있다.

1) 시 · 도 보건행정조직

시 · 도 보건행정조직은 지역사회주민과 가장 많은 접촉을 하는 일선 보건담당기관으로 보건소를 두고 있다.

(1) 보건소

보건소의 역사를 먼저 살펴보면 보건소(health center)라는 말은 영국에서 사용하기 시작하였으며 각 나라마다 다른 형태를 취하고 있다.

보건소 활동의 시작은 1859년 영국의 Liverpool시에서 W. Rathbone이 보건간호사업과 가정방문사업을 계획하여 1862년에 Liverpool시를 18개 지역구로 나누어 각 구에 방문간호원을 1명씩 배치하여 모자보건상담과 보건지도를 시작한 것이 처음이다. 1887년에 영국 Edinburgh에 Phillp이 건강상담소를 설치하여 결핵관리와 영유아 사망에 대비하였고, 1890년에 프랑스 Nancy에 Herrgot는 영아 개인 건강상담소를 설치하였으며, 1901년에 프랑스 Lell에 Calmette는 결핵상담소를 설치하고 가정방문사업을 하였다.

1920년에 들어와서 영국의 도우슨 위원회(Dawson Committee)에 의해 최초로 현대적 의미의 보건소 개념이 제창되었으며, 미국에서는 보건기술자를 양성하기 시작하였으며, 독일에서는 보건소의 활동으로 영아사망률이 저하되어 서구 각국에 급속하게 보급되기 시작하였다.

(2) 보건요원

보건요원제도는 지역 내에 존재하는 질병의 치료 및 예방활동 등을 담당하게 함으로써 지역사회의 보건관리를 수행해 나가는 제도를 말한다. 다시 말해 의료비의 절감, 의사수의 부족 및 지역적 불균형 등으로 균형 있는 보건의료관리를 수행할 수 없을 때, Medex(Medical Expender), 지역보조간호사(Nurse Practitioner), 준의사(Feldsher), 마을보건요원(Village Health Worker), 가정방문간호요원(Home Visiting Health Worker) 등의 보건요원제도를 활용하여 지역 및 지방보건사업의 역할 수행을 위한 제도이다.

2) 우리나라의 보건소

우리나라는 1946년 10월에 서울에 시범보건소가 설치된 것이 최초의 보건소이다.

그 이후 1949년에 국립중앙보건소의 직제가 마련되었고 1959년에는 국립보건원으로 발족하게 되었다. 그리고 우리나라에 처음으로 보건소법이 공포된 것은 1956년 12월 13일이었으나 1962년 9월 24일에 새로운 보건소법이 제정되어 시·군에 189개의 보건소를 설치하였다.

보건소 설치기준은 시·군·구 단위로 1개소씩 설치하도록 하였다. 보건소법 시행령 제정 당시에는(1976. 4. 5.) 20만 명을 초과하는 시·군·구에 있어서는 그 초과인구 10만 명마다 1개소의 비율로 증설할 수 있도록 규정하고 있었으나 실질적으로 증설된 경우는 없었으며 1991년 10월 8일 개정에서 이 조항이 삭제되었다. 그리고 보건소 업무수행을 위하여 필요하다고 인정될 경우는 읍·면마다 보건지소(sub health center)를 설치할 수 있도록 규정하고 있다. 보건지소는 지역보건법 제10조와 동법 시행령 제8조의 규정에 따라 보건예방서비스 및 보건사상을 주민에게 계도하고 무의면을 해소한다는 취지하에 설치되어 왔다.

그리고 농어촌 등 보건의료를 위한 특별조치법에 의하여 의료취약지역에 1차 보건의료업무를 담당하도록 보건진료소(primary health care post)를 설치하도록 하였다. 보건진료소에는 보건진료원이 배치되어 근무하고 있는데, 보건진료원의 자격은 일반 간호사가 6개월 정도 직무교육을 받아 자격을 취득하면 된다. 또한 군지역 일부 지역에 임산부 및 영유아 관리 등 모자보건사업을 강화하기 위하여 모자보건센터를 설치하여 보건소와 통합 운영되고 있다. 보건복지부에서 발행하는 1999년 보건복지 통계연보에 따르면 1998년 보건소 243개, 보건지소 1,266개, 보건진료소 1,941개가 운영중이다.

우리나라 보건소의 직제를 살펴보면 보건행정기관의 일선조직으로서 대통령령(지역보건법 시행령)이 정하는 기준에 따라 지방자치단체의 조례로 설치하도록 되어 있어 전국적으로 일치된 조직은 없으나, 일반적으로 대도시형, 중도시형, 농촌형 등으로 구분하여 대도시형은 보건소장 아래에 보건지도과·방역과·의약과가 있으며, 중소도시형에는 보건소장 아래에 사무장이 있고 보건행정계·예방의약계·가족보건계·검사계가 있으며, 농촌형에는 보건행정계·예방의약계·가족보건계가 있다.

보건소의 설치목적은 보건행정의 합리적인 운영과 국민보건의 향상 및 증진을 도모하기 위한 것으로서 그 목적을 달성하기 위하여 다음과 같은 업무를 관장하도록 규정하고 있다(지역보건법 제9조).

■국민건강증진·보건교육·구강건강 및 영양개선사업

- 전염병의 예방·관리 및 진료
- 모자보건 및 가족계획사업
- 노인보건사업
- 공중위생 및 식품위생
- 의료인 및 의료기관에 대한 지도 등에 관한 사항
- 의료기사·의무기록사 및 안경사에 대한 지도 등에 관한 사항
- 응급의료에 관한 사항
- 농어촌 등 보건의료를 위한 특별조치법에 의한 공중보건의사·보건진료원 및 보건진료소에 대한 지도 등에 관한 사항
- 약사에 관한 사항과 마약·향정신성 의약품의 관리에 관한 사항
- 정신보건에 관한 사항
- 가정·사회복지시설 등을 방문하여 행하는 보건의료사업
- 지역주민에 대한 진료, 건강진단 및 만성퇴행성질환 등의 질병관리에 관한 사항
- 보건에 관한 실험 또는 검사에 관한 사항
- 장애인의 재활사업 기타 보건복지부령이 정하는 사회복지사업
- 기타 지역주민의 보건의료의 향상·증진 및 이를 위한 연구 등에 관한 사업

제4절 사회보장 및 의료보장

1. 사회보장

1) 사회보장의 개념 및 역사

사회보장(social security)에 대한 의미는 역사적·사회적 배경과 시대 및 나라에 따라 그 의미와 개념이 여러 가지로 달리 해석될 수 있다. social security라는 용어가 공식적인 법률용어로서 처음 제시된 것은 1935년 미국의 사회보장법(Social Security Act)이 제정되면서부터이다.

사회보장의 개념을 명확히 하기 위하여 Social Security에 대한 어원을 살펴볼 필요가 있다. 사회보장, 즉 Social Security에서 Security의 어원은 라틴어의 se(=without, 해방)+cura(=care, 근심)에서 나온 것이며, 이것은 '불안을 없게 한다'는 의미이다. 즉, 사회보장의 기본이념은 모든 국민을 경제적 빈곤과 질병으로부터 해방시킴으로써 국민생존권을 보장하는 데 있다.

1942년 비버리지(W. Beveridge)는 영국 정부에 대한 보고서에서 "사회보장이란 실업·질병 혹은 재해에 의하여 수입이 중단된 경우에 대처하기 위해서, 또한 노령에 의한 퇴직이나 본인 이외의 사망에 의한 부양의 상실에 대비하기 위하여, 또한 출생·사망·결혼 등과 관련한 특별한 지출을 감당하기 위한 소득의 보장을 의미한다."라고 정의하고 있다.

한편 국제노동기구(ILO)에서는 "사회보장이란 사회구성원이 봉착하게 될 특정한 위험에 대하여 원인여하를 막론하고 궁핍에서 그 생활을 보호하기 위하여 소속사회가 일정한 기관을 통해서 부양성을 띤 급여를 제공하는 것이다"라고 정의하고 있다.

그리고 우리나라의 사회보장에 관한 법률(1963. 11. 5. 법률 제1437호)의 제2조에서 사회보장은 "사회보험에 의한 제 급여와 무상으로 행하는 공적부조를 말한다."라고 규정함으로써 사회보장의 범위를 사회보험과 공적부조의 두 가지 제도의 결합으로 표현하고 있다.

이렇듯 사회보장의 의미는 각 시대나 사회에 있어서 각기 상이하게 규정되고 있음을 알 수 있다. 오늘날 대부분의 국가들은 사회보장이란 국가의 책임하에 국민 모

◇ 표 10-1 각국의 사회보장제도 실시연도 ◇

실시연도	국 가	실시연도	국 가
1883	독 일	1922	소 련
1888	오스트리아	1924	칠 레
1891	헝가리	1925	이탈리아
1897	핀란드	1928	프랑스
1901	룩셈부르크	1933	덴마크
1909	노르웨이	1934	그리스
1910	스웨덴	1935	미 국
1911	영국(Great Britain)	1938	뉴질랜드
1912	루마니아·벨기에	1943	멕시코
1918	불가리아	1945	브라질
1920	폴란드	1948	영국(England)

두의 건강과 사회경제적 그리고 문화적 최저생활 보장에 그 근본이념을 두고 있다.

이러한 사회보장의 시작은 1601년 공적부조 형태로서의 영국의 구빈법(The Poor Law)이었고 구빈법과 함께 19세기 후반까지는 사회보장의 일환으로 저축, 고용주의 책임 및 민간보험의 형태가 있었다.

그리고 독일의 경우 1883년 Bismarck에 의해 제도적으로 확립되었다. 1883년 근로자를 위한 질병보험법, 1884년 산업재해보상보험법, 1889년 폐질 및 노령보험을 실시하였다. 그 후 다수의 유럽국가들이 20세기를 전후로 하여 사회보험제도를 도입하기 시작하였다. 그리고 1935년 미국에서 최초의 사회보장에 관한 법으로 사회보장법(Social Security Act)이 제정되었다.

2) 사회보장의 체계

사회보장의 체계는 나라마다 차이가 있으나 전반적으로 사회보장은 사회보험(Social Insurance), 공적부조(Public Assistance), 공공서비스(Public Service)로 크게 분류할 수 있다.

(1) 사회보험

사회보험이란 국민을 대상으로 질병·사망·노령·실업·기타 신체장해 등으로 인해 활동능력의 상실과 소득의 감소가 발생하였을 때에 보험방식에 의해 그것을 보장해 주는 제도를 말한다. 이러한 사회보험의 형태는 소득보장을 위한 연금보험과 실업보험, 그리고 의료보장을 위한 의료보험과 산업재해보상보험으로 크게 구분된다.

(2) 공적부조

공적부조란 자력으로 생계를 영위할 수 없는 자들의 생활을 그들이 자력으로 생활할 수 있을 때까지 국가가 재정자금으로 보호하여 주는 일종의 구빈제도를 말한다. 즉, 공적부조는 모든 국민에게 동등한 생존권 보장과 생활보장을 목적으로 평상시 부담을 주지 않고, 필요한 시기에 혜택을 주는 방법이라 할 수 있다. 이러한 공적부조에는 저소득으로 인한 생활의 어려움을 보장해 주는 생활보호와 의료에 대한 보장을 위한 의료보호로 구분된다. 우리나라의 경우 의료보호제도가 있고, 미국의 경우 1965년 정부차원에서 시작한 메디케이드(Medicaid) 제도가 공적부조로서의 역할을 한다.

(3) 공공서비스

공공서비스는 사회보험과 공적부조와 함께 사회보장 형태 중 하나이다. 공공서비스는 어느 지역 안에 사는 모든 사람을 대상으로 국가나 지방자치단체에서 직접서비스를 제공하는 것으로 사회복지서비스와 보건의료서비스로 구성된다. 첫째, 사회복지서비스에는 노령연금, 장애인 연금 등이 있고, 둘째 보건의료서비스에는 개인보건서비스와 공공보건서비스로 나뉘며 여기에는 환경위생사업, 전염병관리사업, 위생급수사업 등이 있다.

3) 우리나라의 사회보장제도

우리나라의 경우 1960년대에 들어와서야 비로소 관계법령이 제정되기 시작하였다. 1960년에 공무원연금법, 1961년에 생활보호법, 군사원호보상법, 아동복리법, 1962년에 선원보호법, 재해구호법, 국가유공자 및 월남귀순자 특별보호법 등이 제정되었다. 1963년 11월에는 '사회보장에 관한 법률'과 '산업재해보상보험법'이, 그리고 동년 12월에는 '의료보험법'이 제정되었다.

1960년대 초반은 우리나라 사회보장제도의 토대를 마련하는 데 있어 법률적인 기초가 마련된 시기인 반면, 1970년대는 국가재정의 지원과 더불어 사회보장제도가 실질적으로 시행되는 시기이다. 1973년 12월 말 국민복지연금법을 시작으로 1977년 1월부터 영세민을 대상으로 의료보호사업이 실시되었고 1977년 7월부터 500인 이상 사업장 근로자에 대해 의료보험제도가 처음으로 실시되었다.

그리고 1979년에는 공무원 및 사립학교교직원 의료보험, 1988년에는 농어촌지역 의료보험, 1989년에는 도시지역의료보험을 실시함으로써 1977년 7월 의료보험 실시 12년 만에 전국민의료보험 시대를 맞이하게 되었다.

1994년 12월 보건사회부를 보건복지부로 개편하여 사회보장과 복지행정을 크게 강화하였다. 그리고 계속되어 오던 의료보험 통합논쟁이 조합방식이 아닌 통합방식으로 결론지어짐에 따라, 1997년 12월 31일 국민의료보험법을 제정하였다. 이에 따라 1998년 10월 1일 국민의료보험관리공단을 발족하면서 완전통합에 앞서 공·교의료보험과 지역의료보험을 1차 통합하였다. 그 후 1999년 2월 8일 국민건강보험법을 제정하면서 2000년 7월부터 국민건강보험공단 발족과 함께 국민의료보험과 직장의료보험조합으로 분리되어 있던 의료보험 관리운영체계를 통합하였다. 또한 국민건강보험공단 출범과 더불어 '건강보험심사평가원'을 별도로 설립하여 요양급여비용을 심사하고 요양급여의 질적 적정성을 평가하는 역할을 하도록 하였다.

2. 의료보장

의료보장은 사회보장 중에서도 국민의 건강을 보장하는 것으로서 의료비를 보장하는 사회보험으로서의 의료보험뿐 아니라 공적 의료부조 및 공공 보건의료서비스 등 보건의료에 관한 영역 전체를 뜻한다.

우리나라의 의료보장제도는 크게 사회보험 형태의 의료보험과 공적부조 형태의 의료보호제도, 그리고 산업재해보상보험의 3가지 프로그램을 포괄함으로써 국민의 의료를 보장하고 있다.

1) 의료보험

의료보험이란 질병의 발생을 보험사고로 처리하는 보험제도의 하나로서, 예측이 불가능하고 우발적인 의료사고로 인한 경제적인 위험에 대비하기 위하여 재정적인 준비를 필요로 하는 다수인이 자원을 결합해서 확률계산의 기술적 기초하에 의료수요를 상호 분담하는 경제준비의 사회적 형태를 말한다.

의료보험은 여타 보험과는 달리 의료서비스라는 현물급여를 대상으로 하기 때문에 피보험자와 보험자 사이에 의료인 또는 의료기관이 존재함으로써 피보험자와 보험자의 양자관계가 아닌 3자 관계가 성립하게 된다.

(1) 우리나라 의료보험의 역사

우리나라의 의료보험은 1963년 의료보험법이 제정되었고 1965년 이후에는 일부지역 직장에서 시범적으로 의료보험이 도입되었다가 1977년 7월 사회보험으로서의 의료보험을 처음으로 실시하게 되었다. 그리고 1977년 12월 31일 공무원 및 사립학교교직원 의료보험이 제정되어 1979년 1월부터 공무원 및 사립학교교직원 의료보험을 실시하였다.

그 후 1988년 1월 1일부터 농어촌 지역주민 의료보험을 전면적으로 실시하였고 1989년 7월 1일 도시지역주민 의료보험을 전면 실시함으로써 전국민의료보험을 실

◇ 표 10-2 우리나라 의료보험의 발전 ◇

연 도	내 용
1963. 12. 16.	의료보험법 제정(법률 제1623호)
1976. 12. 22.	의료보험법 전면개정(법률 제2942호)
1977. 7. 1.	500인 이상 사업장 근로자 당연적용
1977. 12. 31.	공무원 및 사립학교교직원의료보험법 제정
1979. 7. 1.	공·교의료보험 급여 개시
1981. 7. 1.	지역의료보험 시범사업 실시(홍천, 옥구, 군위)
1982. 7. 1.	지역의료보험 추가 시범 실시(강화, 보은, 목포)
1984. 12. 1.	한방의료보험 시범사업 실시(청주, 청원)
1988. 1. 1.	농어촌지역주민 의료보험 전면 실시
1989. 7. 1.	도시지역주민 의료보험 전면 실시
1989. 10. 1.	약국의료보험 전국 확대 실시
1997. 12. 31.	국민의료보험법 제정(법률 제5488호)
1998. 10. 1.	국민의료보험관리공단 발족
1999. 2. 8.	국민건강보험법 제정(법률 제5855호)
2000. 7. 1.	국민건강보험공단 발족

현하였다.

그리고 1997년 12월 31일 국민의료보험법을 제정하여 1998년 10월 1일 국민의료보험관리공단 발족과 함께 공·교 의료보험과 지역의료보험을 1차 통합하면서 통합의료보험시대로 접어들었다. 1999년 2월 8일 국민건강보험법을 제정하면서 2000년 7월부터 국민건강보험공단 발족과 함께 국민의료보험과 직장의료보험조합으로 분리되어 있던 의료보험 관리운영체계를 통합하였다.

(2) 의료보험의 유형

의료보험의 운영형태를 기준으로 분류할 경우 현금급여형 의료보험과 직접서비스형 의료보험 그리고 변이형 의료보험 등 크게 3가지 유형으로 구분할 수 있다.

■ 현금급여형 의료보험(배상보험형) : 현금급여형 의료보험은 보험자와 피보험자간의 쌍방계약관계로서 맺어지는 형태의 보험이다. 피보험자는 자유의사에 따라 의료기관을 이용하게 되고 진료비를 지불한 후 영수증을 보험자에게 제출하면 약정한 비율의 보험급여를 보험자로부터 상환받게 되는 형태로 민간보험에서 이 방식을 채택하고 있다.

■ 직접서비스형 의료보험(현물급여형) : 직접서비스형 또는 현물급여형 의료보험은

보험자와 피보험자 이외에 요양기관이 참여하는 3자 참여방식이 된다. 즉, 피보험
자는 보험료를 내고 요양기관을 이용한 후 본인일부부담금을 제외한 나머지 부분
을 보험자에게 청구하며 보험자는 이를 심사한 후 지급하는 방식이다. 가장 보편
적인 의료보험 유형이지만 피보험자의 의료서비스 구매력을 증가시키게 되어 의
료남용의 소지가 있는 단점이 있다.

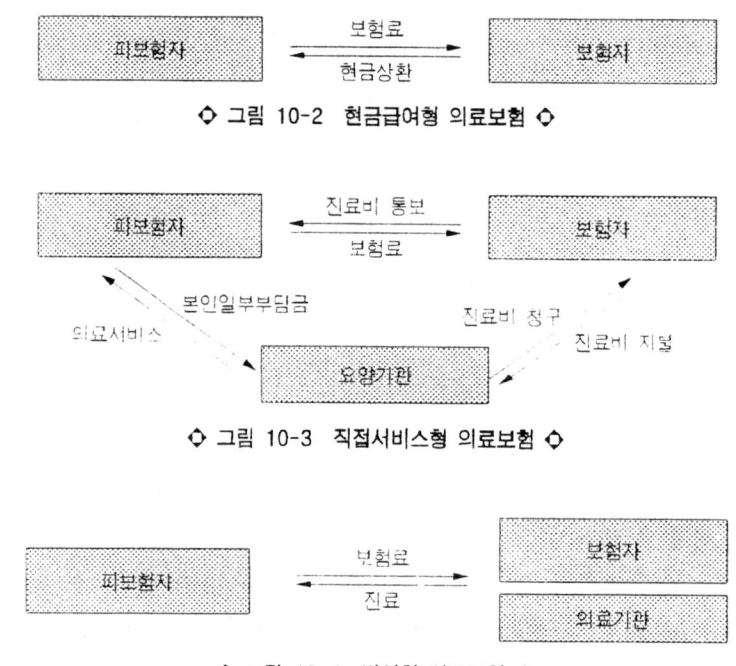

◇ 그림 10-2 현금급여형 의료보험 ◇

◇ 그림 10-3 직접서비스형 의료보험 ◇

◇ 그림 10-4 변이형 의료보험 ◇

■변이형 의료보험(혼합형) : 변이형 또는 혼합형 의료보험은 보험자가 의료기관을
   직접 소유함으로써 또는 의료기관이 보험자가 됨으로써 의료공급과 경영관리를
   하나로 연결시키는 유형이다. 미국의 건강유지기구(HMO)가 대표적인 것이라 할
   수 있으며 포괄적인 의료서비스를 제공하는 대신에 보험자가 의료기관의 경영에
   직접 참여함으로써 의료비 절감을 목표로 하고 있는 것으로 보면 된다.

(3) 의료보험 급여

   의료보험 급여는 피보험자나 피부양자가 질병·부상·분만 또는 사망 등과 같은
보험사고가 발생하였을 때 건강을 유지·증진시키기 위하여 보험자가 실시하는 현
물급여와 현금급여로 크게 나눌 수 있다.

현물급여는 질병·부상·분만과 건강진단을 위해 지정된 요양기관에서 직접 의료
서비스를 제공받는 것으로, 요양급여, 분만급여, 건강진단이 있으며 반면 현금급여
에는 요양비, 분만비, 장제비, 본인부담금보상금과 상병수당이 있다.

법에 규정되어 있는 보험급여에는 각종 의료서비스를 제공하는 요양급여(자격상
실 후 계속요양급여), 분만급여(자격상실 후 분만급여), 요양비, 분만비, 건강진단이
있고, 임의급여에는 본인부담금보상금, 장제비, 상병수당이 있다. 급여내용을 좀 더
자세히 살펴보면 다음과 같다.

- 요양급여 : 요양급여란 피보험자나 피부양자가 질병에 걸리거나 부상을 당했을 때
  치료가 필요하여 요양기관에서 진찰·검사, 약제 및 치료재료의 지급, 처치·수술
  과 기타의 치료, 예방·재활, 입원, 간호, 이송에 대하여 직접 의료서비스를 제공
  하는 현물급여를 말한다.
- 분만급여 : 분만급여는 피보험자 또는 피부양자가 지정된 요양기관에서 직접 분만
  한 경우에 지급받는 현물급여로, 임신 16주 이상의 분만시에는 분만급여의 대상
  에 해당된다.
- 건강진단 : 건강진단은 가입자 및 피부양자의 질병을 조기 발견하고, 이에 따른 요
  양급여를 적기에 실시함에 따라 보험재정의 안정을 도모할 목적으로 실시하며 종
  류에는 기본진료, 구강검사, 흉부방사선 및 간접촬영, 요검사, 혈액검사, 간염검사,
  심전도검사, 부인과적 세포학적 검사 등이 있다.
- 요양비와 분만비 : 보험자는 피보험자와 피부양자가 긴급과 기타 부득이한 이유로
  요양기관 이외의 의료기관이나 약국에서 요양을 받았을 때와 요양기관 이외의 장
  소에서 분만하였을 때에는 각 급여에 상당하는 금액을 요양비와 분만비로 지급받
  는다.
- 상제비 : 장제비는 피보험자 또는 피부양자가 사망한 경우에 지급하되 그 지급액
  은 보건복지부 고시에 의거, 정액제로 지급하는 현금급여를 말한다.
- 본인부담금보상금 : 피보험자 또는 피부양자의 진료비용이 너무 많아 통상적인 가
  계지출을 위협할 경우에 이를 보상하기 위하여 지급하는 현금급여로, 본인일부부
  담금이 매 30일에 100만원을 초과하는 경우에 지급하되, 그 지급액은 초과한 금
  액의 50/100으로 보험자가 현금으로 지불하는 제도이다.

2) 의료보호

의료보호는 생활보호대상자와 저소득층을 대상으로 그들 스스로 의료문제를 해결할 수 없는 경우 국가재정으로 의료혜택을 주는 공적부조제도로서 의료보험과 함께 우리나라 의료보장제도의 중요한 역할을 한다. 우리나라의 경우 1977년 1월 4일에 '의료보호에 관한 규칙'을 제정하면서 의료보호사업의 본격적인 기반을 조성하였고 동년 12월 31일에 의료보호법을 새로이 제정, 공포하였다.

그 후 1980년 11월 5일에 의료보호법 시행령을 개정하였고 1986년 의료보호대상자에는 포함되지 않으나 소득이 적어 정기적으로 의료보험료를 납부할 능력이 없는 저소득층을 대상으로 의료부조제도를 신설하였다. 그러나 1994년 의료보호법 시행규칙 개정에 따라 의료부조제도를 폐지하고 2종 의료보호대상자 기준을 확대하였다.

(1) 의료보호대상자

의료보호대상자는 1종과 2종 대상자로 구분하며, 1종 대상자에는 거택 및 시설보호자, 국가유공자, 인간문화재, 이재민, 의상자 및 의사자 유족, 북한이탈주민 및 성병감염자, 한시생계보호자 등이 포함되며, 2종 대상자에는 자활보호자나 한시자활보호자가 포함된다.

의료보호대상자 중 생활보호대상자는 보건복지부장관이 정한 기준에 따라 시장·군수·구청장이 생활보호신청자의 소득, 재산 등을 조사하여 1종 대상자, 2종 대상자로 구분하여 매년 책정한다.

(2) 진료비 부담방법 및 진료체계

진료비 부담은 1종 대상자와 2종 대상자에 대해 차이를 두고 있다. 1종은 외래·입원진료 구분 없이 전액을 정부에서 부담하며, 2종 대상자는 1차진료기관 외래진료시 진료일당 1,500원을 본인이 부담하고 입원진료비의 경우는 본인이 20%를 부담하되 생계유지가 곤란한 생활보호대상자인 점을 감안하여 본인부담금이 10만 원이상인 경우 10만 원 초과분에 대해서는 정부에서 대불하여 준 후 무이자로 1년에서 3년에 걸쳐 분할 상환하도록 하고 있다.

의료보호환자의 진료체계는 의료보호법 제10조의 규정에 의해 1차진료기관(보건기관, 의원급) → 2차진료기관(병원급, 종합병원급) → 3차진료기관(보건복지부장관이 지정) 등 단계적으로 진료를 받을 수 있다.

3) 산업재해보상보험

산업재해보상보험은 사회보장제도의 일환으로서 사업장 근로자의 업무상의 재해를 신속·공정하게 보상하고 이에 필요한 보험시설을 설치·운영하고 재해예방이나 각종 근로복지사업을 추진함으로써 재해를 입은 근로자와 그 가족의 인간다운 생활을 보호하는 것을 목적으로 실시하고 있다. 세계 각국은 19세기를 전후하여 산업보건 문제에 관심을 갖게 되어 1919년에는 국제노동기구(ILO)가 창립되었다.

우리나라의 경우 1954년 근로기준법이 제정되었고, 1963년의 산업재해보상보험법 제정을 계기로 1964년 7월 1일부터 500인 이상 사업장 근로자를 대상으로 정부주관의 산업재해보상보험 제도가 시작되었다. 그 후 강제적용 사업장의 범위를 계속 확대하여 오는 등 그 적용범위를 확대하고 그 관리주체가 1995년부터 노동부 산하의 근로복지공단으로 바뀐 것 외에 큰 변화는 없었다. 현재까지 산재보험은 산재가입 여부와 상관없이 상시 5인 이상의 사업장 근로자에게 강제적용되는 사회보험제도이다.

우리나라의 경우 산재보험의 급여는 크게 현물급여와 현금급여로 구분하고 있고 현물급여로는 요양급여와 직업재활 관련 급여를 포함한다. 이들 급여를 제외한 모든 급여는 현금급여이며 그 산정기준은 산재발생 전 3개월 동안 지급된 임금을 그 일수로 나눈 금액의 개념인 평균임금으로 계산한다.

산업재해보상보험의 보험급여를 세부적으로 살펴보면 다음과 같다.

■ 유양급여 : 업무상 재해로 인한 부상 또는 질병시 이에 대한 치료에 소요되는 비용을 치유시까지 지급하는 현물급여이며 요양기간 4일 이상시 적용된다.

■ 휴업급여 : 업무상 재해를 요양하기 위해 휴업한 기간 동안의 임금 대신에 지급하는 현금급여이며 1일당 평균임금의 70% 상당액을 지급한다.

■ 장해급여 : 재해로 인한 부상, 질병 치유 후에도 장해가 남아 있는 경우에 지급하며 장해등급에 따라 평균임금의 90.1%의 연금(1등급)부터 55일분의 일시금(14등급)까지 지급한다.

■ 유족급여 : 업무상 사망에 대해 유족에게 지급하는 것으로 수급자격자의 수에 따라 연금의 경우 67%(4인)부터 52%(1인)까지 지급된다.

■ 상병보상연금 : 업무상 재해가 요양개시 후 2년이 경과하여도 치유되지 않고 폐질

의 정도가 제1급~제3급에 해당하는 경우에 휴업급여 대신 지급된다.

■ 장의비 : 업무상 사망으로 장제를 실행한 경우에 지급하며 실제로 장제를 실행한 자에게 평균임금의 120일분의 장의비가 지급된다.

제5절 보건관계 국제기구

1. 국제공중보건사무국(International Office of Public Health)

전염병 예방을 위하여 1851년 파리에서 지중해 연안 12개 국이 모여 국제적인 협력의 필요성을 논의한 후, 1907년 로마에서 개최된 11차 회의에 40여 개 국가가 모여 국제공중보건사무국을 출범하였다. 그러나 1950년 세계보건기구에 흡수되었다.

2. 범미보건기구(Pan-American Health Organization)

1889년 미주 국제회의가 워싱턴에서 개최되었고 1901년 멕시코의 제2차 회의에서 범미보건국을 창설하였다. 그 후 1924년 국제연맹보건부의 지역사무처로 되었다가 1949년 범미보건기구(PAHO)는 세계보건기구의 미주 지역사무소가 되었다.

3. 국제연맹보건부(League of National Health Section)

1923년 국제연맹 총회에서 보건부 설치를 가결함으로써 창설되었으나, 1948년 세계보건기구가 설립됨에 따라 해체되었다.

4. 국제연합부흥행정처(UNRRA)

제2차 세계대전 후 경제 및 보건문제의 심각성을 고려해 1943년 미국을 비롯한

44개 국가가 모여 설립하였으며, 질병전파의 사전예방을 주로 한 국제간의 협력이 이룩되어 오다가 1946년에 세계보건기구의 기초를 마련하였다.

5. 세계보건기구(World Health Organization)

1945년 미국 샌프란시스코 회의에서 국제연합헌장이 기초될 때 국제보건기구의 설치의 필요성을 인정하여 1946년 6월 19일부터 7월 22일까지 뉴욕에서 개최된 국제보건회의 의결에 따라 1948년 4월 7일 국제연합(UN)의 보건전문기구로서 세계보건기구(WHO)가 공식적으로 발족하였다.

세계보건기구의 본부는 제네바에 있고 6개 지역사무소를 두어 운영하고 있으며 우리나라는 1949년 8월 17일 65번째로 가입하였다.

6개 지역사무소를 보면, 첫째 동지중해지역(본부 : 이집트의 알렉산드리아), 둘째 동남아시아지역(본부 : 인도의 뉴델리), 셋째 서태평양지역(본부 : 필리핀의 마닐라), 넷째 범미주지역(본부 : 미국의 워싱턴DC), 다섯째 유럽지역(본부 : 덴마크의 코펜하겐), 여섯째 아프리카지역(본부 : 콩고의 브라자빌)이다.

주요 기능을 살펴보면 다음과 같다.

■ 국제검역대책
■ 각종 보건문제에 관한 협의·규제 및 권고안 제정
■ 식품·약물 및 생물학적 제제에 대한 국제적 표준화
■ 과학자 및 전문가들의 협력도모에 의한 과학의 발전
■ 보건통계자료수집 및 의학적 조사연구사업
■ 공중보건과 의료보장 및 사회보장 향상
■ 회원국 요청에 따른 의료봉사
■ 모자보건사업
■ 전염병 관리
■ 진단검사 기준의 확립
■ 환경위생 및 산업보건 관리
■ 재해예방
■ 정신보건 향상
■ 보건요원의 훈련 및 개발

6. 유엔국제아동긴급기금(UNICEF)

유엔국제아동긴급기금은 1946년 국제연합 총회에서 국제연합 직속기구로 설립되었으며, 세계보건기구와 협력관계를 유지하면서 주로 모자보건사업에 기여해 오고 있다. UNICEF의 설립목적은 아동의 보건 및 복지향상이며 주요 활동내용은 아동의 보건·복지 향상을 위한 원조사업 전개, 개발도상국을 대상으로 한 보건사업 등 사회사업에 대한 원조, '어린이권리선언' 정신에 의한 아동보호 권리 증진 등이다.

7. 기 타

그 밖에 보건관계 국제기구로는 개발도상국의 경제 및 사회적 개발을 위한 유엔개발계획(UNDP), 인구 및 가족계획사업을 위한 유엔인구활동기금(UNFPA), 세계마약관리정책 시행을 위한 유엔마약류통제계획(UNDCP), 회원국의 경제성장 촉진 및 세계무역의 확대를 위한 경제협력개발기구(OECD), 경제재건과 발전을 위한 아시아·태평양경제사회위원회(ESCAP), 그리고 유엔환경계획(UNEP), 식량 및 농업기구(FAO), 국제노동기구(ILO), 국제연합 교육과학문화기구(UNESCO) 등이 있다.

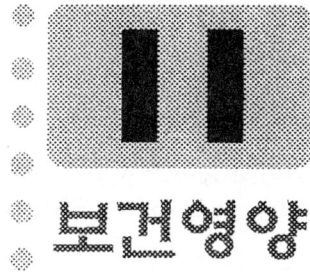

보건영양

제1절 보건영양의 개념과 중요성

1. 보건영양의 개념

영양학이란 인체와 관련하여 식품을 중심으로 연구하는 식품영양학과 식품과 관련하여 인체를 중심으로 연구하는 인체영양학으로 정의할 수 있으나, 일반적으로 식품과 건강과의 관계를 연구하는 학문을 영양학이라고 한다. 또한 연구하는 대상이 분자 및 세포, 생활주기, 개체, 집단, 생태계 중 어느 분야인가에 따라서 기초영양학(영양생화학, 영양생리학), 생활주기영양학(임산부 영양학, 유아기 영양학, 아동기 영양학, 청년기 영양학, 성인영양학, 노인기 영양학), 임상영양학, 지역사회영양학, 영양생태학 등으로 분류한다.

보건영양은 지역사회영양(또는 공중영양)이라고도 하며, 지역사회 주민 또는 집단의 영양문제를 다루는 것으로 건강의 유지 및 증진을 목표로 지역사회의 특수성에 따라 그 지역의 경제적 여건과 식량상태 등을 고려하고 생활습관, 식생활방법 등을 고려하여 영양의 부족과 결핍 그리고 영양과잉에 따른 영양문제 특히 비만, 철결핍성 빈혈, 영양부족, 성장지연, 충치, 성인병(암, 심장병, 고혈압, 뇌졸중, 당뇨병, 골다공증, 통풍 등)을 최소화하는 데 있다.

2. 지역사회 환경의 변화와 보건영양의 중요성

우리나라 지역사회 영양에 고려해야 할 환경 변화로서 ① 인구학적 변화, 즉 출산율과 사망률의 감소로 인한 평균수명 연장에 따른 노령화 사회의 도래, ② 도시화, 즉 급속한 사회 경제발전에 따른 도시인구에 대한 농촌인구 비율의 감소, ③ 주요 사망원인의 변화, 즉 식생활 등 생활습관의 변화로 과거 감염성 질환 위주의 사망원인이 만성퇴행성 질환 위주로 질환형태의 서구화, ④ 가족구성의 변화, 즉 독신자, 노인 단독가구, 편모 가구 등의 급증에 따른 정상적인 가족구조의 허물어짐, ⑤ 맞벌이 부부 증가에 따른 영양문제 등장, 즉 영유아 보육시설의 영양관리문제 대두, ⑥ 식품공급 환경의 변화, 즉 식품가공산업의 발달로 다양한 가공식품들이 공급됨에 따라 소비자들에게 올바른 식품영양정보 제공의 필요성 증가, ⑦ 의료환경의 변화, 즉 지역보건소에서 지역주민에 맞는 영양서비스 제공을 위한 국민 건강증진법의 제정(1995년) 및 지방자치제 실시에 따른 지역주민 영양서비스 강화 등을 고려해 볼 수 있으며, 과거 어느 때보다 지역주민의 건강증진에 대한 인식이 크게 변하고 있음을 알 수 있다.

올바른 균형 잡힌 영양은 심신의 건전한 발육·발달, 건강의 유지·증진, 질병의 예방을 위하여 필수적이므로 지역사회영양은 지역주민의 건강관리와 삶의 질 향상에 결정적인 요소가 된다. 따라서 지역사회 영양은 지역주민의 영양요구에 영향을 미칠 수 있는 요인과 그 변화 추이를 반영한 영양서비스를 통해 ① 지역주민의 체력 및 체위 향상, ② 지역근로자의 작업능력 향상 및 정신적 안정과 작업의욕 고취로 노동생산성의 향상, ③ 질병의 이환율 감소 및 결핍증 예방과 사망률 감소, ④ 지역주민의 의료부담비 절감 등을 실현해 나가는 데 중요하다.

제 2 절 지역사회 영양사업

1. 지역사회 영양사업의 목표

사회보장제도의 발달은 국민의 공공부문 서비스의 요구를 증대시켰으며, 이에 따라 지역주민의 영양과 관련된 건강문제는 더 이상 개인만의 문제가 아니고 지역사회 전체의 책임으로 인지되면서, 지역사회 영양사업은 지역 주민, 영양취약 인구집단, 산업체 근로자 및 국민 전체의 영양상태 개선과 건강 증진을 목표로 하고 있다. 상세한 목표설정은 지역상황에 따라 다소 다를 수 있으나 일반적으로 ① 임산부 영양서비스(임신 전, 임신 중, 분만 후 영양관리), 즉 임산부의 영양실조 예방과 조산아의 출생예방 및 모유수유의 준비, ② 영아기 영양관리, 즉 모유의 중요성과 영양적 우수성 및 바른 인공영양법, 바람직한 이유지도, ③ 지역 영유아 보육시설의 영양관리, 즉 균형잡힌 급식활동 지원, ④ 학령기 아동과 청소년을 위한 영양지도, 즉 편식, 식욕부진, 결식, 비만, 체중부족, 충치 등 영양문제에 관한 양호교사 및 급식영양사의 아동지도, ⑤ 성인과 가족을 위한 영양 프로그램과 영양증진 활동, 즉 영양과 관련된 성인병의 예방 및 교육과 경제적 수준이 낮은 집단을 대상으로 한 영양교육 강화, ⑥ 노인을 대상으로 한 특별 영양관리 프로그램, 즉 영양상담지도, 노인급식서비스, 가정방문 영양서비스의 6가지 요소로 구분할 수 있다.

2. 지역사회 영양사업의 내용

지역사회 영양사업의 목표를 달성하기 위하여 지역사회에서 어떤 집단이 잠정적으로 영양취약집단인가를 우선 파악하여야 한다. 이를 위해 ① 지역사회 영양문제를 파악하기 위한 집단조사, 즉 식생활관련 사회인구학적 조사, 식생활환경조사, 집단별 식품소비량조사, ② 영양상태 판정, 즉 개인별 식품섭취조사 및 영양소 섭취조사, 임상조사와 신체계측 및 생화학적 평가를 통한 영양상태평가 등이 필요하다. 여기에서 도출된 결과들을 근거로 지역사회의 영양상태를 진단하여 지역사회 영양개선사업을 기획하고 수행하게 된다. 여기에 예상되는 영양사업으로는 ① 모자보건,

② 건강영양관리, ③ 저소득층관리, ④ 만성퇴행성 질환관리, ⑤ 노인건강관리, ⑥ 집단급식 및 식품위생, ⑦ 영양감시관리 등이 있으며 이는 지역사회의 보건소 영양사업을 통해 수행할 수 있다.

제 3 절 식품의 기능과 영양소

1. 식품의 기능

식품의 가장 중요한 제1차 기능은 생명을 유지하기 위하여 생체에 필요한 영양소를 공급하는 영양성 기능이다. 우리나라의 식생활이 향상되면서 일부 미량영양소(비타민, 무기질)를 제외하고는 충분히 섭취하고 있으며, 오히려 과거에 비해 영양부족보다는 영양과잉섭취가 크게 문제가 되고 있다. 식품의 제2차 기능은 기호성 기능이다. 맛은 색, 모양 등의 시각, 입속에 음식을 넣었을 때 혀의 미각세포에서 감지되는 미각, 씹는 촉각, 온도감, 청각, 만복감 등 종합적인 감각기능이다. 제3차 기능은 식품에 함유되어 있는 비영양성 특수성분에 의한 생체기능의 조절이다. 일례로 식품섬유질, 커피의 카페인, 마늘의 알리신, 고추의 캡사이신, 인삼의 사포닌 등과 같은 생리활성물질들은 에너지를 내거나 신체의 구성성분이 되는 필수 영양소는 아니지만 식품에 존재함으로써 생체방어, 신체리듬조절, 노화억제, 질환방지, 질병회복 등 생체기능 조절에 관여한다.

2. 영양소

일반적으로 영양소라고 하면 탄수화물, 단백질, 지방 등 에너지를 낼 수 있는 3대 영양소와 체중의 65%를 차지하는 물, 비타민, 무기질 등의 비(非)에너지 발생 영양소를 더해 6대 영양소로 나눌 수 있다. 이들 영양소들은 ① 인체 에너지 요구량의 충족을 위한 열량소로서의 작용, 즉 심장박동과 같은 인체기능의 정상유지, 체온의 정상유지, 운동수행, ② 체조직의 구성과 유지를 위한 구성소로서의 작용, 즉 새로운 세포와 조직의 증식 및 갱신, ③ 인체의 생리기능조절을 위한 조절소로서의 작용 등 3대 작용을 통해 인체의 성장, 활동, 건강유지에 관여한다.

1) 열량소의 작용 및 섭취 권장량

체내에서 화학반응을 받아 에너지원이 되는 영양소는 탄수화물과 지방이고 단백질도 일부 관여한다. 열량의 단위는 칼로리(cal)가 사용되며 탄수화물과 단백질은 1g당 4kcal, 지방은 9kcal의 열량을 낸다.

탄수화물은 ① 에너지 공급 : 우리 식생활에서 총섭취열량의 65% 이상을 차지하는 주된 열량공급 영양소로 탄수화물의 일부는 간과 근육에 글리코겐으로 저장되며, 남는 것은 지방으로 전환되어 지방조직에 저장된다. ② 단백질 절약작용 : 식사 중에 탄수화물(또는 지방)의 섭취가 부족하면 단백질은 고유의 중요하고 인체에 필수적인 기능을 수행하지 못하고 에너지를 내는 데 사용하게 되므로, 충분한 탄수화물의 섭취는 단백질 본연의 기능을 수행하도록 단백질 절약작용을 한다. ③ 장내 운동성 : 탄수화물의 일종인 식이성 섬유질은 체내 소화효소에 의해 분해되어 흡수되지 않고 대장에 도달하는 물질로 물에 녹지 않는 섬유질인 셀룰로오즈, 헤미셀룰로오tm, 리그닌 등과 물에 용해되는 섬유질인 펙틴, 검 등이 있다. 이들 생리작용은 성분에 따라 다소 차이가 있으나 장내에서 물을 흡수하여 부드러운 변을 만들고 변의 용적을 크게 하여 장내 통과속도를 단축함으로써 배변을 용이하게 한다.

탄수화물 급원식품으로 쌀, 보리, 밀, 옥수수 등 곡류는 전분함량이 많아 대표적인 급원이다. 곡류 외에 감자나 고구마에도 상당량 들어 있으며, 설탕이나 설탕을 넣고 만든 식품도 주된 급원이 되고 있다. 탄수화물은 우리 나라 사람들이 충분히 섭취하고 있기 때문에 권장량이 책정되어 있지 않으나, 한국영양학회(2000)에서 권장하는 수준은 총열량의 60~70%로 대부분 설탕과 같은 단순 당분이 아닌 전분 등의 복합 탄수화물에서 얻도록 하고 있다. 식이섬유질은 1일 20~25g을 섭취하도록 권장하고 있으며, 이는 도정을 최소화한 곡류, 과일, 채소, 두류, 해조류 등의 섭취를 높임으로써 가능하다.

지방은 ① 농축된 에너지 급원 : 탄수화물이나 단백질에 비해 2배 이상의 열량을 내는 열효율이 우수한 에너지원이다. ② 체지방 축적 : 소비되고 남은 에너지는 거의 무제한적으로 피하지방세포에 저장된다. 체지방은 외부와의 절연체 역할을 하여 체온을 유지시켜 주며, 신장이나 심장과 같은 체내의 각 장기들을 둘러싸고 보호해 주는 충격흡수 역할을 한다. 그러나 지나친 체지방의 축적은 건강상 많은 문제가 된다. ③ 만복감 : 지방은 탄수화물이나 단백질보다 위에 머무르는 시간이 길어 만복감을 충분히 느끼게 한다. ④ 맛과 향미의 제공: 식품에 향미를 주는 물질은 대부분 지용성이기 때문에 식품에 특별한 맛과 향을 준다. ⑤ 지용성 비타민의 흡수촉진 : 비타민 A, D, E, K, 카로틴 등의 흡수가 정상적으로 일어나기 위해서는 기름에 용해되어 있어야 한다. ⑥ 필수지방산의 제공 : 지방은 리놀레산, 리놀레닌산 등을 비롯한 불포화 지방산의 공급원이 되며, 체내에서 면역과정과 시각기능에 관여하며 세포막의 형성을 돕고 호르몬의 유사물질의 생성에 관여한다.

동물성 식품과 식물성 기름은 지방의 주된 급원이며, 그 함량은 버터의 경우 80%, 돼지고기 20~30%, 쇠고기 15~30%로 높으며, 닭고기 6~15%, 우유 4%, 어류 2~8%로 비교적 낮고, 식물성 기름으로 콩기름, 참기름, 들기름, 옥수수기름 등이 있다. 지방은 우리 나라 사람들이 충분히 섭취하고 있고 오히려 과잉섭취의 우려가 있기 때문에 권장량이 책정되어 있지 않으나, 필수지방산을 충분히 섭취하기 위해서 다양한 급원에서 적절한 양을 섭취하는 것이 중요하다. 한국영양학회(2000)에서 권장하는 수준은 총열량의 20% 수준으로 하고, 필수지방산 특히 ω-3 지방산 섭취를 위해 등푸른 생선, 콩제품, 들깨기름의 섭취를 높일 것을 권장하고 있다. 지방은 영양과잉의 주요 요인이 될 수 있으며, 지방의 과다섭취는 비만증, 동맥경화증과 관상심장병, 암과 밀접한 상관관계가 있다.

단백질도 생체 내에서 탄수화물처럼 동량의 에너지를 낼 수는 있으나 오직 단백질만이 할 수 있는 중요한 기능이 있기 때문에 에너지원으로 단백질이 쓰이는 것은 바람직하지 못하다. 또한 고 단백질 식품은 탄수화물이나 지방이 많이 들어 있는 식품보다 값이 비싸 경제적으로도 불리하다. 따라서 단백질은 구성소로서의 역할이 중요하다.

2) 구성소의 작용 및 섭취권장량

인체 조직의 증식과 갱신에 중요하게 쓰이는 구성소로 단백질, 무기질, 물이 있다. 단백질은 구성원소 가운데 질소(N)가 있다는 점이 탄수화물과 지방과 다르며 조직을 구성하는 가장 기본적인 물질이기 때문에 영양적으로 대단히 중요하다.

단백질은 ① 조직의 성장과 유지 : 단백질이 소화분해되어 흡수된 아미노산은 혈액 순환계를 통하여 각 조직으로 운반되어 조직의 단백질로 합성되고, 성인에게는 소모된 조직의 보수에 쓰이고 발육기에서는 조직을 신생하는 데 쓰인다. ② 효소, 호르몬, 항체의 형성 : 화학적인 변화의 발생을 돕는 각종 효소와 호르몬(인슐린, 티록신)을 만들고 특정 병원체나 이종의 유해물질이 체내에 침입하면 항체 단백질을 만들어 면역반응에 관계한다. ③ 체액의 균형 : 단백질(특히 혈중 알부민과 글로불린)은 삼투압에 영향을 주어 세포막을 통한 액체의 이동에 관여함으로써 수분평형을 조절한다. ④ 산염기 균형 : 단백질은 체내의 상황에 따라 산 또는 염기로 반응할 수 있으므로 완충작용에 의해 체성분을 중성으로 유지시킨다.

단백질은 육류(돼지고기, 쇠고기), 가금류(닭고기, 오리고기), 어패류, 달걀, 우유 및 유제품 등에 많이 함유되어 있으며, 필수아미노산이 풍부하여 질적으로 우수한 완전단백질 급원식품이다. 그러나 식물성 단백질의 질은 다양하며, 주식인 곡류(쌀, 보리, 밀)에는 필수아미노산이 1~2개 부족한 불완전단백질이다. 대두는 단백질 함량이 35~40% 정도로 함량이 매우 높을 뿐만 아니라 단백질의 질도 우수하고 경제적으로도 저렴하여 중요한 급원식품이다. 필수아미노산의 양과 질이 부족한 불완전단백질을 섭취할 때는 완전단백질과 함께 섭취하면 단백질의 영양가를 높일 수 있다. 예를 들어 곡류와 대두를 함께 섭취하는 경우 또는 곡류와 동물성 식품을 함께 섭취할 경우 단백질의 상호 보충효과를 기대할 수 있다. 한국영양학회(2000)에서 책정한 섭취권장량은 1일 체중 1kg당 1.13g이며, 우리 나라 성인남성(20~49세)의 경우 1일 권장량은 70g, 여성(20~49세)의 경우 55g으로 정하였다.

단백질의 결핍증과 부족증은 단백질의 질과 양을 부적당하게 섭취했을 경우나 열량을 적게 섭취할 경우 발생한다. 단백질 섭취 부족이 장기간 계속되면 ① 성장불량, ② 체중감소, ③ 세균 감염에 대한 저항력 감소, ④ 빈혈, ⑤ 부종, ⑥ 기초대사 저하, ⑦ 저혈압 등이 생긴다. 콰시오커(Kashioker)는 개발도상국가에서 이유 직후 어린이들에게 많이 발생하는 단백질 결핍증으로 양질의 단백질 공급이 부족되어 일어나는 병이다. 마라스무스(Marasmus)는 단백질-에너지 영양불량(Protein-Energy Maln-utrition ; PEM)이라고도 하며, 전체적인 식사량이 적어 섭취하는 단백질의 양이 단백질 본래의 기능을 수행하기에도 부족할 뿐 아니라 에너지를 내는 데도 부족하여 영양적 소모증상이 나타난다.

수분은 인체의 가장 중요한 무기성분으로 체내성분의 약 60%를 차지하며, 생명유지에 절대적인 물질이다. 수분은 ① 영양소와 노폐물의 운반, ② 타액, 위액, 담즙, 췌액, 장액 등 분비액의 성분, ③ 대사과정의 촉매작용, ④ 체온조절작용, ⑤ 신체 보호작용, ⑥ 혈액양 유지 등의 기능을 한다. 우리 나라 성인의 1일 수분 섭취량은 800~1,600mL(4~8컵) 정도이며 식수, 음료수, 국, 고형식품 등에서 얻고 있다. 수분의 요구량은 연령, 섭취 식품의 종류, 신체활동량, 기후 등에 따라 달라 일반적인 섭취권장량을 책정하기 어렵다. 그러나 식수로 섭취하는 방법이 가장 바람직하며, 수분함량이 높고 필수영양소 함량이 높은 우유나 주스 등도 훌륭한 급원이 될수 있다. 알콜음료와 카페인 함유 음료인 커피, 차, 소다수 등은 이뇨작용이 있어 바람직한 급원은 아니다.

무기질은 주로 치아나 골격 등 경조직을 구성하며 인산칼슘과 인산마그네슘은 골격을 형성하고 견고성을 유지하여 뼈를 보호한다. 무기질은 다른 유기화합물과 화합한 상태에서 근육, 피부, 장기, 혈액성분 등과 같은 연조직의 구성성분을 형성한다.

3) 조절소의 작용 및 섭취권장량

신체의 기능을 조절하는 조절영양소는 비타민과 무기질이다.

비타민은 세포 안에서 특수한 대사기능을 정상적으로 수행하기 위하여 신체가 매우 소량으로 필요로 하는 필수 유기물질로, 열량을 내거나 신체조직의 구성성분이 아닌 미량영양소이다. 현재까지 인간을 위하여 필요한 비타민은 13가지인 것으로 알려져 있으며, 기능과 용해성에 따라 각각 두 개의 그룹으로 분류한다. 기능에 따라 세포 내에서 조효소로 3대 영양소의 대사에 작용하는 비타민인 비타민 $B_1 \cdot B_2$, 나이아신, 엽산, 판토텐산, 비타민 $B_6 \cdot B_{12}$, 바이오틴, 비타민 K 등이 있으며, 조효소와는 무관하게 인체의 특별한 기능을 수행하는 비타민으로 비타민 $A \cdot C \cdot D \cdot E$ 등이 있다. 용해성에 따라 지용성 비타민은 비타민 $A \cdot D \cdot E \cdot K$가 있으며 수용성 비타민은 비타민 $B_1 \cdot B_2$, 나이아신, 엽산, 판토텐산, 비타민 $B_6 \cdot B_{12}$, 바이오틴 등이 있다. 지용성 비타민은 일단 흡수가 되면 간과 피하지방 조직에 상당히 저장될 수 있기 때문에 결핍증세가 서서히 나타나며 조직에 과도하게 축적되면 과잉에 의한 독성증상이 나타날 수 있으나, 수용성 비타민은 필요량 이상의 섭취량은 체내에 저장되지 않고 쉽게 오줌으로 배설되므로 결핍증세가 비교적 빨리 나타나며, 과잉섭취에 의한 독성은 미약하다.

(1) 지용성 비타민

비타민 A는 ① 상피조직의 보호기능 : 피부와 점막표면층(소화기관, 호흡기관, 생식기관, 내분비기관, 눈) 세포의 정상적인 성장에 필요하다. ② 간상세포 속에 있는 시홍(rhodopsin)의 구성성분 : 광선이 망막에 조사되면 시홍은 opsin 단백질과 활성 비타민 A로 분리되고 어둠속에서는 반대로 결합하여 시홍을 만들어 어둠속에서도 물체를 볼 수 있다. 비타민 A는 동물의 간장, 달걀 노른자, 버터 등에 많으며, 짙은 녹황색채소와 과일에는 provitamin A 형태인 carotenoid로 존재하는데 고구마, 시금치, 당근, 살구, 브로콜리 등에 많다. 결핍증으로 야맹증, 점액 세포막의 각화 등이 일어나며, 과잉시에는 기형출산 등이 일어나므로 임신부에게는 특별히 주의해야 한다. 한국영양학회(2000)에서 책정한 섭취권장량은 성인 1일 700μg RE이다.

　비타민 D는 체내에서 자외선에 의해 합성할 수 있는 유일한 비타민으로 영양적으로 중요한 것은 provitamin D로 콜레스테롤(cholesterol)과 에르고스테롤(ergosterol)이다. 콜레스테롤은 동물조직에 존재하며 간에서 7-dehydrocholesterol로 전환된 후 피부에 자외선을 쪼이면 비타민 D_3(cholecalciferol)로 전환된다. 에르고스테롤은 식물성 식품에 함유되어 있으며 이 식품을 섭취하면 체내에서 비타민 D_2로 전환된다. 비타민 D는 ① 장에서 칼슘과 인산염의 흡수 촉진, ② 골격 칼슘 방출에 의한 체액의 칼슘 항상성 유지, ③ 신장에 의한 칼슘과 인의 재흡수 촉진 등의 기능을 수행한다. 비타민 D가 결핍되면 칼슘과 인의 이용률이 나빠지므로 골질환, 즉 구루병(유아 및 어린이), 골연화증이 나타난다. 비타민 D를 많이 함유하는 식품은 간, 버터, 표고버섯, 치즈, 달걀 노른자, 기름진 생선(꽁치, 장어, 청어, 고등어, 연어, 멸치) 등이다. 한국영양학회(2000)에서 책정한 섭취권장량은 성인(20~49세)의 경우 일광에 노출되는 시간이 많다고 보아 1일 5μg을 권장하고, 기타 모든 연령층은 10μg을 권장한다.

　비타민 E(tocopherol)는 ① 생체막 지질의 산화방지 : 자유기(free radical)를 불활성화시킴으로써 리놀레인산을 비롯한 고도불포화 지방산이 산화 파괴되는 것을 막아 세포막을 보호한다. ② 식품 항산화제 : 불포화성 성분, 즉 지방산, 비타민 A, 카로틴, 비타민 D의 산화 방지 효과 등의 기능이 알려지고 있다. 성인에게서 결핍증은 거의 나타나지 않으며, 조산아에게서 비타민 E 결핍시 크레아틴 요증이 관찰되었으나 근육손상과 비타민 E와의 관계는 아직 불분명하다. 식물성 식품이 주된 급원이며 견과류, 배아가 도정되지 않은 곡류, 식물성 기름 특히 대두유, 밀배아유, 미강유, 면실유 등에 많다. 한국영양학회(2000)에서 책정한 섭취권장량은 성인남녀의 경우 1일 10mg‐TE이며, 식사를 통해 고도 불포화 지방산의 섭취량이 많을수록 필요량은 증가한다.

비타민 K는 혈액응고에 관여하는 비타민으로 비타민 $K_1 \cdot K_2, \cdot K_3$가 알려져 있다. 비타민 K는 혈액응고에 필요한 프로트롬빈의 합성에 필요하므로 부족하면 혈액의 응고작용이 지연된다. 장내세균에 의해 합성되어 일반적인 식생활에서는 결핍증이 생기지 않으나 신생아에게서 상처에 의한 출혈로 사망하는 경우가 있다. 급원식품은 녹황색 채소와 해조류 그리고 김치를 비롯한 발효식품 등이며, 우리 나라 권장량은 책정되어 있지 않다.

(2) 수용성 비타민

비타민 B_1(thiamin)은 생체 내에서 생리활성형 조효소인 티아민 피로인산염(thiamin pyrophosphate ; TPP)으로 전환된다. TPP는 당질대사와 밀접한 관계가 있는 탈카르복실효소의 조효소로서 ① 탄수화물 대사의 해당과정 중간산물인 피루빈산(pyruvate ; 3탄소화합물) 아세틸 CoA(acetyl CoA ; 2탄소화합물)로 전환, ② TCA 회로에서 α-케토글루타레이트(α-ketoglutarate ; 5탄소화합물)가 석시닐-CoA(sussinyl-CoA ; 4탄소화합물)로 전환 될 때 기능을 수행한다. 따라서 비타민 B_1이 결핍되면 당질대사가 원활히 진행되지 않아 에너지 공급상 여러 가지 문제가 발생한다. 비타민 B_1의 필요량은 에너지 섭취량과 밀접하므로, 빈 칼로리 식품인 알콜섭취와 비타민 B_1의 관계에 주목할 필요가 있다. 식품 중에는 도정을 덜 시킨 전곡류(현미, 통밀), 두류(대두, 땅콩, 밤콩, 완두), 효모, 해조류(김), 육류(돼지고기, 내장고기) 등에 많다. 결핍증은 각기병(습성 또는 건성)과 다발성 신경염이 대표적이다. 비타민 B_1의 소요량은 섭취에너지 당으로 표시하며, 한국영양학회(2000)에서 책정한 섭취권장량은 1일 성인남자는 1.3mg, 성인 여자는 1.0mg이다. 비타민 B_2(riboflavin)는 생체 내에서 생리활성형 조효소인 FMN(flavin mononucleotide), FAD(flavin adenine dinucleo - tide)로 전환된다. FMN과 FAD는 세포의 중간대사에서 수소운반체로 작용하여 탄수화물, 지방, 단백질 등의 열량대사에 관여함으로써 에너지(ATP) 획득에 중요하다. 따라서 비타민 B_2가 결핍되면 체내열량대사가 전반적으로 영향을 받으므로 성장발육이 저해되며, 이러한 증상으로 구각염, 설염, 지루성 피부염이 발현된다. 식품 중에는 우유 및 유제품, 간 및 내장고기, 육류(쇠고기, 닭고기), 녹황색채소 등에 많고 곡류에는 적다. 한국영양학회(2000)에서 책정한 섭취권장량은 1일 성인남자는 1.5mg, 성인여자는 1.2mg이다.

나이아신(niacin)은 니코틴산(nicotinic acid)과 니코틴아미드(nicotinamide)를 총칭하는 말로 생체 내에서 탈수소효소 및 환원효소의 조효소형인 NAD(nicotinamide adenine dinucleotide), NADP(nicotinamide adenine dinucleotide phosphate)로 전환된다. NAD

와 NADP는 FMN과 FAD처럼 수소운반체로 작용하여 ① TCA 회로와 전자전달계의 대사과정, ② 지방산의 β-산화, 지방산 합성, 스테로이드 합성, 아미노산의 분해와 합성 등 대사계에 광범위하게 작용한다. 필수아미노산인 트립토판(tryptophan)은 나이아신의 전구체(provitamin)로서 생체 내에서 트립토판 60mg으로부터 나이아신 1mg이 생합성된다(1 나이아신 당량 ; 1 NE). 나이아신의 결핍증은 펠라그라(pellagra), 즉 4D 증세인 설사(diarrhea), 피부염(dermatitis), 우울증(dementia), 사망(death)이 나타난다. 주로 옥수수를 주식으로 하는 저소득층 집단에서 발생하는데, 옥수수 단백질에는 트립토판이 매우 적기 때문이다. 나이아신의 급원식품으로 아미노산 조성이 우수한 양질의 단백질 식품이 중요하며, 나이아신 함량이 높은 식품에는 간 및 내장 고기, 육류 및 생선어패류, 두류, 효모 등이 있다. 한국영양학회(2000)에서 책정한 섭취권장량은 6.6mg NE / 1,000 kcal로, 1일 성인남자는 17mg NE, 성인여자는 13mg NE 이다.

비오틴(biotin)은 CO_2를 첨가하는 카르복실화 효소의 조효소로, TCA 회로에서 매우 중요하며, 지방합성, 아미노산 대사, 글리코겐 합성에 기여한다. 비오틴은 인체에서 소량 필요하며 장내세균에 의해 합성되므로 권장량이 책정되어 있지 않으며, 자연계의 식품에 널리 분포되어 있다. 판토텐산(pantothenic acid)은 생체 내에서 ① CoA의 생합성 : 3대 영양소의 중간대사 과정에서 필수적인 조효소, ② 아실기 운반 단백질(acyl-carrier protein ; ACP)의 구성성분 : 지방산 합성에 관여하는 조효소의 기능을 한다. 비오틴처럼 동·식물성 식품에 널리 분포되어 있으며, 사람에게서 결핍증은 거의 발생하지 않는다.

비타민 B_6는 피리독솔(pyridoxol), 피리독사민(pyridoxamine), 피리독살(pyridoxal)을 말하며, 피리독신(pyridoxine)이라고 총칭하기도 한다. 에너지 생성반응에 관여하는 비타민 B군들과 생체 내에서 전환된 비타민 B_6의 활성형 조효소인 피리독살 인산(pyridoxal phosphate ; PLP)은 아미노산 중간대사 과정에서 아미노기 전이 및 탈카르복실 반응에 작용한다. 비타민 B_6는 자연계의 식품에 널리 존재하고, 장내미생물에 의해 생합성된다. 비타민 B_6의 필요량은 단백질 섭취량과 관계 있으며, 한국영양학회(2000)에서 책정한 섭취권장량은 1일 성인남녀 공히 1.4mg이다.

엽산(folate)은 조효소 형태인 5,6,7,8-테트라하이드로엽산(5,6,7,8-tetrahydrofolic acid ; THFA)과 이의 유도체를 말한다. 엽산은 조효소 THFA를 생성하여 세포 중간대사 과정에서 단일 탄소단위($-CH_3$, $-CH_2-$, $-CH_2OH$)를 운반하는 역할을 하며, 이로써 아미노산의 합성과 분해, 퓨린과 피리미딘의 합성을 가능하게 한다. 엽산이 결핍되면 적혈구와 백혈구의 생성이 저해되어 악성빈혈증상이 나타난다(대부분 비타민 B_{12}와 엽산의 결핍은 동시에 일어남). 엽산은 특히 단백질합성과 세포증식에 중요한 인자이므로 임산부에게 그 필요량이 높으며 결핍되면 기형아 출산 및 사산의 위험이 높다. 엽산은 두류와 녹색 엽채류(시금치, 김치류), 감귤주스에 많다. 한국영양학회(2000)에서 책정한 섭취권장량은 1일 성인남녀 공히 $250\mu g$이다.

비타민 B_{12}(cobalamin 또는 cyanocobalamin)는 항악성빈혈인자로 알려졌으며, 조효소는 두 가지 형태로 존재하며 ① 메틸코발라아민은 엽산처럼 메틸기 운반기능을 하고, ② 아데노코발라민은 수소운반체로 작용한다. 급원식품은 식물성 식품보다는 동물성 식품인 간, 육류, 어류, 굴, 우유, 난황 등에 많이 함유되어 있다. 결핍증은 악성빈혈이며 주로 순수채식주의자(vegan)의 어린이에게서 관찰된다. 한국인을 위한 비타민 B_{12}의 권장량은 설정되어 있지 않다.

제4절 특수시기 영양

1. 임산부의 영양

임신기의 영양관리는 건강한 임신과 정상적인 태아발육, 순조로운 출산, 산욕 및 풍부한 모유영양 유지 등을 위해 대단히 중요하다. 임신기는 호르몬의 변화로 일부 영양소의 요구량이 증가한다. 임신기의 적절하지 못한 영양과 건강관리는 저체중의 미숙아(2.5kg 미만)를 출산할 가능성이 매우 높다. 저체중 미숙아는 신체적·지적 발육에 문제를 일으킬 확률이 높다. 저체중 미숙아의 출산 원인은 ① 임산부의 식품 섭취 부족, ② 임신 중 과도한 육체적 노동, ③ 임신 중 감염증에 이환, ④ 17세 미만의 여성 또는 35세 이상 고령자의 임신, ⑤ 과다한 임신횟수, ⑥ 흡연 등에 있다.

에너지 요구량은 임신 중 ① 기초대사량의 증가(임신 약 15주부터), ② 체중 증가에 따른 임신부의 육체적 과중, ③ 태반과 태아 조직의 생성을 위한 에너지 요구량 증가 등에 의해서 증가된다. 그러나 에너지 요구량은 다른 필수 영양소와 달리 증가 정도가 낮으므로, 임신기의 식사는 영양밀도(필수영양소함량/에너지함량)가 높은 식단으로 구성되어야 한다. 출산까지의 체중 증가량은 최고 11kg을 초과해서는 안 된다. 한국영양학회(2000)에서 책정한 섭취권장량은 임신 전반기에 성인권장량의 150kcal를 증가시키고, 후반기에는 350kcal를 더 증가시킬 것을 권장하고 있다.

단백질 요구량은 임신 중반기와 후반기에 태아와 태반의 정상적인 발육을 위해 증가하므로, 1일 약 30g의 단백질이 추가 섭취되어야 한다. 단백질은 생물학적 이용성이 우수한 양질의 단백질로 충족되어야 한다. 적합한 음식으로는 살코기, 순살생선, 달걀, 두류, 우유 및 유제품 등이며, 특히 우유는 칼슘과 인의 급원이기 때문에 충분히 섭취하게 한다.

비타민 요구량은 임신기에 증가하므로, 공급부족이 일어나지 않아야 한다. 비타민 A 권장량은 임신의 ① 전반기±0, ② 후반기+100RE로, 성인여자 소요량의 10% 정도를 부가하여 책정한 양이다. 비타민 B_1은 섭취한 에너지에 비례한 0.5mg/1,000kcal에 준하여 임신 ① 전반기+0.3mg(150kcal×0.5mg/1,000kcal=0.075mg), ② 후반기+0.4mg(350kcal×0.5mg/1,000kcal=0.175mg)으로 권장하였다. 비타민 B_2는 섭취한 에너지에 비례하여 0.6mg/1,000kcal로 임신의 ① 전반기+0.3mg(150kcal×0.6mg/1,000kcal=0.09mg), ② 후반기+0.4mg(350kcal×0.6mg/1,000kcal=0.21mg)을 권장한다. 나이아신은 섭취에너지에 비례한 6.6mg/1,000kcal에 준해 임신 ① 전반기+1mg(150kcal×6.6mg/1,000kcal=0.99mg), ② 후반기+2mg(350kcal×6.6mg/1,000kcal=2.31mg)을 권장한다. 엽산은 임신 중에 부족하면 유산, 신경장애아(neural tube defect)를 초래할 수 있다. 또한 임신 중에 분비되는 호르몬은 엽산의 흡수를 저해하는 것이 있어 엽산이 부족되기 쉽다. 우리나라 권장량은 비임신 여성의 권장량 250μg에 250μg을 부가한 500μg이다. 비타민 B_{12}는 동물성 식품에만 존재하므로 임산부가 순수채식주의자일 경우 제제로 보충할 필요가 있다. 비타민 C는 임신 중에 대사가 항진되고 체중증가량을 감안하여 비임산부의 70mg에 임신 전반기와 후반기에 각각 15mg을 추가하여 85mg을 권장한다. 비타민 D는 임산부와 신생아의 칼슘평형을 유지하기 위하여 비임산부의 권장량 5μg에 임신 전반기와 후반기에 각각 5μg을 추가하여 10μg을 권장하고 있다.

칼슘은 임신 중 태아 체조직의 생성 및 발육, 태아의 골격 성장, 치아의 형성 등을 위해 많은 양을 필요로 한다. 우리 나라 칼슘 권장량은 임신말기 불가피 칼슘 손실량 160mg과 임신 후반기 1일 칼슘 축적량(약 160mg), 흡수율(40%), 안전율(20%)을 고려하여 1일 1,000mg을 권장하고 있다.

철분은 임신 중에 가장 부족되기 쉬운 영양소로 태반의 형성, 임산부의 헤모글로빈의 형성에 다량의 철분이 필요하다. 철분 권장량은 임신 전반기에는 비임신기에 비해 1일 4mg이 증가된 20mg을, 후반기에는 1일 8mg이 증가된 24mg을 권장하고 있다. 식사만으로 철분의 영양상태를 호전시키지 못할 경우 약제로 보충하고 있다. 나트륨은 임신기에 부종의 원인이 되고 있어 식염의 섭취량을 4~5g으로 제한하도록 하고 있다.

임신중 알코올섭취, 흡연, 약물남용은 태아에 좋지 않은 영향을 미친다. 특히 임신 중 과음을 했던 임산부의 신생아에게 성장부진, 정신장애와 함께 안구, 코, 심장, 중추신경계 등에 걸쳐 나타나는 이상증상인 태아알코올증후군(FAS : fetal alcohol syndrome)이 나타난다.

한편 수유기도 모체에 상당한 부담을 주는 시기이다. 수유기 동안에는 유즙의 생성과 분비 및 육아는 물론 일상적인 가사를 부담하는 경우가 많으므로 임신기에 비해 더 많은 식품 에너지와 영양소가 필요하다. 그 필요 정도는 수유의 양과 관계된다.

2. 유아기의 영양

유아기는 생후 1년~학령기 전(만 6세)으로 ① 유아식에서 성인식으로 전환하는 시기, ② 미각발달에 의한 미각형성으로 식사행위의 독립성, ③ 한정된 소화능력에 비해 성장에 따른 영양소 필요량의 증가, ④ 운동능력 발달과 활발한 신체활동에 따른 에너지 요구량 증가, ⑤ 식습관의 확립기(성인 건강의 기초 마련), ⑥ 행동양식 변화에 따른 사회성 형성 등의 특징을 갖고 있다. 유아기의 영양관리 목표는 심신의 발전을 도모하고 육체적, 정신적, 사회적으로 건강을 지킬 수 있는 좋은 기초적인 식습관을 다져 건강한 성인으로 성장하도록 하는 데 있다.

에너지 요구량은 실제 나이나 성별보다는 신체의 크기(체표면적)와 신체의 발달상태에 따라 달라지며, 영유아기부터 사춘기까지는 지속적인 성장이 이루어지므로 에너지 공급이 적절하고 충분하게 이루어져야 한다. 에너지 섭취량이 부족하면 성장이 부진하고 체중이 감소되며 결과적으로 균등한 성장이 정지될 수도 있으며, 과도한 에너지 섭취는 체중증가율의 상승, 체지방의 증가로 비만해질 수 있다. 신체 크기에 비해 영양소 요구량이 높으나 위의 크기가 작으므로 필수영양소가 고루 갖춰진 음식을 조금씩 자주 먹게 해야 한다. 한국인의 영양권장량(7차 개정)에서 1~3세의 유아는 1일 1,200kcal, 4~6세는 1,600kcal를 책정하고 있다.

어린이들에게 단백질은 조직의 유지, 체구성의 변화, 성장을 위한 새로운 체단백질의 합성을 위해 충분히 공급되어야 한다. 섭취 단백질의 50%는 단백질의 효율이 우수한 동물성 단백질이어야 하며, 육류 및 저지방 고단백 식품, 어류, 달걀, 우유 및 유제품 등이 좋다. 한국인의 영양권장량(7차 개정)에서 1~3세의 유아는 1일 25g, 4~6세는 30g을 권장하고 있다.

어린이 식사는 식품구성이 단순하여 비타민과 무기질이 부족되기 쉽다. 지속적인 성장과 활발한 활동으로 비타민(비타민 A·B₁·C)과 무기질(칼슘, 철분)의 요구량이 높다. 어린이의 치아와 골격의 발달을 위해 칼슘 급원식품을 충분히 제공해야하며, 매일의 식단에 500mL 우유 내지 저지방 유제품, 과일과 채소 등을 포함시키도록 해야 한다. 어린이들의 간식은 비타민과 무기질이 풍부한 것으로 아침과 점심처럼 동일한 수준으로 인식해야 하며, 간식이 단지 배고픔을 해결해 주는 역할만이 아니라 중심식사에서 부족한 필수영양소의 공급측면에서 고려되어야 한다. 어린이는 어른보다 체표면적비가 크고 대사가 활발하므로 체중당 수분 필요량이 어른보다 많다. 어린이의 수분 필요량은 체중 kg당 100~120mL이지만 여름에는 4배 이상 물을 마시기도 한다.

3. 유아기의 영양문제

비만은 유아기 때 예방과 치료가 필요한데 ① 학령전기의 비만은 건강상의 문제 및 사회적·심리적 발달에 악영향, ② 학령전기의 비만은 청년기나 성인기까지 지속될 위험률이 높음, ③ 성인기의 성인병(당뇨병, 고혈압, 동맥경화증, 관상동맥질환)과 관련됨, ④ 성인비만증보다 조절하기가 까다롭고 일단 조절이 되었다 하더라도 재발의 우려가 크다. 따라서 지방 세포성장이 활발한 학령전기에 비만을 예방하고, 또한 시기를 놓치지 말고 치료해야 장래에 건강한 삶을 보장받을 수 있다.

성장기에 좋은 영양은 건전한 치아형성과 잇몸 조직의 발달, 충치에 대한 저항력도 길러준다. 어린이들은 구강위생과 충치예방법에 대해 스스로 생각할 수 있도록 교육을 받아야 한다. 예방과 치료를 위해 ① 설탕이나 설탕이 들어간 식품(초콜릿, 고무사탕, 사탕류, 젤리, 엿, 호떡, 약과, 청량음료, 아이스크림, 케이크)의 섭취빈도 수와 양을 줄일 것, ② 간식으로 제철에 나는 신선한 과일과 채소(귤, 사과, 딸기, 수박, 토마토)를 섭취, ③ 과일과 채소는 치아표면을 청소해 주는 청정작용을 함,

④ 식후(특히 저녁식사 후)와 단것을 섭취하고 난 후 반드시 양치질 등이 필요하다.

철 결핍성 빈혈은 병에 대한 저항력, 성장지연, 식욕감퇴, 집중력 저하, 기억력 감퇴 등 건강상의 문제를 초래한다. 원인은 ① 성장을 위한 철분의 신속한 이용에 따른 철분 요구량의 증가, ② 식사로부터 적당량 철분의 섭취가 어려움, ③ 경제적 원인에 의한 식품섭취 부족, ④ 편식이나 불규칙한 식습관에 의한 철분 섭취량의 만성적 부족 등에 기인한다. 예방과 치료를 위해 ① 철분 흡수율이 좋은 육류 단백질의 충분한 섭취, ② 철분함량이 높은 음식물의 섭취(예 : 식후 오렌지 주스 섭취), ③ 철분의 흡수율을 높이는 음식의 섭취, ④ 철분함량이 높은 간과 육류는 갈아서 먹기 쉽게 조리 등이 필요하다.

편식은 음식을 좋아하고 싫어하는 감정이 강하고 식사내용이 항상 영양적으로 불균형하여 발육과 성장 및 영양상태가 상당히 뒤떨어지는 경우를 말한다. 편식의 원인은 ① 생리적 원인 : 발달과정에서 어떤 종류의 식품의 맛과 냄새, 혀의 촉각에 덜 익숙하여 나타나는 특성으로 연령이 증가하면서 변화함, ② 심리적 원인 : 먹는 일을 강요당하거나 구토, 복통 등 불쾌한 경험이 있거나 이유 방법에 잘못이 있을 때, ③ 가정의 식사환경 : 식단구성이 순전히 어른 중심으로 되어 있을 때 등이다. 예방을 위해 양친, 가족이 편식 안하기, 조리법 잘하기, 어린이가 싫어하는 음식은 조리법을 개선하기, 음식을 강제로 주지 않기, 식사환경을 즐겁게 만들기 등이 필요하다.

식욕부진은 ① 긴장, 걱정, 불안 등의 정신적 요인으로 인해 자율신경은 긴장이 증가되고 소화관은 운동과 기능이 억제, ② 과보호, 지나친 기대나 간섭, 간식의 과다섭취, 과다한 운동에 의한 피로, 음식 알레르기에 의한 거부 반응, 비타민 부조에 의한 영양 불균형 등이 원인이 된다. 대책으로 ① 간식을 줄 때는 다음 식사에 영향을 주지 않도록 정해진 시간에 적당량을 주되 계속해서 같은 음식을 주지 않도록 식단과 조리 방법에서 주의, ② 식사중 너무 강요하거나 재촉하지 말고 편안한 분위기에서 식사하게 함, ③ 음식의 외관 : 식욕을 촉진시키는 적색, 오렌지색, 황색의 식품을 이용하고, 모양은 삼각형보다는 원형 등 부드러운 모양으로 하고, 식품의 크기도 너무 크지 않게 함, ④ 음식의 맛 : 당 성분은 식욕을 촉진시키며 조미료와 향신료의 적절한 사용은 음식의 향기를 보완해 주고, 음식의 온도도 배려함(우유 40℃, 냉수 10℃, 국수 60∼70℃) 등을 들 수 있다.

음식 알레르기는 항원이 될 수 있는 어떤 음식물이 체내로 들어오면 이 음식물에 대한 특이항체가 생성되고 이것이 체내에 퍼져서 과민상태가 되며, 일정기간이 지난 후에 다시 똑같은 음식물을 섭취할 때 이미 생산되어 있는 특이항체와 음식물 내의 항원이 반응하여 알레르기 증상을 일으킨다. 음식 알레르기는 ① 어느 음식물이나 알레르기를 일으킬 가능성이 있으므로 원인 음식물이 따로 정해져 있지 않음 ② 단백질을 많이 포함하는 우유, 달걀, 밀가루, 생선, 조개 등의 단백질이 알레르기 반응 원인물질로 작용하는 경우가 많음, ③ 양념, 인공색소, 방부제를 비롯한 각종 첨가물이 원인이 되기도 한다.

제 5 절 학교급식

학교급식이라 함은 성장기 아동에게 필요한 영양을 공급함으로써 심신의 건전한 발달과 편식교정 및 식습관의 올바른 자세와 협동, 질서, 책임, 공동체의식 등 민주시민으로서의 자질과 덕성을 함양하여 국민의 식생활 개선에 기여하도록 하기 위해 학교에서 일정한 지도 목표를 설정하여 계획적으로 실시하는 단체급식이다. 학교급식법 제1조에서 학교급식의 목적은 "학교급식을 통해 학생의 심신의 발달을 도모하고 나아가 국민 식생활 개선에 기여함을 목적으로 한다."라고 규정하고 있다.

학교급식의 목적을 달성하기 위하여 추구되어야 할 구체적 지도목표는 ① 균형잡힌 영양, 적정한 열량의 공급으로 아동의 건전한 성장과 발달에 기여한다. ② 합리적인 식생활에 대한 이해를 높여 식생활 개선에 기여한다. ③ 기초적인 영양교육을 통하여 바람직하지 못한 개인의 식습관을 개선하도록 하고 이를 생활 속에 정착시키도록 한다. ④ 올바른 식사예절과 태도를 익혀 생활화할 수 있도록 한다. ⑤ 식사 위생에 대한 이해를 높이고 위생적인 식생활을 영위할 수 있도록 한다. ⑥ 식량의 생산과 소비에 관한 올바른 이해를 갖도록 하여 국가의 식량정책에 건설적으로 협조하게 한다. ⑦ 매일의 집단급식 현장지도를 통하여 협동성, 책임감, 질서의식, 활동성(적극성), 사회성, 안정감, 인내심, 사교성, 절약성, 감사의 정신 등 바람직한 인성을 함양한다. ⑧ 아동의 가정과 지역주민의 식생활 개선에 기여함으로써 국민체위 향상을 도모한다.

학교급식은 아동들에게 올바른 식습관을 가지게 하고 곁들여 건강과 영양문제,

식량과 식생활 문제 등을 지도하게 되므로 ① 학생들이 튼튼해지며, 특히 잔병 발생률이 저하된다. ② 체위와 체력이 향상된다. ③ 편식이 교정되며 비굴감이 없어지고 명랑하게 된다. ④ 식사에 대한 좋은 습관과 태도가 길러진다. ⑤ 자기의 영양 및 건강에 관하여 관심이 높아진다. ⑥ 공동 책임정신이 함양된다.

제6절   지역사회 영양판정

지역사회에서 어떤 집단이 잠정적인 영양취약집단인가를 파악하기 위하여 주민들의 영양상태 판정이 필요하다. 지역사회 주민에게 영양판정을 적용하여 영양감시체계를 확립한다면 질병의 예방차원에서 ① 1차적 예방 : 현재의 영양상태를 판정하여 발생 가능한 건강장애 문제를 파악 예방할 수 있는 영양관리지침의 도출, ② 2차적 예방 : 질병 증상의 발현 전 단계에서 발현 억제, ③ 3차적 예방 : 이미 질환이 발현된 사람에게서 건강상 위해가 되지 않도록 최소화 등의 차원에서 매우 중요한 의미를 갖는다. 영양상태 판정에 이용되는 방법은 ① 식생활 조사법, ② 신체계측 조사법, ③ 임상증상 조사법, ④ 생화학적 조사법 등이 있으며 개개인의 여건, 시설, 예산 등 허용되는 범위 내에서 한 가지 또는 병행하여 적용할 수 있다.

1. 식생활 조사법

식품섭취 조사는 지역주민의 영양소 섭취상태를 파악하는데 가장 기본적인 방법이다. 이는 식품 소비량을 중심으로 하는 집단별 조사방법과 식품의 섭취량을 조사하는 개인별 조사방법이 있다. 집단별 식품 소비량 조사방법에는 ① 식품계정조사 : 구매 식품의 종류와 양을 가족 단위별로 조사, ② 식품소비조사 : 소비된 식품의 양을 가구단위로 조사, ③ 식품열거조사 : 조리담당자를 대상으로 소비 식품의 종류와 양을 면접조사 등이 있다. 개인별 식품조사방법에는 ① 24시간 회상법(24 recall method) : 조사원이 24시간 동안의 식품섭취를 회상시켜 조사, ② 식품섭취빈도법(food frequency method) : 열거된 식품의 섭취빈도를 표시, ③ 식사력조사법(diet history) : 조사대상자에게 특정기간 동안 소비한 식품에 대해 조사, ④ 실측법 (weighing method) : 섭취음식을 측량 및 기록, ⑤ 기록법(food record) : 본인이 직접 섭취 식품의 종류와 양을 기록 등이 있다. 실측법은 정확하나 시간과 비용이 많이 들어 대규모 조사에는 부적합하고, 기록법은 대상자의 협력이 많이 요구되며, 다른 방법들은 대상자의 기억에 의존하므로 개략적인 섭취량을 파악하는데 이용된다.

2. 신체계측 조사법

신체의 성장 정도 또는 신체조직의 조성은 개인의 섭취한 영양소의 양과 질에 따라 다르므로, 체위를 계측하여 동일 연령의 체격 표준치와 비교함으로써 영양상태의 판정이 가능하다. 이 방법은 타 방법에 비해 경제적으로 저렴하고 재현성이 높은 용이한 방법이다. 신체계측에 의한 영양상태 판정법은 ① 성장 정도 측정법 : 신장, 체중, 가슴 및 머리둘레 등을 측정하여 비교집단 표준치와 비교 판정, ② 체성분(체지방, 체단백질) 측정법 : 상완위, 피부두겹집기, 허리-엉덩이 둘레 비율, 생체전기저항법(bioelectrotrical impedence method) 등이 있다.

특히 영양상태 판정을 위한 신체계측치로 주로 이용되는 지수는 다음과 같다.

① Kaup 지수 : 영·유아기부터 학령기 전반까지 영양상태 판정에 사용.

$$\text{Kaup 지수} = \frac{\text{체중(kg)}}{(\text{신장 cm})^2} \times 10^4 \ (22 \text{ 이상 : 비만, } 15 \text{ 이하 : 마른 아이})$$

② Rohrer 지수 : 학령기 이후 소아의 영양상태 판정에 이용.

$$\text{Rohrer 지수} = \frac{\text{체중(kg)}}{(\text{신장 cm})^3} \times 10^7 \ (160 \text{ 이상 : 비만, } 110 \text{ 미만 : 마른 아이})$$

③ Vervaek 지수 : 주로 15세의 영양상태 판정에 사용.

$$\text{Vervaek 지수} = \frac{\text{체중(kg)} + \text{흉위(cm)}}{\text{신장 cm}} \times 10 \ (92 \text{ 이상 : 비만, } 82 \text{ 이하 : 마른 체중})$$

④ 비만도(%) $= \dfrac{\text{실측체중} - \text{표준체중}}{\text{표준체중}} \times 10 \ (20 \text{ 이상 : 비만, } \pm 10 \text{ 이내 : 정상,}$

20 이하 : 마른 체중)　　　또는　$\dfrac{실측체중}{표준체중} \times 10^2$ (정상 : 109 이하, 과체중 : 110~

119, 비만 : 120 이상)

⑤ Broca에 의한 표준체중 = (신장 cm − 100) × 0.9

성인의 비만증 판정에는 "Broca 지수"가 이용되거나 피하지방층의 두께를 측정하는 방법도 있다.

3. 임상증상 조사법

영양소의 과잉이나 결핍으로 인해 나타나는 증세를 조사하는 것으로, 비용이 적게 들고 영양 또는 보건에 대한 지식이 있으면 적절한 훈련을 거쳐 누구나 조사원으로 참여할 수 있다. 그러나 주관적 판단에 근거하므로 조사원간의 표준화가 어렵다. 모발, 눈, 손톱, 혀, 입술, 이, 잇몸, 피부, 분비선 등에 나타나는 신체증후를 조사하여 영양상태를 판정한다. 영양결핍 또는 과잉에 의해 나타나는 신체증상과 관련된 영양소는 ① 결막색이 창백함(빈혈) : 철분 또는 엽산, 비타민 B_{12}, ② 비토반점 : 비타민 A, ③ 구각염 : 비타민 B_2, ④ 잇몸출혈(신생아 이후) : 비타민 C, ⑤ 갑상선종 : 요오드, ⑥ 양쪽 하지 부종(마라스므스) : 단백질−열량 결핍증, ⑦ 비만 : 에너지 과잉섭취 등이 있다. 그러나 임상적 증후는 한 가지 특정 영양소의 결핍만으로 나타나는 경우는 드물고, 대개는 여러 종류의 영양소가 동시에 복합적으로 작용하는 경우가 많다.

4. 생화학적 조사법

생화학적 검사는 ① 직접법 : 영양소나 그 대사물을 측정, ② 간접법 : 영양소의 기능 측정 등의 분석방법이 이용된다. 생화학적 영양상태 판정은 객관적이고 정량적이므로, 식사섭취량 조사, 신체계측치나 임상적 조사방법과 함께 사용하면 주민의 영양상태를 보다 분명하게 판단할 수 있다. 생화학적 분석에 사용되는 인체 시료와 항목은 ① 혈액(전혈, 혈청, 혈장, 혈구) : 혈액조성에 의한 영양상태 판정, ② 소변 (24시간 수집) : 단백질, 수용성 비타민, 무기질의 영양평가, ③ 대변(24시간 수집) : 단백질, 무기질, 섬유소 섭취상태, ④ 기타(모발, 타액, 조직, 태반) 등이 있다. 그러 나 생화학적 검사결과는 영양소의 체내 수준 이외에도 시료수집 및 전처리방법, 분 석방법 또는 영양제나 약물복용여부, 질병 보유상태에 따라 달라질 수 있다.

◇ 표 11-1 한국인 영양권장량 7차 개정(2000년) ◇

(1인 1일 기준)

연 령	체중 (kg)	신장 (cm)	에너지 (kcal)	단백질 (g)	비타민A (㎍ RE)	비타민D (㎍)	비타민E (mg α-TE)	비타민C (mg)	비타민B1 (mg)	비타민B2 (mg)	나이아신 (mg NE)	비타민B6 (mg)	엽산 (㎍)	칼슘 (mg)	인 (mg)	철분 (mg)	아연 (mg)
영아 0~4(개월)*	5.6	58	500	15(20)	350	5(10)	3	35(50)	0.2(0.3)	0.3(0.4)	2(3)	0.1(0.2)	60(100)	200(300)	100(200)	2(6)	2(4)
5~11	9.3	73	750	20	350	10	4	35	0.4	0.5	5	0.4	70	300	300	8	4
소아 1~3(세)	14	92	1200	25	350	10	5	40	0.6	0.7	8	0.5	80	500	500	8	6
4~6	19	111	1600	30	400	10	6	50	0.8	1.0	11	0.6	100	600	600	9	8
7~9	27	127	1800	40	500	10	7	60	0.9	1.1	12	0.8	150	700	700	10	9
남자 10~12(세)	38	144	2200	55	600	10	8	70	1.1	1.3	15	1.1	200	800	800	12	12
13~15	54	162	2500	70	700	10	10	70	1.3	1.5	17	1.4	250	900	900	16	12
16~19	64	172	2700	75	700	10	10	70	1.4	1.6	18	1.5	250	900	900	16	12
20~29	67	174	2500	70	700	5	10	70	1.3	1.5	17	1.4	250	700	700	12	12
30~49	68	170	2500	70	700	5	10	70	1.3	1.5	17	1.4	250	700	700	12	12
50~64	68	168	2300	70	700	10	10	70	1.2	1.4	15	1.4	250	700	700	12	12
65~74	64	167	2000	65	700	10	10	70	1.0	1.2	13	1.4	250	700	700	12	12
75 이상	60	166	1800	60	700	10	10	70	1.0	1.2	13	1.4	250	700	700	12	12
여자 10~12(세)	38	144	2000	55	600	10	8	70	1.0	1.2	13	1.1	200	800	800	16	10
13~15	51	158	2100	65	700	10	10	70	1.1	1.3	14	1.4	250	800	800	16	10
16~19	54	160	2100	60	700	10	10	70	1.1	1.3	14	1.4	250	800	800	16	10
20~29	54	161	2000	55	700	5	10	70	1.0	1.2	13	1.4	250	700	700	16	10
30~49	55	158	2000	55	700	5	10	70	1.0	1.2	13	1.4	250	700	700	16	10
50~64	57	157	1900	55	700	10	10	70	1.0	1.2	13	1.4	250	700	700	12	10
65~74	54	154	1700	55	700	10	10	70	1.0	1.2	13	1.4	250	700	700	12	10
75 이상	52	152	1600	55	700	10	10	70	1.0	1.2	13	1.4	250	700	700	12	10
임신 전반			+150	+15	+0	+5	+0	+15	+0.3	+0.3	+1.0	+0.5	+250	+300	+300	+4**	+3
후반			+350	+15	+100	+5	+2	+15	+0.4	+0.4	+2.0	+0.5	+250	+300	+300	+8**	+3
수유			+400	+20	+350	+5	+3	+35	+0.4	+0.5	+4.0	+0.6	+100	+400	+400	+2	+6

* 모유영양아 기준권장량(팔호 안의 수치는 조제유영양아 권장량)

** 철 보충제권장

12

모자보건

1. 모자보건의 개념

모자보건이란 제2차 성징이 나타나는 생식기(生殖期)에서 폐경기에 이르는 모든 여성(15~49세)에 대한 건강관리라 할 수 있으며 특히 여성이 임신, 분만, 수유를 하는 기간과 학령기 전인 영·유아의 보건관리를 모자보건이라 한다.

우리나라 모자보건법(1973) 제1조에서는 모자보건을 "인류를 생산할 모성의 생명과 건강을 보호하고 질병을 예방하며, 건전한 자녀의 출생과 양육을 도모함으로써 국민건강에 기여함을 목적으로 하는 학문인 동시에 어머니와 자녀를 대상으로 하는 보건사업이다."라고 정의하고 있다.

모자보건은 모성의 건강을 보호하고 증진하며, 건강한 자녀를 낳게 하고, 태어난 어린이를 건강하게 성장·발육하게 하여 타고난 잠재력을 최대한 발휘할 수 있게 하는 것을 목적으로 하고 있다.

모자보건은 크게 모성보건과 영·유아보건으로 나누어진다.

2. 모자보건의 중요성

모자보건 관련지표는 한 국가나 지역사회의 보건수준을 나타내는 지표로 사용되고 있다.

모자보건은 한 개인이나 가정의 문제일 뿐만 아니라 사회문제이고 국민의 장래나 민족의 번영, 나아가서는 인류의 발전에까지 중대한 영향을 미치므로 바람직한 방향으로 발전되어야 한다. 모자보건의 중요성을 구체적으로 살펴보면 다음과 같다.

- 모자보건사업의 대상인구가 전체인구의 60~70%나 된다.
- 어린이는 국가와 사회의 미래의 주인공으로 고귀한 인적자원이다.
- 임산부와 어린이는 질병에 이환되기 쉬운 반면, 조직적인 노력으로 예방이 가능하다.
- 모성과 아동의 건강은 다음 세대의 인구자질에 영향을 준다.
- 영·유아기가 대부분의 지능발달에 영향을 준다.

제 2 절 모성보건

WHO의 모성보건 위원회에서는 "모성이란 지금 아기를 낳고 기르고 있는 여성은 물론 장래에 아기를 낳아 기르는 사람과 과거에 그러한 역할을 한 사람을 포함한다."고 정의함으로써 여성의 생애주기 전체를 포함한 의미로 해석하고 있다. 그러나 일반적으로 모성의 대상은 가임여성(협의 : 20~40세, 광의 : 15~49세)을 말한다. 따라서 모성보건은 크게 산전관리, 분만관리, 산후관리로 구분할 수 있다.

1. 모성보건의 내용

1) 산전관리

산전관리란 임신중의 조직적이고 의학적인 서비스를 통해서 신체적, 정신적 및

사회적 요구를 해결하고 모성과 태아의 건강상태를 예방하는 목적 지향적인 의료감
시를 말한다.
　산전관리의 목적을 산모와 태아의 측면에서 살펴보면 다음과 같다.

■ 산모의 측면
　① 육체적 · 정신적 건강유지 증진
　② 임신중의 부작용 감소
　③ 분만시 안전을 증진
　④ 산후의 건강보호
　⑤ 태아에게 필요한 모든 요구를 관리할 수 있는 능력의 함양
■ 태아의 측면
　① 사산, 저체중아, 신생아 사망 등의 발생 감소
　② 신생아의 건강유지

2) 분만관리

　분만이란 자궁 내에 있던 태아와 그 부속물이 산도(産道)를 지나 모체 밖으로 배
출되는 현상을 말한다.
　분만과정은 특히 짧은 시간 내에 위험한 과정이 진행되므로 분만 전에 철저히 준
비하고 안전분만 및 산모와 태아의 건강을 위해 관리가 필요하다.

3) 산후관리

　산후관리는 모체 밖으로 배출된 신생아와 산모의 건강을 위해 수유, 산후섭생 등
을 포함한다. 출산 후에는 내분비작용의 변화로 유즙이 분비된다. 처음 분비되는 초
유는 반드시 먹이도록 권장한다. 또한 산후회복을 촉진시키고 모유의 분비가 잘 되
도록 단백질, 무기질, 비타민이 풍부한 음식을 섭취하도록 하고, 충분한 안정과 수
면을 취하고 적당한 운동으로 분만 전 신체로 회복되도록 유도한다.

2. 모성사망

모성사망이란 임신, 분만, 산욕중의 합병증으로 야기되는 사망만을 의미하며, 임신중 각종 전염병, 만성질병, 기타 사고(중독사, 익사, 교통사고) 등에 의한 사망은 포함되지 않는다.

모성사망의 주요 원인은 임신중독증, 출혈, 감염증(패혈증, 산욕열)과 그 밖에 자궁외 임신, 유산 등이 있다.

3. 모성의 주요질병과 이상

1) 임신중독증(toxemia of pregnancy)

임신후반기(특히 8개월 이후)에 다발하며, 자간전증(子癎前症)과 모든 증상이 나타난 자간을 동반한 일군(·群)의 병적상태로서 본질적으로는 대사이상이다. 임산부 사망의 최대 원인일 뿐만 아니라 유산 · 사산 · 조산의 주요 원인이 되기도 한다. 두통, 시력장애, 상복부 동통, 구토 등의 자각증상이 있을 수 있으며, 임신말기에 갑자기 체중이 늘어나거나 두통이나 시력장애 등이 있을 경우는 전문의와 상담한 후 정확한 진단을 받도록 한다.

■ 원인 : 단백질 부족, 티아민(thiamin) 부족, 빈혈
■ 증세 : 부종, 고혈압, 단백뇨
■ 예방대책 : 단백질 · 비타민의 충분한 공급, 식염 · 당질 · 지방질의 과다 섭취 금지, 적당한 휴식, 정기적인 건강진단

2) 유산 · 조산 · 사산(abortion, premature, stillbirth)

유산(流産)이란 임신 초기에서 임신 7개월(제28주)까지의 분만을 말하며, 조산(早産)이란 임신 29주에서 38주 사이의 분만을 말한다. 사산(死産)은 죽은 태아를 분만하는 경우를 말하며, 정기산(定期産)이란 임신 39~42주 사이의 4주 사이에 분만한 것을 말하며, 임신 42주 이후의 분만은 과기산(過期産)이라 한다.

유 · 조 · 사산의 원인을 살펴보면 다음과 같다.

■ 분만 전 이상
　① 모체측 원인 : 임신중독증, 급 · 만성 전신 질환, 성기발육부진, 성기위치이상, 과로, 임부결핵, 임부심장질환, 당뇨병, 성병(매독), 빈혈 등
　② 태아측 원인 : 기형, 발육이상, 태반이상, 양수과다 등
■ 분만 시 이상 : 태위이상, 진통이상, 산도이상, 조기파수 등
■ 예방대책
　① 임신중독의 조기발견 및 조기치료
　② 급성 전신 질환의 예방
　③ 정기적인 진찰
　④ 난산부의 입원 분만
　⑤ 산원증설 및 모성보건교육 실시
　⑥ 과로를 피하고 적당한 휴식

3) 자궁외 임신과 출혈(ectopic pregnancy & hemorrhage)

자궁외 임신은 자궁 내 점막조직 이외의 부위에 성립되는 임신을 말하는데, 일반적으로 임신초기에 발생하는 비정상적인 착상에 의해 야기된다. 자궁외 임신의 95%는 난관임신이며 난소나 복강내 임신이 되는 경우도 있다. 자궁외 임신의 원인은 임질, 결핵성 난관염, 산욕열, 인공유산 후의 염증 등이며, 자궁외 임신의 증상은 하복통, 무월경, 난관 및 자궁파열 등에 의한 출혈 등이다.

출혈은 임신전반기 출혈(임신 5개월 전), 후반기 출혈(임신 6개월 후), 산욕기 출혈 등이 있는데, 전반기 출혈은 자궁외 임신, 포상기태(葡狀奇胎) 등에 의한 경우가 많으며, 후반기 출혈은 전치태반, 태반 조기박리 등에 의한 출혈이 많다. 여기서 포상기태란 임신성 융모상피 질환으로 자궁 속에 하얗고 탱탱한 포도송이가 달려 있는 모양이어서 포상기태라는 이름이 붙여졌으며, 이 속에는 물이 차 있다. 대개 임신 4~5개월 정도에 증상을 보이는데 임신 달수에 비해서 배가 훨씬 나오거나 하혈을 하기도 한다. 치료는 가급적 완벽하게 소파 수술을 해야 한다. 70~90%는 소파 수술 뒤에 깨끗해지지만, 10%는 침윤성 기태가 되고 2.5%는 융모상피암으로 진행될 수 있다.

전치태반이란 태반이 자궁하부 개구부에 부착되어 자궁내부를 덮는 현상으로, 임신후기(8개월경)에 발생하며 초기증상으로 무통출혈을 일으킬 수 있다.

태반 조기박리란 정상위치에 있던 태반이 부분적으로 산산조각으로 찢어져 출혈을 일으키는 현상으로 내출혈과 쇼크의 증세가 있으며 자궁이 딱딱해지고 팽만되며 임산부는 심한 통증을 느끼게 된다.

4) 산욕열

분만 또는 산욕기(산후 6~8주 사이)에 생식기 부위로부터 세균침입으로 인한 감염증상을 산욕열(産褥熱)이라하며, 일반적으로 연쇄상구균에 의해 발병된다. 분만 10일 이내에 첫 24시간을 제외하고 하루 4회 정도 체온을 측정하여 2일 이상 38℃ 이상의 고열이 있는 경우를 말한다. 자궁내막염, 산도의 국소적 염증, 회음절개부위 염증시 발생하며, 증상은 고열, 두통, 오한을 동반하는데, 최근에는 항생제의 사용과 위생적 분만 등으로 감소 경향을 나타내고 있다.

4. 임신중의 보건관리

1) 영양관리

태아는 모체로부터 영양공급을 받으므로 모체뿐만 아니라 태아의 건강을 위해서 충분한 영양소의 공급이 요구된다. 양질의 단백질, 칼슘, 인, 철분, 비타민 등이 함유된 식품을 충분히 섭취하는 것이 좋으며, 편식을 금하고 짜고 매운 자극성 있는 식품은 피한다. 한국영양학회(2000)에서 책정한 영양권장량에 의하면, 20~49세 여성의 1인 1일 열량 소요량 2,000kcal에서, 임산부에게는 임신 전반기에 150kcal, 후반기에는 350kcal, 수유부에게는 400kcal의 열량을 추가 공급할 것을 권장하고 있다.

2) 진찰 및 검사

진찰은 체중측정, 혈압측정, 부종여부의 파악, 유방진찰, 태아심음, 기타 건강상태의 진찰 및 관찰을 한다.

또한 검사는 단백뇨, 당, 혈액검사 등을 실시하며 혈액검사에는 혈액소, 혈액형, 매독검사가 포함된다.

3) 신체관리

혈액순환 및 신진대사의 원활을 위해서 목욕은 자주 하는 것이 좋으나 열탕이나 해수욕은 삼가는 것이 좋다. 특히 임신 4개월 이후는 유두를 온수로 닦은 후 크림이나 올리브유 등으로 마사지를 하여 단련시키는 것이 좋다.

4) 일상생활 관리

■ 심한 운동이나 과로를 삼가고 충분한 휴식과 수면으로 정신적인 안정을 취한다.
■ 배변 습관을 일정(1일 1회)하게 하여 변비를 예방한다.
■ 술, 담배를 금한다.
■ 임신초(임신 6주까지)와 임신 8개월 이후부터 산욕기까지는 성생활을 금한다.
■ 임신중 약을 복용할 때는 반드시 의사의 지시에 따른다.

제3절 영·유아 보건

1. 영·유아기의 특성 및 보건관리

일반적으로 생후 1주 미만을 초생아, 생후 4주(28일)까지를 신생아, 1년까지는 영아, 학교에 입학하기 전 만 4세 이하를 유아라 한다.

신생아기는 영양관리가 중요하며 모체에 특별한 이상이 없는 한 모유수유가 바람직하다. 이 시기에는 아직 모체로부터 받은 수동면역항체를 가지고 있으나 모체가 항체를 가지고 있지 않은 질환에는 이환되기 쉬우므로 질병감염 방지를 위한 위생관리, 예방접종 실시 및 선천성 대사이상 유무 확인검사가 필요하다.

영아기는 모친으로부터 받은 면역이 감소하고 행동 범위의 확대로 인해 감염기회가 증가하는 시기이다. 특히 인간을 인간답게 하는 특징이라 할 수 있는 정서나 행동, 언어 등의 발달이 모자 상호작용에 의하여 시작되는 시기이므로 충분한 피부접촉에 의한 모자관계나 가정 내의 인간관계를 형성할 수 있도록 노력해야 한다.

유아기는 신체적 기능과 함께 정신적 기능도 급격하게 발달하며, 기본적인 생활습관을 익히게 되어 집단생활에 적응할 수 있는 기초적 능력을 지니게 된다. 운동기능과 지적 기능, 즉 언어능력과 기억력이 발달하고 수의 개념이 확립되는 시기이다.

영·유아기는 감염과 사고의 기회가 많고 질병에 대한 면역력이 약해서 전염성 질병을 포함한 기타 질병에 잘 이환될 뿐만 아니라, 건강관리의 잘못으로 인하여 장애나 사망을 초래하기도 한다. 호기심으로 인한 지적 욕구가 강하고 활동량이 많아져서 사고를 일으키기 쉬우므로 안전에 대한 지도 감독이 필요하다. 또한 규칙적인 건강검진을 통하여 정상적인 발육·발달을 확인하는 것과 선천성 장애나 잠재성 질병 등을 조기에 발견하여 치료받을 수 있도록 보건학적으로 많은 관심과 보살핌이 있어야 하는 시기이다.

2. 영·유아의 주요 질병과 이상

1) 발육이상

(1) 조산아

WHO에 의하면 출생시 체중이 2.5kg 이하와 임신 28~38주 사이의 출생아로 규정하고 있다. 조산아의 원인은 주로 임신중독, 다태임신, 선천성 기형, 모체의 질병 및 과로 등이 원인이 될 수 있다. 조산아의 예방대책으로는 임신중독 예방, 영양관리 철저, 유산·조산 경력자의 보호 및 지도, 35세 이후의 임산부 및 불임증자의 임신 지도 철저 등이다. 조산아의 신체적 결함을 살펴보면 다음과 같다.

■ 체온조절 불능 및 조혈능력 부족
■ 소화장애 및 호흡장애

■ 질병감염률이 높음

조산아의 보호는 ① 호흡관리, ② 체온보호, ③ 영양관리, ④ 전염병 감염 방지가 중요한데, 이롤 조산아의 4대 관리라 한다.

(2) 과숙아 및 비만아

과숙아란 43주 이후의 출생아와 태아체중 4kg 이상으로서 재태기간이 길기 때문에 산소부족증이나 난산을 초래할 수 있으며, 중추신경계의 장애가 나타날 수 있다.

비만의 원인은 일반적으로 유전적 요인과 열량의 과다 섭취, 산모의 운동부족, 호르몬 분비의 이상 등에 기인한다. 유전적 요인이나 호르몬 분비의 이상인 경우 성장했을 때에 비만이 되기 쉽다.

(3) 선천이상 및 심신장애

■ 선천기형 : 임신 초기 풍진의 감염에 의해 백내장아, 심기형아, 농아를 출산할 수 있으며, 임신중 방사선과다 조사, 화학 약물 등의 오용 등이 기형아를 출산하는 원인이 되기도 한다.

■ 선천성 대사이상 : 주로 유전적인 요인으로 발생하므로 근친결혼, 악성 유전인자 소유자와의 결혼 등을 피해야 한다. 비유전적인 요인은 주로 임신 3개월 이전에 잘 발생하므로 바이러스성 질병의 감염, 화학 약물 및 방사선의 과다 조사 등에 유의해야 한다.

■ 심신장애 : 심신장애로는 정서장애아, 정신박약아, 시각장애아, 청각장애아, 언어장애아, 지체부자유아 등이 있다.

13

성인병 관리

제1절   성인병

1. 성인병의 개념

성인병은 원래 노인병학(geriatrics)이라는 어원에서 비롯된 용어로서, 1909년 미국의 I. L. Nascher(1863~1944)가 처음 사용한 '노인병'의 어감이 좋지 않아 성인병으로 대용되어 온 지가 매우 오래되었다. 성인병이라는 용어는 1957년 일본 후생성에서 처음으로 쓰기 시작하여, 그 후 1970년대에 이르러 우리 나라에서도 원용하여 쓴 것으로 이미 의학계나 일반에 널리 퍼져 사용되고 있으며, 서구에서는 사용되지 않는 말이다.

현대병이라고 하는 성인병은 주로 중년기(40~65세)에 발병하여 사망률이 높고 기능장애가 심하여 사회 활동에 많은 지장을 주는 암, 고혈압, 당뇨병, 심장병, 동맥경화증, 뇌졸중, 간질환, 심부전, 위장병, 관절염, 만성 폐쇄성 폐질환 등의 만성 퇴행성 질환을 뜻한다.

성인병은 장기간에 걸쳐 자신도 모르게 서서히 진행되고 **질병의 증후가 나타났을** 때에는 완전한 치료가 곤란한 질병이라는 데 문제의 심각성이 있다. 현재까지 성인 병의 원인들이 정확하게 밝혀지지는 않았다. 그러나 발병과 관련된 위험인자(risk factor)들은 밝혀져 있어 어느 정도 예방은 가능하다. 따라서 성인병은 발병 후 치료 보다는 사전에 철저한 건강관리를 통하여 예방하는 것이 효과적이며, 일상생활에서 성인병을 유발할 수 있는 운동부족, 과도한 스트레스, 영양섭취의 불균형, 불건전한 생활습관, 음주 및 흡연 등의 공통적인 위험인자들을 제거하고 방지하는 것이 무엇 보다도 중요하다.

2. 성인병의 특징

- 질병 발생 시기, 발병 원인, 병이 진전되는 양상이 불분명하거나 또는 다원적이어 서 판단에 어려움이 뒤따른다.
- 복합적인 합병증을 갖고 있는 것이 보통이며, 대체적으로 만성적 질환으로 진행 된다. 그러나 수시로 급격한 합병증을 나타내게 된다.
- 주로 40세 이후에 집중적으로 발병하는 비전염성 만성 퇴행성 질병군이며 성인의 주요 사망 혹은 기능 장애의 원인이 된다.
- 개인의 생활양식과 밀접한 관계가 있으며 원인 치료방법이 없고 위험인자의 제거 로 어느 정도 예방이 가능하다.
- 집단 발생 형태가 아니며 개인적이고 산발적인 질병이다.
- 성인 초기부터 질병으로 형성되며 노화에 따라 발병하는 경우가 많으며 장기간에 걸쳐 지도, 관찰 및 전문적인 관리를 필요로 하는 질병이다.
- 재활을 위해 지속적인 관리가 필요한 질병이다.

제 2 절   성인병의 종류

1. 고혈압증(hypertension)

1) 개념

혈압이란 혈관 속으로 흐르는 혈액이 혈관벽에 미치는 힘, 즉 측압력(側壓力)을 의미하는 것으로, 심장이 온몸에 혈액을 순환시키기 위해 수축할 때의 혈액이 혈관벽에 미치는 압력을 수축기혈압 또는 최고혈압이라 하고, 심장이 혈액을 받아들여 확장할 때의 혈압을 최저혈압 또는 이완기(확장기)혈압이라 한다.

혈압이 어느 정도 높을 때 고혈압인가를 판단하는 것은 매우 어려운 일이지만, WHO는 1962년 혈압과 사망률에 관한 여러 나라의 역학(疫學)조사 결과를 토대로 표 13-1과 같이 혈압을 분류하였다.

수축기 혈압(최대 혈압)이 160mmHg 이상, 확장기 혈압(최저 혈압)이 95mmHg 이상인 경우를 고혈압으로 정하고 있다. 한편, Russek는 자기 연령에 100을 더한 수치를 정상 최고혈압(수축기혈압)의 지표로 삼아야 한다고 하였으며, Mastler 등은 연령에 따른 혈압의 범위를 제시하였다.

혈압은 건강한 사람에 있어서도 연령, 성별, 측정시간, 신체적 조건, 활동상태, 계절 등에 따라서 상당한 차이가 있기 때문에 3~4일간 안정상태에서 매일 3회 이상 측정한 후 판정하는 것이 정확하다.

2) 원인

고혈압은 크게 본태성 또는 1차성 고혈압(essential hypertension)과 속발성 또는 2차성 고혈압(secondary hypertension)으로 분류할 수 있다.

◇ 표 13-1 혈압의 기준 ◇   (단위 : mmHg)

구분단계	저혈압	정상혈압	경계혈압	고혈압
최고혈압	100 이하	140 이하	140~160	160 이상
최저혈압	60 이하	90 이하	90~95	95 이상

본태성 고혈압은 다른 병과는 상관이 없는 것으로 전체 고혈압의 90%를 차지한다. 아직 원인은 불명확하지만 유전적 소인, 과다한 스트레스, 비만, 식염섭취량, 환경요인, 혈관근육의 강약 등의 요인이 작용하여 발생된다고 생각되고 있다.

속발성 고혈압은 대부분 그 원인이 밝혀져 있으며, 내분비계질환, 경구피임제 복용, 임신, 신장기능의 이상 등에 의해 혈압이 올라가는 2차성 고혈압이다. 속발성 고혈압은 1차적인 원인을 치료하게 되면 혈압은 정상으로 회복된다.

3) 치료 및 예방

고혈압의 치료는 크게 일반요법과 약물요법으로 나누어 생각할 수 있으나 원인치료는 정말 어렵기 때문에 평소 예방에 치중하는 것이 가장 현명하고 최선의 관리대책이다. 연구결과 몇 가지 예방방법을 소개하면 다음과 같은 것들이 있다.

■ 염분의 섭취를 제한하고 과다한 콜레스테롤과 포화지방산의 섭취를 줄인다.
■ 가능한 한 정상체중을 유지한다.
■ 올바른 생활습관을 가진다. 과도한 음주, 흡연 및 스트레스를 피하고, 규칙적인 운동과 정신적 안정을 유지한다.
■ 조기발견과 조기치료를 위하여 평소에 혈압을 정기적으로 측정하도록 한다.
■ 변비는 혈압을 올리는 요소가 되기 쉬우므로 섬유소를 포함하는 식품(잡곡밥, 채소, 과일)을 섭취하여 변비를 예방한다.

2. 당뇨병(diabetes mellitus)

1) 개념

당뇨병이란 말 그대로 '소변에 당이 나오는 병'으로, 우리 신체의 췌장에서 분비되는 인슐린(insulin)이라는 호르몬이 부족하여 체내 신진대사가 정상적으로 일어나지 못하여 혈액 속에 혈당이 많아지고 소변에 당이 나오게 되는, 즉 고혈당과 당뇨의 소견을 초래하는 질환이다.

당뇨병은 인슐린 의존형 당뇨병과 인슐린 비(非)의존형 당뇨병으로 나눈다.

인슐린 의존형 당뇨병은 제1형 당뇨병 또는 소아형 당뇨병이라 하며, 소아기 또는 30세 이전에 많이 발생한다.

단시일 내에 심한 갈증, 많은 소변량, 극도의 피로감, 현저한 체중감소 등 비전형적이면서도 심한 증세를 보이고 인슐린의 분비능력은 거의 없거나 고갈된 상태이기 때문에 인슐린을 공급하지 않으면 병이 급격히 악화되어 케톤산혈증, 당뇨병성 혼수의 위험한 상태를 초래한다.

인슐린 비의존형 당뇨병은 제2형 당뇨병 또는 성인형 당뇨병이라고 하며 보통 40세 이후에 발생한다.

성인형 당뇨병은 서서히 나타나므로 증상도 뚜렷하지 않으며 몸속의 인슐린이 다소 남아 있어서 인슐린 공급이 없더라도 생명에 위협받을 정도의 증상을 초래하지는 않지만, 혈당조절을 위해서는 인슐린 주사가 필요할 수도 있다.

2) 원인 및 증상

당뇨병과 유전적인 영향과의 관계를 연구한 결과, 당뇨병의 발생에는 선천적인 유전적 영향이 확실히 중요함과 동시에 후천적인 환경적 인자도 매우 의미있음을 알게 되었다.

유발인자로는 비만이 가장 중요하며, 감염(바이러스 감염), 임신, 나이가 듦(加齡), 정신적인 스트레스 등이 있다. 당뇨병의 발생요인을 유전적 인자와 환경적 인자를 합쳐서 100%로 볼 때, 유전적 인자가 60%로 약간 더 큰 비중을 차지하고 있지만, 환경적 인자도 40%나 되므로 거의 비슷한 중요성을 갖는다.

(1) 유전적 요인

유전에 의한 당뇨병 발생률의 조사에 의하면 부모 둘다 당뇨병인 경우 자녀의 58%에서, 부모 중 한 명이 당뇨병인 경우는 자녀의 27%에서, 그리고 부모가 정상일 경우 자녀의 0.87%에서 당뇨병 환자가 발생된다는 사실을 볼 때 당뇨병은 유전성이 있음을 결코 잊어서는 안 된다.

한편, 당뇨병이 유전적 소인을 갖고 있더라도 모두 다 당뇨병에 걸리는 것은 아니므로 환경적인 영향을 잘 조절하면 발생을 상당히 예방할 수 있다.

(2) 환경적 요인

■비만 : 비만은 당뇨병과 밀접한 상관관계가 있는데, 40세 이후에 발생한 당뇨병 환자의 80%에서는 당뇨병의 발병 이전에 비만했던 시기가 있었다고 한다.

비만증이 있으면 여분의 남아도는 에너지가 지방질로 변하여 지방조직에 축적되며, 한편 인슐린 분비도 나빠져서 당대사도 원활히 되지 못하므로 인해 당뇨병이 쉽게 유발된다. 또한 비만증은 당뇨병 이외에도 고혈압, 심장병 등 여러 가지 성인병을 일으키는 원인이 된다.

■연령 : 당뇨병은 어린이에서도 발생되지만 일반적으로는 중년 이후에 많이 발생하기 쉽다. 그 이유는 환경적 영향을 많이 받기 때문인데, 여러 가지 육체적·정신적 스트레스, 비만증, 운동결핍뿐만 아니라 나이가 들수록 체내의 당대사에도 장애가 올 수 있으므로 당뇨병의 유전적 체질이 있는 사람에서는 나이가 많아짐에 따라 당뇨병이 더욱 더 쉽게 발생될 수 있다.

■임신 : 당뇨병은 남자보다 여자에게서 더 많이 발생하는 경향이 있는데 이는 임신에 따른 호르몬의 변화 때문이다.

특히 3.8kg 이상의 거대아를 출산한 임산부는 앞으로 당뇨병에 걸릴 위험이 높다. 또한 사산(死産), 반복적인 유산, 조산(早産), 임신 중독증, 양수 과다증이 있는 임산부에서 당뇨병에 걸릴 위험성이 더 높다.

■약물복용 : 당뇨병을 유발시킬 수 있는 약물로는 부신피질 호르몬(스테로이드제제), 이뇨제 등이 있다. 신경통이나 류머티즘, 천식, 기타 응급질환에 널리 사용되는 부신피질호르몬제제는 인슐린과 반대작용을 하는 호르몬제제이므로 당뇨병 체질이 있는 사람에게 사용시 당뇨병을 쉽게 유발할 수 있기 때문에 함부로 남용·오용해서는 안 되며, 그 외의 약제에 대해서도 구체적인 지식 없이 마구 복용하는 것은 도움되지 않는다.

(3) 증상

당뇨병의 초기에는 별다른 증상이 없기 때문에 환자 스스로도 모르고 지내는 경우가 많으며, 또 증상이 있다 하더라도 사람마다 제각기 차이가 있다. 흔히 말하는 당뇨병의 3가지 전형적인 증상은 다뇨(多尿), 다음(多飮), 다식(多食)이며, 그 외에도 갈증, 피로감, 체중감소, 쇠약감, 가려움증, 신경통, 감각 이상 등의 신경증상, 임포텐스 등 여러 증상이 있는데, 당뇨병의 전형적인 증상이 나타나면 이미 병이 진행되었다는 증거이다.

3) 합병증

당뇨병은 당대사의 장애로 인한 급성대사성 합병증과 만성혈관성 합병증을 갖는다. 급성대사성 합병증에는 당뇨병성 케톤산증(당뇨병성 혼수)과 저혈당이 있고, 만성혈관성 합병증에는 소혈관합병증으로 망막, 신장, 신경의 소혈관에 합병증을 초래하며, 대혈관 합병증으로 동맥경화증, 중풍(뇌혈관 질환), 심근경색 등이 잘 발생하게 된다.

4) 예방

당뇨병을 근본적으로 예방하는 방법은 아직 개발되지 않았는데, 그 이유는 당뇨병이 생기는 근본적인 원인을 아직 명확히 밝히지 못했기 때문이다.

따라서 당뇨병을 예방하기 위해서는 한 가지 방법만으로는 부족하며 여러 가지 방법을 적절히 이용해야 한다. 특히 성인 중 당뇨병의 가족력이 있는 사람은 이러한 예방대책을 잘 실행해야 하고 정기적으로 주치의의 진찰과 검사를 받아야 한다. 당뇨병을 예방하거나 평생 예방하지 못한다 하더라도 적어도 당뇨병의 발생시기를 늦추고 심하지 않게 하기 위해서는 다음과 같은 요령이 중요하다.

- 식사량을 적당히 하여야 한다. 과도한 열량의 식사를 피하고 규칙적으로 균형잡힌 식사를 한다.
- 부신피질호르몬제 등 당뇨병을 유발시킬 수 있는 약은 의사의 처방 없이는 절대 쓰지 말아야 한다.
- 비만은 당뇨병 발생의 지름길이 되므로 항상 식사량을 살피고 운동을 규칙적으로 하여 체중조절을 하여야 한다.
- 규칙적으로 운동을 한다. 운동은 직접 혈당을 내리는 효과 이외에도 인슐린의 도움 없이 혈당을 이용할 수 있게 함으로써 인슐린의 요구도를 줄일 수 있으며 심혈관계의 기능도 호전시켜 당뇨병으로 인한 심혈관계의 합병증도 막을 수 있다.

3. 뇌졸중(cerebro vascular accident : CVA)

1) 개념

뇌졸중이란 우리가 흔히 쓰는 중풍으로, 'cerebro stroke', 또는 'cerebral apoplexy' 등으로 불린다. 뇌는 뇌혈관을 통하여 지속적으로 산소와 영양을 공급받아야 정상적인 활동을 할 수 있다. 뇌혈관에 이상이 생겨 혈관이 막혀 뇌혈류가 차단되거나 (뇌경색 : 腦梗塞) 뇌혈관이 터지게 되면(뇌출혈 : 腦出血) 주변 뇌 조직의 손상으로 인한 갑작스런 신경마비 증상이 나타나게 되는데 이러한 증상을 통틀어 뇌졸중 또는 뇌혈관 질환이라 한다. 뇌혈관 질환은 1970년대 이래 우리나라 사망원인의 수위로 전체 사망의 약 15%를 차지하여 왔다.

2) 분류

뇌졸중은 크게 허혈성 뇌졸중인 뇌경색과 출혈성 뇌졸중인 뇌출혈로 나눌 수 있다. 그리고 뇌경색의 일종으로 뇌경색이 발생하기 전 전구증상의 하나로 나타나는 일과성 허혈이 있다. 뇌경색은 뇌동맥의 내벽에 발생되는 동맥경화로 인하여 뇌혈관 자체가 막히는 혈전성 뇌경색과 심장이나 큰 동맥의 이상으로 이곳에서 생긴 핏덩어리가 뇌로 이동하여 뇌혈관을 막아 발생되는 색전성 뇌경색으로 나눌 수 있다. 또 뇌출혈은 고혈압에 의한 뇌실질내 출혈이 있고 뇌동맥의 기형이나 혈관꽈리가 터져 생기는 지주 막하출혈 등이 있다.

3) 예방

뇌졸중의 원인이 되는 위험 요인으로는 고혈압, 당뇨, 동맥경화증, 과음, 흡연, 비만, 심장질환 등이 있는데, 대개 뇌졸중을 앓는 환자에서 이러한 위험요인을 갖고 있는 경우가 대부분이다. 이들 위험인자를 오랫 동안 방치하게 되면 결국 뇌졸중이 생기게 되며, 조기에 발견하여 꾸준한 치료를 받으면 뇌졸중을 충분히 예방할 수 있다. 일단 뇌졸중이 발생한 환자에서는 회복이 되었다 해도 이후 다시 계속 재발할 수 있기 때문에 평생을 두고 이러한 위험인자에 대한 치료를 꾸준히 지속하여야 한다.

4. 허혈성 심장질환(ischemic heart disease)

1) 개념

심장에 산소와 영양을 공급하는 관상동맥이 좁아지거나 심근이 기능을 제대로 못할 때 생기는 심장질환이 허혈성 심장질환이다. 관상동맥이 막혀 심근의 괴사에까지 이르는 상황인 급성 심근경색증과 급·만성 허혈성 심장질환 및 협심증 모두를 포함한다.

동맥경화증에 의한 관상동맥 혈류의 부전 또는 경색에 의해 발생하는 허혈성 심장질환은 연령 증가와 더불어 증가한다. 우리 나라는 서구에 비해 아직 낮은 사망률과 발생률을 보이고 있다. 1983년을 기준으로 볼 때 1993년까지(표 13-2) 남성은 6배, 여성도 6.1배로 증가하였는데, 인구 10만 명당 허혈성 심장질환에 의한 사망률은 14명 내외여서 구미 각국의 사망률에 비하면 1/10, 일본에 비하면 1/2 정도 된다.

◇ 표 13-2 인구 10만 명당 허혈성 심장질환에 의한 성별·연도별 사망률 ◇

연도	남	여
1983	2.8	1.9
1985	4.9	2.8
1987	7.3	5.0
1989	9.9	8.2
1991	13.1	9.8
1993	16.9	11.5

2) 예방 및 관리

허혈성 심장질환의 예방은 지금까지 알려진 위험요인, 특히 고콜레스테롤 및 식이성 포화지방의 섭취, 비만, 정신적 스트레스, 피임약 복용, 흡연 및 음주 등을 피하고 당뇨병, 고혈압 등의 치료로 사전에 발생을 미리 막는다. 이미 심근경색증의 병력을 가진 사람은 주기적으로 병원을 방문하여 재발이 되지 않도록 관리를 철저히 한다.

5. 암(cancer)

1) 정의

세포는 정상적으로 일정한 질서에 의하여 분열과 증식을 거듭하지만 어떤 원인에 의하여 이런 질서가 깨어지면 비정상적으로 무한히 성장·분열하게 되는데 이를 신생물(新生物 : neoplasm), 종양(腫瘍 : tumor)이라 하며, 일반적으로 악성종양(malignant tumor)을 암(癌 : cancer)이라 한다.

2) 특징

■ 암세포는 통제받지 않고 분열하기 때문에 그 왕성한 암세포 발육으로 인해 영양분의 대사과정도 매우 왕성하여 정상세포로 공급되어야 할 영양물질을 빼앗아 간다.
■ 암세포의 형태, 모양 및 성질은 정상세포와는 전혀 다른 양상을 보인다.
■ 침윤 또는 전이(轉移)된다. 침윤이란 어느 한 부위에서 생겨난 암세포 수가 점차 늘어나면서 조직내(組織內) 및 주위로 파고 들어가는 상태를 말하고, 전이는 어느 한 부위에서 발생한 암세포 집단이 혈관이나 임파관을 통해 멀리 떨어져 있는 다른 장기에까지 암세포를 퍼뜨려 그 곳에서 2차적으로 새로운 암을 발생시키는 것을 말한다. 이러한 전이된 암세포 때문에 암은 재발이 잘 되며, 근본적인 치료가 어렵게 된다.

3) 발생현황

보건복지부(1994년)의 발표에 의하면 우리 나라 암 환자의 부위별 발생빈도는 위암이 21.5%로 가장 많이 발생하였고, 폐암 11.5%, 간암 11.0%, 자궁경부암 10.1%의 순서로 발생하였다.

암으로 인한 사망률은 해마다 높아져 1995년 10월 통계청 발표에 따르면 우리나라 전체 사망자 중 21.3%(5명 중 1명)가 암으로 인해 사망하였으며, 전체 암사망자 중에서는 위암이 가장 많아 25.6%, 간암 20%, 폐암 16.7%이며 그 외 대장암, 자궁암, 식도암의 순서였다.

4) 발생원인

세계보건기구(WHO)의 보고에 의하면 암을 일으키는 주요 요인으로 식생활습관, 흡연, 감염증, 환경오염을 들고 있다.

(1) 식생활습관

우리들이 일상에서 섭취하는 음식물은 전체 암 발생의 35%와 관련이 되는 것으로 추정하고 있으며, 위암, 대장암, 직장암 등 소화기계통의 암은 특정한 식이요인과 밀접한 관계가 있음이 밝혀지고 있다. 특히 짠 음식, 절인 음식, 불에 태운 음식 등은 위암발생의 위험인자가 되며 동물성 지방이 많은 음식은 대장암, 유방암의 발생요인이 된다.

(2) 흡연

암 발생원인의 요인 중 음식물 다음으로 중요한 것은 흡연이다. 흡연은 전체 암 발생의 30% 정도를 차지하며 폐암, 후두암, 구강암, 식도암 등을 유발시킨다. 담배연기속에는 약 3,800여 종의 물질이 존재하는데 타르(tar)를 위시한 벤조피린(benzopyrine), 탄화수소(hydrocarbon), 나프틸아민(β-naphthylamine) 등 여러 가지 발암물질이 포함되어 있으며, 특히 폐암 발생률과 밀접한 관계가 있다. 흡연의 피해는 흡연자뿐만 아니라 간접흡연의 피해도 심각한 문제로 대두되고 있다.

(3) 감염

암 발생의 위험요인으로 작용하는 세 번째 요인은 기생충이나 바이러스 등의 감염(viral infection)으로 이것이 차지하는 비율은 약 10%이다. 특히 우리 나라에서는 B형간염이 간암으로 진행되는 경우가 많은데, 간암환자의 98%가 B형 간염 바이러스를 갖고 있었던 것으로 증명되었다. 연구결과 B형 간염 환자의 간암 발생 가능성은 정상인이 간암에 걸릴 가능성보다 250배나 높다. 또 유두종 바이러스(papilloma virus)는 자궁암의 발생과 관련이 있다.

(4) 환경오염

환경오염으로 인한 오염물질이 발암물질로 작용한다. 석면은 폐암을, 벤젠(benzene)은 백혈병을 일으키며, 과도한 자외선 노출은 피부암을 일으킬 수 있다. 대기오염물질인 황산화물(아황산가스 : SO_2), 질소산화물(질소가스 : NO_2)은 그 자체는 발암성이 없지만 다른 발암물질의 작용을 강화시킨다. 대기오염도 폐암의 발생에 영향을 미치며, 그 외 각종 호흡기 질환을 일으키기도 한다.

이 외에도 암을 일으키는 원인은 명확하지 않으나 지금까지의 많은 연구결과에 의하면 암유전자, 면역체계의 장애, 유전적 요인 등 몇 가지 주요 요인이 관련되어 있음을 알 수 있다.

우리 몸의 정상세포 내에는 처음부터 암을 일으킬 가능성을 지닌 유전자, 즉 암유전자(oncogene)가 항상 존재하고 있지만, 평상시에는 암유전자가 약화된 또는 정지된 상태로 있다가 여러 가지 발암요인에 의해 활성화되면 암의 발생에 중요 역할을 담당하는 것으로 알려져 있다.

우리 몸은 신체 내의 어떤 세포가 이상세포로 변화되는 즉시 이를 제거하여 항상 정상적인 상태를 유지하도록 계속적으로 감시·활동하는 면역체계를 갖고 있는데, 이러한 인체의 면역체계 기능이 약화되거나 손상받으면 암이 발생하게 된다. 그 예로서 면역결핍증 환자나 면역억제제 사용으로 면역체계에 이상이 생긴 환자에서는 암질환이 더 많이 발생한다.

암의 발생인자 중에는 유전적 요인도 있다. 유전적 요인에 의해 발생하는 암은 약 6%로 추정되며 염색체 이상을 초래하는 질환 중에서는 암의 발생 빈도가 확실히 높음을 알 수 있다.

5) 예방

암의 가장 좋은 퇴치방법은 1차적으로 암의 발생 그 자체를 예방하는 것이며, 2차적으로는 암을 조기발견·조기치료하는 것이다. 암발생을 예방하기 위해서는 발암의 위험요인을 제거해야 하고 개개인의 건강행태(行態) 및 생활습관을 개선시켜야 한다.

우리나라의 대한암협회에서 1992년 제정한 암예방을 위한 14개 권장 사항은 다음과 같다.

- 편식하지 말고 영양분을 골고루 균형 있게 섭취한다.
- 황록색 채소를 위주로 과일 및 섬유질을 많이 섭취한다.
- 우유와 된장의 섭취를 권장한다.

■ 비타민 A, 비타민 C, 비타민 E를 적당량 섭취한다.

■ 표준체중을 유지하며, 과식하지 말고 지방분을 적게 먹는다.

■ 너무 짜고 매운 음식과 너무 뜨거운 음식은 피한다.

■ 불에 직접 태우거나 훈제한 생선이나 고기는 피한다.

■ 곰팡이가 생기거나 부패한 음식은 피한다.

■ 술은 과음하지 않으며 자주 마시지 않는다.

■ 담배는 금(禁)한다.

■ 태양광선 특히 자외선에 과다하게 노출하지 않는다.

■ 적당한 운동을 하되 과로는 피한다.

■ 스트레스는 피하고 기쁜 마음으로 생활한다.

■ 목욕이나 샤워를 자주하여 몸을 청결하게 한다.

14

노인보건

제1절 노인보건의 개념

1. 노인보건의 의의

20세기에 들어와서 세계의 많은 지역에서 주산기 및 영아사망률 관리, 영양의 개선, 기초적인 보건관리와 많은 전염병 관리가 이루어졌다. 특히 제2차 세계대전 이후인 20세기 중반 이후부터 의학의 발달과 사회·경제적인 발전으로 건강수준이 향상되고 평균수명이 늘어남과 더불어 출생률의 감소 등으로 노인인구의 구성비가 증가되고 있다.

세계의 55세 이상 인구는 매월 120만 명 이상 증가하고 있으며, 이러한 증가의 80% 이상이 개발도상국에서 일어나고 있으며, 개발도상국도 21세기에는 노령화사회로 전환되어 갈 것이다. 이미 세계 인구의 평균수명은 60세를 초과하여 노령화 사회로 변모하고 있음을 볼 때, 노인보건은 이제 국제적인 중요한 보건과제임에 틀림없다.

일반적으로 65세 이상 점유율이 7% 이상인 나라를 노령화 사회라 부르고, 14%

이상인 나라를 노령사회 또는 고령사회라고 한다.

통계청 발표에 의하면 우리나라 65세 이상 노인의 인구는 1980년에 3.8%, 1994년에 5.5%인 것이 2000년에 6.8%, 2021년에는 13.1%가 될 것으로 예상되고 있어 우리나라도 노령화 사회로 급속히 진행되고 있음을 알 수 있다. 이러한 노령화 사회 진입으로 인해 노인의 3대 문제인 경제능력 부족, 노인성 질환, 소외 등의 문제가 더욱 더 심화될 것으로 전망된다.

노인들이 건강하고 활기찬 노후생활을 보낼 수 있도록 경로연금지급 확대, 노인일거리 마련, 재가노인복지사업확대, 노인장기요양보호시설 확충, 경로당활성화 등의 종합적인 노인복지증진대책이 필요하다.

제2절   노년기와 건강

1. 노화현상과 노년기

Dorland 의학사전에 의하면 "노화란 연령이 증가함에 따라 발생하는 점진적인 구조적 변화로서 질병이나 사고에 기인하지 아니하고 궁극적으로 사망을 초래하는 것이다."라고 정의되어 있다.

시간의 경과에 따라 일어나는 생체 변화는 인간뿐만 아니라 모든 생물에 공통된 현상이지만, 인간의 경우 인체활동을 조직, 기관의 시점에서 보면 40세를 지나면서부터 눈에 띄게 되는데 이것을 일반적으로 노화 또는 노화현상이라고 부른다.

노화에 대한 정의도 여러 가지로 해석되어 단순히 나이가 많아지는 것을 노화라고 하기도 하고, 나이가 많아지면서 나타나는 신체기능 저하상태를 노화라고 하기도 하며, 어떤 학자는 노화를 수정단계에서부터 시작되는 성장발달의 마지막 단계로 해석하기도 한다. 그러나 노화의 일반적인 공통점은 나이가 증가함에 따라 개체에게 나타나는 해로운 단계로 해석되며, 이것은 결국 사망으로 연결된다고 보는 견해이다.

노화는 환경인자에 의해 영향은 받지만 본래 유전인자에 의해 규정되어 있는 일련의 과정으로 시간의 경과와 더불어 발생하며, 신체 각 기능의 저하를 초래하여 환경의 변화에 대한 반응성이 낮아지고, 한번 상해를 입으면 그 회복이 점점 어려워지게 되어 결국에는 환경의 변화에 대하여 항상성을 유지할 수 없게 되며, 끝내는 죽음에 이르게 되는 것이 특징이다.

노화현상은 일반적으로 노화과정에 수반되거나 또는 그 결과로 생기는 신체적 변화를 말하는데, 생리적 노화현상과 병적 노화현상으로 구분되며 노인에게는 생리적, 병적 노화현상이 복합적으로 나타나게 된다.

일반적으로 노년기 신체기능의 변화는 나이에 따라 낮아지나, 그 저하속도는 기관에 따라 각각 다르고, 또한 기능저하가 시작되는 나이도 다르다.

노인이 되면 외관상으로는 얼굴을 제외한 신체 모든 부위의 체모가 줄어들고 피부는 건조하며, 병원체에 대한 비특이적, 특이적 방어기구의 기능이 감퇴되므로 쉽게 감염되고, 또 결핵 등 과거에 앓았던 감염성 질환이 쉽게 재발하기도 한다. 또한 노화에 따라 장부의 실질 세포수가 서서히 줄어들기 때문에 각 장기가 위축되고 그 기능은 급속히 저하된다.

현재까지 밝혀진 노화에 따른 각 기관의 생리적 기능변화는 다음과 같다.

(1) 순환기능

심장벽과 혈관벽의 비후 및 경화로 인해 동맥의 탄력성이 감소하며, 심박출량은 노화에 따라 감소되어 수축기 혈압상승, 맥압의 증가가 나타나며 말초혈관의 저항도 노화와 더불어 증가되어 그 결과 각 장기의 혈액이 감소한다.

(2) 호흡기능

폐는 노화와 함께 탄력성을 잃고, 수축이 힘들어지게 되어 호흡근의 근력 저하, 최대환기용량(maximal breathing capacity), 1초시한폐활량(first second vital capacity), 호식성 예비용량(expiratory reserve volume), 심흡기량(inspiratory capacity) 등의 감소와 잔기량(residual volume)과 총용량 비율(잔기량/총폐용량) 등의 증가가 뚜렷하며 폐동맥혈의 가스조성은 노화에 따라 이산화탄소 분압, pH는 변화하지 않지만 산소분압은 줄어든다.

(3) 신장기능

신장에도 큰 변화가 생겨 네프론 수효가 줄어들며 사구체의 여과율, 신혈류량, 세포에서의 재흡수능력 및 소변의 농축력은 노화와 함께 급속히 낮아진다.

(4) 신경기능 및 정신기능

인식력, 비판력 및 모순의 발견력 저하, 시력의 저하와 건망증의 증가, 비정상적인 반응, 과민성 등이 증가한다. 쥐는 힘과 같은 기타 근력은 20대를 정점으로 하여, 그 이후에는 급속히 저하되는데, 직업과 그 밖의 요인에 따라서 개인차가 크게 나타나며, 나이가 들어감에 따라 지각기능, 신경전도속도 및 뇌혈류량은 감소된다.

(5) 내분비, 대사기능

성장호르몬, 프로락틴, 코르티졸 등의 혈중 호르몬 수준은 노화와 더불어 변화하지 않으나, 성선 자극 호르몬이나 췌성 안드로겐, 남성 호르몬, 난포 호르몬 등은 저하한다. 당질대사에 있어서 공복시 혈당치는 노인에서도 정상범위 안에 있지만, 일정한 당부하(糖負荷)를 가했을 때의 혈당치가 정상치로 회복하는 속도가 더디며, 지질대사에 있어서 혈청 콜레스테롤 값은 노화와 더불어 증가하여 60대에서 정점을 이루며, 그 이후 점점 감소하는 경향을 나타낸다.

(6) 소화기능

식도는 노화와 더불어 민무늬근이 약해지기 때문에 수축의 진폭이 줄어들고, 소화효소(펩신, 트립신 등)는 40세경부터 저하되기 시작하여 70세 이후에 급속히 감소되며, 침샘도 위축되어 60세 이후에는 ptyalin량이 급속히 감소된다. 위의 운동능력이 저하되고 위산의 분비량이 감소되며, 장관에서는 노화와 함께 소장의 주 기능인 영양소 흡수력이 저하되고, 대장 기능의 감소가 나타나지만 간장 및 췌장에서는 노화에 따른 변화가 거의 나타나지 않는다.

(7) 골관절기능

골대사도 노화와 함께 변화하여 골량이 줄어드는데, 그 줄어드는 정도는 여자에게서 더 두드러지게 나타나며 추골원판이 좁아지고 척추골이 작아진다.

한편, 노화의 병적 노화현상은 일반적으로 노화현상이 더욱 촉진된 형태로 나타나는 경우가 대부분이며, 식생활이나 온갖 유해한 생활환경 혹은 동맥경화증 등 노인에게 많이 나타나는 질환으로 인해 초래되는 현상이다.

2. 노인성 질환

노인성 질환이란 노화와 밀접한 관련을 갖고 발생하는 신체적, 정신적 질병을 말하며, 크게 두 가지로 나뉜다. 하나는 젊어서 생긴 질병이 지속된 것들로 고혈압, 당뇨병, 관절염, 만성폐질환, 암, 만성위염, 만성간질환 등이 여기에 속한다. 또 하나는 노인 특유의 병적 상태인 노인성 난청, 노안, 노인성 백내장, 노인성 치매, 노인성 우울증, 노인성 골다공증, 노쇠 등이다.

노인들에게 흔히 생기는 노인병의 종류를 분류하면 다음과 같다.

- 순환기 계통 : 고혈압, 동맥경화증, 심근경색증, 협심증 등
- 비뇨기 계통 : 만성 방광염, 전립선 비대증 등
- 소화기 계통 : 만성 위염, 위궤양, 십이지장궤양
- 호흡기 계통 : 기관지염, 폐렴 등
- 뇌순환기 계통 : 뇌전색, 뇌혈전, 뇌출혈 등
- 뇌신경 계통 : 노인성 치매증, 뇌혈관성 치매증 등
- 근·골격 계통 : 관절염, 요통, 변형성 척주증, 골다공증 등
- 기타 : 백내장, 시력장애, 난청, 평형장애, 피부질환, 치아탈락 등

노인병의 특징은 다음과 같다.

- 증상이 거의 없거나 애매하다. 즉, 병증이 심해도 증상은 경하던가, 그 경과가 완속하다.
- 노화와의 구분이 어렵다. 즉, 고령에 따른 생리적 노화현상인지 질병인지를 가려내기가 쉽지 않다.
- 대부분의 노인병은 단독으로 발생하는 경우가 드물며 합병증을 일으키기 쉽다.
- 병인이 불분명하고 유전, 체질 등의 선천적 요인과 생활환경, 식습관 등의 후천적 요인이 복합적으로 얽혀 질병이 발생한다고 본다.
- 약물을 사용할 때 더 많은 주의가 필요하다. 70대 노인은 20대에 비해 약물 부작용이 7배나 많다.
- 치아의 문제가 심각하다. 전체 노인의 45%가 완전 틀니를 끼고 있다.
- 기존의 병명으로는 구별이 안되고 단지 기능 이상으로만 나타나는 병이 흔하다. 예를 들면 노쇠는 기능이 많이 떨어져 있음에도 불구하고 노쇠라는 표현 외에 달

리 뾰족한 진단명이 없다.

■ 청장년의 검사기준을 적용할 수 없는 질병이 많다. 혈중 칼슘, 알부민, 갑상선 기능검사의 경우 정상치가 청장년과 다르다.

■ 발병시기가 불분명할 때가 많고 가벼운 병상에서부터 만성적이고 퇴행적인 경과를 보인다.

3. 노년기의 건강관리

인간의 노화현상은 40세 이후부터 두드러지게 나타나는데, 유전적 요인도 있지만 환경적 요인도 크게 작용하며, 주로 과로, 음식물, 영양, 음주, 생활양식, 질병감염, 운동량, 활동량 등에 따라 개인차가 크다. 따라서 생활방법의 개선으로 노화예방이 어느 정도 가능하다고 본다.

노년기를 건강하고 즐겁게 보내기 위해서는 노화현상이 나타나기 시작하는 40대 이전에 일상생활을 통한 올바른 생활습관을 익히는 것이 무엇보다 중요하다.

참고로 40세 이후의 건강관리에 있어 유의할 점은 다음과 같다.

■ 정기적 건강진단
■ 식사조절
■ 심한 육체노동과 감정적 자극의 감소
■ 적당한 운동, 취미생활, 여행, 휴식 등의 활동

15
학교보건

제1절   학교보건의 의의

1. 학교보건의 개념 및 목적

인간은 누구나 하나의 생애과정(life cycle)을 거치게 되는데, 이 생애과정 가운데 학령기가 특히 중요한 시기라는 것은 두말할 나위가 없다. 뿐만 아니라 학령기의 건강상태는 당시의 학습에 영향을 미칠 뿐만 아니라 생애 전 과정의 질적 생활을 좌우할 만큼 중요하다. 학생들의 건강을 유지·증진시켜 미래에 심신이 건강한 국민으로 육성하고자 하는 것은 모든 교육활동 중에서도 가장 기본이 되는 것이라 할 수 있다.

학생은 일상생활의 대부분을 학교에서 보내게 되며 교직원의 지도와 학교에서 짜여진 시간표에 의하여 생활하게 된다. 따라서 교직원은 건강에 대한 풍부하고 정확한 지식을 가져야 하고 학교환경과 교과과정이 학생들의 건강한 생활에 맞도록 조성되어야 한다.

학교보건이란 학생과 교직원을 포함한 인구집단이 건강하고 안전하게 살 수 있도

록 하는 학문인 동시에 포괄적인 건강사업이다. 즉, 학생과 교직원의 **최적의** 건강유
지와 증진으로 교내생활의 안녕을 도모하고 학교교육의 **능률향상을 위한** 보조작용
으로서 학교에서 이루어지는 보건사업이다.

학교보건의 목적은 학생 및 교직원의 건강을 보호·증진하게 **함으로써** 학교교육
의 능률화를 기하며 졸업 후까지도 건강한 생활을 할 수 있게 하고, 미래의 사회를
짊어지고 나갈 수 있는 튼튼한 심신을 갖도록 하는 데 그 목적이 있다.

2. 학교보건의 중요성

학교보건은 공중보건의 일환으로서 다음과 같은 중요성을 가진다.

- 학생인구가 전체인구 중에 차지하는 비율이 25%정도로 매우 높은 편이다.
- 학교는 교육이나 여러 가지 측면에서 지역사회의 중심적 역할을 하며 학생을 통
  하여 학부모, 가족 및 지역사회 주민에게 간접적 보건교육이 수행된다.
- 학생은 배우려는 의욕이 높기 때문에 다수의 학생에게 효과적인 보건교육을 시킬
  수가 있으며 또한 미래의 생활화가 가능하다.
- 학교 교직원은 그 지역사회의 지도적 입장에 있기 때문에 학부모와 주민과의 빈
  번한 접촉을 통해 보건에 관한 지식의 전파 효과가 크다.

제 2 절 학교보건인력

학교보건인력은 직종별로 교원인 양호교사와 일반직으로 구분한다. 일반직 보건
인력은 지방교육행정기관인 교육청에 보건직으로 보건행정을 담당하고 있으며, 일
부 교육청이나 급식학교 또는 기숙사 등에 식품위생직이 배치되어 있고, 서울시 학
교보건원 및 연수원 의무실 등에는 의료직 또는 간호직이 배치되어 있다. 그 외에
급식학교 조리담당 기능직인 위생원이 있다. 일개 학교에는 학교보건 전담 상근인
력으로는 양호교사가 있으며 촉탁 보건전문인력으로 학교의사(치과의사, 한의사 포

함), 학교약사가 있다. 그 외에 학교급식을 담당하는 상근인력으로 영양사가 있다.

1) 양호교사

교육법에 명시되어 있는 양호교사의 자격기준은 대학의 간호학과 졸업자로서 간호사 면허증을 소지한 자 또는 전문대학 간호과 졸업자로서 재학중 소정의 교직학점을 취득하고 간호사 면허증을 소지한 자로 되어 있다.

우리나라에서 학교간호사에게 교사의 지위를 부여하여 이른바 양호교사를 처음으로 제도화한 것은 1953년 4월 18일 법률 제285호로 공포된 '교육공무원법'이다.

학교보건법 시행령 제6조 3항에 의한 양호교사의 직무는 보건교육, 환경관리, 학생 및 교직원의 건강관리, 보건실 관리와 1차의료행위 등을 포괄하고 있다.

2) 학교의사 · 학교약사

1967년 제정된 학교보건법과 1969년에 제정된 학교보건법 시행령에 의하면 학교약사, 학교의사를 두도록 하고 있다. 우리나라의 경우 1975년과 1976년에 학교약사와 학교의사를 각각 위촉하였다.

학교보건법 시행령 제6조 3항에 나타난 학교의사의 직무는 주로 학생 및 교직원에 대한 건강진단과 평가에 직접 참여하고, 그 밖에 자문역할을 맡는다.

학교약사의 경우 주로 의약품, 독극물 관리에 대한 자문을 하는 등 필요시 양호교사의 학교보건업무를 지원하는 등의 역할을 한다.

3) 영양사

1977년 경상북도 교육위원회에서 급식시설 학교에 일용직으로 영양사를 배치하기 시작하여 1979년 학교보건직제 개편과 동시에 국가공무원법에 의한 정규보건직 공무원으로 임명되었다.

제3절 학교보건사업의 내용

학교보건은 학교보건관리와 보건교육의 2대 영역으로 구분할 수 있으며, 이의 유기적인 조직으로 보건활동이 이루어지는 것이 바람직하다. 보건관리의 내용으로는 건강관리, 학교생활관리 및 학교환경위생관리 등으로 구분할 수 있으며 학교보건사업을 보다 구체적으로 구분하면 ① 학교보건봉사, ② 학교환경위생관리, ③ 학교보건교육, ④ 학교급식관리, ⑤ 학교정신보건, ⑥ 학교와 지역사회의 연계, ⑦ 사고예방 및 응급처치 등으로 구분할 수도 있다.

1. 학교보건봉사

학교보건사업 중 학교보건봉사에 관한 사항으로는 건강평가, 건강상담, 전염병관리, 구강보건관리, 응급처치 및 안전관리, 교직원의 건강관리 등이 있다.

1) 건강평가

(1) 구 분
건강평가는 정기건강평가와 수시건강평가가 있다.

- 정기건강평가 : 매년 1회 실시하는데 5월부터 6월 사이에 실시하며 학생과 교직원을 함께 실시한다. 평가내용은 체격검사(신장·체중·좌고·흉위), 체질검사(시력·청력) 및 체능검사(달리기·턱걸이·넓이뛰기 등), 영양평가, 치아검사, 결핵검사, 기생충검사 등의 평가를 실시한다.
- 수시건강평가 : 일정한 시기와 장소를 정해 놓지 않고 필요할 때마다 수시로 실시한다.

(2) 목 적
정기 및 수시건강평가를 통해 다음과 같은 목적을 달성한다.
- 전염병이나 기타 질병에 걸려 있는 감염자의 발견

- 신체적 및 정신적 결함자의 발견
- 학생에 대한 건강상태 판단
- 신체적 발달상태 평가
- 보건교육을 위한 기초자료를 제공

(3) 건강평가 결과처리

건강평가에 따른 결과는 적절한 후속조치에 따라 이루어져야 한다.

- 발견된 전염병 환자의 등교정지 및 건강한 학생에 대한 예방접종
- 요양조치
- 좌석·의자의 조정 및 변경
- 특수학교 편입지도
- 작업 및 운동의 경감
- 정밀검사지도
- 전교생 휴교조치 등

다음과 같은 경우 학교장은 휴교를 명할 수 있다. 첫째, 전염병 유행시 계속적인 교내접촉이 전염원이 될 우려가 있을 때, 둘째 각종 조치에도 불구하고 환자가 계속 발생할 때, 셋째 휴교로서 환자 발생이 감소하리라는 충분한 이유가 있을 때 등이다.

2) 건강상담

건강상담은 학생 및 교직원의 건강관리 그리고 효율적인 교육목적의 달성을 위하여 중요하다. 건강상담은 주로 양호교사가 맡아서 실시하며 학교와 가정 및 지역사회의 긴밀한 연계하에 실시하는 것이 바람직하다. 건강상담의 대상이 되는 학생으로는, 첫째 건강평가 결과 계속적인 관찰을 필요로 하는 학생, 둘째 심신의 이상이 있는 학생, 셋째 학부모의 요청이 있는 학생, 넷째 각종 교육활동이나 체육행사 등 학교행사에 참여 여부를 결정하기 위한 경우 등이다.

3) 전염병관리

전염병은 지역보건소와의 협조하에 관리되어야 한다. 전염병예방법, 결핵예방법, 기생충예방법 등에 명시된 질병들을 중심으로 법이 규정한 내용을 충실히 이행하여야 한다. 전염병 전파예방이라는 측면에서 예방의학적 활동이 강조되며, 결핵 및 기생충의 정기검사가 시행되어야 한다.

전염병 환자가 발생했을 때는 등교정지, 휴학 등 다른 학생에게 전파되지 않도록 관리해야 한다. 학교는 많은 학생이 밀집되어 있기 때문에 전파가 용이하고, 학생들은 저항력이 성인보다 약하기 때문에 전염병에 대한 철저한 관리가 요망된다.

4) 구강보건관리

구강위생, 치아위생, 상수의 불소처리, 치아의 불소도포 등 우식치의 예방을 위해 노력하여야 한다. 우리나라 학생의 80% 이상이 충치에 이환되어 있는데, 이는 식생활, 생활환경, 문화정도, 영양, 체질 등에 직·간접으로 영향을 받는다.

5) 응급처치 및 안전관리

- 급한 질환이 발생되었을 때 응급처치할 수 있는 대책강구
- 교직원은 누구나 응급처치 요령을 숙지
- 학부모와의 연락망 확보와 병원후송대책 마련
- 구급비상약품 등 비치

6) 교직원의 건강관리

- 신규채용시 엄격한 신체검사
- 취임 후는 매년 정기적인 건강진단 실시
- 전염병 감염자의 휴직 등 적절한 조치

2. 학교환경위생

학생들은 1년 중 거의 모든 시간을 학교에서 보내기 때문에 학교환경이 학생에게 미치는 영향은 지대하다. 따라서 학교환경위생관리는 학생들이 건전하고 안전하며 명랑하게 생활할 수 있는 생활환경을 조성하기 위해 필수적이다.

학교환경위생관리의 목표는, 첫째 학생의 건강유지와 증진, 둘째 심신의 안전, 셋째 학습능률의 향상, 넷째 질병발생 방지, 다섯째 청결하고 아름다운 환경 조성, 여섯째 편리하고 즐거운 학교생활을 할 수 있도록 하는 데 있다.

학교환경위생관리로 중요하게 다루어져야 할 내용들을 보면 다음과 같다.

1) 교지의 환경

교지 환경의 이상적인 조건은 다음과 같다. 첫째 학생수에 맞는 충분한 면적, 둘째 통학에 편리하고 한적한 장소, 셋째 위험하지 않고 안전한 장소, 넷째 공기가 맑고 일광이 풍부한 장소, 다섯째 물이 좋아 음료수나 기타 용수를 구하기 용이하고 배수가 잘 되는 곳, 여섯째 공장, 번화가, 철도, 교통량 등의 공해로부터 가능한 한 떨어진 곳, 일곱째 학교주변에 주점, 극장, 형무소, 묘지, 도살장, 전염병환자를 수용하는 병원 등이 가까이 있지 않은 지역이어야 한다.

2) 교사·교실 및 운동장

교사는 학교시설에서 가장 기본적인 건축물로서 학생과 교원들의 실질적인 수업 공간을 제공하는 시설이므로 충분히 마련되어야 한다. 교사는 선정된 교지 중에서도 높은 대지로서 광선이 운동장으로 드는 남향을 택하고, 거리가 떨어져 운동장에서의 시끄러운 소리가 잘 들리지 않도록 해야 한다.

교실의 창문 면적은 실내면적의 20~25%로 하는 것이 좋고, 창문의 유리는 무색투명한 것이 좋다. 교실의 배치는 일반교실은 서쪽 또는 동쪽을 향하게 하고 미술실과 제도실은 북쪽 또는 서북쪽, 체육관은 남쪽 또는 동쪽을 향하는 것이 이상적이다.

운동장은 충분한 면적으로 배수가 잘 되고, 하절기에는 태양을 피할 수 있는 시설이나 운동장 주변에 나무를 심는 것이 바람직하다.

3) 책상과 의자

책상과 의자는 분리되는 것이 좋으며, 의자의 앉는 면의 높이는 하퇴장에서 1.5cm를 감한 것이 적당하고, 책상의 높이는 학생 좌고의 1/3에 의자의 높이를 더한 높이가 적당하다. 제일 앞줄의 책상과 칠판과의 거리는 2.5~3.0m 정도 유지하고 책상과 책상의 거리는 혼자 앉는 의자일 경우 50cm, 2인용 의자일 경우는 60cm가 적당하다.

4) 교실의 채광 및 조명

일반적으로 창문은 교실전체 면적의 1/5 이상이 되어야 하며 보통교실의 조명은 150Lux 이상이어야 한다.

5) 기타

온도는 10~18℃, 습도 50~70%, 한기는 이산화탄소 0.3%가 유지되도록 하는 것이 바람직하다. 소음은 65dB 이상의 소음이 들리면 수업에 지장이 오므로 그 아래에서 관리되는 것이 좋다.

3. 학교보건교육

학교보건교육은 학교보건사업의 일환으로 학생들로 하여금 건강생활에 필요한 지식과 기능을 습득시키고, 올바른 건강생활을 실천하는 태도를 양성하여 학생의 건강관리능력 향상은 물론, 가정과 지역사회 주민의 건강증진이라는 목적을 달성할 수 있도록 체계적으로 통합하여 교육효과를 극대화하고자 하는 데 그 목적이 있다.

1) 학교보건교육의 계획

학교보건교육의 계획에는 다음의 사항들이 고려되어야 한다.
■ 보건교육의 계획은 종합적인 전 학업과정 작성에 있어서 그 일부분을 차지한다.
■ 보건교육 계획은 전직원의 책무이다.

■계획생활에 학생을 적극적으로 참여시켜야 한다.

■학교에 있어서의 보건교육계획은 학교와 지역사회의 종합적인 전체 보건사업계획의 일부분으로서 이루어져야 한다.

■보건교육은 지역사회로부터 협조를 얻도록 한다.

■보건교육계획은 지속적이어야 한다.

■보건교육계획에는 주도적 역할이 있어야 한다.

■계획은 반드시 행동적인 결과를 가져와야 한다.

2) 학교보건교육의 내용

학교보건교육을 체계적으로 실시하기 위해서는 다음과 같은 사항을 포함하여 추진하는 것이 바람직하다.

■초등학교 : 청결생활, 단정한 생활, 구강위생, 눈·귀의 위생, 질병예방, 음식물과 건강, 신체의 운동과 발달

■중학교 : 건강보전, 신체의 형태적·기능적 발달, 환경위생, 정신보건

■고등학교 : 가정생활과 건강, 질병예방, 사고와 재해예방, 국민보건

■대학교 : 건강의 개념, 공중보건사상, 인체의 구조와 기능, 질병관리, 기호품 및 약물과 건강, 건강한 사회생활과 가정생활, 폭넓은 교육실시

4. 학교급식관리

1) 학교급식의 중요성

학교급식은 단체급식 방법의 하나로서 학생들의 건강을 유지시켜 장래에 건강한 세대가 이루어지도록 함으로써 국민의 체위향상과 영양개선을 하고자 하는 데 그 목적이 있다. 학교급식은 보건적 목적과 교육적 목적을 동시에 가지고 있으며, 주로 편식교정과 영양섭취에 유의하여야 하며, 급식과정에서 식중독 및 전염병의 발생 등에 특히 유의하여야 한다.

2) 학교급식의 목적

학교급식의 구체적인 목적은 다음과 같다.

■성장기 아동의 합리적인 영양섭취로 인한 심신의 균형 있는 발달 및 건강증진
■교육적 측면의 올바른 식생활 습관 및 예절교육
■바람직한 식습관 형성 및 영양결핍증 예방
■학습효율 제고 및 식품의 생산과 소비에 관한 지식 습득
■국민 식생활 개선

3) 학교급식제도의 역사

우리나라의 학교급식은 1953년 UNICEF가 전쟁으로 인한 결식아동을 돕기 위한 구호책의 일환으로 실시하였다. 1972년까지 주로 전재아동이나 극빈아동에 대한 구호급식의 성격으로 UNICEF, CARE 및 USAID 등의 원조양곡을 받아서 학교급식을 실시하였으나 참다운 학교급식이 되지 못하였다. 그러다가 1977년 9월 학교급식용으로 납품한 식빵으로 인한 식중독 사건으로 학교급식은 일시 중단되기도 하였으나, 1978년부터 영양보충급식에서 완전영양급식이 되도록 시범학교를 지정해서 국가의 경제적 지원하에 영양사를 두고 실시하게 되는 새로운 방향전환의 계기가 되었다.

1981년 1월 29일 학교급식법이 제정되어 학교급식은 그 대상을 1차적으로 초등학교 재학생으로 하고 재정적 지원형태에 따라 도서벽지형, 농촌형 및 도시형으로 구분하여 실시하고 있다. 현재는 학교급식사업의 확대기라 할 정도로 국가적 차원에서 학교급식을 추진하고 있으나 아직까지도 급식대상에 포함되는 비율이 낮으며, 또한 무상급식이 이루어지지 못하고 있는 실정이다.

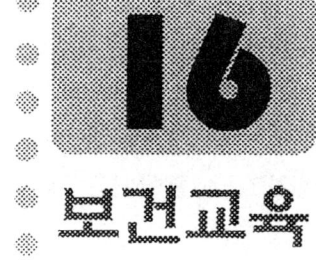

보건교육

제1절 보건교육의 개념

보건사업에 있어서 보건교육사업이 차지하는 비중은 상당히 크다. 독일의 유명한 철학자인 칸트는 "사람은 교육을 통해서만이 인간이 되며 교육이란 현실적 존재를 이상적 당위(當爲)로 한 것이다."라고 말하였다.

보건교육에 대한 정의에는 여러 가지가 있다. 미국의 학교보건교육 용어제정위원회(A Joint Committee on Terminology in School Health Education)가 정의한 바에 따르면 "보건교육이란 개인이나 집단의 건강과 관계되는 지식, 태도, 행위에 영향을 미칠 목적으로 학습경험을 베풀어 주는 과정이다."라고 하였다.

또한 미국 미네소타 대학의 Ruth E. Grout 교수는 "보건교육이란 건강에 관한 지식을 교육과정을 통해서 개인 또는 지역사회를 건강한 행동양상으로 바꾸어 놓는 것을 말한다."라고 하였다.

한편, 미네소타 대학의 Gaylord W. Anderson은 공중보건을 봉사(service), 법(regulation) 및 교육(education)의 세 분야로 대별하고, 그 중에서도 가장 중요한 것이 보건교육이라고 지적하고 있다. 이렇듯 보건교육은 공중보건의 기초가 된다고 할 수 있다.

이러한 측면에서 보건교육을 정의해 볼 때, 보건교육은 개인이나 지역사회 전 주민이 건강한 생활을 영위할 수 있도록 하기 위하여 계속적인 습득과정을 통해 건강에 대한 올바른 지식, 올바른 태도, 그리고 건강한 생활로 이끌어 주기 위한 태도와 행동의 변화과정인 것이다. 따라서 보건교육은 어디까지나 인간 자체의 태도와 행동변화에 그 초점을 둔 것이며 일방적인 교육이 아니라 교육을 받는 사람들의 의견을 참작하고, 충분한 토의와 자발적인 활동을 촉구하는 방법으로 이루어지는 것이 바람직하다.

제2절 보건교육의 목적 및 중요성

1. 보건교육의 목적

보건교육은 개인, 집단, 지역사회 주민 스스로가 자기들의 보건문제를 인식하고 자발적 행동을 통하여 문제점을 해결함으로써 그들의 건강을 증진시킬 수 있도록 하는 데 그 목적이 있다. 즉, 잘못되어 있는 지식, 태도 및 행동에 교육적 영향을 주어 그들 스스로 이를 올바른 양상으로 바꾸어 놓게 하는 데 그 목적이 있는 것이다.

세계보건기구가 주최한 제1차 보건교육전문위원회는 보건교육의 기본적 목적을 다음과 같이 규정하고 있다.

■ 세계보건기구 헌장에 규정된 건강을 완전히 구현하기 위하여 개인이나 집단의 구성원으로서 자기 스스로 해야 할 일을 수행할 수 있는 능력을 갖도록 돕는다.
■ 건강은 지역사회의 중요한 자산임을 인식시킨다.
■ 보건사업의 발전을 이룩하고 이것을 활용하도록 하는 것이다.

따라서 지역사회 주민들로 하여금 보건에 관한 자신들의 지식이나 태도, 그리고 습관이 잘못되었음을 인식시키고 스스로 행동하여 이것을 해결함으로써 자기의 건강을 증진시킬 수 있는 책임감을 갖도록 하여야 한다.

2. 보건교육의 중요성

보건교육은 개인생활, 가족, 지역사회 주민의 건강유지와 건강관리능력을 기르기 위한 가장 중요하고 기본적인 접근방법이다. 지역사회개발은 지역주민의 건강과 안녕을 위한 지역사회 보건사업의 궁극적인 목표이다. 이러한 지역사회개발의 노력은 보건교육이라는 기반 위에서 다양한 지역사회조직을 통해 보다 효율적으로 수행되어질 수 있는 것이다. 모든 공중보건사업은 보건교육과 상호의존적인 불가분의 관계를 가지고 있다. 질병예방 및 건강증진사업, 재활 등의 사업은 모두 보건교육을 통해서만 이루어질 수 있으며 이를 통해 얻어진 결과는 일시적이 아닌 영구적인 속성을 가지고 있다. 이러한 점 등을 고려해 볼 때 보건교육활동은 국민건강 실현 및 공중보건사업의 성패를 좌우할 수 있을 만큼 가장 기본적이고 중요한 접근방법이 되는 것이다.

제 3 절   보건교육의 계획과 추진

1. 보건교육의 내용

건강한 삶을 위한 보건교육 내용에는 건강증진활동(health promotion), 질병의 예방활동(disease prevention), 재활활동(rehabilitation) 등과 직·간접적으로 연관되는 모든 관련영역이 포함되어야 바람직하다.

이러한 관련영역 중에서 보건교육 활동의 주요 내용을 보면 다음과 같다.

■ 보건위생과 관련한 내용으로, 여기에는 개인위생, 생활환경위생, 환경보전, 산업위생, 식품위생 등이 포함된다.

■ 질병과 관련한 내용으로, 전염병, 직업병, 공해관련 질환, 성인병, 치매 등과 같은 노인성 질환 등이 포함된다.

■ 건강과 관련한 내용으로, 여기에는 가족보건, 모자보건, 정신보건, 보건영양, 기호품 및 의약품의 오·남용 등이 포함된다.

2. 보건교육의 유형

보건교육은 가정보건교육, 학교보건교육, 지역사회보건교육 및 전문적 보건교육 등 크게 4가지로 나눌 수 있으며 이에 따라 교육의 주체, 대상자, 제공자 등이 각기 상이하다.

■가정보건교육 : 가정에 있어서의 보건교육은 주로 부모가 취학 전 어린이에게 건강에 관한 지식을 전하고 부모 스스로가 건강한 행동 또는 생활을 실천하는 데 있다. 구체적으로는 신생아의 보건지도, 미숙아의 보건지도, 영아의 보건지도 및 유아의 보건지도로 구분된다.

■학교보건교육 : 학교보건교육은 학교에서 이루어지는 보건교육이며, 보건수준이 낮은 저개발국가에서는 학교보건교육의 개발과 추진은 학교를 중심으로 한 지역사회 및 그 나라의 보건향상에 크게 기여하게 된다.

■지역사회보건교육 : 지역주민 또는 지역사회 내 각 기관 및 단체를 대상으로 하는 보건교육을 말한다. 그 전에는 주로 대중매체를 통한 지식의 전달이 위주이었으나 대인접촉이나 지역사회의 조직을 통한 방법에 중점을 두어야 한다.

■전문적 보건교육 : 보건교육의 전문적 또는 직업적 훈련에 있어서 보건업무에 종사하는 보건요원의 훈련기관으로는 보건복지부의 소속기관인 국립보건원이 있다. 그리고 각 보건교육을 전공하는 전문대학, 대학 및 보건대학원이 보건에 관한 교육을 하고 있다.

3. 보건교육계획

보건교육은 어떤 개인의 노력만으로 이루어질 수 없으며, 공중보건에 종사하는 모든 보건요원의 공동노력에 의해서만이 가능한 것이다.

1) 보건교육계획 수립시 고려할 사항

보건교육사업을 계획할 때 고려해야 할 사항은 다음과 같다.

■보건교육의 목적을 구체적으로 설정해서 계획하여야 한다.

■ 보건교육 대상자의 입장에서 계획되어야 하는데, 이를 위하여 성별·연령별·학력별·사회적 계층별·직업의 종류별·생활양식 등에 따른 보건문제를 파악해야 한다.

■ 일반 공중보건 사업계획과 병행해서 계획해야 한다.

■ 보건교육에 참여할 수 있는 모든 보건요원의 팀워크가 잘 이루어지도록 계획되어야 한다.

■ 보건교육의 전달매체를 잘 활용할 수 있도록 계획되어야 한다.

■ 6하 원칙에 의거하여 실제적이고 구체적인 계획을 세워야 한다.

■ 일방적인 교육이 아니고 토론, 상담, 협력 등의 방법을 적절하게 활용하고 대상에 따라서 교육방법이 맞게끔 계획되어야 한다.

■ 보건교육에 참여하는 인원과 예산을 정확하게 파악하고 계획되어야 한다.

■ 보건교육의 성패 판정의 평가방법이나 사업의 진도를 측정할 수 있는 척도는 마련되었는가를 확인하고 계획을 세워야 한다.

2) 보건교육 학습과정

보건교육의 목적을 효과적으로 달성하기 위해서는 몇 가지 학습과정에 필요한 요건과 학습과정이 필요하다.

(1) 학습과정에 필요한 요건(necessary factors in learning)

■ 배울 만한 교육적 가치(value)가 있어야 한다.

■ 적절한 시기를 잘 포착하여야 한다.

■ 피교육자 자신이 교육을 받을 마음의 자세가 정립되어 있어야 한다.

■ 교육내용에 대한 관심과 집중이 있어야 한다.

■ 교육을 받을 만한 동기가 있으면 더욱 효과적이다.

(2) 학습과정(learning process)

■ 새로운 사실, 잘못된 사실들을 인지하게 된다.

■ 관심을 가지게 된다.

■ 알게 된 새로운 사실에 대해 평가를 해 보게 된다.

■ 실제로 시도해 보게 된다.

■ 채택하여 실천(practice)하게 된다.

3) 보건교육 실시를 위한 준비사항

보건교육 실시를 위한 준비단계에서 고려할 사항이 있다. 즉, 교육대상 및 장소, 교육매체, 교육내용, 교육시간 등을 고려하여야 한다.

■ 교육대상에 대한 예비지식을 갖추어야 한다. 교육대상의 유형, 인원수, 교육정도, 생활수준, 흥미와 욕구 등을 파악해 두어야 한다.
■ 교육장소에 관해서도 사전조사를 하여야 한다. 교육장의 크기, 시청각 기자재 설치가능 여부, 암막장치, 칠판 등을 점검한다.
■ 교육매체의 선정은 교육자가 사용하기 편한 것으로 하되 피교육자가 쉽게 이해할 수 있고 흥미를 가질 수 있는 것으로 선정하고 교육자가 그 사용법을 충분히 숙지하여야 한다.
■ 교육할 내용의 순서를 사전에 정한다. 교육내용은 피교육자와 관계가 있어야 하고 그 내용에 관해서는 교육자가 먼저 이해하여야 한다.
■ 정해진 교육시간을 지키도록 하며, 교안의 시간할당을 적절히 하여야 한다.

4) 보건교육 추진과정에서 고려할 사항

보건교육의 목적을 달성하기 위해서는 보건교육을 실시하는 과정에서도 많은 장애요인을 파악하고 실시하여야 한다.

■ 보건교육 내용은 자연과학 및 사회과학적인 근거가 확실하여야 한다.
■ 대상 지역사회의 사회·경제적인 요인이 충분히 고려되어야 한다. 즉, 주민의 주거상황, 경제적인 능력, 지역사회 환경 등을 고려하여 이에 적합한 교육이 이루어져야 한다.
■ 지역사회 주민의 교육·문화수준을 고려하여야 한다.
■ 보건교육자는 교육자로서의 자질을 갖추어야 한다.
■ 피교육자의 주의를 집중시키고 배운 결과가 유익하다고 확신을 갖도록 하여야 한다.

제 4 절 보건교육의 방법 및 매체

보건교육의 방법은 여러 가지가 가능하나 보건교육의 내용이나 목적에 따라 달리 구분할 수 있다.

보건교육을 받을 교육대상자의 수에 따라 개인접촉방법·집단접촉방법·대중접촉 방법으로 나눌 수 있고, 보건교육을 담당하는 교육자의 언행의 근원에 따라 일방식 교육방법과 왕래식 또는 대화식 교육방법으로 구분할 수 있다. 그리고 일방식과 왕래식 2가지를 절충한 절충식 교육방법으로 크게 나눌 수 있다.

1. 개인접촉방법

개인접촉방법은 노인층이나 저소득층에 적합한 방법이며, 환자와 의사와의 관계, 예방접종, 위생지도, 가정방문, 면접 등의 방법으로 보건교육이 이루어진다.

개인접촉방법에서 주의하여야 할 사항으로는, 첫째 피교육자로부터 신뢰를 얻도록 하여야 한다. 둘째 성의와 봉사로서 대해야 하고 온화한 분위기 속에서 피면접자의 의사를 충분히 표현할 수 있도록 도와주어야 한다. 셋째 화제(줄거리)에서 벗어나지 않도록 하고 급격한 질문이나 대답을 강요하지 않도록 한다.

2. 집단접촉방법

집단접촉이란 2명 이상 일정한 수의 집단을 대상으로 하는 방법이다. 집단접촉방법으로는 ① 좌담회 형태의 모임, ② 일방적인 보건교육으로서의 집회, ③ 집회의 효과를 높이기 위한 방법(심포지엄, panel discussion, buzz session, role playing 등), ④ 반상회·청년회·강습회 및 부녀회, ⑤ 전람회, ⑥ 견학 등의 방법이 있다.

3. 대중접촉방법

대중 매개물을 통하여 대중에게 교육을 하는 방법이다. 여기에는 신문기사, TV, 라디오, 포스터, 전시 등의 방법이 이용되며 비교적 적은 비용으로 많은 사람에게 접촉하는 방법이다.

이 방법은 집단접촉방법의 보충적 효과로서 가치가 있으나 개별접촉이나 집단접촉만큼의 효과는 없다.

4. 일방식 교육방법(one-way method)

일방식 또는 교훈식 방법으로 교육자가 어떤 내용을 피교육자에게 일방적으로 가르치며 지식을 피교육자에게 주입하는 형태이다. 이러한 교육방법은 한 사람이 여러 사람을 교육시키기 때문에 경제적인 면은 있으나 개별적 교육이 어렵고 자발성이 결여될 우려가 있다는 단점이 있다.

이 방법에 의한 것으로는 강의, 유인물, 영화, 포스터, TV, 신문 등이 있다.

5. 왕래식 교육방법(two-way method)

왕래식 또는 대화식 방법으로 피교육자가 어느 정도의 보건교육을 하고자 하는 내용에 대해서 지식이 있다고 보고 상호의견을 교환하면서 정리하고 같이 행동하면서 교육하는 방법이다.

이 방법에는 집단토의, 면접, 위원회 또는 협의회 활동, 좌담회 등이 있다. 일방식 교육방법보다 시간과 경비가 많이 들긴 하지만 일방식 방법에 비해 발달된 교육형태이다.

6. 절충식 교육방법

일방식 교육방법과 왕래식 교육방법 2가지를 절충한 교육방법으로 크게 단체활동을 통한 교육방법과 연극적 활동을 통한 교육방법으로 구분할 수 있다.

1) 단체활동을 통한 보건교육

교육효과를 높이기 위해 단체활동 등을 통해 할 수 있는 보건교육 방법들로는 ①
협의회 운영, ② 문제해결활동, ③ 심포지엄, ④ 브레인스토밍, ⑤ 배심토의, ⑥ 분
단토의, ⑦ 사례연구(case study), ⑧ 세미나 등이 있다.

(1) 심포지엄(symposium)

심포지엄이란 여러 사람의 전문가가 각자의 입장에서 어떤 문제의 일정 주제에
관하여 발표하고 난 후에 청중을 공개토론의 형식으로 참여시키는 방법이다. 그러
나 청중의 참여가 제한적이며, 청중은 전문가의 이야기를 듣는 것이므로 문제에 대
한 어느 정도의 지식이 필요하다.

(2) 브레인스토밍(brainstorming)

브레인스토밍이란 특별한 문제를 해결하기 위한 단체의 협동적 토의 방식으로 토의
구성원의 어떠한 생각이나 의견을 제시하도록 하여 거기에서 아이디어를 찾는 방법이
다. 보통 참가 인원수는 10명 정도로 하며 시간은 30분 정도가 효과적이다.

(3) 배심토의(panel discussion)

대표토의라고도 하며, 몇 명의 전문가가 청중 앞에서 자기들끼리 자유롭게 대화
를 하는 형식으로 사회자가 있어서 이야기를 진행·정리해 나간다.

(4) 분단토의(buzz session)

분단토의는 6-6법과 유사한 의미를 가지는 것으로, 6-6법은 제한된 연사(6명)가
제한된 시간(6분)에 발표를 하게 한다는 의미를 가지고 있다. 집회의 참가자가 많을
경우 전체를 소집단(6~7개)으로 나누어 소집단에서 채택된 의견을 그 소집단의 대
표가 발표를 하게 하는 방법으로 국제회의 등에서 많이 사용하는 방법이다.

2) 연극적 활동을 통한 보건교육

(1) 역할극(role playing)

참가자 중 몇 사람이 단상에서 연기를 하도록 하여 그것을 토의 재료로 삼는 교

육방법으로, 연기자는 다른 사람의 역을 맡음으로써 그 사람의 입장이나 처지를 이해할 수 있다.

(2) 사회극(socio-drama)

역할극이 각 개인에 의해서 연출되는 것인 데 비해 사회극은 단체에 의해서 표현되는 연극의 한 형태이다.

7. 보건교육에 이용되는 매체

보건교육 방법과 매체는 엄밀하게 구별하기 어려운 점이 있으나 보건교육에 있어서의 매체란 교육실시 현장에서 교육전달을 위해 사용되는 모든 것을 포함하는 것으로, 여기에는 직접 시각적 효과를 가져오는 매체, 읽는 매체, 대중매체, 기타 매체로 구분할 수 있다.

1) 직접 시각적 효과를 가져오는 매체

여기에는 표본, 실물, 모형, 괘도, 포스터, 환등기, 영화, 인형극, TV 등이 있다.

2) 읽는 매체

읽는 매체에는 팸플릿, 리플릿(leaflet), 1매 광고지, 정기간행물, 편지, 회람판, 신문, 잡지 등이 이용된다.

3) 대중매체(mass media)

신문, 라디오, TV, 잡지 등이 있다.

4) 기타 매체

게시판, 유선방송, tape recorder 등이 있다.

제 5 절 보건교육의 평가

　보건교육을 실시하는 데 있어서 계획, 실시, 평가는 항상 밀접하게 공존하여야 한다. 계획은 반드시 평가기준을 고려하여 계획되어야 하며, 계획을 세운 뒤에는 이를 실천하고 곧이어 평가가 잇따라야 하며, 그 평가결과는 다시 계획에 적용할 수 있도록 환류(feedback)되어야 한다.

　보건교육의 평가는 명확한 기준과 목표를 설정하여 실시하여야 하며, 활동의 양보다는 질적인 평가가 이루어져야 한다. 평가는 사업의 끝에서만 실시되는 것이 아니고 사업의 처음과 진행중에도 수시로 행해져야 하며, 최종적으로 사업이 종결될 때 사업의 목표달성과 결과를 평가하는 것이다.

1. 평가원칙

　보건교육의 평가원칙에는 다음과 같은 것들이 있다.

■ 평가는 명확한 목표하에 계속적으로 시행되어야 한다.
■ 평가는 객관적이어야 하며, 장단점을 명확하게 지적하여야 한다.
■ 평가는 계획에 관계된 사람, 사업에 참여한 사람, 기타 평가에 영향을 받을 사람에 의해서 행해져야 한다.
■ 평가자료 및 보고서는 누구나 알기 쉽게 정리되어야 하며 미래의 보건교육자료로서 효율적으로 활용될 수 있도록 하여야 한다.

2. 평가방법

　보건교육의 평가방법으로 다음과 같은 것들이 이용된다.

■ 시찰, 관찰
■ 면접, 회합, 문제토의

- 질문지, 대조표
- 기록서와 보고서
- 조사
- 사진
- 보건검사와 감정표
- 능력 있는 관찰자의 의견
- 통계자료

3. 평가내용

　보건교육의 평가는 보건교육자료, 비용, 교육내용의 질, 활동사항, 교육방법, 교육결과 등에 대해서 이루어진다.

1) 자재에 대한 평가

- 자재의 비용
- 자재의 질
- 자재의 효과

2) 교육활동에 대한 평가

- 활동범위에 대한 적절성 여부
- 보건교육의 문제설정
- 교육방법
- 보건교육 참여자의 협조

3) 교육결과에 대한 평가

- 교육에 참여한 인원수 등과 같은 보건교육의 양적 결과
- 전문가의 견해 및 여론조사 등과 같은 보건교육의 질적 결과
- 보건문제에 대한 지식, 태도, 습관 등의 변화 정도
- 이환율, 사망률 등의 보건지표를 통한 전체적인 보건수준의 변화

17 정신보건

제 1 절 정신보건의 개념

1. 정신보건의 의미

정신보건은 각 개인의 정신상태뿐만 아니라 국가 전체의 정신적, 사회적 안녕을 추구한다. 신체적인 건강상태가 좋은 사람이라도 정신건강상에 문제가 있다면 본인과 가족에게 큰 문제가 됨은 물론이고 이러한 사람이 많아지면 사회적으로 큰 문제가 된다.

인간의 정신건강 상태에 관해서 학자들간에 의견을 달리하는 경우가 있지만 일반적으로 정신적으로 건강한 상태란 ① 정신질환이 없고, ② 자기자신의 행동에 정신적 갈등을 갖지 않으며, ③ 자기자신의 일에 만족할 만한 근로능력이 있고, ④ 존경하는 마음, 사랑하는 마음과 윤리 도덕적인 사고를 할 수 있는 상태라고 할 수 있다.

즉, 정신보건은 개인의 정신적 장애를 예방하고 치료하여 개인은 물론이고 사회를 정신적으로 건강하도록 유지·증진시키는 데 그 목적이 있다고 할 수 있다.

2. 정신보건 관리 목적과 정신보건사업

공중보건이 지향하는 정신보건 관리의 목적은 지역사회 전체 수민의 정신건강 증진과 유지 및 정신질환의 예방활동과 정신질환의 치료 및 치료자의 사회복귀를 돕는 일이다.

정신보건사업은 ① 정신장애의 예방, ② 건전한 정신기능의 유지 증진, ③ 정신병의 조기발견, ④ 치료자의 사회복귀 등을 실현해 가는 데 목표가 있다고 할 수 있다. 가장 중요한 것은 정신장애 발생의 예방적 사업이다.

정신장애의 예방적 사업은 ① 정신병이 발병하지 않도록 미연에 예방하는 1차적 예방활동, ② 발병했을 때 조기발견, 조기치료하여 악화나 만성화를 막는 2차적 예방, ③ 치료된 사람이 사회복귀 후 재발을 막는 3차적 예방활동으로 나누어 볼 수 있다.

제 2 절   정신질환의 원인과 종류

1. 정신질환의 원인

대부분의 정신질환은 그 원인이 밝혀지지 않고 있다. 정신질환의 요인으로 생각할 수 있는 것은 ① 유전적 요인, ② 심리적 요인, ③ 사회·문화·환경적 요인, ④ 신체적 요인, ⑤ 복합적 요인 등으로 나누어 생각할 수 있다. 그러나 정신질환은 특정한 원인 하나로 발생되기보다는 특정한 중심적 원인에 몇 가지 보조적 원인이 복합적으로 작용하여 발생하는 경우가 많다.

정신질환의 유전적 요인에 대해서는 많은 의문이 있으나, 몇몇 정신질환에 대한 보고가 있으며, 신체적 요인은 뇌조직의 손상, 독물에 의한 중독증, 외상, 종양 등과 노인성 정신병 및 임신중독 등에 의한 정신장애가 있다.

2. 정신질환의 종류

정신질환은 정신병과 정신결함으로 분류될 수 있으나, 한계가 불분명한 경우가 있어, 어디까지가 정신병이고 어디까지가 정신결함이며, 어디서부터 건강인이라 할 수 있는가를 구분하는 것은 쉬운 문제가 아니다.

정신질환의 종류는 여러 가지로서 증상이나 상태에 따라 많은 종류들이 있으나, 여기서는 심리적이나 사회문화적인 것은 요소가 너무 다양하므로 유전적인 요소와 연관이 있는 것으로 밝혀진 것에 대하여 살펴본다.

■정신분열증(schizopherenia) : 정신분열증은 정신병환자 중에서 가장 많으며, 대개는 청년기에 발생하여 만성적으로 진행되는데, 20~40세 인구에 다발하는 정신질환이다. 양친 중의 한쪽에 정신분열이 있으면 자녀의 9~10%에서 발병하고, 30~40%는 본증과 유사한 병적 인격자로 발현되며, 양친이 전부 본증인 경우에는 자녀의 50% 이상에서 발현되고, 30% 가까이가 병적 인격자로 된다는 보고가 있어 그 유전성이 인정되고 있다.

■조울병(manic-depressive psychosis) : 조울병은 감정장애가 주 증상이며, 단순 원인보다는 복합적인 경우가 많은데, 양친 중 한쪽이 병자인 경우 자녀의 30% 전후에서 발병되며, 양친이 전부 본증인 경우 60% 가까이가 발병한다고 한다.

■진성간질(essential epilepsy) : 진성간질은 원인이 정확하지 않으나 주로 경련발작, 정신발작, 불쾌증을 나타내는 정신질환인데, 간질은 알코올중독, 뇌막염, 매독 감염 등에 의한 외적 원인도 있다. 양친 중 한쪽이 본증이면 자녀의 10%에서 발병한다는 보고가 있다.

■정신박약(mental deficiency) : 정신박약의 원인은 양친의 알코올중독, 매독감염, 임신중의 장애와 출산시 손상, 뇌염감염 등의 후천적 외인과 유전적 요인이 있다. 정신박약의 정도는 3등급으로 구분하는데, 성인의 지능연령이 6세 또는 IQ 25이 하의 상태를 백치(idiocy), 7~12세 또는 IQ 49 이하 정도는 치매(imbecility), 13~14세 정도는 노둔(debility)이라 한다.

제 3 절   발육단계별 정신보건

1. 영·유아기

영·유아기는 정신보건에 있어서 가장 중요한 시기로서 특히 어머니의 영향을 받아 장래의 인격형성에 기초가 성립되는 시기이다.

수유하는 일, 배설의 훈련, 식사의 태도와 습관, 친구 사귀기 등에 많은 관심을 가지고 관찰하여 영·유아의 불만요소들을 사전에 제거하는 일이 중요하다.

2. 학령기

입학과 동시에 가정과는 전혀 다른 환경 속에서 새로운 영향을 받게 되는 시기로서, 학생의 학교생활은 장래의 인격형성에 크게 영향을 주게 되므로 학생지도에 있어서 담임교사의 역할은 대단히 중요하며, 학업에 대한 지나친 간섭을 피하는 일도 중요하다.

3. 사춘기와 청년기

이 시기는 사회제도에 대한 불만, 불투명한 미래에 대한 불안증, 신비 속에 은폐되어 온 성적문제나 주체적 성적 불만과 기성세대에 대한 반항의식과 불의에 대한 저항의식 등이 많은 시기로서, 정신장애가 빈발하는 시기이다.

청년기는 지능의 발달이 최고로 되어 사고력의 발달도 현저해지며, 사회적으로나 심리적으로 욕구저해 상황에 놓이기 쉬운 시기이므로, 물리적이고 억압적인 것보다는 논리적인 이해를 돕도록 하여야 한다.

4. 갱년기와 노년기

육체적으로는 퇴행성 변화가 있는 시기로서 정신적으로 변혁이 일어나기 쉬운 시기이다. 노년기는 정신적으로 소극적 자세를 갖기 쉽고, 삶의 가치에 대한 갈등이 있을 수 있으며, 삶에 대한 불안이 싹틀 수 있어서 우울증, 신경증이 생길 수 있는 시기이다. 특히 노년기에는 노년의 심리적 약화를 이해와 협력으로 대하고, 늘 격려하고, 생활참여의 기회부여 등의 세심한 관심을 필요로 하는 시기이며, 육체적 건강관리는 물론 정신건강 관리가 필요한 시기이다.

제 4 절 우리나라의 정신보건 현황 및 대책

1. 정신질환자의 규모 및 특성

우리나라의 경우 정신장애에 대한 실태조사는 특정 지역이나 집단을 대상으로 산발적으로 수행되어 오다가, 1980년도에 이르러서야 전국적 차원에서의 실태조사가 행해졌다.

1994년 한국보건사회연구원이 1993년 전국의 의료보험·보호요양취급기관에서 관리된 정신질환자의 요양급여자료와 보건사회부 환자조사자료를 분석한 결과, 총정신질환자수는 약 145만 명으로 인구 10만 명당 3,300명에 해당한다. 또한 이 조사에서 나타난 정신질환의 성별, 연령별 유병률을 4개 군별로 나누어서 살펴보면, 가장 유병률이 높은 신경증성 장애는 남녀 모두 30대 이후부터 현저한 증가를 보이고 있으며, 50대의 경우에는 여성의 유병률이 남성에 비해서 2.7배나 높다. 기질적 정신병은 연령 증가와 더불어 남녀 모두 직선적 증가를 보이고 있으며, 정신분열증과 정동성 정신병 등 대표적 정신병으로 알려진 기타 정신병은 남녀 모두 30대에 정점을 이루고 있다.

한편, 5대 최빈 질환을 연령별, 성별로 살펴본 결과, 남녀 공히 신경증성 장애가 수위를 차지하였으며, 기타 비분류 특수 증상과 증후군, 정신적 요인에서 발생하는 생리적 기능장애, 정신분열증 정동성, 정신병의 순이었다.

2. 정신보건 시설

1996년 9월 말 현재 정신장애를 위한 치료시설로는 600개 기관에 42,358병상이

◇ 표 17-1 정신의료 시설의 현황(1996년 9월 30일 현재) ◇

구 분	기관수(%)	병상수(%)
정신병원		
국 립	4(0.6)	2,410(5.7)
공 립	12(2.0)	3,160(7.5)
사 립	31(5.2)	9,360(22.1)
소 계	47(7.8)	14,930(35.3)
종합병원정신과	129(21.5)	4,717(11.1)
병 원	13(5.5)	3,037(7.2)
의 원	333(55.5)	1,492(3.5)
소 계	475(79.2)	9,246(21.8)
정신요양원	78(13.0)	18,182(42.9)
합 계	600(100.0)	42,358(100.0)

자료: 보건복지부, 국회제출자료, 1996, 재구성

있다(표 17-1). 이 중 정신병원은 47개 기관에 14,930병상(35.3%), 종합병원 정신과는 129개 기관에 4,717병상(11.1%), 병원 정신과는 13개 기관에 3,037병상(7.2%), 정신과 의원은 333개 기관에 1,492병상(3.5%)이며 나머지 42.9%는 사회복지법인이 운영하는 수용시설 형태의 정신요양 시설에 소속되어 있다.

따라서 정신보건 시설의 열악한 상황을 타개하기 위해서는 먼저 절대적으로 부족한 병상수를 확충해야 하고, 최일선 사업기관인 보건의료기관에 정신질환에 대한 예방, 치료, 재활서비스 기능을 부여하여 지역사회의 기본적인 정신보건 활동을 수행하도록 해야 할 것이다.

3. 정신보건 법률

정신질환을 효과적으로 관리하기 위해서 우선적으로 요구되는 것이 정신보건법 제도이다. 우리나라의 경우 1968년에 대한신경정신의학회에서 기초 초안이 정부에 제출되어 수정 · 심의되었으나 사정에 의하여 연기되었다. 그 후 1985년에 정부는 26개 조와 부칙 2개 항의 정신보건법안을 만들어 국회에 제출하였지만 강제입원 조항에 대한 인권침해의 논란으로 학계, 종교계 및 일부 인권단체의 반대에 부딪쳐 보류되었다.

1995년 개정된 지역보건법에는 보건소의 기능을 새롭게 정의하였으며, 이에 따라 제9조에 정신보건관리에 관한 사항을 첨가하였다.

18

보건통계

보건통계의 정의

1. 보건통계학의 개념

통계학(statistics)이란 관측자료(data)를 수집, 정리, 요약, 제시 및 분석하는 방법과 이론을 다루며 자료분석을 통하여 결론을 유도하거나 판단의 근거를 제공하는 과학의 한 분야이다. 통계학은 다루는 분야에 따라 기술통계학(descriptive statistics)과 추측통계학(inferential statistics)으로 구분되는데, 기술통계학에서는 자료를 수집하고 표나 도표 또는 대표값, 변동의 크기 등을 통하여 수집된 자료의 특성을 쉽게 파악할 수 있도록 자료를 정리·요약하는 방법을 다룬다. 추측통계학은 모집단의 일부분으로서 관측된 표본을 이용하여 표본에 내포된 정보를 분석하여 모집단의 여러 가지 특성에 대하여 과학적으로 추론하는 방법을 다루는 분야이다.

보건통계학(health statistis)은 출생, 질병, 사망 및 보건에 관련 있는 여러 현상들에 대하여 기술통계학적 및 추측통계학적 방법을 도입하여 그 현상들의 일반성이나 규칙성 등을 파악하고, 그 현황을 기술, 제시하며 나아가 그 현상들의 변동을 확률적으로 추론하는 학문이다. 보건통계학은 궁극적으로 보건학 분야에서 다루는 여러 현상, 특히 건강－질병 현상에 관련된 학문적 지식을 축적하고 실천적 방법을 찾아내어 인간의 건강증진과 향상에 기여하는 과학의 한 분야이며, 그 범위로는 출생, 사망 등 인구통계, 사인통계, 질병통계, 체력통계, 발육통계, 영양통계, 법의료통계 및 보건행정통계 등으로 구분할 수 있다.

2. 보건통계의 이용

보건통계는 한 지역사회나 국가의 보건수준을 나타내거나 보건사업의 기획, 진행 및 결과의 평가에 활용되며, 또한 지역사회의 질병관리, 보건증진을 위한 모든 연구조사의 분석 및 보건정책의 수립과 방향을 설정하는 데 활용되는 등 다양하나 이를 요약하면 다음과 같다.

■ 지역사회, 국가의 보건수준 및 보건상태의 평가와 비교에 이용된다.
■ 보건사업의 필요성을 결정하는데 자료로 이용되며, 또한 보건사업의 기획, 진행, 결과 평가에 이용된다.
■ 보건사업에 대한 국가의 지원이나 법률의 제정을 촉구하며, 보건사업에 대한 공공지원을 촉구하게 할 수 있다.
■ 보건사업의 우선 순위를 결정하며 보건사업 수행상 지휘, 통제에 도움을 주며, 보건사업의 기술발전에 도움을 준다.
■ 보건사업의 행정활동에 지침이 될 수 있다.
■ 보건사업의 기초자료로서 사업결정 및 수행 등에 과학적인 근거를 제공해 준다.

3. 통계학의 기본 용어

통계학을 이해하는 데 중요한 몇 가지 기본 용어는 다음과 같다.

1) 모집단(population)

모집단이란 연구자(조사자)의 관심 대상이 되는 구성원의 전체집합을 말한다. 예를 들어 우리나라 고등학생들의 체중을 조사하고자 한다면 그 모집단은 우리나라 고등학생 전체가 될 것이며, 제주도의 고등학생 체중을 알고자 한다면 그 모집단은 제주도의 모든 고등학생이 된다. 이처럼 모집단은 우리의 관심에 따라 결정되고 정의되는 것이다.

모집단을 구성하는 개체의 수가 유한개의 경우에는 유한모집단(finite population)이라 하고, 그 수가 무한개인 경우 무한모집단(infinite population)이라 한다. 예를 들어서 제주도에 있는 H대학 신입생의 평균키를 조사하는 경우는 모집단인 H대학의 신입생 전체 학생수는 유한하므로 유한모집단이다.

반면에 어떤 공장에서 생산되는 전구의 평균수명을 조사하고자 할 때 관심의 대상은 그 공장에서 생산되는 모든 전구들의 수명이며, 이는 현재뿐만 아니라 과거나 미래에 생산되었거나 생산될 전구의 수명도 모두 포함되므로 무한모집단의 한 예가 된다.

2) 표본(sample)

표본이란 모집단에서 조사대상으로 선택된 모집단의 부분집합을 말한다. 우리가 알고자 하는 정보는 모집단 전체에 관한 것이지만, 모집단에 속한 대상 모두를 조사하기란 매우 어렵고 때론 불가능하다. 앞의 예에서 우리나라 고등학생의 체중을 조사하고자 할 때, 조사대상이 되는 우리 나라 고등학생의 체중을 전부 조사하여 (전수조사) 그 집단의 한 특성인 평균체중을 산출하는 경우도 있겠지만, 보다 경제적으로 알아보기 위하여 서울시내 고등학생 중에서 표본을 뽑아(표본조사), 그 표본으로부터 평균체중을 계산할 수도 있다. 특히 병원 개원 후에 앞으로 오게 될 전체 환자의 집합과 같은 무한모집단인 경우는 실제로 전수조사를 실시하는 것이 불가능하므로 표본조사를 통해 모집단에 대한 정보를 얻을 수밖에 없다.

3) 모수(parameter)와 통계량(statistics)

모집단의 특성을 수치로 나타낸 것을 모수라고 하며, 표본의 특성을 수치로 나타낸 것을 통계량이라고 한다.

4) 변수(variable)

표본추출단위의 속성이나 특성을 흔히 변수라고 하는데, 우리가 측정할 '무엇'은 이 변수에 해당한다. 변수는 양적변수(quantitative variable)와 질적변수(qualitative variable)로 나누어진다. 양적변수란 변수의 값을 수량으로 나타낼 수 있는 측정치 혹은 계산치를 말한다. 예를 들면 키, 체중, 연령, 환자수 등이 양적변수에 속한다. 양적변수는 다시 이산변수와 연속변수로 구분된다. 이산변수는 어떤 특정한 수치만을 나타낼 수 있는 변수, 즉 정수값을 취할 수 있는 변수를 의미한다. 예를 들면 각 세대의 구성원수, 병원의 병상수, 초등학교 학생의 충치수 등은 이산변수에 속한다. 연속변수는 연속적인 값을 취할 수 있는 변수를 말하며 신장, 체중, 길이, 무게, 온도 등을 예로 들 수 있다.

성별, 학력별, 혈액형, 경제적 상태 등과 같이 단지 범주에 따라 구분(분류)을 나타내는 변수, 즉 질적 자료값을 가지는 변수를 질적변수라고 한다.

제2절 자료의 수집과 정리

1. 측정과 척도(measurement & scale)

표본추출단위의 각 변수에 대해 그 변수의 특성을 표현해 주는 수치를 일대일로 대응시키는 일련의 과정, 즉 조사대상의 속성에 대해 일정한 규칙에 따라 수치를 부여하는 것을 측정이라고 한다. 통계학에서 다루는 변수들은 측정의 결과를 표현하기 위해 다음과 같은 네 가지 방법을 사용하는데, 이러한 조사대상을 측정하기 위한 자를 척도라고 한다.

1) 명칭 또는 명목척도(nominal scale)

측정을 통해 하나의 표본추출단위가 어떤 범주에 속하는가만을 표현할 수 있다면, 그 측정은 명목척도의 수준에서 이루어졌다고 한다. 성별, 혈액형, 인종, 직업구분, 종교 등은 모두 명목척도로 측정될 수 있는 변수들이다. 명목척도는 가장 낮은 수준의 척도이다.

2) 순위(서) 또는 서열척도(ordinal scale)

측정의 결과 하나의 표본추출단위가 어떤 범주에 속하는가는 물론, 각 범주간의 대소관계를 구분할 수 있다면 그 측정은 서열척도의 수준에서 이루어진 것이다. 예를 들면 다음과 같다.

- 경제적 상태(상=3, 중=2, 하=1)
- 건강상태(양호=3, 보통=2, 나쁨=1)
- 성적(상=1, 중=2, 하=3)
- 군인들의 계급(이병, 일병, 상병, 병장) 등

순위척도로 측정된 변수들 간에 가감승제(加減乘除)와 일상적인 계산을 적용하는 것은 전혀 의미가 없을 뿐만 아니라 가능하지도 않다.

3) 간격 또는 구간척도(interval scale)

한 표본추출단위를 분류 가능하고, 상호간의 대소관계를 구분할 수 있으며, 다른 표본추출단위와 얼마만한 차이가 있는지 표현 가능하다면, 그 측정은 구간척도의 수준에서 이루어진 것이다. 온도는 구간척도의 대표적인 예이다. 30℃와 20℃의 차이인 10℃는 60℃와 50℃의 차이인 10℃와 동일한 간격이다. 그러나 60℃가 30℃보다 2배 뜨겁다는 것을 의미하지는 않는다. 이처럼 구간척도에서는 가감(+, −) 계산은 가능하나 승제(×, ÷) 계산은 아무런 의미를 갖지 못한다. 또한 구간척도에서 0은 임의로 정한 기준이다. 예를 들어 온도 0℃는 물이 얼거나 녹는 온도를 0℃로 정한 임의의 기준이며 온도가 없다는 의미는 아니다.

4) 비 또는 비율척도(ratio scale)

비율척도는 척도 중 가장 높은 수준의 척도로서 구간척도가 갖는 특성에 추가해서 측정값 사이의 비율계산이 가능한 척도이다. 신장, 체중, 시간, 거리 등은 모두 비율척도로 측정할 수 있는 것들이다. 비율척도로 측정된 변수들 간에는 가감승제 계산이 모두 가능하고, 구간척도와는 달리 측정하고자 하는 속성이 전혀 존재하지 않는 '절대 0점'이 존재한다. 예를 들어 수입이 0원이라고 하는 것은 수입이 전혀 없다는 의미이다.

2. 표본조사 방법

모집단에 속한 대상 전부를 조사하여 통계자료를 수집하는 것을 전수조사(全數調

査)라 하며, 모집단의 일부인 표본을 이용하여 통계자료를 수집하는 조사를 표본조
사(標本調査)라고 한다. 많은 조사 연구를 수행할 때 전수조사보다는 오히려 표본
조사를 하는 것이 대부분이다.

1) 표본조사의 의의

표본을 이용하여 통계자료를 수집하는 일반적인 이유는 다음과 같다.
- 전수조사가 현실적으로 불가능한 경우
- 무한모집단인 경우
- 시급히 조치를 취하기 위해 대상의 특성을 가능한 빨리 파악해야 하는 경우(시장 점유율 급변, 질병의 집단유행 등)
- 대상이 파괴되어야 관측이 가능한 경우(탄약의 파괴력 검사, 전기 퓨즈의 융점 검사 등)
- 전수조사를 하면 비표본추출오차가 커져 오히려 정확성이 떨어지는 경우
- 표본조사만으로도 적당한 오차한계 내에서 모수를 추정할 수 있다.
- 표본조사가 전수조사보다 시간, 노력, 경제적으로 이득이 있다.

2) 표본오차(sampling error)와 비표본오차(non-sampling error)

표본오차는 표본을 통해 모수를 추정하기 때문에 발생하는 오차를 말한다. 즉, 모
집단 전체를 조사하지 못하고 그 일부인 표본을 조사함으로써 발생하는 오차이므로
전수조사에서는 문제가 되지 않는다. 표본오차를 줄이려면 표본의 크기를 크게 하
면 되지만 비표본오차가 커질 수 있다.

비표본오차는 표본추출 이외의 과정, 즉 조사의 시작에서부터 자료의 측정, 분석
에 이르기까지 모든 단계에서 발생하는 오차이다. 비표본오차에는 조사대상에서 정
보를 얻지 못하기 때문에 발생하는 결측치, 조사대상자의 응답과 관련하여 발생하
는 응답오차, 자료의 입력 혹은 계산시에 발생하는 자료처리오차, 자료수집방법의
차이에 기인한 오차 등이 있다.

비표본오차는 표본조사와 전수조사에서 모두 발생할 수 있다.

3) 표본추출 방법

표본을 추출하는 방법에는 모집단을 구성하는 표본추출단위가 표본으로 선택될
확률이 계산될 수 있는 확률표본추출법(probability sampling)과 그렇지 못한 비확률

표본추출법(non-probability sampling)이 있다. 통계학에서는 확률표본추출법만을 다룬다. 확률표본추출법에는 다음과 같은 표본추출 방법이 있다.

- 단순 무작위 표본추출법(simple random sampling) : 무작위성의 원칙에 가장 충실한 표본추출법으로, 모집단의 모든 구성요소인 표본추출단위가 표본으로 선택될 가능성이 동일하도록 표본을 추출하는 방법이다. 이 방법은 간단하면서도 공정하며, 흔히 난수표를 이용하여 개개의 표본을 추출한다.
- 계통적 무작위 표본추출법(systematic random sampling) : 모집단의 구성요소에 일련번호를 부여한 후 처음의 시작 번호를 단순 무작위 추출한 다음에 미리 정해 놓은 일정한 간격(k번째 마다)으로 표본을 추출하는 방법이다. 이 방법은 모집단에 자연적으로 존재하는 주기성이 있을 때, 표본오차가 심각하게 커질 수 있다.
- 층화 무작위 표본추출법(stratified random sampling) : 모집단이 갖고 있는 특성을 고려하여 모집단을 그 구성성분에 따라 몇 개의 동질적(同質的)인 집단으로 나누고, 각 집단에서 단순 무작위 표본추출법을 이용해 표본을 추출한다. 이 때 나누어진 각 집단을 층(stratum)이라 한다.
- 집락(군집) 추출법(cluster sampling) : 대개 다단계 표본 추출법의 최종 단계에서 적용되는데, 모집단의 구성 단위를 우선 자연적 혹은 인위적으로 몇 개의 집락으로 구분한 뒤, 무작위로 필요한 집락을 추출한다. 그리고 나서 추출된 집락에 대하여 일부 또는 전수조사를 하는 것이다. 이 방법은 지역적으로, 모집단이 넓게 흩어져 있거나 표본추출틀을 얻을 수 없는 경우에 효과적이다.

3. 자료의 정리

수집된 가공하지 않은 원자료(原資料, raw data)를 유용한 정보로 만들기 위해서는 자료를 요약하고 정리하는 것이 필요하다. 여기에는 표(表, table)와 도표(圖表, graph)를 이용하여 자료를 시각적으로 나타내는 것과 제3절에서 다루게 될 대표치나 산포도 등 몇 개의 수치로 전체 자료를 요약하는 것이 포함된다. 우선 한 집단을 항목별로 분류해서 얻은 계수적 자료를 가지고 그 집단의 구조를 일원적으로 분석, 기술하는 데 이용되는 비율, 백분율, 비, 율에 대하여 알아보고, 다음은 자료 제시 방법으로 많이 이용되는 도수분포표와 도표에 대해서 알아보자.

1) 비율, 백분율, 비, 율

■비율(proportion) : 전체를 1로 보았을 때 어떤 항목이 차지하는 값을 말한다.

■백분율(percentage) : 전체를 100으로 보았을 때 어떤 항목이 차지하는 비율을 말한다. 결국 백분율은 비율에다 100을 곱한 것이 된다.

■비(ratio) : 두 항목 간의 대비(對比)를 말한다. B라는 수치에 대한 A라는 수의 비는 다음과 같이 나타낸다.

$$\text{비(比, ratio)} \quad A : B = \frac{A}{B}$$

비는 비율과는 달리 1보다 큰 값을 가질 수도 있고, 각 항목이 서로 배타적인 경우에 사용한다. 보건통계에서 흔히 쓰이는 비로는 성비, 종족비, 사망비 등이 있다. 여기서 성비(sex ratio)는 일반적으로 여자 100명에 대한 남자의 비로 나타낸다.

■율(rate) : 역학 통계에서 많이 사용하며, 모집단 구성수 중 사건의 수로 표현한다. 만약, 인구 10,000명의 어느 마을에서 현재 결핵 환자수가 60명이라면 그 마을의 결핵 유병률은,

$$\frac{60}{10,000} \times 1,000 = 6$$

즉, 이 마을의 결핵 유병률은 인구 1,000명당 6명이다.

2) 도수분포표(frequency distribution table)

도수분포표란 어떤 일정한 기준에 의하여 전체자료가 포함되는 구간을 여러 개의 계급구간으로 분할하고, 분할된 계급구간에 따라 자료를 분류하여 놓은 표를 말한다. 도수분포표의 작성순서는 다음과 같다.

■각각의 측정치로서의 변량(variation)을 크기 순서로 정리한다.
■변량의 범위를 몇 개의 계급(class)으로 나누어 수와 간격을 정한다. 일반적으로 계급의 수는 5~15개의 범위 내에서 일정한 간격으로 정하는 것이 보통이다.
　　계급의 수를 정하는 Sturges 공식은 다음과 같다.

$K = 1 + 3.322(\log_{10} n)$ (여기서 K : 계급의 수, n : 측정값의 개수)

계급의 수가 결정되면 계급간격은 측정값들의 최대값과 최소값의 차이인 범위를 결정된 계급의 수로 나누어 계산한다.

계급의 간격 $W = \dfrac{R}{K}$ (W : 계급의 간격, K : 계급의 수, R : 최대값−최소값)

■ 계급의 하한값과 상한값을 정한다.
■ 계급에 해당하는 빈도를 계산하여 표를 작성한다.

예를 들어 조사대상 30명의 연령을 조사한 결과가 43, 34, 52, 25, 32, 37, 31, 29, 33, 47, 18, 23, 22, 28, 39, 32, 33, 38, 49, 33, 13, 39 34, 43, 47, 41, 44, 45, 55, 59 로 나온 경우에 Sturges 공식을 적용하면 $K = 1 + 3.322(\log_{10} 30) \approx 6$이 된다. 그러나 실제로는 5개 또는 그 이하 아니면 7개 정도 또는 그 이상의 계급구간을 사용하여도 된다. 여기서는 5로 하고, 다시 범위(최대값−최소값)를 5로 나누면 계급간격은 $\dfrac{R}{K} = \dfrac{59-13}{5} = 9.2$가 된다. 여기서 계급의 간격을 10으로 하면 오히려 사용하기도 편리하게 된다. 가장 작은 값은 13이고 가장 큰 값은 59이므로 구간의 시작은 11로 하고 끝은 60으로 하여 표를 작성하면 아래와 같다.

◇ 표 18-1 조사대상 30명의 연령의 도수, 누적도수, 그리고 누적상대도수 분포표 ◇

계 급	중앙치	도수	누적도수	누적상대도수
11 ~ 20	15.5	2	2	6.7
21 ~ 30	25.5	5	7	23.3
31 ~ 40	31.5	12	19	63.3
41 ~ 50	41.5	8	27	90.0
51 ~ 60	51.5	3	30	100.0
계	-	30	30	-

각 계급에 대하여 그 계급까지의 도수의 합계를 누적도수라고 하며, 각 계급의 누적도수가 전체 도수에서 차지하는 비율을 누적상대도수라고 한다.

3) 도표의 종류

통계자료를 도표 형태로 나타내면 많은 정보를 시각적으로 빠르게 전달하고 쉽게 이해할 수 있다. 도표는 잘 이용하면 통계자료가 갖는 정보의 내용을 쉽게 전달할 수 있지만 통계자료에 맞지 않는 도표를 사용하면 자료의 정보가 왜곡될 수 있다. 통계자료의 제시에 이용되는 도표는 매우 다양하나 자주 이용되는 도표 몇 가지만 소개한다.

(1) 막대그래프(bar graph)

명목척도나 서열척도와 같이 이산변수일 경우에 도수나 상대도수를 표현하는 도표를 막대그래프라 한다. 막대그래프는 히스토그램과 달리 기둥과 기둥 사이를 떼어서 그린다.

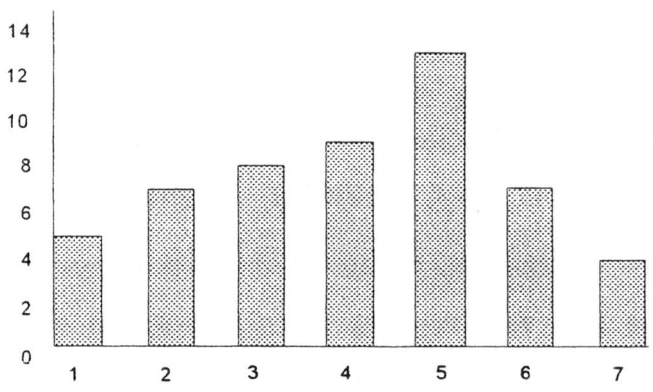

◇ 그림 18-1 막대그래프의 예 ◇

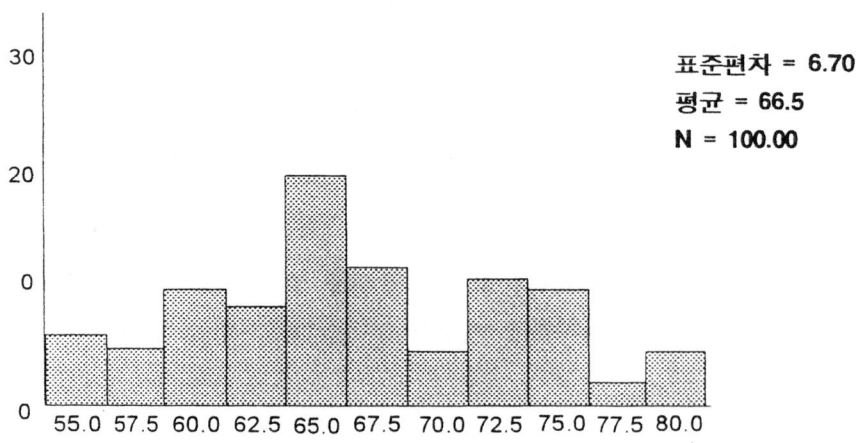

표준편차 = 6.70
평균 = 66.5
N = 100.00

◇ 그림 18-2 히스토그램의 예 ◇

(2) 히스토그램(histogram)

자료의 측정수준이 간격척도나 비율척도로 측정된 변수들을 그래프로 표현하는 방법으로, 계급 경계 사이에 그 계급의 도수에 비례한 높이만큼 직사각형 막대로 표시하는 도표를 히스토그램이라 한다. 수평축에는 변수의 계급구간을 표시하고, 수직축에 각 계급구간에 해당하는 도수에 비례하는 높이의 직사각형 막대를 그리는데, 직사각형 막대와 막대 사이에는 간격이 없도록 한다. 연속변수인 자료에 많이 사용된다.

(3) 도수다각형(frequency polygon)

히스토그램에서 각 막대의 맨 윗부분에 중간점을 찍고 이 점들을 직선으로 이으면 다각형으로 나타나는데, 이 도표를 도수다각형이라 한다. 각 막대의 맨 윗부분의 중간점은 각 계급구간의 중앙값을 말하며, 각 중앙값의 도수에 해당하는 점을 연결하여 그린다. 도수다각형은 대략적인 자료의 분포상태, 즉 각 계급의 상대적 분포의 치우침 정도를 쉽게 알 수 있다.

(4) 원형그래프(pie graph)

원의 중심으로부터 일정한 각도 속에 포함되는 면적을 이용하여 도수의 크기를

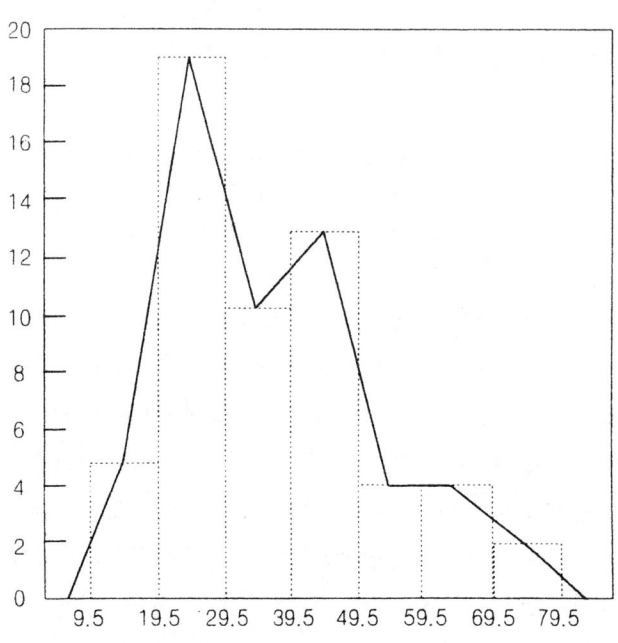

◇ 그림 18-3 히스토그램과 도수다각형의 예 ◇

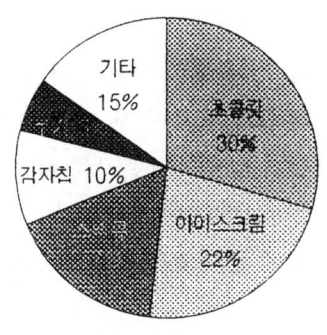

◇ 그림 18-4 원형그래프의 예 ◇

나타내는 그래프이다. 하나의 원을 자료의 상대도수와 비례하여 각 조각으로 나누어 각 조각에 해당 자료값과 상대도수를 기입한다. 보통 TV나 신문, 잡지 등에서 흔히 볼 수 있으며, 이 원형그래프를 이용할 때, 한 개의 원을 너무 많은 조각으로 나누어 표시하는 것은 피해야 한다.

(5) 점도표(dot diagram)

점도표는 변수가 하나일 때 사용하는 일차원 점도표와 변수가 둘일 때 사용하는 이차원 점도표로 구분한다. 일차원 점도표는 모든 측정자료를 수평선 또는 수직선 위에 각 변수값에 대응하는 점을 찍은 것이다. 주로 자료의 개수가 적은 경우에만 사용되며, 측정값의 분포를 쉽게 파악할 수 있게 한다.

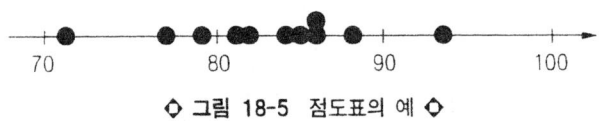

◇ 그림 18-5 점도표의 예 ◇

이차원 점도표는 한 변수가 취할 수 있는 값을 수평축에, 다른 한 변수가 취할 수 있는 값을 수직축에 눈금으로 나타낸 뒤 각 변수값이 교차하는 지점(좌표)에 해당 측정치를 점으로 표시한 것이다. 이를 산점도(散點圖, scatter plot)라 한다. 산점도는 간격이나 비척도로 측정된 두 변수간의 관계를 시각적으로 이해하는 데 매우 탁월한 방법이다. 통계조사에서 자료를 정리하는 수단으로 산점도를 그려보는 것은 전반적인 양상의 파악은 물론 외딴점(outlier), 즉 전체적인 경향에서 벗어난 측정치를 확연히 부각시킴으로써 조사대상의 특성이나 측정의 잘못 여부에 대한 진전된 이해를 가능하게 한다.

그림 18-6은 산점도로 본 다양한 형태의 두 변수간의 상관관계이다.

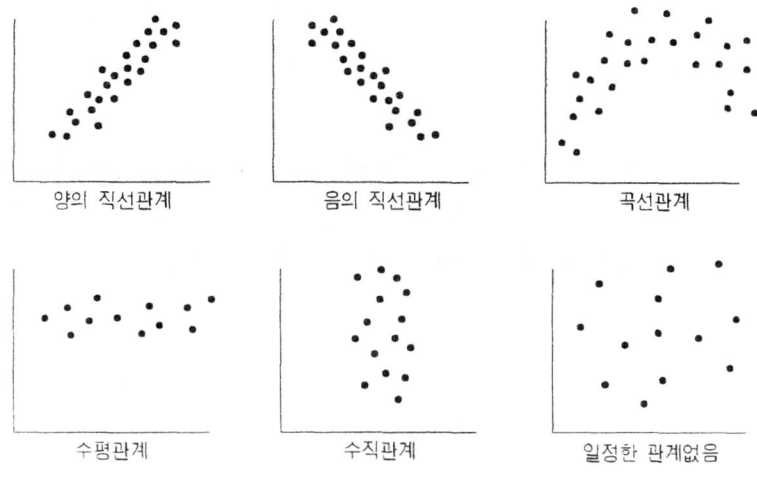

◇ 그림 18-6 산점도의 예 ◇

두 변수간의 연관성을 나타내 주는 측도로서 상관계수(coefficient of correlation)가 사용된다. 상관계수 r은 두 변수 사이의 선형적 관계의 강도를 나타내는 특성치이다. 바꾸어 말하면 r은 일반적인 연관성의 측도가 아니라, 두 변수 사이의 직선적 관계를 측정해 주는 지표이다.

상관계수는 −1에서 1까지의 값($-1 \leq r \leq 1$)을 가지며, 부호는 관계의 방향을, 절대값은 관계의 크기를 반영한다. 상관계수의 부호가 양(+)이면 '순상관(順相關)'이라고 하며, 이때는 한 변수의 값이 증가함에 따라 다른 변수의 변수값도 증가하는 양상을 보인다. 상관계수의 부호가 음(−)이면 '역상관(逆相關)'이라고 하는데, 한 변수의 변수값이 증가하면 다른 변수의 값은 오히려 감소하게 된다. 상관계수의 절대값이 클수록 산점도에서 각 점들이 직선모양을 나타내며, 이때는 두 변수 사이에 강한 연관성이 있음을 의미한다. 상관계수가 0이면 두 변수 사이에 이렇다 할 만한 관계−보다 정확히는 '직선적 관계'−가 없음을 뜻한다. 상관계수는 그림 18-7에서

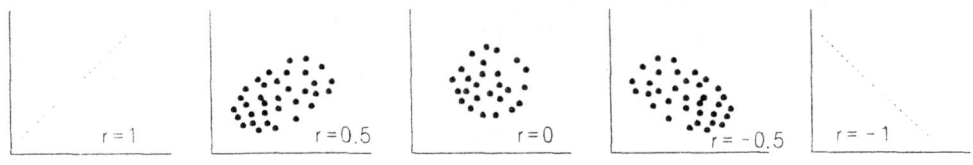

◇ 그림 18-7 상관관계 ◇

와 같이 r=1, r=−1일 때는 완전상관(完全相關), r=0.5, r=−0.5일 때는 불완전상관(不完全相關), 또한 r=0인 경우는 무상관(無相關)이라 한다.

(6) 줄기-잎 그림(stem-and-leaf plot)

줄기-잎 그림은 '탐색적 자료분석(exploratory data analysis)' 분야에서 개발된 방법으로 기존의 도수분포표나 히스토그램, 도수곡선 등의 방법을 혼합함으로써 각 방법의 장점을 그대로 살린 것이다. 즉, 분포기술의 주요항목인 퍼짐, 경향성, 모양을 쉽게 파악할 수 있으며, 또한 실제 자료의 측정치까지도 표현이 가능하다.

```
5 | 3
5 | 7 9
6 | 3 2 1
6 | 8 6 5 7
7 | 1 3 4 4 0
7 | 5 7 8 5
8 | 4 1
8 | 7 5 9 6 7
9 | 1 4 3
9 | 8
```

◇ 그림 18-8 보건통계학 점수의 줄기-잎 그림 ◇

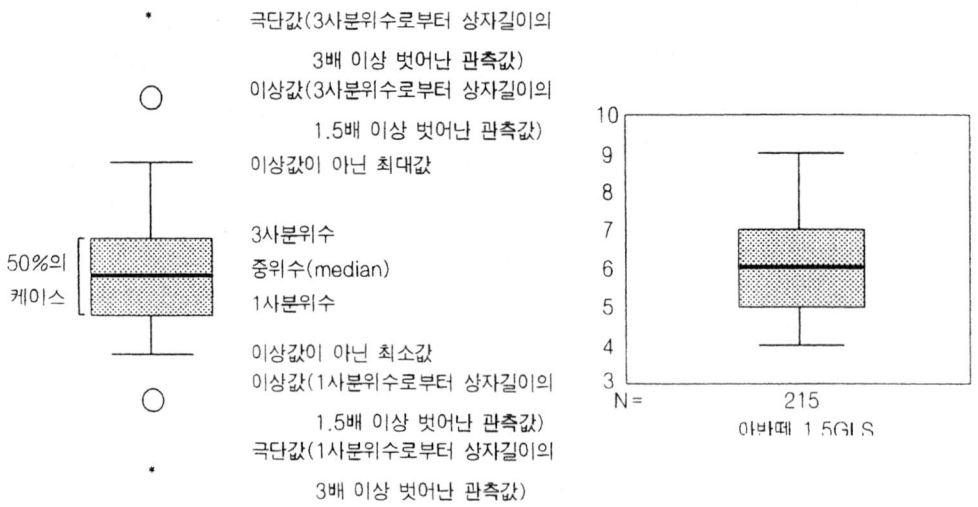

◇ 그림 18-9 상자도표의 예 ◇

(7) 상자도표(box plot)

둘 또는 그 이상의 분포를 쉽게 비교하기 위하여 다섯숫자요약(최소값, 최대값, 중위수, 제1사분위수, 제3사분위수)을 그림으로 나타낼 수 있는데, 이를 상자도표라 한다. 상자도표는 다섯숫자요약을 이상점과 함께 그래프로 나타낸 것으로서 분포의 형태, 이상점의 유무, 꼬리 부분의 길이 등을 탐색·비교하고자 할 때 유용하게 이용된다.

수평 또는 수직선 위에 아래 및 위 사분위수를 각각 양변으로 하는 상자를 만들고 중위수 위치에 선을 그어 상자를 나눈다. 최소값과 최대값을 상자와 상자와 연결시켜 주는 선을 '수염(whisker)'이라고 하므로, 상자 - 수염도표라고도 한다.

(8) 정규분포(normal distribution)

정규분포란 마치 종을 엎어 놓은 모양의 완벽한 좌우대칭인 이론적인 분포로 Gauss 분포라고도 한다. 정규분포는 평균(μ)과 표준편차(σ)만으로도 기술될 수 있는 대칭분포이며, 평균은 정점 또는 중심의 위치를, 표준편차는 중심부의 뾰족한 정도를 나타낸다. 정규분포는 평균과 중위수, 최빈수가 모두 일치되는 분포를 하고 있다. 그 분포를 나타내는 곡선을 정규곡선(normal curve)이라 하는데, 정규곡선 아래의 전체면적은 1이다. 정규분포가 중요한 이유는 표본분포에 정규분포가 많이 적용되며, 일반적으로 관찰되는 값이나 측정하는 값이 정규분포와 유사한 것이 많아 적용하기 쉽기 때문이다.

정규분포의 특성은 ① 좌우로 횡축에 무한히 접근하나 x축과 닿지 않으며, ② 모양과 위치는 분포의 표준편차와 평균에 따라 결정되며, ③ 평균(μ)을 중심으로 아래 위로 1 표준편차 이내에 관측치의 68.26%가 위치한다. 또한 관측치의 95.44%는

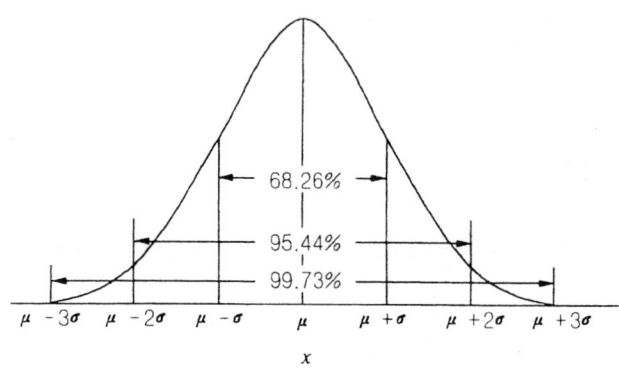

68.26%

95.44%

99.73%

$\mu-3\sigma$ $\mu-2\sigma$ $\mu-\sigma$ μ $\mu+\sigma$ $\mu+2\sigma$ $\mu+3\sigma$

x

◇ 그림 18-10 정규분포곡선 ◇

평균을 중심으로 아래 위로 2 표준편차 이내에, 관측치의 99.73%는 평균에서 아래 위로 3 표준편차 이내에 위치한다. 이것을 수식으로 나타내면 다음과 같다.

$$P(\mu - \sigma \leq x \leq \mu + \sigma) = 68.26\%$$
$$P(\mu - 2\sigma \leq x \leq \mu + 2\sigma) = 95.44\%$$
$$P(\mu - 3\sigma \leq x \leq \mu + 3\sigma) = 99.73\%$$

제 3 절   자료의 통계적 측정

1. 중앙집중성의 측정(대표값)

중앙집중성의 측정이란 관찰된 자료가 어떤 위치에 집중되어 있는가를 나타낸 값이다. 이 값은 측정값들의 위치를 대표하는 하나의 요약 지표이며, 흔히 대표값이라 한다. 대표값으로는 평균, 중앙치, 최빈치 등이 있다.

1) 평균(mean)

(1) 산술평균(arithmetic mean, X)

산술평균은 모든 측정값(X_i)을 전부 합하여 측정값의 총 개수(n)로 나누면 된다. 표본의 산술평균은 일반적으로 X 또는 M으로 나타내고 모집단의 산술평균은 μ를 사용한다. 그 계산식은 다음과 같다.

$$X = \frac{\Sigma X_i}{n}$$

예 1 : 여성 5명의 체중(㎏)을 측정한 결과가 다음과 같았다. 평균을 구하시오.

51, 48, 57, 65, 50

(2) 기하평균(geometrical mean, *G*)

측정값이 모두 양의 값을 가지면서 오른쪽으로 외딴점을 갖는 비대칭분포일 경우에 중심경향의 측도로 사용된다. 측정값들이 증가 또는 감소하는 변화율의 평균값을 구할 때 이용하면 좋다.

기하평균은 *n*개의 측정값이 있을 때, 이들 곱의 *n*제곱근을 구하는 것으로, 그 계산식은 다음과 같다.

$$G = \sqrt[n]{x_1 \, x_2 \cdots\cdots x_n}$$

예 1 : 5개의 측정값 3, 6, 12, 24, 48의 기하평균을 구하시오.

예 2 : 한 시점에서 어떤 세균의 수가 2,000마리였고, 20분 후에 4,000마리로 증가했으며, 그 후 또 20분 후에는 32,000마리로 증가했다. 이때 20분 간격의 평균변화율은 얼마인가?

(3) 조화평균(harmonic mean, *H*)

관측값의 역수의 산술평균이 조화평균의 역수가 된다. 바꾸어 말하면 측정값의 총 개수를 각 측정값의 역수의 합으로 나누어 계산한다. 조화평균은 측정값들에 대한 단위당 대표값을 구하거나 소요시간으로부터 평균속도를 계산할 때 사용한다.

$$H = \cfrac{N}{\cfrac{1}{x_1} + \cfrac{1}{x_2} \cdots\cdots \cfrac{1}{x_n}}$$

예 1 : 보건소까지 1km 되는 거리를 갈 때는 시속 5km/h로 갔고, 올 때는 시속 6km/h로 왔다면, 왕복하는 데 매 시간당 얼마의 속력으로 걸었는가?

예 2 : 어떤 시약을 사는데 A 상점에서는 병당 40원씩 모두 2,400원어치를 사고, B 상점에서는 병당 60원씩 모두 2,400원어치를 샀을 때, 병당 평균 지불 가격은 얼마인가?

2) 중앙치(값) 혹은 중위수(median)

측정값들을 크기의 순서로 배열했을 때 꼭 중앙에 위치하는 위치적 대표값을 중앙치(M_d, M_e) 또는 중위수라고 한다.   개체수 *n*개가 홀수일 때는 $\frac{n+1}{2}$ 번째의 측   정값이고, 짝수일 때는 $\frac{n}{2}$ 번째와 $\frac{n}{2}$ +1번째의 측정값의 산술평균을 중위수로
한다. 평균치와는 달리 극단적인 값에 영향을 받지 않는다.

> 예 1 : • 측정값이 7, 3, 4, 6, 1, 6, 7, 6, 5인 경우 중위수는?
>   • 측정값이 3, 4, 6, 1, 6, 7, 6, 5인 경우 중위수는?

3) 최빈치(값) 또는 유행치(mode)

최빈치는 자료 중에서 가장 자주 나타나는 값, 즉 출현도수가 가장 많은 값을 말한다.
도수분포에서 빈도(도수)가 가장 큰 값을 의미하며, M_o로서 표시한다. 보통 질적자료나 그룹화된 양적자료에서 주로 사용된다.

> 예 1 : 다음 자료에서 최빈치를 구하시오.
>   • 4, 5, 5, 6, 6, 6, 8, 9
>   • 1, 2, 2, 2, 4, 5, 7, 7, 7
>   • 10, 21, 33, 53, 54
>   • 혈액형 A형, A형, B형, B형, B형, O형, O형, AB형

2. 산포성의 측도(산포도)

산포도(measure of dispersion)는 자료가 대표치 전후에 얼마나 밀집 또는 분산되어 있는지 그 흩어져 있는 정도를 나타내는 지표이다. 산포도에는 절대적 산포도와 상대적 산포도가 있다. 절대적 산포도는 원래 단위와 동일한 절대수로 표시하며, 평균편차, 분산, 표준편차, 범위, 사분위편차 등이 포함된다. 표준편차를 평균에 대한 비로 표시하는 상대적 산포도에는 변이계수, 평균편차계수 등이 있다.
산포도를 측정하는 방법에는 범위, 분산, 표준편차, 평균편차, 변이계수 등이 있다.

1) 범위(range, R)

범위는 자료를 크기 순서로 나열했을 때 가장 작은 값(최소값)과 가장 큰 값(최대

값)의 차이를 말한다. 범위는 계산하기 쉬운 장점이 있지만, 한 분포 내의 최대값과 최소값만을 가지고 계산함으로써 나머지 측정값들의 산포는 측정할 수 없다. 또한 이상점이 있을 경우에는 올바른 산포의 측정값이 되지 못한다.

$$\text{범위}(R) = X_{max} - X_{min}$$

예 1: 다음은 H대학의 간호학과 신입생 중 10명을 무작위로 추출하여 1주일간의 TV시청 시간을 조사한 자료이다. 범위를 구하여라(단위 : 시간).
  • 19, 17, 10, 20, 19, 17, 24, 19, 12

2) 표준편차(standard deviation, σ, s)

표준편차는 산포의 정도를 나타내는 데 가장 많이 사용된다. 표준편차를 정의하기 전에 다음의 자료를 생각해 보자.

$$29, 30, 31$$

위 자료의 산술평균(M)은 30이며, 편차(偏差, deviation)($d = X_i - M$), 즉 산술평균과 개개 측정치들의 차이는

$$-1, 0, 1$$

이다. 우선 산포의 측도로서 편차들의 평균을 고려해 보자. 그런데 편차의 산술합은 양수와 음수의 편차들이 서로 상쇄되어 항상 0이 되기 때문에 적절한 측도가 될 수 없다.

편차의 합을 이용하되 0이 되지 않게끔 하는 방법으로, 절대값을 취한 편차의 산술평균, 즉 평균편차(平均偏差, mean deviation) ($M.D. = \dfrac{\sum |X_i - M|}{n}$)를 산포의 측도로 이용하는 것이다. 위 자료에서 평균편차를 구해보면 0.67이다. 그러나 이렇게 구한 평균편차는 자료의 측정값이 가진 정보들을 모두 이용할 수 있다는 장점이 있지만, 수학적 조작(절대값 다루는 일)이 어렵기 때문에 산포의 측도로는 잘 사용되지 않는다.

그 다음으로 편차의 제곱을 모두 합하여 측정치의 총 개수로 나눈 편차제곱의 산술평균을 산포의 측도로 삼을 수 있다. 이것을 분산(variance)이라 한다. 분산의 단위는 원자료의 제곱의 형태로 원자료의 단위와 다르게 된다. 원자료와 같은 단위를

갖는 산포의 측도로 분산의 제곱근을 생각할 수 있는데, 표준편차는 분산의 양(+)의 제곱근으로 정의된다. 표본에서 구한 표준편차를 표본표준편차라 하고, 모집단에서 구한 표준편차를 모표준편차라고 부른다. 일반적으로 표본표준편차는 s, 모표준편차는 σ라 표기한다.

$$\text{모표준편차}\quad \sigma = \sqrt{\frac{\sum(X_i - M)^2}{n}} \quad \cdots\cdots\cdots\cdots ①$$

$$\text{표본표준편차}\quad s = \sqrt{\frac{\sum(X_i - M)^2}{n}} \quad \cdots\cdots\cdots\cdots ②$$

$$\text{표본표준편차}\quad s = \sqrt{\frac{\sum(X_i - M)^2}{n-1}} \quad \cdots\cdots\cdots\cdots ③$$

한편 표본에서 표준편차를 구할 때에는 표본 측정치의 총 개수인 n대신 $n-1$로 나누어 주기도 한다. 그 이유는 표본에서 얻은 통계량인 표본표준편차를 이용하여 모수인 모표준편차를 추정할 때 $n-1$로 나눈 값이 훨씬 정확하기 때문이다. 이를 '불편추정량(不偏推定量, unbiased estimator)'이라고 한다. 이러한 이유로 식 ②의 방법으로 구한 것을 '기술통계학적 표준편차'라고 하고, 식 ③에서 구한 것은 '추론통계학적 표준편차'라고 부른다.

예 1 : 다음의 자료는 어느 연구소의 연구원 5명을 뽑아 하루 중 실험시간을 조사한 것이다. 실험시간의 평균편차, 분산, 표준편차를 구하시오.

· 2, 3, 4, 5, 6

3) 변이계수(coefficient of variation)

산포의 측도인 표준편차를 중심경향의 측도인 산술평균으로 나눈 것을 변이계수($C.V.$) 또는 변동계수라고 한다. 일반적으로 백분율로 표시하며 상대적 산포의 측도로 이용된다.

변이계수의 계산식은,

$$C.V. = \frac{s}{M} \quad \text{또는} \quad C.V. = \frac{s}{M} \times 100 \;(s\text{는 표준편차},\; M\text{은 산술평균})$$

변이계수는 산술평균을 모두 100으로 환산할 때 산포의 정도를 나타내는 표준편차가 얼마의 크기인가를 보는 것이다. 평균의 표시단위와 표준편차의 표시단위는 동일하므로 변이계수는 아무런 단위도 갖지 않는다. 따라서, 측정단위가 서로 다른 둘 이상의 자료군에 대해 그 산포성의 비교가 가능하다. 또한 측정단위가 같으나 평균이 상당히 다른 둘 이상의 자료군에 대해서도 산포의 정도를 비교할 수 있다. 변이계수는 특히 검사실에서 검사기기의 신뢰도를 평가하는 지표나, 품질관리의 지표로 많이 활용된다.

예 1 : 여자 100명에 대한 신장과 체중의 평균과 표준편차는 다음과 같다. 두 변수의 산포성을 비교하시오.

구분	평균	표준편차
체중(kg)	52.3	2.54
신장(cm)	152.7	2.28

예 2 : 소년들의 체중과 성인남자들의 체중을 측정한 결과는 다음과 같다. 산포성의 크기를 비교하라.

구 분	소 년	성인남자
평균체중(kg)	25	64
표준편차(kg)	5	8

제4절 통계지표

1. 인구통계

인구란 어떤 특정시간에 일정지역에 있는 사람의 총수를 지칭하는 말이며, 인구의 증감과 구조변화를 인구동태라 하고, 어느 한 시점에서 관찰된 인구를 인구정태라 하는데, 인구동태사상(人口動態事象)은 출생, 사망, 결혼, 이혼, 사산, 전입, 전출 등의 요인에 의해서 나타난다.

1) 출산통계

출산통계가 건강평가의 수단으로 보건학적 관심을 갖게 되는 이유는 모자보건, 가족계획 등과 관련하여 중요한 의미를 지니고 있으며, 인구문제, 경제성장문제 등과도 관련이 있는 통계이기 때문이다.

(1) 조출생률(crude live-birth rate)

조출생률(粗出生率)은 보통출생률이라고도 하는데, 여기서 말하는 출생이란 사산을 포함하는 정상출생을 말하며, 사산아를 포함할 때는 출산(出産)이라 한다.

$$조출생률 = \frac{연간(정상) 출생아수}{인구} \times 1,000$$

인구는 일년의 중앙인구가 7월 1일의 인구를 기준으로 하는데, 우리나라에서는 국세조사를 10월 1일에 실시하였다가 1980년부터는 11월 1일에 실시하고 있기 때문에 현재는 11월 1일의 인구를 연앙인구 대신으로 사용하고 있다.

(2) 일반출생률

일반출생률이란 가임여자인구의 출생률을 말하는 것으로, 생식가능여자인구 1,000명당 출생률을 말하며, 생식가능연령의 여자인구 중 유배우 여자 1,000명당 출생률을 배우출생률(legitimate fertility rate)이라고 한다.

$$일반출생률 = \frac{연간 또는 특정기간 출생아수}{임신가능 여자인구(연 중앙인구)} \times 1,000$$

$$배우출생률 = \frac{연간 출생아수}{임신가능연령의 유배우 여자인구} \times 1,000$$

$$산모의 연령별 출생률 = \frac{어떤 연령의 연간출생아수}{어떤 연령의 유배우 여자인구} \times 1,000$$

여기서 임신가능여자(가임여성)의 연령은 일반적으로 15~49세로 하나, 국가에 따라서 15~44세를 쓰기도 하며, 협의로는 20~40세로 하기도 한다.

2) 인구의 재생산 통계

인구의 재생산 통계는 현재의 출산력과 사망현상이 그대로 지속된다고 가정할 때 다음 세대에 인구의 양적 변화는 증가하는가 감소하는가를 비교하는데 이용되는 통계이다.

인구의 재생산력을 수량적으로 표시하는 비율은 합계생산율, 총재생산율, 순재생산율이 사용된다.

(1) 합계생산율(total fertility rate)

한 여성이 일생을 지나는 동안에 아이를 몇 명이나 낳는가를 나타내는 것을 합계생산율 또는 합계출산율이라 한다. 즉, 한 세대의 여자들이 15세부터 49세에 이르기까지 낳은 출생수의 크기를 나타내는 것이다.

$$\text{TFR} = \sum_{x=15}^{49} f_x \quad (\ f_x : \text{x세의 출산율}\ )$$

(2) 총재생산율(gross reproduction rate)

재생산력을 고찰하는 경우 출생아 중에서 다음 세대에 모성이 될 수 있는 여아에만 착안한 이론으로, 한 여성이 일생 동안 여아를 몇 명이나 낳는가를 나타내는 것이 총재생산율이다.

이것은 15~49세 연령층 여자의 연령별 여아 출산율의 합계이다.

$$\text{GRR} = \sum_{x=15}^{49} f_x F \quad (\ f_x F : \text{ x세 여자의 여아 출산율}\ )$$

(3) 순재생산율(net reproduction rate)

여자가 가임연령에 도달할 때까지 생존해 있어야 비로소 세대교체가 일어날 수 있으나, 가임연령(x세)에 도달하기 전에 사망하는 여성도 있으므로, 가임기간의 각 연령에서 여아를 낳는 연령별 특수출산율 $f_x F$에 여자가 그 연령에 달할 때까지의 생존율을 곱해서 합하면 순재생산율이 산출된다.

$$\text{NRR} = \sum_{x=15}^{49} f_x F \cdot \frac{l_x F}{l_o F}$$

$l_o F$: 생명표의 연령분포를 가정한 여아의 출생수(일반적으로
생명표에서는 10만명이 태어나는 것으로 가정)

$l_x F$: x세에 도달할 때까지의 여아 생존수

$\dfrac{l_x F}{l_o F}$: x세에서의 여아 생존율

순재생산율이 1인 경우에는 인구의 증감이 없고, 1 이하이면 인구의 감소, 1 이상
이면 인구의 증가를 의미한다.

3) 사망통계

(1) 조사망률(crude death rate)

조사망률(粗死亡率)은 보통사망률이라고도 하는데, 사망의 빈도를 나타내는 지표
중에서 가장 일반적인 것이다. 인구 1,000명당 연간 발생한 총사망자수로 표시하는
비율이다.

$$\text{조사망률} = \frac{\text{연간 사망자수}}{\text{인구}} \times 1,000$$

(2) 영아사망률(infant mortality rate)

영아는 생후 1년 미만의 아이를 가리킨다. 1세 미만의 인구를 정확히 파악한다는
것은 현실적으로 어려움이 많기 때문에, 영아사망률은 연간출생아수 1,000명당 생후
1세 미만에 사망한 아이의 수의 비율로 나타낸다. 영아사망률은 단순히 영아의 건
강수준을 나타내는 것뿐만 아니라, 해당 지역이나 국가의 환경위생 불량, 질병관리
및 모자보건수준 등과 밀접한 관계를 갖고 있기 때문에, 모성사망률과 함께 한 국
가나 지역사회의 보건수준을 나타내는 대표적인 지표 중의 하나이다.

$$\text{영아사망률} = \frac{\text{연간 영아사망수}}{\text{연간 출생아수}} \times 1,000$$

(3) 보정영아사망률

보정영아사망률(補正嬰兒死亡率)은 정산영아사망률 또는 출생 코호트 영아사망률 (birth cohort infant mortality rate)이라고 하는데, 어떤 해의 출생 코호트에 따른 영아 사망률을 말한다.

따라서 보정영아사망률은 어떤 특정한 연도에, 특정사유가 있을 때, 이를 고려하 여 어느 해 출생한 영아들이 각각 1년 미만에 사망하는 사망률을 계산하는 것이다. 예를 들면 1999년도 보정영아사망률은 1999년 1월 1일부터 12월 31일 사이에 출생 한 아이 중 각각 1년 이내에 사망한 영아를 대상으로 하여 계산한다.

$$\text{보정영아사망률} = \frac{\text{어떤 해에 출생한 자 중 1년 미만 사망자수}}{\text{해당 연도의 출생아 총수}} \times 1,000$$

(4) 신생아사망률 및 후기신생아사망률

영아기를 생후 4주 이전까지의 시기(신생아기)와 생후 28일에서 1년 미만까지의 시기(신생아후기)로 나누어 각각에 대한 사망률을 구하면 보다 유용한 정보를 얻을 수 있는데, 전자를 신생아사망률(neonatal mortality rate), 후자를 후기신생아사망률 (post-neonatal mortality rate)이라 한다.

$$\text{신생아사망률} = \frac{\text{연간 신생아사망수(생후 0～27일)}}{\text{연간 출생아 총수}} \times 1,000$$

$$\text{후기신생아사망률} = \frac{\text{연간 후기신생아사망수(생후 28～365일)}}{\text{연간 출생아 총수}} \times 1,000$$

신생아기에 사망하는 영아들은 주로 산모의 태내에 있을 때부터 생겨난 건강문제 에 의해 사망하는 경우라든가 유전적 소인에 의한 경우가 많은데, 이러한 원인에 의한 영아사망은 아무리 의료수준 및 건강수준이 높은 선진국일지라도 피할 수 없 는 것이 현실이다. 전체 영아사망률이 신생아사망률에 가까워질수록 해당지역이나 국가의 보건수준이 높다고 말할 수 있다. 왜냐하면 전술한 대로 피할 수 없는 원인 으로 사망하는 경우를 제외하면 폐렴이나 장염과 같은 감염증, 영양실조 등으로 인 한 사망은 거의 없으며 대부분의 영아들이 정상적으로 성장함을 의미하기 때문이 다. 바로 α-index가 이러한 목적에 적합한 건강지표인데, 어느 해의 신생아사망률 에 대한 영아사망률의 비로 정의한다.

$$\alpha\text{-index} = \frac{\text{어느 해의 영아사망률}}{\text{그 해의 신생아 사망률}}$$

여기서 α-index가 1에 가까워질수록 신생아기 이후의 사망이 없었다는 뜻으로서 보건수준이 높다고 할 수 있으며, 바람직한 현상이라 할 수 있다.

(5) 모성사망률(maternal mortality rate)

모성사망이란 임신, 분만, 산욕과 관계되는 질병 및 이의 합병증에 의한 사망만을 의미하며, 임신중 전염병, 교통사고 등에 의한 사망은 포함되지 않는다.

모성사망률은 보통 출생아 1만 명당 모성사망수로 계산하나 이는 절대적인 것은 아니며, 모성사망률이 아주 낮다면 100,000명당으로 표시할 수도 있고, 아주 높다면 1,000명당으로 표시하기도 한다. 따라서 지역간이나 국가간의 모성사망률을 비교시 동일한 단위를 사용하는지의 여부에 유의해야 한다.

$$\text{모성사망률} = \frac{\text{연간 모성 사망수}}{\text{연간 출생아수}} \times 10,000$$

(6) 사산율(fetal death rate)과 사산비(fetal death ratio)

사산이란, 국가에 따라 다소 다르게 규정하고 있으나, 일반적으로 임신 28주 이후의 사태아 분만을 말한다. WHO의 규정은 임신 20주 이상으로 선진국에서는 이 정의에 따라 사산을 정의하고 있다. 사산에 관련된 모자보건 지표는 사산율과 사산비가 있다.

$$\text{사산율} = \frac{\text{1년간의 사산아수}}{\text{1년간 출산수(사산아수 + 출생아수)}} \times 1,000$$

$$\text{사산비} = \frac{\text{1년간의 사산아수}}{\text{1년간의 출생아수}} \times 100$$

(7) 주산기사망률(perinatal mortality rate)

'주산기'란 보통 임신 29주부터 생후 7일까지를 말하며(선진국에서는 임신 20주~생후 1달로 보기도 함), 주산기사망률은 이 기간에 대한 태아 사망의 정도를 나타내는 지표이다.

임신 8개월 이후의 사산과 1주 이내의 신생아사망은 주로 임신중독, 출생시 손상, 난산, 조산아 무산소증 및 저산소증, 조기파수 등이 주요 원인으로서 그 사망 요인이 서로 공통성이 인정되기 때문에 이 시기의 사망을 주산기사망이라 한다.

$$\text{주산기사망률} = \frac{\text{연간 임신 28주 이후의 사산 + 출생 1주 이내 사망수}}{\text{연간 임신 28주 이후의 태아 사망 + 연간 출생아수}} \times 1,000$$
$$\text{(연간 사산수)}$$

사산수와 출생아수를 합한 것을 출산(出産)수라고 하는데, 위 식에서와 같이 분모를 총출산수로 하여 주산기사망률을 구하지만, WHO에서는 출산수 대신 출생수로 하여 산출한다.

(8) 유아사망률

유아(1~4세)의 사망은 보건수준이 낮은 나라에서는 주로 감염증, 영양실조 등이 원인이 되고 있으나 선진국은 사고가 그 주원인이 되고 있으며, 사망률도 일반적으로 낮다.

$$\text{유아사망률} = \frac{\text{연간 1~4세 사망아수}}{\text{1~4세 인구}} \times 1,000$$

(9) 사인별사망률(cause-specific death rate)

어떤 해의 인구 1,000명에 대하여 동일한 연도에 특정 원인, 질병 등으로 사망한 사람의 총 수이다. 이 경우 분모에는 보통사망률을 구할 때와 마찬가지로 전체 인구가 위치하며, 분자는 총 사망수가 아닌 특정원인이나 질병 등으로 사망한 사람으로 한정하는 것이다. 이 지표는 사망 원인별 대책 마련에 대한 기초 자료가 된다.

$$\text{사인별사망률} = \frac{\text{어떤 사인군의 연간 사망수}}{\text{연앙인구}} \times 1,000$$

경우에 따라 인구 10,000 또는 100,000명당으로 계산할 수 있다.

(10) 출생사망지수(vital index)

$$\text{출생사망비} = \frac{\text{연간 출생수}}{\text{연간 사망수}} \times 100$$

(11) 사망성비(死亡性比)

출생성비, 사망성비, 1차 성비, 2차 성비 등 모든 성비는 여자 100명당 남자수로 산출한다.

$$\text{사망성비} = \frac{\text{남자 사망수}}{\text{여자 사망수}} \times 100$$

(12) 기대수명(life expectancy)

인간의 생명표에 나타난 생존기대기간을 나타낸 것으로, 특정기간 중 사망질서가 변함이 없다는 것을 전제로 동일 출생인구집단의 각급 연령이 앞으로 얼마나 생존할 것인가를 추정하는 방법으로 0세의 평균여명(기대수명)을 평균수명이라고도 한다.

예를 들면 1995년도 한국인의 평균기대수명은 0세의 경우 남자 69.5년, 여자 77.4년이고, 45세의 경우는 남자 28.1년, 여자 34.5년이었으며, 65세의 경우는 남자 13.2년, 여자 16.9년이었다.

(13) 비례사망지수(proportional mortality indicator, PMI)

비례사망지수(PMI)란 전체 사망자 중 50세 이상의 사망자가 차지하는 점유율을 백분율로 표시한 것이다. 비례사망지수가 높다는 것은 대부분의 사람이 50세 이상을 살고 사망한다는 것을 뜻한다. 즉, 건강수준이 높고 장수인구가 많다는 것을 의미하는 것이다.

비례사망지수가 낮은 경우는 낮은 평균수명에 기인하는 것이다. WHO는 평균수명, 보통사망률과 함께 비례사망지수를 지역간 또는 국가간의 보건수준을 비교하는 지표로 사용하도록 권장하고 있다.

$$\text{PMI} = \frac{\text{1년간 50세 이상 사망자의 총수}}{\text{같은 해의 총 사망수}} \times 100(\%)$$

(14) 비례사망률(proportionate mortality rate, PMR)

비례사망률(PMR)이란 일정기간 특정 질병에 의한 사망수가 같은 기간의 총 사망수에 대해 차지하는 부분을 백분율로 나타낸 것이다.

$$\text{PMR} = \frac{\text{1년간 특정 질병으로 사망한 총수}}{\text{같은 해의 총 사망수}} \times 100(\%)$$

비례사망률은 사인별 사망 분포를 파악할 수 있게 해 준다. 일반적으로 후진국일수록 급성감염이나 결핵 등과 같은 감염성 질환의 비례사망률이 높고, 선진국일수록 퇴행성 질환이나 신생물(암)의 비례사망률이 높은 것으로 알려져 있다.

2. 질병통계

1) 발생률(incidence rate)

발생률은 일정 기간 동안에 한 인구 집단에서 새로 발병한 환자수를 그 지역의 인구로 나눈 값을 말한다.

$$발생률 = \frac{일정\ 기간의\ 환자발생수}{그\ 지역의\ 연(중)앙인구} \times 100$$

2) 발병률(attack rate)

비교적 인과관계가 분명한 질병(전염병, 식중독 등)의 경우 누적발생률을 구할 때, 대개의 질병에서처럼 일정기간 동안 해당 지역의 '전체' 평균인구를 분모로 두는 것이 아니라, 그 질병의 원인, 요인에 접촉 또는 폭로된 사람들만을 감수성 인구(분모)로 보는 것이 합리적인데, 이렇게 구한 누적발생률을 발병률이라고 한다.

$$발병률 = \frac{연간\ 발병자수}{위험에\ 폭로된\ 인구} \times 1,000$$

2차 발병률이란 비교적 밀집된 환경(가정, 교실, 수용소) 내에서 첫 환자가 발생한 이후, 이 환자와 접촉했으면서 감수성이 있는 사람들에 대한 발병자의 백분율을 말한다.

$$2차\ 발병률 = \frac{질병\ 발병자의\ 수}{환자와\ 접촉한,\ 감수성자수} \times 100(\%)$$

예를 들어 홍역에 걸린 소아와 접촉한 학급 내의 아동이 모두 50명이며, 이 중 4

명은 과거에 홍역을 앓아 영구면역을 획득한 상태였으며, 1개월 동안 10명의 새로운 홍역환자가 동일 학급 내에 발생하였다고 하면, 2차 발병률은 $\dfrac{10}{50-4} \times 100$ = 21.7%이다.

3) 이환율(morbidity rate)

$$이환율 = \frac{연간\ 환자수}{연앙인구} \times 100$$

4) 유병률(prevalence rate)

유병률은 일정 시점 또는 일정 기간 동안의 인구 중 존재하는 환자의 비율을 의미한다. 어느 시점에 있어서의 유병률을 조사하는 경우는 시점유병률(point prevalence-rate), 일정기간을 두고 조사하는 경우는 기간유병률(period prevalence rate)이라 한다.

$$시점(기간)유병률 = \frac{어느\ 시점(기간)에\ 있어서\ 환자수}{그\ 지역의\ 연(중)인구} \times 100$$

발생률은 일정기간 중에 발생한 신환자수를 모집단으로 나눈 것이고 유병률은 발생시기와 관계없이 현존하는 환자 전원을 분자로 하는 것이다. 따라서 발생률의 분자는 신환자만이 대상이며, 유병률은 신환과 구환을 합친 것을 분자로 하는 것이다.

한 질병의 발생 및 사망과 회복이 매년 크게 바뀌지 않고 평형을 유지한다고 할 때, $P = I \times D$ 또는 $D = \dfrac{P}{I}$ 가 된다(P : 유병률, I : 발생률, D : 질병의 평균 이환기간). 급성 전염병에서와 같이 질병의 이환기간이 대단히 짧을 때는 $P = I$가 된다.

5) 치명률(case fatality rate)

어떤 질병에 걸린 환자수 중에서 그 질병으로 인하여 사망한 비율을 나타낸다. 어떤 질병에 의한 치명률이 높다는 것은 그 질병의 ① 병원체가 독성(virulence)이 높거나, ② 인구집단의 건강도가 낮거나, ③ 그 질병에 대한 저항력 또는 면역력이 낮다는 것을 의미한다.

$$치명률 = \frac{연내\ 그\ 질병에\ 의한\ 사망수}{어떤\ 질병의\ 환자수} \times 100(\%)$$

예를 들어 어떤 병원에 입원한 콜레라 환자 30명 중 27명은 완치되고 3명이 사망했을 때 치명률을 구해보면 $\frac{3}{30} \times 100 = 10\%$이다.

6) 감수성지수(접촉감염지수)(index of contageous)

감수성지수는 주로 급성호흡기계 전염병에 적용되는 통계이다. 일반적으로 급성호흡기계 전염병에 있어서 어느 유행에 있어서든지 미감염자, 즉 감수성자가 전염원에 폭로시 그 중에서 발병하는 율이 대체로 일정한데 이를 감수성지수라 한다.

$$감수성지수 = \frac{발병자수}{환자와\ 접촉한\ 감수성자수} \times 100$$

3. 병원통계

1) 입원율(admission rate)

입원율은 대상인구 1,000명당 연간 입원수를 나타내는 것이다.

$$입원율 = \frac{대상인구\ 중\ 연간\ 입원환자수}{대상인구} \times 1,000$$

2) 병상점유율(bed occupancy ratio)

단위인구가 하루에 점유하고 있는 병상의 비로서, 보통 1,000명당 1일간의 재원일수로 계산한다.

$$병상점유율 = \frac{1일\ 평균\ 병상점유수}{인구} \times 1,000$$

3) 평균재원일수(average length of stay)

입원환자당 평균재원기간을 나타내는 것이다.

$$평균재원일수 = \frac{누적재원일수}{입원환자수(또는 퇴원환자수)}$$

4) 병상이용률(bed occupancy rate)

일정 기간 중 한자를 수용할 수 있는 상태로 가동한 연가동 병상이 실제 환자에 의해 점유된 비율이다. 병상이용률은 병원 인력 및 시설의 활용도를 간접적으로 의미한다.

$$병상이용률 = \frac{1일평균재원환자수}{평균가동 병상수} \times 100$$

$$연간 병상이용률 = \frac{연간 총 누적재원일수}{연가동 병상수} \times 100$$

4) 병상회전율(bed turn over ratio)

일정 기간 중 병원에서 실제 입원 또는 퇴원한 환자수를 평균가동병상수로 나눈 지표이다.

$$병상회전율 = \frac{해당기간의 평균퇴원 환자수}{해당기간의 가동병상수}$$

일정기간 중 병원에서 가동한 병상이 평균적으로 1병상당 몇 명의 입원환자를 수용하였는가를 의미한다.

19

사고와 응급처치

---

1. 응급처치(first aid)란?

응급처치란 응급환자에게 행해지는 기도의 확보, 심박의 회복, 기타 생명의 위험이나 중상의 현저한 악화를 방지하기 위하여 긴밀히 필요로 하는 처치를 말한다. 갑자기 상해나 질병이 발생하였을 때 그 상태를 아무런 대책없이 방치하면 손상정도는 더욱 악화되고 이후에는 치명적으로 이어질 수 있기 때문에 여기에 대한 즉각적인 조치가 뒤따라야 한다.

응급처치는 병원치료를 하는데 반드시 도움이 될 수 있어야 하며 올바른 응급처치를 하는 것이 무엇보다도 중요하다. 때때로 응급처치는 삶과 죽음을 결정짓는 중요한 요소가 되기도 한다.

2. 응급처치 교육의 중요성

1) 사고 및 질병의 예방

교육의 목적은 사고나 질병을 예방하는 데 있고 이에 따른 위급상황에 내안 대처방법과 그 상황의 발생원인을 알게 됨으로써 사고나 질병의 예방에 주력할 수 있다.

2) 적절한 응급처치

적절한 응급처치 및 올바른 구조방법은 환자의 생명유지와 손상악화를 사전에 방지하며 환자의 회복에도 도움을 줄 수 있다. 올바른 응급처치 방법에 따라 환자의 생명 또는 입원기간, 신체의 불구정도가 결정되므로 응급처치 교육은 우리나라 국민을 대상으로 실시되어야 한다고 본다.

3. 응급처치의 중요성

돌발적인 사고가 발생하였을 때 신속하고 적절한 응급처치가 이루어지지 않으면 인명손실이 커질 것은 당연한 사실이다. 적절하고 신속한 응급처치는 인명구조뿐 아니라 부상자의 장애정도를 경감시킬 수 있다는 점에서 의의가 크다고 볼 수 있을 것이다. 신속하고 정확한 응급처치 수행의 효과는 다음과 같다.

- 환자의 생명을 구하고 유지할 수 있다.
- 질병 등 병세의 악화를 방지한다.
- 환자의 고통을 경감시킨다.
- 장애정도를 경감시킨다.
- 환자의 치료, 입원기간을 단축시킨다.
- 기타 불필요한 의료비의 지출 등을 절감시킬 수 있다.

4. 응급구조활동의 원칙

위급한 상황에서의 응급처치 및 구조활동은 부상자나 환자에게 필요한 일을 신속하고 적절하게 실시하는 것이다. 불필요한 일, 예를 들면 나중에 할 일 또는 전문요원들이 할 일 등을 하여 일의 적당한 시기를 놓쳐서는 안된다. 위급한 현장에서는 다음 4단계의 응급구조활동 원칙을 꼭 기억하고 지켜서 구조자 및 환자의 안전을 도모하고 환자의 생존에 위협이 되는 것을 모두 제거하여야 한다.

- ■ 현장조사
- ■ 부상자 / 환자상태에 대한 1차 기본조사
- ■ 응급의료서비스 기관에 도움 요청 전화
- ■ 환자상태에 대한 2차 조사

응급구조의 활동원칙은 항상 위의 순서에 의하여 지켜져야 한다.

1) 현장조사

(1) 현장은 안전한가?

구조·구급대원이 환자에게 접근하기에 안전한지, 환자에게 더 이상 위험한 요소는 없는지를 판단한다.

(2) 무슨 일이 일어났는가?

주위상황 또는 주위사람들로부터 현장에서 일어난 일을 파악한다.

(3) 몇 명이나 다쳤는가?

첫눈에 보게 된 환자 외에도 다른 환자가 있을 수 있다. 현장의 상황에 따라 그들을 찾아보도록 한다.

(4) 도움을 받을 수 있는 사람은 있는가?

현장의 상황파악과 환자에 대한 정보 및 응급의료서비스 기관에 도움 요청 전화 등을 부탁할 수 있는 사람이 있는지를 알아보고 없으면 큰 소리로 도와 달라고 외친다. 자신의 신분과 응급처치 훈련을 받았음을 밝힌다.

2) 환자상태에 대한 1차 기본조사

이는 환자의 생명에 대한 위급한 상태를 알아보기 위한 일련의 조사단계로서 생명을 유지하기 위한 중요한 두 가지 신체기능, 즉 호흡계와 순환계 상태를 확인하는 것이다. 확인하는 사항은 기도유지, 호흡, 순환(ABC's)이다.

- 기도(airway) : 기도가 열려 있는지 조사한다.
- 호흡(breathing) : 숨을 쉬고 있는지 보고, 듣고, 느낀다.
- 순환(circulation) : 심장이 박동하고 있는지, 심한 출혈이 있는지를 조사한다.

1차 기본조사에서 기도, 호흡, 순환에 이상이 발견되면 즉각적인 처치를 실시하여야 한다.

3) 응급의료서비스 기관에 도움 요청 전화

1차 기본조사에서 알게 된 환자의 상태에 대한 충분한 정보를 응급의료서비스기관(EMS)에 알려 전문적인 구조를 요청하는 단계이다. 주위에 아무도 없으면 구조자 자신이 해야겠지만 가능하면 누군가에게 부탁하고 구조자는 현장의 환자를 계속 지켜보면서 돌보도록 한다. EMS에 전화를 걸 때는 다음 사항에 유의한다.

- 보다 확실한 도움요청이 가능하도록 가능하면 2명 이상이 전화를 하도록 한다.
- EMS의 전화번호를 알려준다.
- EMS에 알려줄 사항을 말하여 준다.
  - 응급상황 발생장소 : 정확한 주소, 시나 마을의 명칭, 교차로명, 건물 및 아파트명, 층·방번호 등
  - 사고 발생시간
  - 전화하는 사람의 이름과 사용하는 전화번호(연락가능한 전화번호)
  - 응급상황의 내용 : 교통사고, 화재, 감전, 심장발작, 약물중독 등
  - 환자수
  - 환자의 상태
  - 실시하고 있는 응급처치의 내용
- EMS에서 전화를 끊기 전에 먼저 전화를 끊지 말라고 한다. 이는 EMS에서 모든 정보를 얻어 적절한 구조를 위한 요원과 장비를 보낼 수 있도록 하는 것이 중요하기 때문이다.
- 전화를 한 후 반드시 돌아와서 EMS와 통화한 내용을 환자에게 보고하도록 한다.

4) 환자상태에 대한 2차 조사

이는 환자의 생명을 당장 위협하지 않지만 응급처치를 하지 않으면 문제를 일으킬 수 있는 증상이나 손상을 조사하는 단계이다. 2차 조사는 다음 순서에 따라야 한다.

- 환자에게 물어본다.
- 생체징후를 확인한다. 호흡, 맥박, 체온 등의 생체징후를 면밀히 관찰한다.
- 머리에서 발끝까지 다른 부상여부를 조사한다. 피부색, 동공반사, 의식정도, 지각 능력 등을 검사한다.

응급상황에서의 행동요령은 위에 설명한 응급구조활동의 원칙을 각 단계별로 지키는 것이나 이 밖에도 몇 가지 응급처치 활동 시에 지켜야 할 일반적인 유의사항이 있다.

5. 응급처치시 일반적인 유의사항

1) 환자상태의 조사와 자세

- 상태조사
  - 의식이 있을 때 : 직접 물어본다.
  - 의식이 없을 때 : 외모에서 나타난 증상으로 조사한다.
    - 호흡을 하고 있는가?
    - 맥박은 뛰고 있는가?
    - 출혈은 없는가?
    - 골절은 되어 있는가?
    - 손발은 움직이는가?
    - 얼굴색, 피부색은 어떤가?
    - 체온은 어떤가를 살펴보고, 부상, 그 병의 원인 등을 세밀히 조사한다.
- 환자자세
  - 의식이 있을 때 : 직접 물어서 가장 편하다고 하는 자세를 취한다.

─의식이 없을 때 : 수평으로 눕힌다.

─환자상태를 조사하는 요령

- 호흡을 하고 있는지 확인한다(보고, 듣고, 느낀다).

㉠ 가슴이 뛰는가를 본다(가슴이 상하로 움직이는지를 확인).

㉡ 숨소리를 듣는다(숨소리가 깊은지, 얕은지, 가쁘게 쉬는지를 확인).

㉢ 환자가 내쉬는 입김이 구조자의 뺨에 느껴지나 확인한다(호흡이 정지되어 있으면 다시 기도를 열어주고 확인).

- 맥박을 짚어본다.

㉠ 맥박은 손목에서 잘 느낄 수 있다.

㉡ 맥박은 아주 느리거나 아주 빠르면 위험한 상태이다(성인 50회 이하나 100회 이상)

㉢ 맥박이 뛰지 않으면 동공을 살펴본다(동공을 살펴보는 것은 의식을 확인하는 것인데, 의식이 없고 동공이 크게 벌어져 있으면 위험한 상태이고 의식이 없고 동공의 좌우가 틀리면 뇌에 이상이 있다고 보아야 한다).

- 의식이 있는가를 확인한다.

㉠ 의식을 잃은 환자는 대체로 뇌에 이상이 있다고 보아야 한다.

㉡ 두부의 외상, 뇌출혈, 약물중독, 위급한 환자는 의식을 잃는 경우가 있다.

- 손발이 움직이는가를 확인한다.

㉠ 의식이 있는데 손발이 움직이지 않는 것은 신경계통에 손상을 받았다고 보아야 한다.

㉡ 골절인 경우에는 그 말단 쪽으로 움직이지 않을 때가 있다.

㉢ 살을 꼬집어도 아픈 것을 느끼지 못하면 척추에 손상이 있다고 보아 운반할 때는 이에 대한 주의를 해야 한다.

㉣ 양 손과 다리가 움직이지 않으면 경추에 이상이 있다.

㉤ 양 다리만 움직이지 않으면 허리에 손상이 있다고 보아 운반할 때는 이에 대한 주의를 해야 한다.

㉥ 한 쪽 손과 다리가 움직이지 않을 때는 뇌에 손상이 있다고 보아야 한다.

- 얼굴색, 피부색, 체온을 살펴본다.

㉠ 청홍색(안면, 피부색 특히 입술과 손톱색이 청홍색으로 변해 있으면) : 호흡을 할 수 없는 상태. 심장이 정지되기 직전 약물중독 등으로 모두가 위험한 상태이다.

    ⓒ 창백(안면, 피부색이 창백) : 혈압이 낮아지고 심장의 펌프작용이 저하되어 혈액순환이 악화된 상태이다.

    ⓒ 붉은색(안면, 피부색이 붉으면 혈압이 높아지는 것) : 일산화탄소, 중독열사병, 일사병, 열성피로 등

2) 보온

환자의 체온을 유지하여야 하며, 충격방지가 절대 필요하다. 특히 익수환자일 경우에는 체온이 떨어지기 쉬우므로 더욱 유의하여야 한다.

3) 음료

■ 기관으로 들어가 질식할 위험이 있으므로 환자가 의식불명이거나 의식이 희미한 환자에게는 원칙적으로 음료를 주지 않는다.

■ 두부, 복부, 흉부손상, 내출혈 및 과다출혈 등으로 수술을 요하는 환자에게는 아무 것도 주지 말아야 한다.

■ 일사병, 열사병 및 심한 설사로 인한 탈수환자는 수분을 섭취하여야 한다. 환자가 의식이 있고 음료를 먹을 수 있는 상태에서는 따뜻한 보리차 등을 조금씩 마시게 한다.

4) 병원, 구급차 및 가족에게 연락

■ 언제, 어디서, 누가, 어떻게 되었는가를 의사에게 알린 뒤 환자의 상태, 실시한 응급처치 등을 알리고 다음 처치에 대한 지시를 받는다.

■ 가족에게 연락할 때는 상태를 확인한 후 자기의 이름을 밝히고 환자의 상태를 간단히 알려준다.

■ 가족에게는 되도록 불안감을 주지 않도록 하며, 이송병원, 장소, 전화번호 등을 알려주고 환자가 전하는 말 등을 전하여 준다.

5) 협력자

환자발생시 협력자를 구하여 연락, 환자운반, 군중정리, 교통정리 및 응급처치 보

조 등의 도움을 받는다. 또한 환자로 하여금 마음을 가라앉히고 염려하지 않도록 해야 한다.

6) 안정

어떠한 때라도 환자는 안정을 요하며 구경하는 사람들이 처치를 하는 데 방해가 되지 않도록 하여야 하며, 환자를 운반할 때 서두르지 말고 되도록 환자의 상처를 건드리지 않도록 주의하여 조용히 조심스럽게 운반한다.

7) 증거물, 소지품 보존

의사의 진단과 사건해결에 참고가 되는 배설물, 토물, 남은 음식물이나 약품 또는 환자의 소지품 등을 보존한다.

8) 처치기록표 작성

■이름, 연령, 주소, 부상부위, 처치 상황 등의 기록표를 환자에게 달아준다.
■한꺼번에 많은 환자가 발생하여 의료기관에 운반할 경우에는 꼭 처치기록표를 달아준다.

제 2 절 응급처치의 일반사항

1. 환자의 증상

1) 환자의 증상과 징후

환자의 증상이란 응급구조사에게 환자가 직접 호소하는 내용이며 팔이 아프다든가 혹은 어지럽다고 말하는 것과 같이 환자 자신이 느끼고 타인에게 알리는 것으로 외형상에 표출된 상태를 말한다. 징후는 응급구조사가 환자를 관찰하거나 검사함으로써 얻을 수 있는 의료정보로 환자의 혈압, 맥박, 체온, 호흡 등을 말한다.

또한 응급구조사들이 파악해야 할 징후는 수없이 많으므로 이를 간과하지 않도록 세심히 관찰하는 자세가 가장 중요하다.

2) 환자의 의식 유무와 심정지 상태

환자가 발생하게 되면 의식이 있는지가 가장 중요하다. 즉, 무의식 상태로 빠지게 되면 대화를 할 수 없으므로 상처부위나 사고경위 등을 알 수 없기 때문이다. 또한 무의식 상태일 경우 혀나 후두개가 이완되어 기도가 막힐 염려가 있으므로 무의식 상태로 확인된 즉시 기도를 개방하고 맥박을 확인한 다음 환자의 상태에 따라 인공호흡이나 심폐소생술을 실시하는 등 신속하고 침착한 대응이 필요하다.

3) 동공의 이상

동공은 정상에서 둘레가 일정하고 크기가 일정하므로 양쪽 동공의 변화는 응급처치가 필요한 중요한 징후가 된다. 일부 정상인에서도 양측의 동공의 크기가 다른 것을 볼 수 있지만, 대개의 경우는 뇌손상이나 뇌병변에 의한 것이다. 일반적으로 양쪽 동공의 크기가 다른 경우에는 뇌손상이나 두부손상으로 볼 수 있으며, 동공축소는 약물중독이나 중추신경계의 질환이 있는 경우 나타난다. 의식장애의 경우에는 동공이 확장되며 주로 심정지 후 30초 이내에 즉각적으로 발생한다. 동공은 빛에 노출될 경우 신속하게 수축하는 것이 정상인데 이는 눈을 보호하기 위한 반사작용이다. 그러나 불빛을 비추어도 동공이 수축되지 않는 것은 질병이나 약물중독 또는 시신경이 손상된 경우에 많이 발생한다. 따라서 동공의 상태가 계속해서 변화할 때는 중추신경계의 손상이나 병변을 의심해야 한다.

4) 기타 감각기능

음성에 대한 반응이나 혹은 통증, 자극에 대한 신체의 움직임은 정상적인 신체반응이다. 그러나 환자가 큰 소리를 지르지 않거나 몸부림치지 않는다고 해서 어떤 중요한 손상이 발생하지 않았다고 단정할 수는 없다. 감각기능의 변화는 손상이나 질병에 의해 감각기능이 저하되거나 소실되어 발생할 수도 있다. 손상이나 마비 후에 사지의 수의운동이 손실되면 감각기능도 소실되는 경우가 많고, 때로 운동기능은 남아 있지만 감각기능이 저하되어 감각이 없거나 이상한 감각을 호소하는 경우가 있는데 이것은 척추손상의 징후가 될 수 있다. 감각의 소실을 동반한 심한 통증은 동맥의 폐쇄나 절단의 결과이므로 맥박이 느껴지지 않는다. 비록 통증 때문에 움직이지 못하지만 운동기능은 유지되는 것이 보통이다. 그러나 히스테리나 쇼크 또는 다량의 약물이나 알코올을 복용한 사람은 상당한 시간 동안 통증을 느끼지 못하므로 계속적인 관찰이 필요하다.

2. 환자의 관찰

　환자의 관찰은 보고, 듣고, 느낀 바를 그대로 평가하는 것이다. 환자의 응급처치를 위한 가장 기본적인 자료가 되므로 긴급한 상황하에서도 신속, 정확하게 관찰하는 요령을 익혀두는 것이 매우 중요하다. 부상자나 환자를 발견하면 우선 가까이 접근하여 주위의 안전을 확인한다(통행하는 차량이나 끊어진 전선 등). 접근하면서 겉으로 보아 알 수 있는 심한 출혈이나 구토물의 유무를 확인하고 환자를 관찰할 때는 ABC's라 하는 의식의 유무 및 기도확보(airway), 호흡확인(breathing), 맥박확인(circulation)의 순서로 시행한다. ABC's는 환자의 의식상태와 관계없이 거의 한 동작으로 이루어지도록 한다.

1) 의식의 확인

　의식상태 확인을 위해서는 먼저 불러본다. 응답이 있으면 환자가 안심할 수 있는 말을 해준다. 응답이 없으면 어깨를 가볍게 흔들거나 흉골 부분을 눌러 비비거나 해서 자극을 준다. 몸을 흔드는 등 과도한 자극은 부상을 악화시킬 수 있으므로 절대 금해야 한다.

2) 호흡 확인

　정상적인 호흡은 환자가 편하게 느껴지고, 고통이 없으며, 잡음이 없고, 자연스럽게 호흡이 이루어지고, 호흡의 정도가 깊지도 얕지도 않다. 분당 호흡수는 상태에 따라 변화가 많지만, 정상 성인의 경우는 분당 12~20회이다. 처음 환자를 보았을 때는 환자의 호흡수와 호흡상태를 기록하고, 그 후의 변화를 계속해서 관찰하고 기록하는 것이 중요하다. 볼을 가까이 가져가서 토해내는 숨을 느끼고 가슴의 상하 움직임을 살펴본다. 가슴도 상하로 움직이지 않고 코 끝에 댄 손이나 볼에 숨을 느끼지 못하면 호흡은 멎은 것으로 본다. 호흡이 없으면 기도를 확보하고 인공호흡을 실시한다.

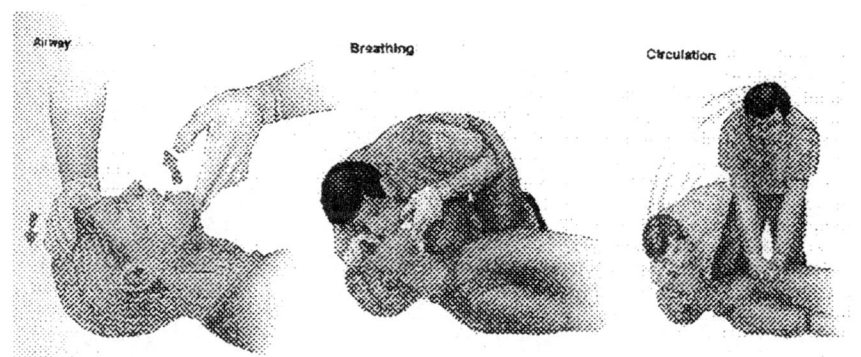

◇ 그림 19-1 기도유지, 호흡, 순환(ABC's) ◇

3) 맥박의 관찰

맥박이란 심장이 수축하면서 동맥으로 혈액을 방출할 때, 외부에서 감지할 수 있는 압력의 파동이다. 이것은 심혈관계의 기능상태를 파악할 수 있는 중요한 지표이다. 맥박을 가장 잘 느낄 수 있는 곳은 목의 측면으로 주행하는 경동맥이다. 검지 및 중지를 경동맥 부분에 5~10초 정도 대어 보아 심박동의 유무를 확인한다. 손목이나 대퇴부의 동맥은 심정지 상태가 아니더라도 혈압이 낮은 경우 느껴지지 않을 수 있으므로 반드시 경동맥을 확인한다. 맥박은 평균 1분에 60~70회 정도이다. 성인의 경우 맥박이 1분에 50회 정도로 아주 느리거나 100회 이상으로 빠르면 좋지 않은 상태이다. 맥박이 없는 환자에게는 긴급히 심폐소생술을 시행한다.

4) 손발의 움직임 확인

■ 의식은 있으나 손발을 움직이지 못하는 경우 신경계통(뇌, 척수, 말초신경)의 손

상을 의심할 수 있다. 골절인 경우 그 말단 쪽을 움직이지 못한다.

■ 살을 꼬집어도 아픔을 느끼지 못하면 척수에 심한 손상이 있는 것으로 판단한다.

■ 양팔 또는 양다리를 움직이지 못하면 목에, 양다리만 움직이지 못하면 허리에 손상이 있다고 보아야 하며 이러한 환자는 특히 운반시에 주의해야 한다.

◇ 표 19-1 맥 박 ◇

환 자	상 태	분당맥박수
성인	정상	60~80회
	빈맥	100회 이상
	서맥	60회 이하
청소년	정상	60~105회
	빈맥	105회 이상
	서맥	60회 이하
소아(5~12세)	정상	60~120회
	빈맥	120회 이상
	서맥	60회 이하
소아(1~5세)	정상	80~150회
	빈맥	150회 이상
	서맥	80회 이하
유아	정상	120~150회
	빈맥	150회 이상
	서맥	120회 이하

5) 얼굴색과 피부색

피부색은 피부의 혈관 속을 순환하는 혈액에 의해서 결정되는데 질환이 있다고 의심할 수 있는 피부색은 적색, 흰색, 푸른색이다.

■ 붉은색은 고혈압, 고열, 일산화탄소 중독이나 열사병 환자에게서 관찰되며, 심한 고혈압 환자는 다혈질(외부에서 관찰되는 모든 혈관에 혈액이 충만되어 짙고 검푸른 색깔)의 피부색을 보이고, 일산화탄소 중독과 열사병 환자에게서는 선홍색을 보이게 된다.

■ 창백하고 회거나 잿빛 또는 회색의 피부는 충분하지 못한 혈액순환이나 쇼크, 공포, 추운 곳에 노출된 환자로부터 관찰할 수 있다.

■푸르고 창백한 피부색은 순환되는 혈액에 산소공급이 부족한 경우에 나타나는데 혈액은 검게 되고 혈관을 덮고 있는 조직은 푸른빛을 띠어 '청색증'을 나타내게 된다. 청색증은 기도폐쇄나 불충분한 폐기능 때문에 나타나기도 하며 손가락 끝이나 입주위에서 관찰하기 쉽다. 청색증은 항상 산소부족에 의해 발생하므로 호흡기능을 신속히 정상적으로 유지해야 한다. 이와 같이 환자의 피부색을 관찰하는 것은 환자상태의 파악과 응급치료의 방법을 결정하는 데 도움을 주는 것으로 때에 따라서 환자자세의 교정, 심폐소생술, 보온 등의 여부를 결정짓게 된다.

6) 체 온

정상적인 체온은 36.5~37℃이다. 체온은 질병이나 손상에 의하여 변할 수 있는데 차가운 피부는 출혈성 쇼크에서 관찰할 수 있다. 대부분의 발한은 교감신경계의 반응으로 나타나는데 신경자극의 결과로 땀샘은 과민반응을 하고 피부의 혈관은 수축하여 피부는 차고 창백하며 습하게 된다. 이런 징후는 쇼크의 첫 번째 징후이므로 잘 관찰해야 한다. 건조하고 따뜻한 피부는 열 또는 뜨거운 대기에 노출되었을 때 생기는 열사병에서 관찰할 수 있다.

3. 환자의 자세

1) 의식이 있는 경우

원칙적으로 환자가 가장 편하다고 말하는 체위가 좋다. 사람에게는 본능적으로 자기방어를 위한 반응이 있으며, 그 예로서 복부의 통증을 호소하는 환자는 복근의 긴장을 피하며 통증을 완화시키기 위하여 새우처럼 몸을 굽히는 자세를 취하는 것이다.

2) 의식이 없는 경우

의식이 없을 경우 구조자가 환자의 상태를 파악하여 가장 올바른 체위를 취하도록 해야 한다.

■ 기도를 개방하고 수평으로 눕혀 편안한 자세가 되도록 한다.
■ 얼굴이 붉은색일 경우 상체를 높여주며, 창백하면 머리를 낮추고 하체를 높여준다.
■ 얼굴이 청홍색일 경우 창백의 경우에 준하는데, 인공호흡을 해야 할 경우가 많다.
■ 구토하는 환자는 위 속에서 나오는 이물질로 인한 질식을 방지하기 위하여 환자의 얼굴을 옆으로 돌리거나 엎드리게 한다.

4. 보 온

환자의 체위를 결정한 때는 항상 보온에 유의하여 쇼크를 방지하여야 한다. 부득이 환자를 땅이나 마루바닥에 눕힐 때에도 모포 또는 종이박스 등을 깔아서 체온이 유지되도록 해야 한다. 특히 익수환자일 경우에는 체온이 떨어지기 쉬우므로 더욱 유의해야 한다.

5. 기타 사항

1) 음료

■ 기관으로 들어가 질식할 위험이 있으므로 환자가 의식불명이거나 의식이 희미한 환자에게는 원칙적으로 음료를 주지 않는다.
■ 두부, 복부, 흉부 손상, 내출혈 및 대출혈 등으로 수술을 요하는 환자에게는 아무것도 주지 말아야 한다.
■ 일사병, 열사병 및 심한 설사로 인한 탈수 환자는 수분을 섭취해야 한다. 환자가 의식이 있고 음료를 먹을 수 있는 상태에서는 따뜻한 보리차 등을 조금씩 마시게 한다.

2) 의사 및 가족 등에게 연락

의사에게 연락이 가능한 경우 환자의 상태와 응급처치 내용 등을 알리고 다음 처치에 대한 지시를 받도록 한다. 가족에게는 상대방을 확인한 후 자기의 신분을 밝히고 환자의 상태를 간단히 알려준다. 가족에게는 되도록 불안감을 주지 않도록 하며 이송한 병원, 장소 및 전화번호 등을 알려주고 환자의 전달사항을 알려서 가족들을 안심시키는 것이 중요하다.

3) 안 정

구조자는 환자로 하여금 마음을 가라앉히고 걱정을 끼칠 수 있는 언행을 삼가하여야 한다. 특히 구경꾼들이 응급처치를 하는데 방해가 되지 않도록 하며, 되도록 환자의 상처부위를 건드리지 않도록 주의를 기울인다.

4) 기 타

의사의 진단 또는 사건 등의 해결에 참고가 될 만한 것으로서 배설물, 토물 및 먹다 남은 음식물 및 약품, 기타 환자의 소지품 등을 보존하도록 한다.

제 3 절 인공호흡법

인공호흡법은 호흡이 없는 환자에게 구조자가 숨을 불어넣어서 인공적으로 호흡을 할 수 있게 하는 방법이다. 이를 위해서는 올바른 환자의 자세, 환자가 숨을 쉴 수 있는 통로('기도'라고 부름)의 확보가 필요하고 다음과 같은 요령에 따라 시행한다.

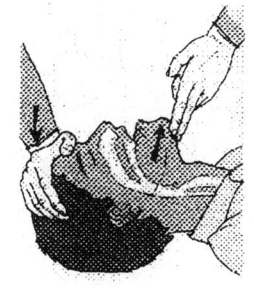

1. 환자의 자세

인공호흡이나 흉부압박을 하기 위해서는 환자를 바로 눕혀야 한다.

2. 기도를 유지하는 방법

성인의 경우에는 머리를 뒤로 젖히면서 턱을 들어준다.

소아는 머리를 뒤로 젖힐 경우 오히려 기도가 폐쇄될 우려가 있으므로 턱만 천천히 들어 올린다.

3. 호흡 상태 확인

환자의 입과 코 근처에 구조자의 뺨을 가까이 하고 눈으로 가슴이 올라오는지 보고, 귀로 숨소리가 들리는지 듣고, 뺨으로 호흡이 있는지 느끼는 동시에 시행하여 35초 동안 호흡이 없음을 확인한다.

4. 기도폐쇄 확인

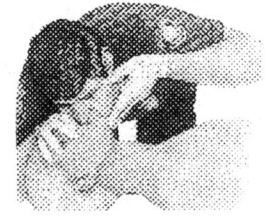

■ 환자의 호흡이 없거나 공기의 흐름이 느껴지지 않으면 2회의 인공호흡을 시행하여 기도폐쇄 여부를 확인한다.
■ 공기를 불어넣어도 환자의 뺨만 볼록해지고 가슴이 부풀어 오르지 않을 경우 기도를 다시 한 번 개방해 본다. 그리고 인공호흡이 불가능하면 이물질에 의한 기도폐쇄 여부를 확인한다.

5. 구강대 구강 인공호흡

공기를 불어넣으면서 가슴이 부풀어 오르는지 지속적으로 관찰한다.

- 머리를 가만히 누르고 턱을 들어 기도를 유지한 다음 환자의 입을 벌린다.
- 공기가 새지 않도록 코를 잡고 구조자의 입을 환자의 입에 밀착시킨다.
- 공기를 서서히 불어넣는다.
- 코를 잡았던 손을 놓아 공기가 쉽게 외부로 배출될 수 있도록 한다.

주 의

공기는 1.5초 동안(소아 1.1.5초)에 걸쳐 천천히 불어넣는다(※ 유아(영아) 1세 미만, 소아 1~8세, 성인 8세 이상을 포함).
인공호흡 후에 맥박이 있을 경우 인공호흡만 계속 실시한다.

6. 구강대 비강 인공호흡

입 주위에서 출혈이 있거나 다친 환자에게 필요한 방법이다.

- 머리를 가만히 누르고 턱을 들어 환자의 기도를 유지시킨다.
- 환자의 턱 아래를 잡고 잡아 위쪽 방향으로 밀어서 입이 열리지 않도록 막는다.
- 구조자의 입으로 환자의 코 주위를 밀착시켜 공기를 서서히 불어넣는다.
- 환자의 입을 열어 공기가 쉽게 외부로 배출될 수 있도록 한다.

주 의

- 인공호흡시 너무 빨리 불어넣게 되면 위장 속으로 공기가 들어가 음식물을 토하게 되어 기도가 막히므로 천천히 불어넣도록 한다.
- 공기를 불어넣을 때 불록해지면서 잘 들어가지 않을 경우 기도를 다시 개방한 다음 불어넣는다.

7. 소아 및 영아에서의 기도유지와 인공호흡

- 소아의 기도유지는 성인과 기도 구조가 다르므로 아래턱만 살며시 들어준다.
- 체격이 작은 소아 또는 유아일 경우 구조자의 입으로 환자의 코와 입을 덮는다.
- 11.5초간 공기를 천천히 불어 넣는다.

8. 인공호흡의 리듬

첫번째 불어넣기를 한 다음 가슴이 원래의 위치로 돌아오면 두 번째 불어넣기를 실시한다. 공기를 불어넣을 때에는 천천히 불어넣어야 한다. 너무 빨리 불어넣 을 경우 위장 속으로 공기가 들어가 이물을 토하게 되어 기도가 막히기 때문이다.

1) 성인 (8세 이상) —— 5초에 1회 실시

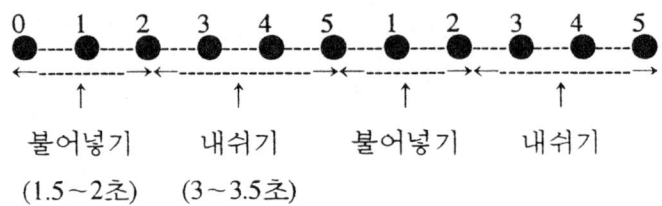

2) 소아(1세 이상 8세 미만) —— 4초에 1회 실시

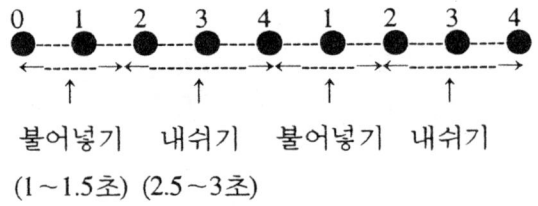

3) 유아(1세 미만) —— 3초에 1회 실시

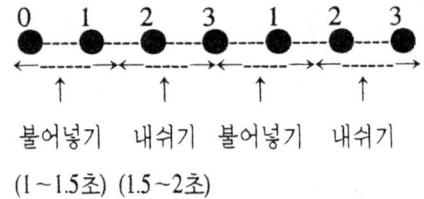

제 4 절 이물에 의한 기도폐쇄

1. 기도폐쇄 원인과 증상

1) 원 인

　이물질로는 혈액, 음식물, 구토물 등이 있으며 혀 또는 목구멍 속의 근육이 뒤로 쳐져 기도가 막히게 된다.

2) 증 상

■두 손으로 목부분을 쥐면서 기침을 하려고 한다.
■목부분에서 심한 천명음(쌕,-쌕 하는 소리)이 들릴 수 있다.
■얼굴이 파랗게(청색증) 변한다.

주 의

• 기도가 완전히 폐쇄된 경우에는 3~4분 이내에 의식을 잃게 되고.
• 4~6분이 경과하면 뇌세포의 비가역(非可逆)적인 현상이 발생하여 생명이 위험에 빠질 수 있으므로 빠른 시간 내에 응급처치를 시행한다.

---

2. 응급처치

　의식이 있는 기도폐쇄 환자의 경우는 기침을 유도하는 것이 가장 바람직하다. 그러나 의식이 없는 환자 또는 말을 할 수 없거나 기침이 어려운 환자는 다음에 의한다.

1) 환자가 일어선 상태 ─ 환자의 의식이 있는 상태

- 환자의 뒤에 서서 양팔로 허리를 감싼다.
- 구조자의 한쪽 손을 쥐고 환자의 명치부분(검상돌기와 배꼽 중간)에 댄다.
- 다른 손으로 주먹을 감싼 후에 상복부를 후상방으로 강하게 밀쳐 올리는 것을 반복한다.
  주의 임산부나 비만환자는 상복부가 아닌 흉부를 밀쳐 올린다.

2) 환자가 누워 있는 상태 ─ 의식이 없는 환자

- 환자의 얼굴을 마주볼 수 있도록 자세를 바로 눕힌다.
- 무릎을 꿇고 앉아 명치 위에 손바닥을 대고 손깍지를 끼운다.
- 환자의 상복부를 45회 정도 강하게 밀쳐 올린다.

3) 체구가 작은 소아의 경우

- 소아의 머리를 아래로 향하게 한다.
- 등을 45회 정도 두드린다.

4) 입을 여는 모양

■ 의식이 없는 환자의 입안에 있는 이물질을 제거하려면 우선 환자의 입을 열어야
한다.
■ 입을 열 때는 첫째와 둘째 손가락을 교차시키는 방법으로 한다.

5) 이물을 제거하는 요령

손가락으로 이물을 제거할 때는 환자의 입속을 훑어 내듯이 한다.

- 입속에 있는 이물은 눈으로 확인되는 경우에만 제거하도록 한다.
- 눈에 보이지 않는 이물질을 손가락으로 잘못 건드릴 경우 오히려 더욱 깊숙히 밀어 넣을 위험이 있기 때문이다.

제5절 심폐소생술

심폐소생술은 의료장비 없이도 일반인들의 몸과 마음으로써 시행이 가능한 응급구조활동이다. 심장정지(심정지)는 기도폐쇄나 심근경색, 뇌졸중, 고혈압, 관상동맥질환 등에 의해서도 발생될 수 있다. 심장이 정지하고 4~6분이 경과되면 위험에 처할 수 있으므로 빠른 시간 내에 심폐소생술을 시행하는 것이 가장 중요하다.

1. 심폐소생술의 단계

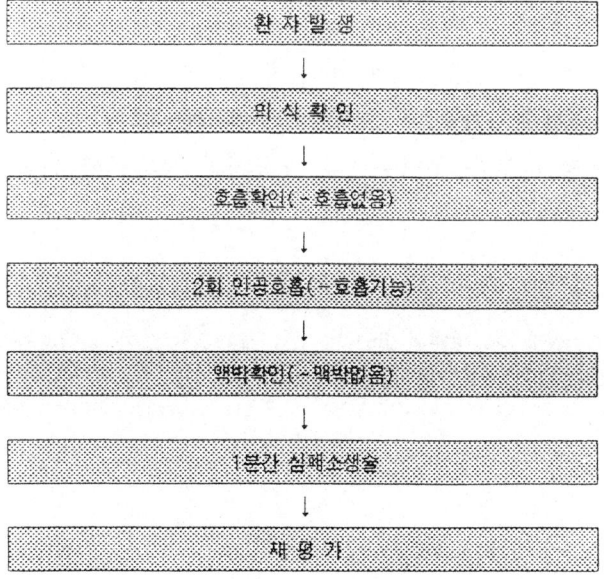

2. 무의식 환자를 발견했을 때의 요령

■ 의식 상태를 확인하고, 구조를 요청한다.
■ 구조 요청시에는 환자의 위치 및 상태 등을 알려준다.
■ 연락 시간이 지체되지 않도록 한다.

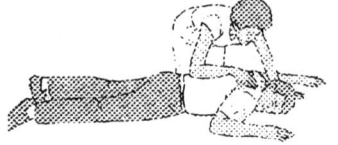

1) 의식확인 후 구조요청

환자를 가볍게 두드리거나 흔들면서 여보세요, 괜찮습니까? 라고 의식상태를 확인한다. 그 후 119나 주변 사람에게 도움을 요청한다.

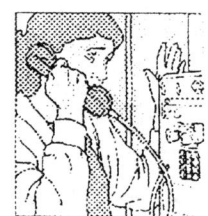

2) 기도유지와 인공호흡

환자를 바로 눕히고 환자의 기도를 유지한 후, 3~5초간 보고, 듣고, 느끼어 호흡을 확인한다. 이 때 호흡이 없다면 인공호흡을 2회 실시한다.

3) 맥박확인

■ 맥박은 경동맥(목의 양쪽에 있는 큰 동맥)에서 가장 쉽게 느낄 수 있다.
■ 구조자의 둘째, 셋째 손가락으로 5~10초간 촉지해 본다.
■ 영아의 경우는 목의 피부가 두꺼우므로 팔꿈치의 상완동맥 안쪽에서 만져지는 동맥을 만져본다.

> **주의**
> 맥박이 있는 환자에게 흉부압박을 하게 될 경우 오히려 좋지 않은 영향을 주게 되므로 인공호흡만 실시한다.

3. 흉부압박법

구조호흡을 2회 실시한 후에도 맥박이 없을 경우 흉부압박을 실시하여 혈액 순
환을 도모해야 한다.

■환자의 가슴 쪽을 향해 무릎을 꿇고 앉아 둘째 셋째 손가락으로 늑골 끝에서 늑
 골선을 따라 명치 쪽으로 올라간다.
■손가락을 가슴뼈의 맨 아래 끝(검상돌기)에 위치시킨다.
■흉부 위에서 머리쪽에 있는 손바닥 끝이 검상돌기에 위치시킨 손가락의 옆에 오
 게 한다.
■다른 손은 그 위에 손가락을 깍지끼어 놓고, 손가락은 흉부에 닿지 않게 한다.

1) 성인에서의 흉부압박

■팔꿈치는 곧게 뻗은 상태로 손 위
 쪽에 어깨가 오게 한다.
■손깍지를 낀 손만 흉부에 닿도록
 한다.
■압박과 이완시의 힘의 비율은
 50 : 50으로 한다.
■압박의 깊이는 3.55cm, 압박 속도
 는 1분당 80~100회로 한다.

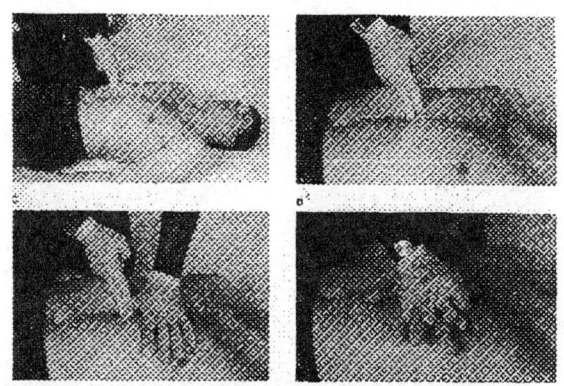

주의
흉부압박시 손의 모양 또는 자세가 틀릴 경우 신체손상 등 합병증을 유발할 수 있다.

2) 유아에서의 흉부압박

■한 손으로 턱을 가만히 들어 기도가 열리도록 한다.
■오른손의 둘째 손가락을 유두의 연결점에 위치시킨 후 살짝 들어 올린 다음 셋
 째, 넷째 손가락으로 압박한다.

3) 소아에서의 흉부압박

■압박위치는 성인과 같으나 한 손으로는 기도를 개방시키고 다른 한 손으로 압박한다.

> **주의**
> 심폐소생술은 전문가의 판단이 있을 때까지 멈추지 않도록 한다.

4. 심폐소생술의 시행

1) 구조자가 한 사람인 경우

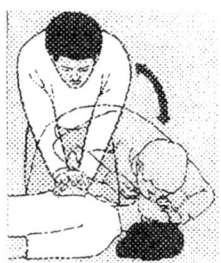

흉부압박과 인공호흡의 비율은 15 : 2로 한다. 즉, 흉부를 15회 압박하고 인공호흡을 2회 한다.

2) 구조자가 두 사람인 경우 흉부압박과 인공호흡의 비율은 5 : 1로 한다.

한 명의 구조자가 흉부를 5회 압박하면 다른 구조자는 1회의 인공호흡을 교차 반복한다.

> • 소아 · 유아에서는 구조자의 수자와 관계없이 흉부압박과 인공호흡의 비율을 5 : 1로 한다.
> • 흉부압박시에는 상대방이 충분히 알아들을 수 있도록 압박숫자를 '하나, 둘, 셋 … 열다섯'까지 큰 소리로 센다.

5. 심폐소생술의 시작과 종료

심장정지 환자를 발견할 당시 구조자가 과거의 환자 상태나 의학적 문제를 모르는 경우가 많기 때문에 심폐소생술을 실시하여야 하는지 판단하기가 쉽지 않다. 그러나 심장 정지시에는 이러한 상황을 고려할 여유가 없고 일반인이 정확한 의학적 판단을 하는 것에 무리가 따르기 때문에 특별한 예외를 제외하고는 심폐소생술을 시행하는 것이 원칙이다. 이러한 심폐소생술의 시작과 종료는 다음과 같은 지침이 있으니 이에 따라야 한다.

1) 심폐소생술을 시작하지 않아도 되는 경우

심폐소생술은 소생 가능성이 없는 환자에게 시작할 필요가 없다. 그러나 심정지가 발생한 환자에서 소생의 가능성을 판단하기 곤란한 환자는 물론, 소생 가능성이 조금이라도 있을 것으로 판단되는 환자는 발견 즉시 심폐소생술을 시행하여야 한다. 다만 다음과 같은 상황에서는 심폐소생술이 시행되더라도 소생가능성이 없다고 판단할 수 있다.

(1) 환자의 사망이 명백할 경우
- 신체의 일부 부패
- 폐 또는 심장의 노출
- 시반(屍斑)이 나타나는 경우
- 심한 화상

(2) 환자 발생장소에 구조자의 신변에 위험요소가 있는 경우

(3) 만성 또는 말기 질환에 의한 심정지 환자

(4) 대량재해 상황에서의 심정지 환자

2) 심폐소생술의 종료

심폐소생술이 시작된 후에는 다음과 같은 경우를 제외하고는 의사가 환자의 사망을 선언하기 전까지 계속해야 한다. 그러나 심폐소생술을 시작하고 30분이 지나도록 혈액순환이 회복되지 않는 환자는 뇌의 소생을 기대하기 어려운 까닭에 심폐소생술을 계속할 것인가에 대한 논란이 많으나 심정지의 원인, 대기의 온도와 같은

환경 상황, 환자의 신체조건 등을 고려하여 결정하는 것이 좋다.

■ 환자의 맥박과 호흡이 회복된 경우
■ 심폐소생술 교육을 받은 다른 사람과 교대한 경우
■ 의사 또는 응급구조사가 도착하여 환자의 응급처치를 맡은 경우
■ 구조자가 지쳐서 더 이상 심폐소생술을 계속할 수 없는 경우
■ 사망으로 판단할 수 있는 명백한 증거가 있는 경우
■ 의사가 사망을 선고한 경우

참고문헌

강회양 외, 신보건학개론, 도서출판 영남서원, 1990.

김건수 외, 최신보건학, 고려의학, 1987.

김기훈 외, 공중보건학개론, 형설출판사, 1990.

김두희 외, 공중보건학개론, 학문사, 1990.

김정순 외, 역학과 지역사회 보건관리, 서울대학교 출판부, 1996.

김정순 외, 일반보건학, 서울대학교 출판부, 1995.

김종오 외, 공중보건학, 청구문화사, 1991.

김주영 외, 환경위생학, 고문사, 1997.

김태형 외, 건강관리, 도서출판 태근, 1997.

김화중 외, 건강관리, 한국방송대학교 출판부, 1999.

김화중, 대학생의 건강관리, 서울대학교 출판부, 1995.

서광석 외, 신공중보건학, 도서출판 대학서림, 1991.

전국대학보건관리학 교육협의회, 보건학원론, 계축문화사, 1999.

전세열 외, 공중보건학, 계축문화사, 1989.

정문식 외, 환경보건학개론, 한국방송대학교 출판부, 2000.

지역사회간호학회 출판편찬위원회, 보건학 강좌, 수문사, 1992.

구성회, 공중보건학, 고문사, 2000.

454 참고문헌

권이혁, 최신보건학, 신광출판사, 1993.

김돈균 외, 환경보건실습, 계축문화사, 1999.

김동민 외, 환경과학개론, 한서출판사, 1984.

김동석, 공중보건학, 수문사, 1999.

김동술 외, 꼭 알아야 할 식품위생, 유림문화사, 1998.

김동희 외, 통계학, 자유아카데미, 1993.

김우철 외, 통계학개론, 영지문화사, 1999.

김정순, 역학원론, 신광출판사, 1993.

김주성, 학교보건개론, 형설출판사, 1985.

김주영 외, 보건통계학, 고문사, 2000.

남철현 외, 환경보건학연구, 계축문화사, 1999.

노인규, 역학의 원리와 방법, 최신의학사, 1974.

대한보건협회&서울대학교 보건대학원, 보건학공개강좌, 신광출판사, 1993.

대한적십자사, 심폐소생법, 1999.

동종인, 대기오염과 방지기술, 신광출판사, 1996.

문범수, 최신식품위생학, 수학사, 1991.

문옥륜, 한국의 산업보건, 고려의학, 1995.

박경진 외, 2000 HACCP 교육훈련 과정 교육 교재, 한국보건산업진흥원, 2000.

박경진, 식품위생관련 미생물에 대한 정량적 위해성평가, 보건산업정보, 3호, 4호, 한국보건산업진흥원, 2000.

박경진, 노우섭, 우리나라에서 발생한 실제 살모넬라 식중독환자수 추정 및 사회경 제적 손실비용 추계, 한국식품위생안전성학회지, 13(3), 299-304, 1998.

박창근, 환경오염개론, 도서출판 동화기술, 1991.

박현애, 보건통계학개론, 도서출판 현문사, 1993.

백남원, 산업위생학개론, 신광출판사, 1997.

산업위생연구회, 산업위생관리실무, 성안당, 1995.

성낙응, 영양학, 수문사, 1972.

신동민 외, 응급심폐소생술, 현문사, 1998.

신현국, 환경과학총론, 도서출판 동화기술, 1993.

신효선 외, 최신식품위생학, 신광출판사, 1991.

안윤옥, 보건통계학이해, 정문각, 1993.

예방의학과 공중보건 편집위원회, 예방의학과 공중보건, 계축문화사, 1992.

오원택, 식품위생관리제도, 홍익기술출판, 1995.

유명진 외, 환경화학, 도서출판 동화기술, 1991.

유재근 외, 기초환경화학, 신광출판사, 1985.

유화춘, 식품산업체를 위한 식품회수지침서 개발에 관한 연구, 한국식품위생연구
        원, 1998.

윤명조 외, 최신환경위생학, 집현사, 1989.

윤오섭, 폐기물처리기술, 도서출판 동화기술, 1993.

윤치근, 보건통계론, 계축문화사, 1998.

응급구조과교수협의회, 전문응급처치학, 고려의학, 1999.

이기열, 특수영양학, 신광출판사, 1975.

이동우, 보건통계학방법, 신광출판사, 1995.

이서래, 식품의 안전성 연구, 이화여자대학교 출판부, 1993.

이승욱, 통계학의 이해, 자유아카데미, 1991.

이시백 외, 보건학개론, 서울대학교출판부, 1998.

이영근 외, 공중보건학, 청구문화사, 1999.

이영환, 보건통계학개론, 신광출판사, 1996.

이용욱 외, 최신식품위생학, 신광출판사, 1987.

이원식 외, 공중보건학, 광문각, 1993.

이윤종 외, 통계학요론, 대광문화사, 1991.

이철호 외, 식품위생사건 백서, 고려대학교 출판부, 1997.

이희춘 외, 통계조사분석, 학문사, 1999.

임국환 외, 현대공중보건학, 지구문화사, 1996.

정문호 외, 환경화학, 도서출판 동화기술, 1986.

정용 외, 인간과 환경, 지구문화사, 1993.

정종갑 외, 식품위생학, 동화기술, 1995.

조경진, 임상자료처리를 위한 SPSS 매뉴얼, 고려의학, 1999.

조규상, 산업보건학, 수문사, 1991.

조윤승 외, 환경보건학, 신광출판사, 1985.

진순석, 환경공해의 법률지식, 청림출판, 1993.

차승환 외, 환경관리 핸드북, 성안당, 1988.

천석조, 김창남, 박경진, 식품의 제조 및 유통단계별 유해물질 동정과 안전성 확보를 위한 연구, 한국보건산업진흥원, 1999.

천석조, 김창남, 식품산업의 HACCP 적용에 관한 연구, 한국식품위생연구원, 1995.

최병찬 외, 환경영향평가제도 이론과 실제, 녹원출판사, 1993.

최삭영, 식품오염, 울산대학교 출판부, 1994.

통계청, 주요통계지표해설, 1998.

통계청, 한국통계연감, 1999.

통계청, 한국통계월보, 2000. 4.

한국보건통계학회, 보건통계학, 신광출판사, 1991.

한국영양학회, 한국인 영양권장량, 제6차개정, 1995.

한국지구과학회, 지구환경과학, 대한교과서 주식회사, 1997.

허정, 서양보건사, 신광출판사, 1991.

허정, 최신보건행정학, 신광출판사, 1992.

환경부, 환경통계연감, 1999.

황정연 외, 응급처치와 심폐소생술, 한미의학, 2000.

Godish Thad, *Air Quality*, Lewis Pub., Inc., 1991.

Guthrie, R. K. *et al.*, *Food Sanitation*, 2nd Ed., The Avi Pub. Inc., 1983.

Holland, W. W. *et al.*, *Oxford Textbook of Public Health*, 3rd Ed., Oxford University Press, 1997.

Hui, Y. H., and Gorham, J. R., *Foodborne Disease Handbook* – Volume 1, Marcel Dekker Inc., 1994.

J. David, *Natural Toxic Compounds of foods*, CRC press, 1995.

John de Varied, *Food Safety and Toxicity*, CRC press, 1997.

Lorris, G. C. et al., Basic Environmental Toxicology, CRC Press, 1994.

Manahan, S. E., *Enviromental Chemistry*, Lewis Pub. Inc., 1990.

Mosby, Health Education, Foundations for the future, 1984.

Norman, G. M., Principles of food sanitation(3rd), Chapman & Hall, 1995.

Nriagu, J. O., and Simmons, M. S., *Food Contamination form environmental sources*, John Wiley & Sons Inc., 1990.

Revelle Penelope and Revelle Charles, *The Environment Issues and Choices for Society*,

2nd Ed., PWS Pub., 1984.

Samet, J. M., and Spengler, J. D., *Indoor Air Pollution*, The Johns Hopkins University Press, 1991.

Stern, C. A. et al., *Fundamentals of Air Pollution*, 2nd Ed., Academic Press Inc., 1984.

Smillie, W. G., *Public Health Administration in the United States*, 3rd Ed., 1947.

찾아보기

저자약력

김영규
서울대학교 보건대학원 졸업(환경보건학 전공)
현재 제주한라대학 강사
대한보건협회 제주도지부 부지부장

김정현
서울대학교 보건대학원 졸업(환경보건학 전공)
현재 제주관광대학 관광외식조리계열 교수

박경진
서울대학교 보건대학원 졸업(환경보건학 전공)
현재 한국식품위생 연구원
한국보건산업진흥원 연구원
식품기술사

박성관
서울대학교 보건대학원 졸업(환경보건학 전공)
국립보건원 위생부 식품첨가물과 보건연구사
현재 식품의약품 안전청 식품첨가물과 보건연구사
식품기술사

박재산
서울대학교 보건대학원 졸업(보건행정학 전공)
현재 경산대학교 · 서남대학교
한림정보산업대학 강사

윤선경
서울대학교 보건대학원 졸업(환경보건학 전공)
현재 보건복지부 식품위생 심의위원회 연구위원

오영주
현재 제주한라대학 호텔조리과 부교수
(영양학 박사)

고재문
조선대 졸업(이학박사)
현재 제주한라대학 응급구조과 교수
한국응급구조학회 학술이사

최신 공중보건학

2000년 8월 23일 초판 발행
2006년 3월 10일 4쇄 발행

지 은 이 • 김영규 · 김정현 · 박경진 · 박성관
박재산 · 윤선경 · 오영주 · 고재문
발 행 인 • 김 홍 용
펴 낸 곳 • **도서출판 효 일**
주   소 • 서울특별시 동대문구 용두동 102-201
전   화 • 02) 928-6644
팩   스 • 02) 927-7703
홈페이지 • www.hyoilbook.com
등   록 • 1987년 11월 18일 제 6-0045 호

무단복사 및 전제를 금합니다.

값 **17,000** 원

ISBN 89-8489-000-6